AF062311

Die Welle des Olymp

Die Liebe, die Freiheit und die Götter

Gehe den Weg, der mehr Mut erfordert!

Mary Bauermeister

Michael Wolfgang Geisler

Die Welle des Olymp

Die Liebe, die Freiheit und die Götter

Roman

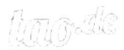

© tao.de in Kamphausen Media GmbH, Bielefeld

1. Auflage (2018)

Autor: Michael Wolfgang Geisler

Lektorat: LektoRat Vita Funke, Freiburg

Umschlaggestaltung: Rosi Schüle grafik & gestaltung

Das Umschlagbild zeigt ein Foto von Herbert Maier ©.
Kreta | 2006

Printed in Germany

Verlag: tao.de in Kamphausen Media GmbH, Bielefeld,
www.tao.de, eMail: info@tao.de
Herstellung: tredition GmbH, Halenreie 40-44, 22359 Hamburg

Bibliografische Information der Deutschen Nationalbibliothek:
Die Deutsche Nationalbibliothek verzeichnet diese Publikation in der Deutschen Nationalbibliografie; detaillierte bibliografische Daten sind im Internet über http://dnb.d-nb.de abrufbar.

978-3-96240-331-7 (Paperback)
978-3-96240-332-4 (Hardcover)
978-3-96240-333-1 (e-Book)

Das Werk, einschließlich seiner Teile, ist urheberrechtlich geschützt.
Jede Verwertung ist ohne Zustimmung des Verlages unzulässig.
Dies gilt insbesondere für die elektronische oder sonstige Vervielfältigung,
Übersetzung, Verbreitung und sonstige Veröffentlichungen.

Wie alles begann

Beim Olymp 7
Britta und Bernhard lernen sich kennen 13
Britta und Bernhards Familie 18
Brittas Eltern – die Heirat – Gabriel 28
Britta und Konrad Wegner 35
Der Besuch im Bergischen Land 39
Aphrodite und Ares 44
Die Radtour 55
Verständigung, Weisheit und Klarheit 68

Wie es sich findet

Die Göttin Artemis 87
Bernhard erzählt von Evelyn 92
Helena 96
Zeus und Kronos 104
Britta ist wieder berufstätig 124
Gespräche mit Marlene 129
Karin, Christoph und Britta 135
Die Göttin Hera, das Verlangen der Frauen und Dionysos 141
Konvention und Freiheit 158

Der Tod und das Leben

Familie 177
Die Krankheit 181
Apollon, Krankheit, Heilung und Tod 195
Das Sterben und das Jenseits 202
Getrennte Wege 217

Prometheus und die Erschaffung des Menschen **224**
Herakles und die Bestimmung des Menschen **239**

Klärung

Der Besuch bei Karin **265**
Der Kranich **274**
Britta und die Freiheit **292**
Hestia und Demeter **303**
Die Aufdeckung **311**

Die Reise zum Weltinnenraum

Die Welle **333**
Hades **348**
Aphrodite und Hera – Ares und Zeus **364**
Der Adler des Zeus **378**
Gaia, die Mutter Erde – Uranos, der Sternenhimmel **391**
Poseidon oder der unendlich fließende Ozean **409**
Das Wiedersehen **419**

Wie alles begann

Beim Olymp

Mit gleichmäßigen, kräftigen Zügen schwimmt Bernhard Johannes Krüger im Meer. Hin und wieder dreht er sich auf den Rücken, um ein wenig auszuruhen, und betrachtet den Himmel. Kleine Wellen umspielen seinen Körper. Er muss achtgeben, damit er beim Atmen nicht das salzige Wasser schluckt. Die Sonne spiegelt sich glitzernd auf der Wasseroberfläche und blendet den Schwimmer leicht. Allzu weit möchte er sich nicht vom Ufer entfernen, doch zumindest den Ankerplatz der Fischerboote, direkt vor der Küste bei einer Sandbank gelegen, würde er gerne erreichen.

Bernhard meint, ein dumpfes Grollen zu vernehmen. Er blickt zum Himmel. Ein feines Gespinst aus Wolkenfetzen bedeckt das Blau des Firmaments. Nichts deutet auf ein Gewitter hin. Vielleicht habe ich mich geirrt, denkt er leicht verwundert. Schaut er hin zum Land sind Hotels zu erkennen und dahinter erhebt sich majestätisch das Olympgebirge. Wie so häufig liegen seine fast 3000 Meter hohen Gipfel in Wolken. Am Strand befinden sich um diese Jahreszeit, Mitte Mai, kaum Gäste. Die Liegen unter den aufgespannten Sonnenschirmen, die zum Verweilen einladen, bleiben verwaist. Rechter Hand von Bernhard in vielleicht 100 Metern Entfernung schwimmt eine Frau ebenfalls in Richtung der Boote. Ansonsten entdeckt er keinen weiteren Menschen im Wasser.

Bernhard gehen die Ereignisse der letzten Tage durch den Kopf. Noch einmal wendet er seinen Blick dem mächtigen Gebirge zu. Vorgestern stand er früh am Morgen oben auf der höchsten Spitze, dem Mykitas. Vielleicht war das Grollen, welches ich soeben vernommen habe, ein Gruß des Göttervaters Zeus, lässt er seine Fantasie spielen. Zeus ist der Herr über Donner und Blitz. Ein außergewöhnlicher Ort ist das Gebirge des Olymp – den Göttern nah und keineswegs dem Menschlichen entrückt!

Der Aufstieg zum Gipfel wird in seiner Erinnerung lebendig. Vor seinem geistigen Auge zeigen sich die viele hundert Jahre alten Schlangenhautkiefern mit ihren mächtigen Stämmen, die dort in den Bergen trotz Kargheit und Mangel gedeihen und noch bis zu einer Höhe von über 2000 Metern stehen. In eigenwilligen Formen präsentieren sie ihr individuelles Erscheinungsbild. Was haben sie nicht alles gesehen, und wie sehr haben sie sich auf das Leben eingelassen, um daran zu wachsen!

Bernhard fühlte sich, während er durch die Wälder des Gebirges wanderte, in der Nähe dieser mächtigen Bäume stark und seiner selbst sicher. Die Unruhe und Zweifel, die ihn seit einigen Wochen begleiteten, waren verschwunden, als er diese großen, stolzen Wesen betrachtete. Er lehnte sich an die warme Rinde, atmete tief und schöpfte Zuversicht. Er blickte auf den felsigen Boden. Kalkstein! Wenig Erde. Die Natur leistete ihm Gesellschaft. Verbunden mit ihr gab es keine Gelegenheit zur Einsamkeit. Du darfst sein, wie du bist! Die Kiefern schenkten ihm diese Gewissheit.

Gämsen begegneten dem Wanderer. Sie beachteten ihn kaum, sondern ästen friedlich und ohne jede Scheu weiter, als er die Tiere aus nur wenigen Schritten Entfernung beobachtete. Unwirklich schien ihm dieses Geschehen – wie verzaubert.

Bernhard meinte fast, die olympischen Götter begleiteten ihn auf seinem Weg hinauf zum Mykitas. Er hatte Geschichte und Erdkunde studiert, die Kultur der Antike faszinierte ihn, und in Gedanken zählte er die zwölf Gottheiten auf, die nach der griechischen Mythologie auf den Gipfeln des Olymp zuhause sind: Zeus, Hermes, Aphrodite, Athene, Hera, Hephaistos, Demeter, Ares, Poseidon. Er stockte und überlegte weiter ... Apollon, Hestia und Artemis ergänzte er noch. Kraftvoll symbolisieren sie das Leben in all seinen Facetten. Da die Götter unsterblich sind, müssen sie hier oben auf dem Olymp anwesend sein, überlegte er und erfreute sich an dieser einfachen Logik.

Der letzte Teil des Aufstiegs führte steil über Fels und Geröll. Vorsichtig musste er seine Schritte setzen. Oben angekommen nahm er auf dem Gipfelfelsen Platz. Hinter ihm stand etwas schräg ein eiserner Pfosten mit einer blauweißen griechischen Flagge aus Blech. Sein Blick reichte weit über Land und Meer. Im Osten blau schimmernd erstreckte sich die Wasseroberfläche in unendliche Weiten.

Dies ist das Reich Poseidons, ging es Bernhard durch den Kopf. Große Bedeutung gaben die Griechen in alten Zeiten diesem Gott des Meeres mit seinem mächtigen Dreizack. Uns Menschen heute, die wir in einer Kultur voller Rationalität und Technik leben, ist Poseidon fremd geworden. Er vertritt die Träume, in die wir tief eintauchen können, das Unbewusste, Unerklärliche und Irrationale, und jeder Augenblick unseres Seins ist gleichfalls in dieser Wirklichkeit verankert. Sie ist schwer zu fassen und doch leben wir allzeit in ihr.

Ein leichter Wind umspielte Bernhards Körper. Begeistert blickte er hinab auf das Meer. Mit großer Kraft zog es ihn an. In seiner Vorstellung sah er sich in Gestalt eines Vogels über der Wasseroberfläche gleiten und dann wieder als Fisch bis zum Grund des Ozeans schwimmen.

Wie unendlich schön ist unsere Erde – und zugleich: wie fordernd, dachte er, während er seinen Gefühlen nachspürte. Er wollte träumen und im selben Augenblick verstehen; von oben die Landschaft wie der Vogel betrachten; eintauchen in das Meer und sich darin verlieren; fest verwurzelt auf der Erde stehen wie die Kiefer.

Zeus wacht darüber, damit das irdische Leben gedeiht, dachte er. Der Gott der Unterwelt, Hades, steht ihm gegenüber. Nach unserem Tod nimmt er unser Menschenwesen auf. So teilen sich Zeus, Poseidon und Hades, die drei göttlichen Brüder, die Welt. Jeder regiert sein Reich.

Bernhard Johannes Krüger war ein Träumer. Nicht dass er dem täglichen Sein entfliehen wollte. Er nahm seinen Beruf als Lehrer ernst und voller Gewissenhaftigkeit sorgte er für seine Familie. Frau und Kinder standen stets an der ersten Stelle seines Handelns. Jedoch zugleich existierte ebenso seine eigene Wirklichkeit, die ihm allein gehörte. Diese war bunt und lebendig. Niemanden war er Rechenschaft schuldig über das, was er hier erlebte.

Bernhard schaute nach oben zum Himmel. Unendlichkeit, Licht ... So blau wie das Meer und doch vollkommen von ihm verschieden. Sein Blick wollte die Ferne des Firmaments erfassen. Von Uranos, Vater des Kronos und Großvater der drei Brüder Zeus, Poseidon und Hades fühlte sich Bernhard angezogen. Dieser Gott und Begründer des Himmels weilte in den unendlichen Weiten. Durch seine Flucht weg von seiner Schöpferin und Gattin Gaia, der Erde, wurde der Raum zwischen Himmel und Erde erschaffen, der dann die Entfaltung des Lebens erlaubte. So berichtet es die griechische Mythologie. Völlig gegenwärtig fühlte Bernhard dieses Geschehen und er meinte zu erleben, wie der Himmel von der Erde in die Ferne floh und sich überraschend eine neue Wirklichkeit auftat.

Vielleicht möchte sich Uranos mir zeigen, überlegte Bernhard. Er könnte mir sagen, dass sich das Leben vollkommen unerwartet entwickeln kann und darf. Denn die überraschende Veränderung gehört zur Eigenart des Uranos. Solche Worte des großen Gottes wären wie eine Antwort auf meine inneren Fragen.

Nachdenklich schaute Bernhard auf das Geschehen, das ihn hierher geführt hatte – die tiefe Erschütterung seines Daseins. Die letzten Wochen, die Gespräche mit seiner Frau, der Verlust an äußerer Lebensgewissheit kamen ihm in den Sinn. Er suchte, ob irgendwo am Firmament ein Zeichen der großen Gottheit Uranos zu entdecken wäre, den ein großer Schmerz in die Ferne getrieben hatte.

Der Aufenthalt in Griechenland sollte Bernhard eine Zeit der Besinnung und Distanz zu seiner Frau sein. Nach dem, was in den letzten Monaten geschehen war, meinte er, solch eine Pause zu benötigen. Er fühlte sich ratlos und die Zukunft schien vollkommen offen. Bisher unbekannte Gefühle hatte er in den Tagen vor seiner Abreise in sich entdeckt, was ihn einerseits verunsicherte und ihm andererseits Mut schenkte. Es erstaunte ihn, dass diese Gefühle wohl schon lange in ihm lebten, wie er nachträglich beim Blick auf sein Leben feststellen konnte, er aber trotzdem nicht von ihnen gewusst hatte. Hierüber wollte er mehr Klarheit gewinnen.

Über lange Zeit seiner Ehe hatte Bernhard das Bild aufrechterhalten, stark zu sein. Er hatte seine Unzufriedenheit und Unsicherheit nicht wahrgenommen. Ein Mann hat keine Probleme! Ich bin nicht enttäuscht oder verletzt. Britta, meine Frau respektiert mich. Nie würde sie ernsthaft nach einem anderen Mann schauen. Derart wünschte er sich sein Erleben. Denn eine andere Sichtweise trug den Geschmack von Niederlage in sich und diese sollte keinen Platz in seinem Leben haben. Stark, erfolgreich und respektiert wollte er sein und er machte sich dieses Bild zu eigen, ignorierte alle Zeichen, es könnte nicht der Wahrheit entsprechen.

In den vergangenen Monaten war ihm vor Augen geführt worden, dass er sich etwas vorgemacht hatte. Nun sah er, dass gleichfalls Enttäuschung in ihm existierte, Sehnsucht, Traurigkeit und Verletzung. Und es gab noch etwas, das ihn zutiefst erstaunte: Seine Wirklichkeit kannte nun nicht nur eigene neue Gefühle, sondern ebenso solche seiner Frau, die er zuvor nie bemerkt hatte. All dies verwirrte ihn und er versuchte es zu verstehen, auch wenn es nicht unbedingt seiner Art entsprach, die Welt mit dem Verstand erfassen zu müssen. Er lebte wie ein Fisch im Wasser in seiner Welt der

Fantasien, Träume und Gefühle. Wie für den Bewohner eines ans Meer grenzenden Aquariums war für ihn nun eine trennende Glasscheibe zerbrochen und das ihn bisher umschließende Nass floss hinaus in die Weite des Ozeans.

Die Götterwelt – Abstammung und Entwicklung

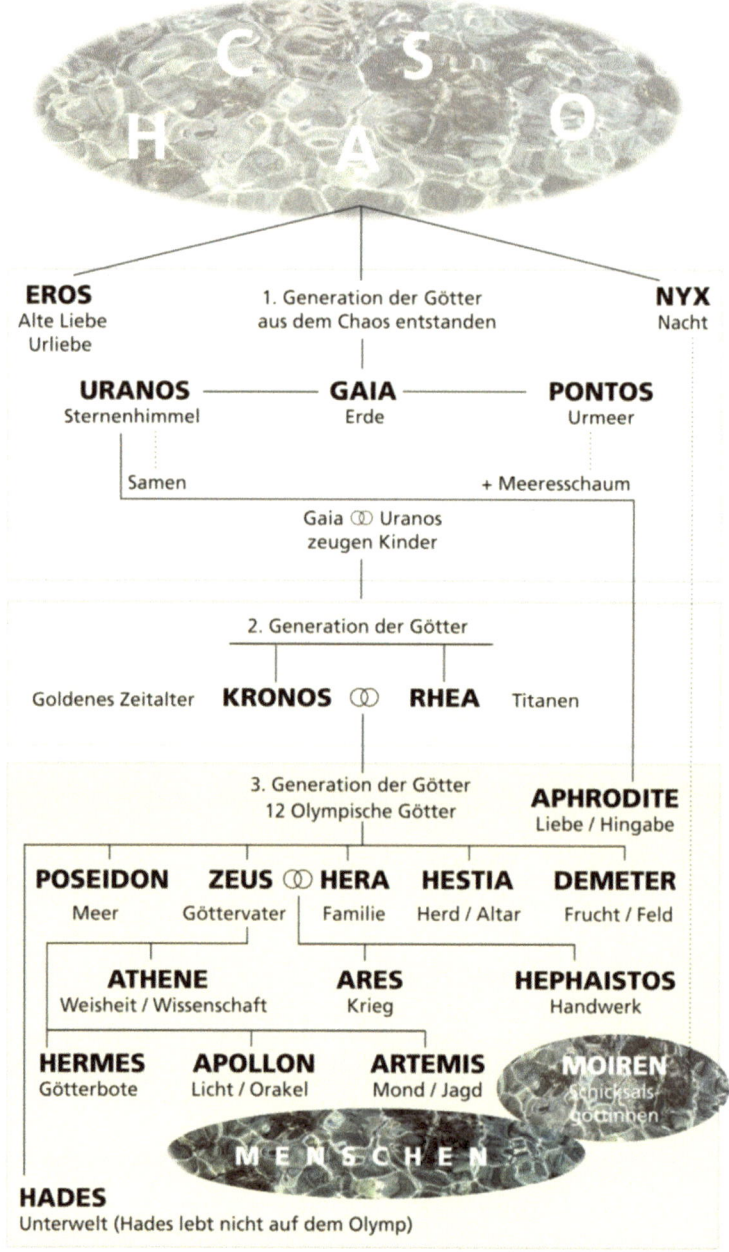

Britta und Bernhard lernen sich kennen

Die Moiren, die drei Schicksalsgöttinnen, wissen von jedem Menschen und seiner Bestimmung. Sie schauen auf Bernhard und seine Frau Britta. Was ist ihnen in dieses Leben mitgegeben?

»Zwei Menschen sollen sich begegnen und einander Partner sein«, spricht die erste Schicksalsgöttin.

»Wir müssen sie zusammenführen«, ergänzt die zweite.

»Was möchten sie erfahren?«, fragt die dritte und fährt fort: »Schöne, große Themen sehe ich in ihnen. Anerkennung, Akzeptanz, Wertschätzung, Harmonie und Verständigung suchen sie im Leben. Sie sollen einander darüber lehren und beschenken!«

»Mut und Gedeihen sei ihnen eigen!«, sprechen alle drei. »Wir wollen den Raum bilden, in dem sich die Lebenswege, die aus ihnen erwachsen, verknüpfen und verweben.«

Auf einem Sportfest in Köln hatten Britta und Bernhard sich kennengelernt. Ausgangspunkt war ein Geschehen gewesen, das Britta immer noch leicht peinlich war. Damals studierte sie Sport und Französisch in Köln und begleitete ihren Freund Markus zu der Veranstaltung. Markus nahm am 1500-Meter-Lauf teil und gehörte zu den aussichtsreichen Kandidaten auf den Sieg. Er trainierte hart und wollte in diesem Jahr den nationalen Durchbruch schaffen. Bernhard war bei diesem Wettbewerb für die Zeitmessung verantwortlich. Er spielte im Verein Hockey und übernahm gelegentlich Aufgaben bei Sportereignissen.

Britta wartete an der Ziellinie auf den Einlauf ihres Freundes. Als das Läuferfeld um die letzte Kurve des Stadionrunds bog, lag Markus an dritter Stelle und setzte zum Endspurt an. Britta feuerte ihn an; sie betrat die Laufbahn und sprang von rechts nach links und von links nach rechts; sie schrie: »Markus, Markus, du schaffst das!«, während ihr Freund verbissen um den Sieg kämpfte. Jeder Sprung von Britta löste die Zeitmessung aus. Ihr erster Sprung über die Ziellinie, Einlauffoto und Zeit wurden ermittelt, ihr zweiter Sprung, wieder erfolgte eine Messung und so ging dies in einem fort. Währenddessen stürmten die Läufer mit letztem Einsatz auf das Ziel zu.

Bernhard sah von der gegenüberliegenden Seite der Laufbahn, was sich zutrug. Er rief laut in Richtung Britta und wedelte mit den Armen, was sie allerdings als Unterstützung und Anfeuerung interpretierte. Bernhard gelang es nicht mehr, wollte er nicht die Läufer gefährden, über die Bahn zu wechseln und Britta, die nun direkt vor der Lichtschranke stand, zur Seite zu nehmen. Markus traf als erster ein. Britta lief auf ihren siegreichen Freund zu, um ihn zu feiern. Sie fiel ihm um den Hals und rief: »Super, super! Du hast gewonnen. Super! Markus, du bist der Beste!«

Markus war Brittas erster richtiger Freund. Sie bewunderte ihn und wollte, dass der Glanz seiner Erfolge auch auf sie strahlte. Allerdings gab es auch Augenblicke, da fragte sie sich, ob sie tatsächlich so einen tollen Mann verdient hatte und ob seine Zuneigung wirklich ihr galt. Denn sich in seiner Gegenwart ganz aufgehoben und entspannt zu fühlen wollte ihr nicht gelingen.

Bernhard wartete das Eintreffen des letzten Läufers ab und ging dann langsam auf Britta zu. Er wusste nicht so recht, wie er sich nun verhalten sollte. Er nahm ihre Hand und zog sie etwas grob zur Seite.

»Du hast mit deinem wilden Rumspringen die Zeitmessung ausgelöst. Der Lauf ist ungültig!«, stammelte er leicht fassungslos.

Britta schaute ihn ungläubig an.

»Du hast dich vor die Lichtschranke gestellt. Wir konnten den Lauf nicht messen«, meinte er nun etwas freundlicher als zuvor, nachdem er den Schreck in ihrem Gesicht bemerkt hatte.

Britta schaute ihn mit großen Augen an. Allmählich wurde ihr klar, was geschehen war.

»Sie müssen noch mal laufen?«, fragte sie.

»Nein, das geht nicht. Das wars für heute!«, entgegnete Bernhard.

Dann wandte er sich den Läufern zu, die noch im Zielraum standen, knieten oder lagen und erklärte, was geschehen war. Alle schauten auf Britta. Markus machte ein grimmiges Gesicht und eine Scheibenwischerbewegung vor seinem Kopf.

Britta setzte sich ins Gras. Sie fühlte sich blöd und unfähig. Ihr Freund ging zu ihr hin. Markus war überaus ehrgeizig und hatte sich bei diesem Sportfest durch eine gute Zeit für die Deutschen Meisterschaften qualifizieren wollen. Nun hatte er gewonnen – allerdings ohne eine Siegerzeit.

»So ein Schwachsinn!«, schimpfte er los. »Das war wirklich nicht nötig! Kannst du nicht vorher ein klein wenig nachdenken! Jetzt komme ich nicht zum Wettkampf in Hamburg. Das ist echt Scheiße!«

»Ich wollte das doch nicht. Tut mir leid«, entgegnete Britta mit zittriger Stimme. Schuldbewusst schaute sie zu Markus hoch, der neben ihr stand.

»Das hilft jetzt auch nicht mehr. Vorher denken! Ich geh jetzt duschen und fahr nach Hause. Tschüss.« Wütend stampfte Markus davon.

Bernhard beobachtete die Szene und sah Britta völlig aufgelöst auf dem Boden sitzen. Er wollte sie trösten. Sie war ihm sympathisch.

»Entschuldige, dass ich vorhin etwas grob war. Ist ja nicht so schlimm mit der Zeitmessung. Kann mal passieren. Wir hätten den Bereich besser absperren müssen«, wandte er sich an sie.

Britta schaute mit blassem Gesicht und traurigen Augen zu ihm hoch.

»Lass uns doch noch kurz dort auf die Terrasse setzen und was trinken. Dann erholst du dich von dem Schreck. Wird schon wieder«, sagte Bernhard in einem aufmunternden Ton zu ihr. »In zehn Minuten bin ich mit allem fertig und dann hole ich dich ab. Nimms dir nicht zu sehr zu Herzen.«

Britta nickte, sie wollte nichts fühlen und denken.

An diesem Nachmittag – Markus war ohne ein weiteres Wort an Britta zu richten nach Hause gefahren – verstanden sich Britta und Bernhard blendend. Sie lachten sogar über Brittas Missgeschick, schauten sich dabei in die Augen und fühlten sich gut.

»Du hast eine fabelhafte Zeit erreicht«, spottete Bernhard. »Weltrekord! – ein atemberaubendes Zielfoto.« Wieder mussten sie lachen.

Britta blickte zwar mit Bewunderung auf Markus und seine Erfolge im Sport und beim Studium. Aber Bernhard gab ihr das Gefühl, aufgehoben zu sein und sie mochte seinen freundlichen Humor.

Markus war weiterhin richtig sauer auf Britta. Seine ganze Planung für die Sportkarriere war durch ihr Verhalten in Frage gestellt. In diesem Jahr würde sich keine Chance mehr für eine nationale Qualifikation ergeben. Als sie am nächsten Tag telefonierten, machte er ihr schwere Vorwürfe. Sie fühlte sich herabgewürdigt. Die Bekanntschaft mit Bernhard gab ihr die Sicherheit, Markus zu widersprechen.

»Immer dreht sich alles um dich. Ich muss mit zu deinen Wettkämpfen. Und wenn dann was schiefgeht, bin ich dran schuld. Was mit mir ist, interessiert dich nicht!«, warf sie Markus in heftigem Tonfall an den Kopf.

Markus wollte sich neben Frust und Ärger nicht zusätzlich noch kritisieren lassen und spürte, dass Britta innerlich mit ihm gebrochen hatte. Das tat weh und verletzte seine Eitelkeit. Zugleich rief es seinen Trotz hervor. Wenn dies ihre Haltung war, sie ihn nicht mehr als ihren Mann verstand – er würde eine andere Freundin finden, die ihn mehr schätzte, sagte er sich.

So blieb ihr Telefonat kurz und endete damit, dass sie auseinandergingen.

Britta hatte Bernhard vom ersten Augenblick an gemocht und bemühte sich intensiv um ihn. Immer wieder rief sie ihn an, schlug Treffen vor, sprühte vor Ideen, was sie gemeinsam unternehmen konnten. Sie war verliebt! Es störte sie nur ein wenig, dass von ihm nicht so viel Initiative ausging. Sie unternahmen zusammen viele lange Spaziergänge. Bernhard liebte die Natur. Bei solchen Treffen erzählte er von den Geschichten aus der Antike, die er gerade gelesen hatte, versank gänzlich in seiner Welt und Britta hörte ihm zu. Sie fragte nicht viel, sondern lauschte seinen Worten. Sie meinte in Bernhard einen Mann gefunden zu haben, der die innere Unruhe, die sie stets in sich spürte, auffing und ihr Halt gab. Er interessierte sich wie sie für Sport, war verlässlich und liebevoll.

Innerhalb weniger Wochen waren Britta und Bernhard zu einem unzertrennlichen Paar geworden. Sie verbrachten so viel Zeit miteinander, dass ihre Freunde hin und wieder spotteten und die Anfangsbuchstaben ihrer Namen, B&B, mit Bed and Breakfest übersetzten. Dermaßen einvernehmlich wirkte ihr Zusammensein.

Wenn sie miteinander schliefen, genoss Britta Bernhards Zärtlichkeit. Manchmal fehlte ihr allerdings seine Bewunderung. Er nahm ihre Anwesenheit zu selbstverständlich hin, meinte sie. Andererseits sie wollte diese leichten Gefühle der Unzufriedenheit nicht allzu wichtig nehmen. Bernhard ist anders als Markus, sagte sie sich dann. Auf ihn kann ich mich verlassen, und er verfolgt nicht nur seine Karriereziele.

Trotz Brittas Bemühen, Bernhards Verhalten zu verstehen, wünschte sie sich, dass Bernhard sie mehr beachten sollte. Sich einfach nur um der schönen Gefühle willen zu lieben, kam Britta nicht aufregend genug vor. Sex verlieh ihr Macht, verschaffte ihr Beachtung, stellte sie in den Mittelpunkt. Für solch ein Empfinden hatte Bernhard offensichtlich keine Ader. Dies schürte bei ihr ein Gefühl, nicht wichtig für ihn zu sein. Sie fühlte sich zurückgewiesen.

Britta versuchte, diese tiefe Emotion zu verstecken, denn hier wurde berührt, was sie als große Last in sich trug: Bernhard soll zeigen, dass er mich braucht. Er soll nicht einfach in sich ruhen. Und doch: Entscheidend ist, dass er an meiner Seite steht und ich einen festen Bezugspol in meinem Leben gefunden habe, beruhigte sie sich, wenn solche Gefühle aufkamen.

Sie ertappte sich auch dabei, insbesondere bei den Stunden im Bett, dass sie an Markus dachte. Immer hatten sie kleine Kämpfe, wer wichtiger wäre, miteinander ausgetragen. Demgegenüber war Bernhard etwas langweilig, das musste sie sich zumindest in aller Heimlichkeit eingestehen. Markus war ganz leicht zu reizen gewesen, er war eitel und auf sich bezogen. Eine Frau sollte zu ihm aufschauen. Sie konnte mit ihm spielen, ihm Anerkennung verweigern. Er hatte sich dann aufgeplustert und Bewunderung gefordert. Dies hatte ihr das Gefühl gegeben, wichtig und machtvoll zu sein. Ein wenig Drama war schön, verlieh ihr Bedeutung und machte sie lebendig. Bernhard ging auf solche Spiele nicht ein. Eher sorgenvoll reagierte er, wenn sie sich abweisend verhielt. Er schien sich selbst zu genügen.

Es war eine vollständig andere Form von Nähe, die sie jeweils suchten. Britta suchte die Begegnung im Kampf um Anerkennung, Bernhard das Verschmelzen im Gleichklang. Britta fand das zuweilen enttäuschend. Manchmal erschrak sie aber auch vor der Wahrhaftigkeit der Liebe, die Bernhard zeigte. Sie meinte, dieser nicht genügen zu können.

Bernhard machte sich wenig Gedanken über das Zusammensein mit Britta. Er liebte sie und dieses Empfinden war für ihn das Wesentliche. Sicher, hin und wieder war er über die Art von Britta verunsichert, wenn sie sich zurückweisend zeigte. Dann übte er ihr gegenüber Vorsicht, wartete, wie sie sich weiter verhielt und was sie wünschte. Er sah es als seine Aufgabe an, für sie da zu sein und wollte sich von ihren kleinen Launen, wie er ihr Verhalten für sich nannte, nicht verletzt fühlen.

Die Schicksalsgöttinnen, die Moiren, bleiben stets zusammen und sind überall anwesend. Die Jüngste ist kaum der Mädchenzeit entwachsen, die Mittlere eine Frau im besten Alter, die Älteste eine reife Frau mit grauem Haar. Sie könnten einander jeweils Mutter und Tochter sein.

Die Moiren entstammen der Göttin der Nacht, Nyx, einer Schwester der Gaia. Ebenso wie die Erde brachte das Chaos die finstere Nacht hervor. Die vollkommene Dunkelheit ist die Heimat der Moiren. Und was in der Dunkelheit liegt, dies bringen sie durch das lebendige Schicksal ans Licht. Auf diese Weise verwirklicht sich die Bestimmung des Menschen!

»Schaut, was Britta und Bernhard im Leben suchen«, spricht die Alte. »So unterschiedlich sie sind, so Verschiedenartiges möchten sie lernen!«

»Britta geht es um Wert, Anerkennung und Akzeptanz«, ergänzt die Zweite.

»Bernhard möchte Harmonie und Zusammengehörigkeit«, meint die Jüngste.

»Lassen wir sie ihrem Lebensweg folgen, damit sie die Themen in aller Tiefe erfahren«, verkünden die drei im Gleichklang ihrer Stimmen. Das Schicksal freut sich, wenn die Menschen ihm folgen! Denn sein großes Verlangen besteht darin, den Menschen zum Einverständnis mit seiner Bestimmung zu führen.

Britta und Bernhards Familie

Britta zeigte sich äußerst interessiert, die Eltern ihres Freundes kennenzulernen. Da Bernhard seine Eltern, die nicht weit von Köln im Bergischen Land wohnten, öfters am Wochenende besuchte, bat sie ihn schon nach wenigen Monaten des Zusammenseins, mitfahren zu dürfen. Bernhard willigte ein. Er hatte ihr bereits so manches von seiner Familie erzählt. Seine Eltern waren stolz darauf, dass ihr ältester Sohn in Köln studierte. In ihrer Heimatstadt führten sie eine alteingesessene Bäckerei und Konditorei mit Café. Herr Krüger hatte bereits in jungen Jahren die Meisterprüfung als Bäcker und Konditor erfolgreich bestanden. Schon sein Vater und Großvater waren als Bäckermeister angesehene Bewohner des kleinen Städtchens gewesen. Frau Krüger hatte gleichfalls eine Ausbildung als Konditorin absolviert. Ihre Neigung zur feinen Gestaltung und Begabung für das Künstlerische brachte sie in die Konditorei ein. Torten, Teegebäck, Pralinen, Hohlfiguren, Konfekt und kandierte Früchte sowie Dekorarbeiten aus Marzipan, Schokolade und Zucker aus ihrer Hand fanden allgemein Bewunderung und Anerkennung. Von weit reiste Kundschaft an, um bei ihr einzukaufen. Sie hatte Konditorei und Café mit viel Herzblut zu einem Treffpunkt für alle Liebhaber der kleinen süßen Kunstwerke gemacht. Der jüngere Bruder von Bernhard, Christoph, arbeitete seit zwei Jahren im elterlichen Betrieb mit. Er hatte vor einem Jahr die Prüfung als Bäckermeister abgelegt, eine Ausbildung als Hotelfachkraft absolviert und wollte gerne das Café um ein kleines Hotel erweitern. Dies sollte dann als »Gasthof zum Krug« ihrem Namen alle Ehre machen. Allein, noch konnte er seine Pläne nicht verwirklichen.

Frau Krüger schaute zufrieden auf den Lebenslauf ihrer beiden Söhne. Bernhard studierte und würde Lehrer werden, Christoph sollte das Geschäft übernehmen. Sie wünschte sich von Herzen, dass die Söhne in der Nähe ihrer Heimatstadt Familien gründeten.

Herr Krüger verstand sich als ein der Tradition verpflichteter Bäcker. Die filigrane Arbeit bei Pralinen und Torten überließ er gerne seiner Frau. Selbstbewusst bezeichnete er sein Brot als das beste im Bergischen Land und Köln. Als Bernhard zu studieren begann, hatte er das mit einer gewissen Skepsis gesehen – aber gleichfalls mit Stolz. Schon als Gymnasiast hatte sich Bernhard für das Hobby seines Vaters, die römische Kolonialisierung der Region um Köln, interessiert. Insofern fand ein Studium der Geschichte durchaus die Zustimmung seines Vaters. Gemeinsam hatten sie die Spuren der Römer erkundet sowie Ausgrabungsstätten und Museen besichtigt. Bereits in jungen Jahren war deutlich geworden, dass Bernhard in einer besonderen Beziehung zur antiken Götterwelt stand. Er erlebte die Gottheiten als Partner, mit denen er im geistigen Austausch stand. Als Kind nahm er dies als selbstverständlich hin. Wie ungewöhnlich sein Erleben war, wurde ihm erst im Laufe der Jahre bewusst.

Herr Krüger zeigte sich in Hinsicht auf die römische Kultur als äußerst belesen. Er beschäftigte sich intensiv mit der römischen Epoche im heutigen Deutschland. Erst vor Kurzem hatte ihn sein Hausarzt darin bestärkt, seinem Hobby mehr Zeit zu widmen. Er solle am Sonntag von der täglichen Arbeit Abstand gewinnen und ausspannen, riet ihm der Mediziner. Der frühe Arbeitsbeginn und die langen Arbeitszeiten in der Backstube hatten ihren Tribut gefordert und er litt an Bluthochdruck. Seit ein paar Monaten nahm er dagegen regelmäßig Medikamente. Früher, bevor Christoph das Geschäft mit leitete, hatte Bernhard häufig am Wochenende ausgeholfen. Er war von klein auf gewohnt, mit Hand anzulegen. Stets hatte es in der Bäckerei und im Café etwas zu tun gegeben.

Das Ehepaar Krüger engagierte sich in der katholischen Kirche. Der Glaube gehörte zu ihrem Alltag und im Erzbischof von Köln sahen sie eine uneingeschränkte geistige Autorität. Sie wollten in ihrem Leben christliche Grundsätze hochhalten und dies ebenso ihren Kindern vermitteln. Früher war die ganze Familie jeden Sonntag in die Kirche gegangen. Heute fiel der ein oder andere Termin auch mal aus. Bernhard schaute mit zwiespältigen Gefühlen auf seine Zeit als Messdiener. Er mochte den Gottesdienst, die Rituale und Gewänder ebenso wie die Musik. Andererseits waren ihm die Vorstellungen von Gott und Moral zu eng erschienen. In seinem Erleben bestand die Welt aus vielen geistigen Wesen, die die Menschen begleiten. Das Kirchengebäude schien ihm allzeit lebendig von Engeln und anderen Geistwesen bevölkert. Für ihn war Gott mit allem, das existierte, eins. Der Vogel, der Baum und natürlich der Mensch sind Ausdruck des Allerhöchsten – so empfand er die Wirklichkeit. Den Eltern war wichtig gewesen, dass Bernhard und Christoph christliche Werte wie Nächstenliebe oder Demut in ihrem täglichen Leben zeigten.

Herr Krüger freute sich, dass Bernhard angekündigt hatte, seine Freundin Britta zum gemeinsamen Kaffee mitzubringen. Das machte den Anschein, als hätte der Junge nun eine Frau gefunden, mit der er das zukünftige Leben teilen wollte. Für Herrn Krüger war Bernhard, selbst wenn er sein Studium erst in einem halben Jahr abgeschlossen haben würde und dann noch die Zeit des Referendariats anstand, mit seinen fünfundzwanzig Jahren alt genug, um an die Gründung einer Familie zu denken.

Frau Krüger gelang es, den Sonntagnachmittag so zu organisieren, dass die Angestellten und Christoph alle Arbeit im Café übernahmen und ihr Mann und sie sich vollkommen dem Besuch widmen konnten. Auf der Fahrt zu diesem Nachmittagskaffee fragte Britta Bernhard bezüglich seiner Eltern aus. Er schilderte ihr das gemeinsame Familienleben, die Inanspruchnahme seiner Eltern durch ihren Beruf und natürlich wies er auch nochmal auf das Hobby seines Vaters hin. Diese gemeinsamen Erkundungen und Ausflüge waren ihm lebhaft im Gedächtnis geblieben.

Krügers begrüßten Britta und ihren Sohn herzlich. Die erste Befangenheit war schnell überwunden. Britta war dankbar für die Selbstverständlichkeit, mit der sie in die Familie aufgenommen wurde. Später am Kaffeetisch, nachdem sie schon über einiges Alltägliche gesprochen hatten, wandte sich Britta an Herrn Krüger: »Bernhard hat mir erzählt, dass Sie richtig viel über die Zeit der Römer im Raum Köln wissen. Imponierend! Da verstehe ich wirklich kaum was von. Aber Sie beschäftigen sich seit Jahren damit und Bernhard hat das angesteckt. Er erzählt mir immer wieder von der Antike.«

Herr Krüger schaute Britta erfreut an. Sein Lieblingsthema war angesprochen worden. Allein, er wollte sie nicht mit einer allzu ausführlichen Antwort überfahren, sondern das Interesse von Britta zuerst erkunden.

»Sie hatten kein Latein in der Schule?«, fragte er nach.

»Nein«, meinte Britta. »Das wurde bei uns überhaupt nicht angeboten. Sprachen und Sport waren meine Lieblingsfächer. Deshalb studiere ich auch Französisch und Sport.«

»Sie kennen den Ursprung des Wortes ›Konditor‹?«

Britta überlegte. »Wahrscheinlich hat das Wort im Französischen den gleichen Stamm. Confiserie oder Pâtisserie! Confiserie, das sollte aus dem Lateinischen kommen.«

»Ja. Der Ausdruck Konditor stammt von lateinisch condire – einlegen, einmachen, lecker zubereiten, würzen.«

Britta nickte zustimmend. »Großartig, was sie alles interessiert«, sagte sie lächelnd.

Nun fühlte sich Herr Krüger ermutigt, sein Lieblingsthema zu vertiefen. Die Unterhaltung drehte sich zuerst um den Ursprung des Namens Köln und verfing sich dann zunehmend in Details. Britta verlor angesichts all der Fachausdrücke und historischen Gegebenheiten den Überblick. Schließlich kam das Gespräch auf die römische Götterwelt und deren Bedeutung für die Menschen in jener Zeit.

»Das Schwert von Gaius Julius Caesar wurde im Marstempel der Stadt Köln aufbewahrt«, erzählte Herr Krüger. »Aulus Vitellius, der Befehlshaber des römischen Heeres in Niedergermanien, der später den Beinamen Germanicus annahm, sah sich durch dieses Schwert als Kaiser berufen und übernahm für kurze Zeit die Macht in Rom.«

Britta dachte nicht lange über das Gehörte nach. Bisher war das Gespräch unterhaltsam gewesen und auf diese Weise wollte sie es fortführen.

»Ja, so ein Schwert ist schon wichtig«, meinte sie. »Solche Reliquien gibt es ja noch heute in der katholischen Kirche.« Sie überlegte, was ihr noch zu dem Thema einfallen konnte. Spontan ergänzte sie: »Deshalb heißt es ja auch ›Schwerter zu Pflugscharen‹.«

Herr Krüger ließ sich nicht durch diese reichlich konfuse Antwort beirren, er befand sich in seiner Gedankenwelt und meinte nun etwas genauer auf den Gott Mars und das Schwert eingehen zu sollen, da Britta sich hierfür zu interessieren schien.

»Mars war in Rom ein entscheidender Gott. Der Name Markus geht auf ihn zurück und bedeutet ›dem Mars geweiht‹. Ebenso wie der Monat März, der den Anfangsmonat im römischen Kalender bildete. Helm, Lanze und Schwert gehören zur Ausrüstung von Mars.« Dann machte er einen Gedankensprung. »Die Römer kannten verschiedene Arten von Schwertern. Das Gladius oder Kurzschwert war die Standardwaffe der römischen Infanterie. Beim ›Typ Mainz‹ verjüngt sich die Klinge zunächst, um vor der Spitze wieder breiter zu werden, das Gewicht beträgt zwischen 1200 und 1600 Gramm. Diese Waffe war insbesondere für den Nahkampf im Gedränge gedacht, der zur Taktik der römischen Legionen gehörte. Für ein längeres Schwert, wie es zum Beispiel die Reiterei einsetzte, gab es nicht ausreichend Platz. Das hätte den Legionär behindert.«

Herr Krüger hatte sich in Details geredet und Britta verlor den Bezug. Zudem war der Name Markus gefallen. Von ihrem Ex-Freund wollte sie im Augenblick nichts hören. Sie war hier, um dieses Kapitel in ihrem Leben hinter sich zu lassen. Wenn Markus mit Mars zusammenhing, dann war der Gott ja nicht so das, was sie im Leben suchte. Sie konnte sich Markus nur zu gut mit einem Schwert vorstellen. Damals beim Wettkampf in Düsseldorf hätte er es wahrscheinlich gegen sie gezückt. Die Sache mit dem Gewicht, ging ihr durch den Kopf. Dazu kann ich etwas sagen, meinte Britta. Hierfür bedurfte es nicht des historischen Fachwissens.

»Das ist ja gar nicht so schwer«, antwortete sie. »Aber wahrscheinlich waren die Schwerter trotzdem ziemlich gefährlich. Gut, dass wir heute keine Schwerter mehr einsetzen. Vermutlich sind viele Menschen durch solche Waffen getötet worden.«

Bernhard überlegte, es wäre gut, wenn er sich in das Gespräch einmischte, damit das Thema Schwert sein Ende fände und Britta aus der leicht misslichen Lage entkam.

»Im Laufe der Zeit haben die Römer den Kriegsgott Mars mit dem griechischen Gott Ares gleichgesetzt«, warf er ein. »Ares hatte jedoch in der griechischen Mythologie nie die Bedeutung wie Mars in Rom. Möglicherweise war Mars, insbesondere in früheren Jahren, ein Gott, dem das Gedeihen der Vegetation zugeordnet wurde. Die Begrenzung auf den Krieg könnte eine etwas einseitige Sicht auf eine spätere Entwicklung darstellen.«

Über den Bedeutungswandel von Mars während der Römerzeit entspann sich nun eine lebhafte Diskussion mit seinem Vater. Britta war nicht mehr am Gespräch beteiligt und konnte sich mit Frau Krüger unterhalten, die meist zu allem, was mit Römern zu tun hatte, schwieg. Sie hatte einige ausgewählte Spezialitäten auf den Tisch gebracht. Nicht zu viel. Niemand sollte das Gefühl von Überfluss oder übermäßiger Sättigung bekommen. Bei ihr musste alles Stil haben. Das Gedeck, die Blumen, die Torte, der Kaffee oder gerne auch feiner Tee. Ihr Sinn für Schönheit bestimmte ihr Tun.

Bernhard hatte seiner Mutter bereits von Brittas Eltern erzählt. Ihr Vater arbeitete als Ministerialdirigent bei der Landesregierung von Nordrhein-Westfalen. Frau Krüger flößte dieser Titel Respekt ein. Zwar war sie kein Mensch, dem Titel oder Status allzu viel bedeuteten, aber sie machte sich darüber Gedanken, welche Umgangsformen Britta von zu Hause aus gewohnt war. Frau Krüger freute sich, dass sich die junge Frau eher bescheiden und interessiert zeigte. Geschirr, Blumen, Torte hatten ihre Beachtung und Lob gefunden. Ihr Lachen klang überaus freundlich.

»Ihr Vater ist sicher sehr eingespannt und viel bei der Arbeit?«, fragte sie.

»Ja. Ich habe ihn als Kind selten zu Hause gesehen. Am Wochenende hatte er oft noch Termine. Für ihn stellt die Arbeit den Mittelpunkt seines Lebens dar.«

Als Britta dies sagte, spürte sie, wie ein Gefühl der Enttäuschung sich meldete. Ihr Vater hätte sich mehr um sie kümmern sollen, das schlummerte als tiefes Empfinden in ihr. Selten gab es gemeinsame Unternehmungen. Und wenn, dann war da ihre ältere Schwester,

Sarah, die es stets verstand, die Aufmerksamkeit des Vaters auf sich zu ziehen. Immer existierte im Leben der Schwester etwas Wichtiges, das bei den Eltern Beachtung fand. Wenn sie selbst dann soweit war, gute Noten nach Hause brachte, ihren ersten Freund, dann war das durch Sarah bereits bekannt und nichts Besonderes mehr. Britta meinte, dies sei ungerecht gewesen. Sie hätte mehr Lob und Unterstützung verdient gehabt, ja benötigt. Bei Bernhard gab es ja auch das gemeinsame Hobby mit seinem Vater.

Letzten Sommer hatten sie und ihr Vater zwei Wochen Urlaub in Florida gemacht. Dort besaß die Familie ein schönes Ferienhaus. Dies war tatsächlich das erste Mal in ihrem Leben, dass sie so eine lange Zeit allein zusammen mit ihrem Vater verbrachte. Sie erinnerte sich an die Blicke aus der Umgebung, wenn sie gemeinsam Ausflüge unternahmen oder am Strand weilten. Die Menschen fragten sich wohl, ob sie die junge Partnerin dieses durchaus attraktiven Mannes war oder die Tochter. Das hatte sie genossen. Ja, mein Mann soll das Format meines Vaters besitzen, sagte sie sich dann. Sie meinte zu bemerken, dass auch ihr Vater diese Blicke wahrnam und sich geschmeichelt fühlte.

»Das kenne ich nur zu gut. Der Hanns stand ja immer in der Backstube. Aber wir waren zu jeder Zeit das Team Krüger«, erwiderte Frau Krüger auf die Antwort von Britta. Sie legte eine kleine Pause ein. »Sie besitzen einen schönen Nachnamen«, meinte sie dann. »Herzog, das hört sich vornehm an.«

»Mir gefällt der Name auch gut. Klingt fast wie ein Adelstitel. Britta Karoline Herzog. Ich denke, meine Mutter war und ist stolz auf ihren Nachnamen. Mein Vater sieht ihn wohl als selbstverständlich.«

Frau Krüger war sich unsicher, ob Britta nicht zu anspruchsvoll für Bernhard wäre. Bernhard legte keinen großen Wert auf Äußerlichkeiten. Er lebte zufrieden mit dem, was er besaß. Das musste nicht viel sein. Seine Mutter sorgte sich, ob Britta ihn zu einer Lebensweise drängen würde, die seiner Natur widersprach. Andererseits wusste sie, dass ihr Sohn in seinen Vorstellungen schwer zu beeinflussen war. Selten übernahm er die Meinung anderer Menschen. Frau Krüger wollte besser verstehen, ob Britta für ihren Sohn die richtige Partnerin wäre.

»Ihre Mutter arbeitet?«, fragte sie.

»Sie ist Lehrerin an einer Realschule. Sie unterrichtet sehr gerne. Als wir klein waren, hat sie eine längere Pause eingelegt. Mein Vater half nicht im Haushalt.«

Britta dachte an ihre Mutter. In Grunde verstand sie sich gut mit ihr. Streit hatte es nie gegeben. Andererseits fehlte die Wärme. Ihre Mutter war eine nüchterne Frau. Beruflichem Erfolg gab sie eine große Bedeutung. Immer bestand eine gewisse Distanz zu den Töchtern. Manchmal dachte Britta, ein Sohn wäre ihr lieber gewesen. Das Leben der Mutter wirkte durchgeplant. Der Beruf, der Mann, die Ehe, die Kinder, Golfspielen, alles war geordnet und korrekt. In letzter Zeit ging Britta die Begeisterung für das Golfspiel zunehmend auf die Nerven. Die Eltern übten diesen Sport seit langem aus. Der Vater nutze das Spiel für Treffen mit wichtigen Gesprächspartnern. Bei Urlauben in Florida hatten sie viel Zeit damit zugebracht und die Kinder mussten sich eine andere Beschäftigung suchen. Wenn Britta das Wort Handikap hörte, sträubte sich ihr Innerstes. Kam sie in letzten Jahren am Wochenende nach Hause, dann hatte die Mutter meist einen Termin auf dem Golfplatz.

»Meine Mutter macht auch gerne Sport«, ergänzte Britta das Gesagte.

Sie erzählte von der Golfleidenschaft und auch ein wenig vom durch Äußerlichkeit geprägten Lebensstil der Familie Herzog. All dies bestätigte Frau Krüger, mit einem gewissen Vorbehalt auf die Freundschaft ihres Sohnes zu schauen. Die offen zugewandte Art von Britta zerstreute dann aber vorerst ihre Bedenken.

Der Nachmittag bei Krügers verlief angenehm. Bernhard freute sich, dass seine Eltern Britta überaus freundschaftlich begegneten. Britta fand Bernhards Eltern ausgesprochen sympathisch. Sie fühlte sich angenommen und die Wärme, die ihr entgegengebracht wurde, stillte eine tiefe Sehnsucht. Herr Krüger sah in Britta eine charmante Gesprächspartnerin. Frau Krüger mochte Britta in ihrer zurückhaltenden und freundlichen Art. Ein leichter Zweifel blieb jedoch in ihr bestehen, ob sie für Bernhard die richtige Frau wäre. Sie spürte in Britta auch eine Unruhe und fragte sich, ob ihr die Verlässlichkeit und Ehrlichkeit ihres Sohnes auf die Dauer genügen würden. Eine leise Angst stieg in ihr auf, Britta könnte Bernhard verletzen.

Bei der Rückfahrt wollte Britta noch mit Bernhard über das Zusammentreffen sprechen.

»Wie hat dir der Nachmittag gefallen«, fragte sie Bernhard.

»Schön.«

Bernhard hatte kein Bedürfnis, über das Zusammensein mit seinen Eltern zu sprechen. Für ihn war alles in bester Ordnung und so, wie er es erwartet hatte. Weitergehende Gedanken über das Treffen hatte er sich bereits im Vorfeld nicht machen wollen. Er kannte seine Eltern, er kannte Britta und sah kein Problem. Es entsprach nicht seiner Art, zusätzliche Überlegungen anzustellen, ob zum Beispiel Britta sich unsicher fühlte hinsichtlich dessen, was auf sie zukommen könnte. Sie hatte den Vorschlag gemacht, seine Eltern kennenzulernen – nach dem Warum fragte er nicht –, alle hatten sich gut verstanden, damit sollte es gut sein. Bernhard blickte mit Vertrauen und Liebe auf Britta und beschäftigte sich nicht mit den Motiven, Ängsten oder Interessen, die hinter ihren Worten oder ihrem Handeln standen. Er ging davon aus, dass ihm Britta erzählen würde, wenn ihr etwas von besonderer Bedeutung schien. Bernhard freute sich, dass Britta an seiner Seite stand.

Britta empfand Enttäuschung, als sie dieses kurze »schön« vernahm. Sie wartete einen Augenblick, ob Bernhard nicht doch noch ein paar Worte folgen lassen wollte. Als dies nicht der Fall war, spürte sie leichten Ärger in sich aufkommen. Interessierte er sich überhaupt nicht für ihre Gefühle? Sah er sie nicht als wichtig genug, dass er danach fragen konnte?

»Mir hat es auch gut gefallen«, sagte sie schließlich. »Deine Eltern sind wirklich nett. Dein Vater ist ein richtig lieber Mensch und deiner Mutter fühle ich mich nah.«

Sie schaute zu Bernhard. Was Britta ihm erzählte, entsprach dem, was er ebenso gespürt und erwartet hatte, es freute ihn. Als Bernhard auch jetzt nichts weiter sagte, fuhr Britta fort.

»Meinst du, deine Eltern finden es gut, dass wir zusammen sind?«

Darüber hatte sich Bernhard noch keine Gedanken gemacht. Der Nachmittag war harmonisch verlaufen. Da stellte sich für ihn diese Frage nicht. Wenn es kein Problem gab, musste keine Lösung gefunden werden. Außerdem war es seine Entscheidung, mit wem er sein Leben teilte und dies war nicht von der Haltung der Eltern abhängig. Er suchte nach einer Antwort.

»Ich glaube schon«, meinte er schließlich. An Brittas Blick erkannte er, dass sie noch mehr von ihm erwartete. Vielleicht ist sie unsicher, weil sie sich im Gespräch mit meinem Vater auch ziemlich konfus geäußert hat, überlegte er. Er wollte ihr Mut zusprechen. »Ihr habt euch wirklich gut verstanden. Mein Vater hat sich sogar gerne mit dir über die Römer unterhalten. Das ist eine Auszeichnung. Bei diesem Thema ist er wählerisch!«

Britta schaute etwas zufriedener. Trotzdem, Bernhard hätte schon nach ihrem Befinden fragen können. So richtig interessierte er sich wohl nicht für sie. Wie unsicher sie sich vor dem Treffen gefühlt hatte, schien ihm egal zu sein. Andererseits, seine Gelassenheit gefiel ihr. Und das mit dem Vater war eine nette Bemerkung von ihm gewesen. Sie sprachen nicht mehr viel während der Fahrt.

In der folgenden Woche traf Britta ihre Freundin Marlene. Das Treffen zum Nachmittagskaffee mit den Eltern Krüger bewegte sie weiterhin. Sie schilderte ihrer Freundin alle ihre Gefühle. Vollkommen selbstverständlich stand im Raum, welche Bedenken und Erwartungen sie zuvor mit dieser Begegnung verknüpft hatte. Da musste sie nichts erklären und was vielleicht das Wichtigste war: Marlene verstand das Erzählte so, wie Britta es wollte. Sie stellte nichts in Frage – keinesfalls Britta selbst. Aber Bernhard hat es irgendwie nicht kapiert, dachte sie.

»Was meinst du, ist es Bernhard egal, was ich empfinde?«, fragte sie, nachdem sie alle Begebenheiten ausführlich beredet hatten. »Er hat sich überhaupt nicht um meine Nervosität gekümmert.«

»Kenne ich!«, meinte Marlene. »Männer denken oft nur an sich. Wie es uns Frauen geht, interessiert sie dann überhaupt nicht.«

»Aber Bernhard ist mir wichtig. Er ist schon für mich da und ich kann mich auf ihn verlassen. Er will, dass es mir gut geht. Ich zweifle nur manchmal, ob er mich wirklich möchte oder nicht eigentlich eine andere Frau. Andererseits ist er der erste Mann, bei dem ich Geborgenheit spüre. Als ich ihn das erste Mal gesehen habe, das war ganz besonders. Weißt du, was ich da gedacht habe? Dass habe ich noch nie jemanden erzählt.«

Marlene schaute Britta neugierig an.

»Mit Bernhard kann ich mir vorstellen, Kinder zu haben. Er ist der Mann, den ich will!«

Britta zögerte. Leise Zweifel meldeten sich angesichts des Gesagten in ihr. Marlene schien das Thema Kinder ziemlich kompliziert.

»Echt«, antwortete sie in einem leicht zweifelnden Tonfall.

Auch Britta wollte ihre Bemerkung nicht weiter vertiefen, sondern kam wieder auf ihre Erfahrung mit den Männern zu sprechen.

»Weißt du, Markus ist schon ein super Typ«, meinte sie. »Aber er hat mich richtig doof behandelt, als das mit der Zeitmessung passiert ist. Und Bernhard hat darüber gelacht. Andererseits: Markus hat mir oft Komplimente gemacht, gesagt, dass ich toll aussehe, sexy bin, ich ihm besser als andere Frauen gefalle ... Als er zum Beispiel den Lauf in Brüssel gewonnen hat, sind wir richtig schick und teuer ausgegangen. Das würde Bernhard nicht machen.«

So setzte sich ihr Gespräch über Männer noch eine Weile fort und in Britta meldeten sich recht unterschiedliche und auch widersprüchliche Gefühle.

Gleich nachdem Britta Bernhard kennengelernt hatte, war es zu einem ausführlichen Gespräch mit Marlene gekommen. Britta hatte das Außergewöhnliche an der Begegnung mit Bernhard betont, wie sehr sie meinte, angekommen zu sein, und Marlene hatte sie bestärkt, den Kontakt zu Bernhard zu suchen. Bernhard sprach mit seinen Freunden nicht viel über Britta. Für ihn stimmte es einfach. Er fühlte sich von Britta angenommen und spürte, dass sie ihn als ihren Mann sah. Sie suchte seine Anwesenheit. Das war für ihn Ausweis ihrer Liebe, die er erwiderte.

Brittas Eltern – die Heirat – Gabriel

Bis Britta Bernhard ihren Eltern vorstellte, dauerte es noch eine Weile. Erst nach dem ersten Staatsexamen sah sie hierfür den richtigen Augenblick. Frau Herzog lud angesichts der bestandenen Prüfung zu einem feierlichen Abendessen ein. Da beide mit guten Noten bestanden hatten, konnte die Einladung gleichfalls als eine besondere Anerkennung verstanden werden. Das Gespräch drehte sich zunächst um Studium und Beruf, das Referendariat, das nun folgen würde, und mögliche Schulen als Arbeitsort. Frau Herzog besaß einen engen Bezug zu diesen Themen und Herr Herzog konnte sein Wissen über die Vorhaben der Landesregierung einbringen.

Dann wurde das Gespräch persönlicher. Man hatte sich gleich beim Kennenlernen auf die persönliche Anrede verständigt, Frau Herzog stellte sich als Isolde, Herr Herzog als Herbert vor.

»Wie sind deine Gedanken hinsichtlich Kindern«, fragte Isolde Bernhard.

»Ich mag Kinder sehr gerne«, antwortete Bernhard. »Ich denke, sie gehören zu meinem Leben.«

»Britta liebt auch Kinder«, meinte Isolde und schaute hierbei ihre Tochter an.

Britta nickte. Herbert nickte gleichfalls.

»Dann habe ich ja Aussichten, Oma zu werden«, warf Isolde leicht scherzhaft ein. Während sie diesen Satz formulierte, dachte sie auch, dass ihre Erscheinung noch so jung wirkte, dass man ihr keinesfalls ansehen würde, dass sie Enkelkinder hatte.

»Natürlich«, meinte Bernhard. »Das gehört dazu.« Dabei lächelte er freundlich. Was er sagte, kam vom Herzen.

Britta freute sich einerseits über die Anteilnahme ihrer Mutter, andererseits empfand sie ihr Verhalten als Einmischung. Sie wollte beim ersten Treffen von Bernhard mit ihren Eltern lieber über Unverfängliches sprechen.

»Wir fahren in zwei Wochen nach Griechenland«, warf sie ein. »Wir leihen uns einen kleinen Campingbus und dann geht es los, zuerst nach Italien, dann mit der Fähre weiter nach Griechenland. Ich freue mich total darauf.«

Das Gespräch wurde lebhafter. Früher, bevor sie das Haus in Florida gekauft hatten, hatte die Familie Herzog häufiger Urlaub auf der Insel Kreta gemacht. Viele Erinnerungen aus dieser Zeit wurden lebendig.

»Wir haben immer eine ausgesprochen schöne Zeit auf Kreta verbracht«, meinte Isolde. »Die beiden kleinen Mädchen waren wirklich brav. Wir haben das sehr genossen.«

So verlief der Abend harmonisch und als Britta und Bernhard sich verabschiedeten, geschah dies in einer Stimmung allgemeiner Sympathie. Bernhard fühlte sich erleichtert. Isolde und Herbert würden wohl nicht seine besten Freunde werden, dachte er. Dafür waren sie doch zu unterschiedliche Menschen. Aber sie hatten einen angenehmen Abend miteinander verbracht.

Britta und Bernhard verreisten häufig während ihres Referendariats. Meist hatten sie dann Unterlagen zur Unterrichtsvorbereitung dabei. Sie fühlten sich frei. Völlig selbstverständlich planten sie ihre gemeinsame Zukunft. Allerdings lebten sie noch getrennt in zwei Wohnungen. Beide waren sie an Schulen in kleinen Städten, die eine gute Distanz auseinanderlagen, in Nordrhein-Westfalen angestellt und hatten dort jeweils eine Unterkunft gefunden. So trafen sie sich meist nur am Wochenende, telefonierten viel und verbrachten natürlich die Ferien miteinander. Zwischen ihnen herrschte große Einigkeit.

Die Idee, zu heiraten – auch aus praktischen Gründen, damit die Schulbehörde bei der späteren Anstellung ihre Wünsche nach nah beieinander liegenden Arbeitsorten berücksichtigte – nahm zusehends Gestalt an. Bernhards Eltern wünschten sich eine kirchliche Trauung und fanden Gehör. Sie übernahmen es, hierfür alle notwendigen Schritte zu veranlassen. Die sonstigen Feierlichkeiten zur Vermählung organisierten Isolde und Herbert Herzog, und die Krügers steuerten ausgewählte Produkte ihrer Konditorei bei.

Stolz zeigte sich Britta als Braut und ließ sich von ihrem Bräutigam in das Leben als Ehefrau führen. Viele Freunde waren gekommen, um ihnen zu gratulieren und gemeinsam zu feiern.

Das Leben entwickelte sich mit großer Kraft weiter. Das zweite Staatsexamen, die Anstellung als Lehrer, die gemeinsame Wohnung am Rande von Köln, weite Reisen in die Welt ... und es dauerte nicht lange, bis Britta schwanger wurde. Ein Junge, Gabriel, erblickte das Licht der Welt. Britta und Bernhard schauten zufrieden auf das, was geschah. Und doch es gab auch Schatten und Wolken. Jetzt, da die großen Veränderungen sich vollzogen hatten und Britta zusammen mit Gabriel mehr Zeit zu Hause verbrachte, spürte sie alte Gefühle in sich, deren Existenz sie der Vergangenheit zusprechen wollte. Allein sie lebten weiterhin in ihr. Es fehlte ihr etwas im Leben – Unerfülltes schlummerte als Sehnsucht und Wunsch. Die Unruhe aus früheren Tagen kam wieder hoch. Es sollte in ihrem Leben, ja insbesondere im Zusammensein mit Bernhard, Aufregendes geschehen, das ihr Wert und Bedeutung gab! Sie wollte spüren, wie sie in Bernhard Gefühle auslöste und er ihrer bedurfte. Unzufriedenheit mit ihrem Mann stellte sich ein. Sie sah sich nicht ausreichend beachtet. Schätzte er sie überhaupt, fragte sie sich. Oder betrachtete er sie einfach als Ehefrau, wie jede andere Frau es genauso sein könnte?

Gabriel war nun fast drei Jahre alt. Aufgeweckt und interessiert schaute er in die Welt. Er besuchte den Kindergarten und hatte sich schnell in die neue Umgebung eingefunden. Bernhard liebte es, mit ihm zu toben. Im Park jagten sie einem Ball hinterher, versuchten auf Bäume zu klettern, oder Gabriel ließ sich in seinem Bobbycar mit hoher Geschwindigkeit über die Wege schieben. Schnell und wild sollten die Spiele sein. Aber genauso gab es auch ruhige Augenblicke, wenn er mit seinem Baukasten oder den Autos spielte und vollkommen in seine Fantasiewelt eintauchte.

Britta arbeitete wieder mit einer reduzierten Stundenzahl. Bernhard übernahm große Teile des Haushalts und der Versorgung von Gabriel. Er hatte sein Deputat gleichfalls herabgesetzt. Er war zufrieden. Wenn er an seine Kindheit dachte, als er in der Bäckerei aushelfen musste, an die Selbstverständlichkeit, mit der seine Eltern in jener Zeit davon ausgingen, dass er eine Bäckerlehre absolvieren würde, dann meinte er, in seinem Leben viel erreicht zu haben: Gymnasium, Studium, Beruf, dazu Britta an seiner Seite, die er liebte, und Gabriel, seinen Sohn. Was konnte ihm fehlen? Wenn sich Britta immer häufiger abweisend zeigte, ihn in einem Temperamentsausbruch heftig anging, was im letzten halben Jahr häufiger der Fall war, dann wollte er nicht, dass dies die Harmonie seiner Existenz in Frage stellte und versuchte es zu ignorieren. Er fand, er wäre in der Lage, sowohl seinen Beruf erfolgreich auszuüben als auch ein guter Ehemann und Familienvater zu sein. Wenn Britta Probleme im Leben hatte, was er zu spüren meinte, dann wollte Bernhard ihr ein fester, zuverlässiger Partner sein. Er wünschte sich, dass Britta und Gabriel zufrieden mit ihm waren. Seine Bedürfnisse durften durchaus zurückstehen, wenn es den beiden gut ging.

Bernhard nahm nicht wahr, dass auch ihm etwas fehlte: Er sehnte sich nach Zuwendung und Zärtlichkeit von seiner Frau – nach Harmonie und Gemeinsamkeit. Doch er stellte die Notwendigkeit in den Vordergrund, Britta unterstützen zu sollen, und verdrängte das Gefühl eines Mangels. Gerne übernahm er die häuslichen Aufgaben und freute sich, Abende alleine mit Gabriel zu verbringen, wenn Britta Zeit bei einem ihrer zahlreichen Termine verbrachte.

Sie traf sich mit Freundinnen, besuchte Veranstaltungen, machte Sport oder ging ins Kino. Sie meinte, diesen Ausgleich von Arbeit und Haushalt zu benötigen. Ein tiefer Widerspruch hatte sich in ihr aufgetan. Das Leben mit Kind und Mann schien ihr zunehmend beengend. In ihr drängte das Verlangen, sich auf ihre eigenen Interessen und Wünsche zu konzentrieren. Zugleich spürte sie, dass sie damit Bernhard vernachlässigte. So baute sie in sich das Bild, dass er nicht der richtige Mann für sie wäre und schob ihm Schuld zu, mit der Begründung, dass er sie nicht verstünde und kein richtiges Interesse für sie zeigte. All das versetzte ihr Leben in grundlegende Unruhe und keinesfalls wollte sie in ihre Wahrnehmung kommen lassen, wie sehr sie ihr eigenes Verhalten als falsch empfand.

An einem Freitag, Britta war wieder abends unterwegs, ergab sich ein Gespräch, das sie tief verwirrte. Sie saß zusammen mit Jochen, einem alten Freund von Markus, in der Bar, die zu einer kleinen Theaterbühne gehörte. Der Kontakt zu Jochen hatte die Trennung von Markus überlebt. Jochen befand sich in Begleitung seiner neuen Freundin Claudia. Gemeinsam hatten sie sich ein kurzweiliges Theaterstück angeschaut. Nun tranken sie noch ein Glas Wein zusammen. Bernhard kümmerte sich währenddessen zu Hause um Gabriel. Das Gespräch drehte sich um Ereignisse aus der Zeit, als Britta und Markus ein Paar gewesen waren. Jochen fühlte sich, vielleicht durch die neue Freundschaft mit Claudia, in einer Stimmung, die Vergangenheit Revue passieren lassen zu wollen.

»Wie war es für dich, Britta«, fragte er, »als Markus nach eurer Trennung die großen Erfolge beim Laufen hatte und alle in deinem Bekanntenkreis ihn angehimmelt haben?«

»Alle? Meinst du die Frauen?«, erwiderte Britta etwas gereizt. Sie blickte kurz zu Jochen und dann zu Claudia, die neugierig schaute. »Hat mich eigentlich nicht mehr interessiert«, meinte sie dann.

Britta wollte in diesem Gespräch nicht ihre Gefühle ausbreiten. Als Jochen die Bemerkung über Markus machte, fand sie dies überaus unpassend. Was ging das Jochen an – und erst recht Claudia, die sie derart sensationslüstern betrachtete?

»Er ist schon gut bei den Frauen angekommen«, merkte Claudia an.

Was soll diese doofe Bemerkung, dachte Britta.

Um zu zeigen, wie souverän sie hinsichtlich ihrer Beziehung mit Markus war, beschloss sie, in die Offensive zu gehen.

»Er hat ja immer irgendwelche Frauengeschichten gehabt«, meinte sie forsch. »Da war er nicht so wählerisch.«

»War dir das schon damals klar?«, hakte Jochen nach. Die Bemerkung von Britta erstaunte ihn. So hatte er sie noch nie über Markus sprechen hören. Claudia setzte ein freundliches und, wie Britta fand, auch leicht überhebliches Lächeln auf. Vor einigen Jahren hatte Claudia eine Nacht mit Markus verbracht. Jochen sollte das keinesfalls wissen. Die Nacht war ihr in lebhafter Erinnerung geblieben. Inzwischen waren es nicht nur die sportlichen Erfolge, die Markus auszeichneten, sondern beruflich hatte er gleichfalls Karriere gemacht. Vor Kurzem hatte sie ihn mal in Köln getroffen. Er trug einen teuren Anzug, eine wertvolle Uhr schmückte sein Handgelenk. Er sah erfolgreich aus. An eine Nacht mit so einem Mann konnte man sich gerne erinnern, sagte sie sich.

»Was soll mir klar sein? Dass Markus hinter Frauen her ist und sich dabei mit jeder, die ihn toll findet, einlässt? Natürlich ist das so«, sagte Britta leicht erregt.

»Ja. Aber das war nicht der Grund, warum ihr euch getrennt habt?« Jochen fühlte sich unsicher.

»Doch, auch«, entgegnete Britta. Das entsprach zwar nicht der Wahrheit, passte für sie aber gleichwohl gut ins Gespräch.

»Komisch. Das hat mir Markus nie erzählt. Ich dachte, du wüsstest nichts über all die Frauengeschichten, die er in deiner Zeit hatte«, ließ Jochen zögernd verlauten.

Das Lächeln von Claudia wirkte eingefroren.

»Er ist halt ein richtig unzuverlässiger, eitler Typ.« Britta hatte sich für eine Vorwärtsverteidigung entschieden. Was auch immer Jochen meinte, sie wollte nicht als Dumme dastehen, die nicht wusste, was Markus für Affären gehabt hatte. Im Augenblick gab es keine Zeit für Ärger oder Wut. Dieses Gespräch musste erst mal gut überstanden sein.

»Er machte ja echt jeden Monat mit einer anderen rum. Aber ich hatte nicht gedacht, dass dir das bekannt war. Ich habe ihn kritisiert, fand es nicht fair dir gegenüber. Zum Beispiel mit Nicole. Das hätte er wirklich bleiben lassen können. Oder auch mit der Mary. Ist heute ebenfalls nicht besser. Ich will nicht über ihn herziehen, er ist mein Freund. Aber ich würde mich jedenfalls nicht so verhalten.« Bei dieser Bemerkung schaute Jochen Claudia an und wollte lächeln. Claudias Gesicht wirkte erstarrt. Jochen bezog das auf sich, dass sie ihn gleichfalls für so einen Typen wie Markus hielt. Das wollte er nicht. Deshalb ergänzte er noch schnell: »Ich würde mich nie so verhalten. Niemals.« Der Gesichtsausdruck von Claudia entspannte sich aber nicht.

Britta meinte, dass der Boden unter ihr wegsackte. Nicole und Mary waren damals ihre besten Freundinnen gewesen. Dann die Bemerkung, dass sei ihr gegenüber nicht fair gewesen. Was für eine armselige Rolle wurde ihr da zugewiesen. Sie schluckte.

»Lassen wir das Thema Markus. Ist durch«, bemerkte sie schließlich in einem resignativen Ton. Danach plätscherte das Gespräch lustlos vor sich hin.

»Ich bin müder, als ich dachte«, warf Britta schließlich ein. »Es war eine anstrengende Woche. Gabriel schläft nicht so gut.« Eine Feststellung, die nicht stimmte. »Er ist ein wenig erkältet.« Das war ebenfalls erfunden. »Ich sollte zu Hause bei ihm sein.«

Sie gingen mit der gegenseitigen Vergewisserung auseinander, bald wieder voneinander zu hören.

»War ein schöner Abend mit euch. Bis demnächst«, verabschiedete sich Britta.

Sie fühlte sich erschöpft, erniedrigt, verraten. Wut stieg in ihr hoch. Als sie zu Hause ankam, schliefen Gabriel und Bernhard schon. Sie schaute durch die offene Tür und sah ihren Sohn friedlich in seinem Bett liegen. Gleichwohl ... in diesem Augenblick spürte sie Kälte in ihrem Herzen.

Sie hatte das Bedürfnis, noch zu duschen. Dabei zitterte sie leicht. Dann zog sie sich um und schlüpfte neben Bernhard ins Bett. Er wachte auf und murmelte schlaftrunken: »Alles klar? Wie geht's?« »Alles okay. Schlaf weiter!« Sie drehte sich zur Seite und versuchte einzuschlafen.

Mit Bernhard über ihre Gefühle zu sprechen, war das Letzte, was sie jetzt wollte. Diese Herabsetzung, die ihr eben widerfahren war, sollte kein Mensch erfahren. Eine ganze Weile lag sie noch wach. Markus hatte ihre Liebe missbraucht. Sie musste ihre Wut unterdrücken. Sie selbst hatte zwar in der Zeit mit Markus ebenfalls eine kleine Affäre gehabt, aber dies schien ihr in keiner Weise mit dem Verhalten von Markus vergleichbar zu sein, und zudem stellte sich das nun nachträglich als mehr als gerechtfertigt heraus.

Am nächsten Morgen erklärte Britta, sie fühle sich krank, wäre wohl etwas erkältet und hätte Kopfschmerzen. Sie blieb im Bett liegen, verdunkelte den Raum, spürte Unruhe und empfand, dass weder ihre Mutter noch ihr Vater noch Markus ihr je das gegeben hatten, was sie brauchte.

Bernhard ist auch nicht besser, dachte sie. Er beachtet mich viel zu wenig. Eigentlich schätzt er mich überhaupt nicht. Er will Beruf, Ehefrau, Kind. Dabei habe ich ihn als Mann genommen, weil er für mich da sein soll. Aber wann ist er das schon? Interessiert es ihn wirklich, wie es mir geht? Ist er jetzt bei mir? Fragt er mich?

Während ihr diese Gedanken durch den Kopf gingen, hatte sie Gabriel und ihrem Mann gegenüber ein schlechtes Gewissen. Ich bin nichts wert, meldete sich ein Gefühl, das sie sofort verdrängte.

Wahrscheinlich kommt Bernhard gleich mit einem sorgenvollen Gesicht rein. Das hilft mir auch nicht. Irgendetwas stimmt nicht mit mir, wenn mich Markus derart betrogen hat.

Mühsam gewann sie in den nächsten Tagen ihre nach außen gezeigte Selbstsicherheit zurück. Es blieben gleichwohl der Groll und das Gefühl, im Leben nicht zu erhalten, was ihr zustand, und dass Bernhard dies nicht bemerkte und in keiner Weise versuchte, hieran etwas zu ändern. Für ihn reicht es, wenn er alles hat, was er braucht. So empfand sie seine Einstellung.

Dann meldeten sich andere Gedanken. Ich fühle mich in seiner Gegenwart wohl, sprach sie zu sich selbst. Ich besitze ein Zuhause, ein wunderbares Kind. Es ist gut. Das soll so bleiben. Ihre Gefühle sprangen hin und her.

Bernhard bemerkte ihre angespannte Stimmung. Er spürte, dass es Britta schlecht ging. Indessen nichts lag ihm ferner, als an eine Krise in ihrer Beziehung zu denken. Wenn er die Situation ganz vernünftig betrachtete, gab es keinen Anlass hierfür. Doch ohne dass er sich darüber Rechenschaft ablegte, begab er sich zunehmend in seine eigene Welt; er versank in die Geschichten über das Altertum, sprach in Gedanken mit den griechischen Göttern und fühlte sich in dieser Welt vollkommen zu Hause. Britta schien er dann weit weg von ihr zu sein.

In einem jedoch bestand große Einigkeit zwischen ihnen: Beide wollten ihre Familie. Sie gab ihnen Halt und dem Dasein Sinn.

Britta und Konrad Wegner

Britta konzentrierte sich in den nächsten Monaten mehr auf ihre Arbeit. Sie war beauftragt, einen jungen Referendar, Konrad Wegner, zu betreuen. Sie bereitete ihren Unterricht gewissenhaft vor, wollte die Anerkennung des jungen Mannes gewinnen – vielleicht auch sein Begehren, denn sie fand ihn durchaus attraktiv. Aus den Augenwinkeln betrachtete sie seinen wohlgeformten Hintern, wenn er sich vornüber beugte. In ihrer Wahrnehmung besaß er schöne Augen, eine angenehme Stimme und, was sie faszinierte, er schien frei zu leben. Eine Freiheit, nach der sie sich sehnte. Wenn sie Wohnung, Mann und Kind als lastende Verpflichtung empfand und sich älter werden sah, ohne dass ihre Träume in Erfüllung gingen, dann wünschte sie die Zeit zurück, als sie ohne Begrenzungen und offen für eine abenteuerliche Zukunft gelebt hatte.

Der Kontakt zu Konrad wurde vertrauter. Sie lachte viel in seiner Gegenwart, fühlte sich jung, schön und begehrt, genoss seine Blicke und jeden Augenblick des Zusammenseins.

Eines Nachmittags waren sie alleine im Lehrerzimmer. Konrad hatte auf der Couch, die zum Ausruhen an der Wand stand, Platz genommen. Britta betrat den Raum mit einem Stapel Hefte und brachte diese an ihrem Platz.

»Genug für heute. Das korrigiere ich erst morgen«, meinte sie und schaute in Richtung Konrad, der freundlich lächelte.

»Ja. Gönne dir eine Pause. Du arbeitest viel und gut. Deine Schüler haben eine tolle Lehrerin«, erwiderte Konrad.

Es war seine Absicht, ihr zu schmeicheln. Ihre Beurteilung und Unterstützung waren für sein Referendariat von Bedeutung. Zudem wollte er ihr als Mann gefallen. Er wusste Frauen mit Beachtung und Komplimenten zu umgarnen und benötigte ihre Aufmerksamkeit. Auch wenn Britta ihn attraktiv fand, so stimmte dies bei ehrlicher Betrachtung nur in Maßen. In seiner Körperhaltung zeigte sich etwas Gedrücktes, sein Blick flackerte leicht, als wäre er sich seiner selbst unsicher.

Britta spürte wie Wärme ihr Herz umgab, als sie sein Kompliment vernahm. Sie lachte hell auf, ging die wenigen Schritte bis zur Coach, ließ sich leicht auf das Polster fallen und lehnte ihren Kopf an den Mann neben sich.

»Ich muss jetzt ganz abschalten. Es ist Zeit, an etwas anderes als die Arbeit zu denken.« Mit diesen Worten blickte sie Konrad fest an. Rückte ein wenig von ihm ab und meinte: »Wir können ja noch kurz ins ›Chaos‹ gehen.« So hieß das Café, das sie manchmal nach der Arbeit aufsuchte.

Britta fühlte sich toll – lebendig, jung, frei.

Von nun an trafen sich Britta und Konrad regelmäßig. Die Beziehung nahm an Intensität zu. Bald verbrachten sie gemeinsame Stunden bei Konrad im WG-Zimmer. Für Britta entstand neben ihrer Familie eine zweite Welt. Hier meinte sie, all die Träume und Wünsche leben zu können, für die es in ihrer Beziehung mit Bernhard keinen Platz gab. Das Leben zeigte sich aufregend und sie stand im Fokus! Britta schützte diese Wirklichkeit durch Lügen, erzählte Bernhard von Konferenzen, Fortbildungen, Treffen mit Freundinnen bis in die tiefe Nacht. Manchmal rief sie Bernhard noch spät an und erklärte mit matter Stimme, welch schlimme Migräne sie bekommen hätte und dass sie deshalb bei einer Freundin übernachten müsse.

Bernhard vertraute ihr und litt zugleich unter der Distanz, die zwischen ihm und seiner Frau immer größer wurde. Britta erwähnte Probleme mit der Sexualität, schob dies auf ihre schwierige Kindheit, ihren Vater, der sie nicht beachtet hatte, die Mutter, die sie nicht als Frau akzeptierte, und meinte vor sich selbst, dass dies durchaus der Wahrheit entsprach. So schuf sie in sich Abstand zu ihrem Mann. Zugleich genoss sie das Verbotene und die Heimlichkeit beim Zusammensein mit Konrad. Er bewunderte sie, versuchte jeden ihrer Wünsche zu erfüllen, zeigte sich unterwürfig, und all dies bestärkte sie.

Natürlich meldete sich bei Britta ebenso ein schlechtes Gewissen. Dann schob sie die Schuld hierfür auf die fehlende Beachtung durch Bernhard, dass er sie nicht verstünde und wahrscheinlich nicht wirklich liebte. Sie war wütend auf ihn, wollte aber zugleich bei ihm bleiben. Allein, ihre Verstrickung in nicht miteinander vereinbare Gefühle und Lebenswirklichkeiten wurde immer dramatischer. Im Innersten fühlte sie sich schlecht und wertlos. Das musste sie vor sich und den anderen verbergen. Sie konstruierte eine Welt, in der richtig und notwendig schien, wie sie sich verhielt, und es kostete Britta viel Energie, diese Wirklichkeit aufrechtzuerhalten.

Manchmal führte das Doppelleben von Britta auch zu einer gewissen Situationskomik. Zumindest für einen neutralen Beobachter. Wenn Britta zum Beispiel eines Morgens bei Konrad vor der Tür stand, tatsächlich aber einen Fortbildungstermin hatte, zu dem sie dann natürlich zu spät kam und hierfür wiederum eine glaubhafte Entschuldigung finden musste. Oder wenn sie in einer Kneipe auf ihre Freundin wartete, obwohl sie sich mit Konrad verabredet hatte, dabei innerlich auf die Unzuverlässigkeit der Freundin schimpfte, diese nicht erreichen konnte und verärgert zu Bernhard nach Hause zurückkehrte, um sich zu beschweren.

Bei all diesem Durcheinander existierten weiterhin durchaus schöne Momente, Gemeinsamkeiten und Harmonie in der kleinen Familie von Britta, Bernhard und Gabriel. Wenn sie zusammen in

Urlaub fuhren, das Glück der Zugehörigkeit genossen, am Wochenende den Tierpark besuchten, Ausflüge mit dem Fahrrad unternahmen oder mit Gabriel zu Hause spielten. Britta vertraute Bernhard als Vater vollkommen, er schätzte ihre Fürsorge für Gabriel und beide spürten, dass Liebe füreinander in ihnen ruhte – manchmal versteckt, verschüttet oder verdrängt, aber sie bestand.

Gabriel war zum Mittelpunkt ihrer Familie geworden. Bernhard hatte ihn bei einem Fußballverein angemeldet, brachte ihn zum Training und knüpfte Kontakte zu anderen Eltern. Er genoss jeden Augenblick, den er mit seinem Sohn verbrachte.

Je länger die Beziehung zu Konrad anhielt, desto mehr plagte Britta das Gefühl, ihr Leben wieder in Ordnung bringen zu sollen. Sie spürte Scham und Schuld, und ohne dass sie den Zusammenhang sah, erwuchsen hierdurch Wut und Gewalt in ihr. Sie wollte diese Gefühle nicht, versuchte sie nicht wahrzunehmen, und wenn dies nicht gelang, ihren Mann oder auch Konrad für deren Existenz verantwortlich zu machen. Eine tiefe Sehnsucht, ihr Chaos zu beenden, überflutete sie. Große Zweifel hatten sie erfasst. Sie fragte sich, ob Bernhard mit einer anderen Frau nicht glücklicher wäre. Sie liebte ihn. Aber ganz sicher würde er sie verachten, wenn er die Wahrheit wüsste. Niemals darf er meine Geheimnisse erfahren, in meine Welt eindringen, dachte sie. Niemals! All das bereitete ihr Angst.

Bernhard suchte nach einem Ausweg. Die distanzierte Haltung von Britta sowie ihr ihm gegenüber oft unfreundliches Verhalten riefen Unzufriedenheit und ein Gefühl gescheitert zu sein hervor. Dies verdunkelte sein Leben. Zugleich meinte er, mit Britta und Gabriel sollte er glücklich sein. Er weigerte sich, Enttäuschung und Schmerz wahrzunehmen und es gelang ihm nicht, sich der Gefühlswelt seiner Frau zu nähern. So wandte er sich seiner Arbeit zu.

In den letzten Jahren hatte sich Bernhard einen Namen als Fachmann für die griechische Mythologie gemacht. Kleine Broschüren von ihm waren veröffentlicht worden, insbesondere erfreuten sich seine Vorträge, zu denen er immer wieder eingeladen wurde, erkennbarer Beliebtheit. Seine Interpretation der griechischen Götterwelt und das lebendige Mitfühlen des Handelns und Seins in den Mythen machten Bernhards Präsentationen zu einer wunderbaren Erfahrung für die Zuhörer. Er schlüpfte vollständig in die Wirklichkeit der Antike, in ihr Denken und Fühlen, und trug die zeitlose Wahrheit in die Gegenwart.

»Geht in die Tiefe eurer Lebensthemen«, sprechen die Schicksalsgöttinnen. »Hier findet ihr, was es zu lernen gilt. Niemand versprach euch, dass dies leicht sei! Ihr seid gebunden an eure Bestimmung!«

»Sie sollen sich noch endgültiger finden«, meint die jüngste Göttin, die sich der Zukunft verpflichtet sieht, und ein Lächeln huscht über ihr Gesicht. »Eros und Himeros, die Söhne der schönen Aphrodite, werden sich ihnen zuwenden.«

»Britta und Bernhard können erkennen, was das bedeutet«, ergänzen die beiden Älteren.

»Stets muss vollkommen erlebt werden, was es zu erfahren gilt! So darf ebenso Eris, die Zwietracht, nicht fehlen«, ertönt es wiederum im Chor.

Der Besuch im Bergischen Land

Bei einem Besuch im Bergischen Land hatten Britta und Bernhard Gabriel für den Nachmittag bei Oma Charlotte gelassen. Der kleine Junge genoss die Aufmerksamkeit seiner Großmutter, war stets interessiert, die große Backstube zu erkunden und Kuchen, Torten oder Pralinen zu betrachten – natürlich auch ein wenig davon zu naschen. Währenddessen unternahmen seine Eltern eine lange Wanderung durch die schöne Landschaft. Heute fühlten sie sich einander zugehörig, tauschten sich über vieles aus, was sie bewegte, und Bernhard kam auf den Vortrag über Eris und Eros zu sprechen, den er gerade vorbereitete. Die Welt der Götter nahm ihn gefangen und er begann zu erzählen.

»Als Kronos seinen Vater Uranos entmannt und dessen Glied in das Urmeer, den Pontos, wirft, da mischen sich Meeresschaum mit Sperma und ein überaus wunderbares Geschöpf, die Göttin Aphrodite, die aus dem Schaum Geborene, tritt in die Wirklichkeit.«

Britta liebte es, Bernhards Worten zu lauschen, wenn er vollständig in seine Welt versank, zugleich sich ihr zuwandte und die Figuren der Antike zum Leben erweckte. Sie fühlte dann die Anwesenheit all der Wesen und Kräfte, von denen er berichtete, und meinte, ihr Mann erzähle nur für sie.

»Aphrodite ist die Göttin der Liebe, der Verführung und Schönheit. Sie gibt sich dem Leben hin. Sie will die Trennung überwinden«, ergänzte sie den Satz ihres Mannes und während sie diese Sätze formulierte, spürte sie die schöne Göttin neben sich. Eine große Lehrerin der Hingabe ist sie, sprach Britta zu sich selbst. Sie verehrt die Männer, ihre Kraft und Klarheit, ihre Führung und Welterklärung. Ares, dem griechischen Kriegsgott, gilt ihre ganze Liebe. Zu ihm fühlt sie sich hingezogen. In ihm findet sie ihre Kehrseite. Zusammen bilden sie ein Ganzes. Kurz dachte Britta an die Männer, die sie liebte und geliebt hatte. Dann wandte sich ihre Aufmerksamkeit wieder Bernhard zu, der weitersprach.

»Aphrodite treibt auf dem Meer, um dann in Zypern Land zu betreten. Während sie über den bloßen Sand schreitet, erblüht die Erde. Himmlischer Duft, göttliche Farben zeigen sich in Blumen, die aus jeder ihrer Erdberührungen erwachsen. Der Göttin folgen mit kleinem Abstand die Liebe, Eros, und das Begehren, Himeros.«

Eine kurze Pause trat ein. Bernhard suchte die Sachlichkeit und wollte die Gefühle, die beim Erzählen in ihm aufstiegen, ein wenig zur Seite schieben. Sein Vortrag sollte im Kern Wissen vermitteln.

»Eros ließe sich als ein Aspekt der Aphrodite bezeichnen. Er hat zur Aufgabe, im erotischen Spiel zwei Menschen zusammenzuführen. Er will diese unterschiedlichen Wesen vereinen, damit ein drittes aus ihnen entstehe. Das Männliche und das Weibliche sollen sich finden.«

Britta fühlte das Gesagte. Die Erotik prickelte auf ihrer Haut. In diesem Augenblick spürte sie wieder Lust auf Bernhard und verschämt kam ihr der Gedanke an ein weiteres Kind. Wäre dies nicht Erfüllung? Könnte ein Kind sie aus der Gefangenschaft ihrer Doppelwelt führen, ein neues Kapitel in ihrem Leben öffnen, in dem kein Platz mehr für das Dunkle wäre, welches sie in ihrem Innersten verstecken musste? Erwartungsvoll schaute sie auf ihren Mann.

»Aus dieser Vereinigung entsteht, was sich von seinen beiden Schöpfern unterscheidet.«

Britta nickte zustimmend. Wie schön wäre es, ein weiteres Kind zu gebären. Sie fühlte große Liebe.

»Eros ist die eine Kraft der sich mit der Entmannung von Uranos neu gestaltenden Welt, die jetzt einen Generationenwechsel kennt und damit die Zeit zum Leben erweckt. Dies ist der eine Teil des letzten Schöpfungsaktes des großen Gottes. Ergänzt wird Eros durch Eris. Denn ein jedes der entstandenen Welt bedarf stets des Gegenpols, damit sich ein Lebensthema in seiner Ganzheit zeigen kann. Die Zwietracht, Eris, muss ebenfalls handeln dürfen, sobald die liebende Vereinigung, Eros, das Geschehen gestaltet.«

Britta erschrak ein wenig. Sie fühlte sich ertappt in ihrem eigenen Zwiespalt, der ihr das Dasein einerseits als Eros bereicherte, andererseits als Zwietracht zerstörte! Auf was will Bernhard hinaus?, dachte sie kurz. Weiß er etwas über meine dunkle Seite?

»Eris verkörpert die Zwietracht in jeder erdenklichen Form. Dem Meeresschaum, gemischt mit dem Blut des verwundeten Uranos, entspringen die Erinnyen, Rachegeister, die jede Kränkung bewahren und jedes Verbrechen zur Vergeltung führen. Die Erinnyen symbolisieren die Erinnerung an die Schuld und die Forderung nach Ausgleich. ›Karma‹ könnten wir hierzu sagen, soweit es um das Gesetz zum Ausgleich der Verletzung geht.«

Bernhard schöpfte tief aus seiner Vorstellungskraft. Britta erfasste eine Gänsehaut. Sprach ihr Mann etwa von ihrer Affäre mit Konrad und ihren heimlichen Träumen von Markus? Sie hatte das Gefühl, als wären die Ausführungen ganz persönlich an sie gerichtet. Wie schön waren die Erinnerungen an das Wirken von Eros verbunden mit dem Begehren, Himeros. Zugleich ging es ebenso um die Zwietracht. Diese war schwierig zu leben, aber in gleicher Weise wahr!

»Nicht allein die Erinnyen entstammen dem Blut aus der Wunde des entmannten Uranos, sondern gleichfalls die Giganten und die Eschennymphen: Krieger und Kriegerinnen, zu Kampf und Gemetzel berufen. Strafe, Gewalt, Kampf, all das ist Eris, die Zwietracht, im Menschen und zwischen den Menschen. Sie steht Eros gegenüber, dem Einvernehmen, der Vereinigung dessen, was ungleich ist. Gemeinsam wurden sie geboren, als sich der Raum öffnete und die Zeit zu laufen begann. Die Götterwelt steht nun im Einfluss dieser Kräfte. Die Götter gebären neue Generationen, vereinen und zerfleischen sich, suchen eine neue Ordnung, einen neuen Herrscher. Jede Verletzung will gesühnt sein, Bündnisse sollen geschlossen werden und neue Gottheiten in das Dasein treten. Ein nicht endenwollender Kampf beginnt, eine Abfolge der Schöpfung neuer Unsterblicher, bis eine Weltordnung gefunden ist, die besteht. Dann kommt die Zeit der Menschen und Eros und Eris sind berufen, diese mitzugestalten.«

Britta sah sich erkannt und fühlte: Ich wünsche mir ein zweites Kind, eine neue Ordnung, ein Ende des Kampfes, einen Sieg des Eros. Die weiteren Worte von Bernhard erreichten sie nicht mehr. Sie dachte an die kommende Nacht, die sie zusammen mit ihrem Mann verbringen wollte. Gabriel sollte bei Oma und Opa schlafen.

Erst als das Wort ›Chaos‹ an ihr Ohr drang, folgte sie wieder dem, was sie hörte. Im Café Chaos traf sie sich des Öfteren mit Konrad ... Sie lauschte wieder den Worten ihres Mannes.

»Vor Uranos und seiner Schöpferin Gaia, der Erde, herrschte das Chaos: gähnende, weiträumige Leere, ohne Grund und Boden, finstere Tiefe, Raum des Falls und des Taumelns.«

Britta spürte ihre tiefsten Ängste angesprochen. Mühsam, unendlich mühsam musste sie sich im Leben behaupten, um sich nicht in dieser gähnenden Leere zu verlieren. Das Zusammensein mit Konrad stellte ihr Leben immer wieder an den Rand dieses dunklen Abgrundes des Chaos. Dies wurde ihr nun deutlich bewusst.

»Können wir uns kurz hier auf die Wiese setzen?«, fragte sie und lächelte Bernhard an. Sie nahmen Platz und Britta lehnte ihren Kopf an seine Schulter. Sie schloss die Augen. »Erzähle weiter«, sagte sie.

»Mit Gaia trat eine überschaubare, stabile Wirklichkeit in die Welt. Gaia gibt uns Halt, schenkt den Kräften klare Form. Die Grenzen sind definiert. War das Chaos das Grenzenlose, in dem alles verschwimmt, der undurchdringliche Nebel, der alles umgibt, so schenkt Gaia Klarheit und Konturen. Die Erde gebiert nun die weiteren Wesen und Kräfte. Außer Uranos ist dies Pontos, der ewig fließende Meeresstrom. Gaia erzeugt die beiden, ohne sich mit einem Gegenüber zu vereinen. Pontos begrenzt die Erde durch riesige Wasserflächen, stellt das Gegenteil des Erdendaseins dar – nicht solide und fest, sondern vermischt – unförmiges, ungreifbares Fließen, in der Tiefe dunkel und mit dem Chaos verknüpft.«

Bernhard und Britta spürten ihre Zusammengehörigkeit. Vollkommen eins miteinander saßen sie auf der Wiese. Ihre Körper berührten sich. Sie waren einander Halt in einer unsicheren Welt.

»Aus dem Chaos entstand außer der Erde die ursprüngliche Liebe. Ihr Name lautet gleichfalls Eros. Allein, es handelt sich um eine Liebe, die besteht, bevor das Männliche und Weibliche existierten. Diese Liebe umfasst alles, ist alles, vereint alles. Sie bedarf nicht der

Zustimmung, sondern beinhaltet sie. Der alte Eros kennt kein Ausschließen und keine Bedingungen. Diese Liebe, die Griechen stellen sie meist weißhaarig dar, will nicht zwei gegensätzliche Wesen zusammenführen. Sie ist bereits das Zusammengeführte.«

Britta umfasste Bernhard mit ihren Armen. Er wandte ihr sein Gesicht zu und sie küssten sich. Sachte glitten sie in das halbhohe Gras, das sie nach außen versteckte. Ihre Körper und Gefühle suchten die Vereinigung. Sie liebten sich zärtlich, wie schon lange nicht mehr. An diesem Nachmittag wurde ihre Tochter, Helena, gezeugt, und in der Nacht hatte Britta einen Traum, der ihr lange in Erinnerung bleiben sollte.

Sie saß mit ihrer Familie in einem Kreis. Ihre Eltern, ihre Schwester Sarah und andere Wesen, die sie nicht genau identifizieren konnte, hatten dort Platz genommen. Der Ort der Begegnung befand sich im Himmel, ähnelte einer Wolke. In diesem Kreis erkannte sie einen Storch.

Er erhob sich und sprach zu ihr: »Wir Störche sind unserem Nest treu. Wir bauen es zu einem stabilen Heim. Wir leben als Paar. Gemeinsam sorgen wir für Nest, Brüten und Küken. Uns gelingt es, das Weibliche und das Männliche in Harmonie zu verbinden. Hieraus wird neues irdisches Leben geboren.«

Britta hörte konzentriert zu.

»Die Menschen sehen das Männliche und das Weibliche gerne als Gegensätze. Das eine lässt das andere nicht sein, meint ihr. So kämpft ihr darum, sein zu dürfen. Dies entspricht nicht der Haltung des Storchs.

Der Storch dagegen erfährt das Männliche als Unterstützung des Weiblichen und umgekehrt. Dieses Verständnis kann ich euch Menschen nahebringen. Der Kampf tritt zurück, und Fruchtbarkeit und Elternschaft nehmen seine Stelle ein.«

Aha, sagte sich Britta im Traum. Das soll ich also lernen und in meinem Leben erfahren. Sie hatte fast den Eindruck, im Traum wach zu sein und über sich als Träumende zu befinden. Sie sprach zu sich, dass sie sich merken wollte, was sie hier hörte. Der Storch lehrte sie, dass der Mann die Frau und die Frau den Mann als Geschenk der Schöpfung verstehen sollen. Dann können sie einem Kind ein kraftvolles Erdendasein schenken.

»Lernt, aufeinander zu schauen und verbindet euch. Entdeckt euch hierbei selbst, erkennt eure Eigenart als Mann und Frau.

Darüber wird euch Erfüllung und Glück geschenkt«, sprach der Storch weiter zu ihr.

Alle im Kreis hörten seinen Worten zu. Es schien Britta, als wollten die Anwesenden einen neuen Erdenbürger empfangen und ihm ein Nest verbunden mit Glück und Harmonie bereitstellen.

»Ich unterstütze dich, einen Ausgleich mit deinem Mann zu finden. Dies schenkt euren Kindern Kraft und erfüllt die Seele. Überwindet die Widerstände, versöhnt eure Gefühle und Gedanken.« Der Storch richtete seine Ansprache nun direkt an Britta.

Sie fühlte sich verstanden, von einer guten Kraft beschützt und geleitet.

»Schaut auf mich, meine Eigenart und Kraft. Weisheit und Fruchtbarkeit liegen in euch. Ich helfe euch, sie zu finden.«

Dann umschritt der Storch außen den Kreis. Bei Britta blieb er kurz stehen und pickte sie leicht in ihre linke Wade. Anschließend stolzierte er weiter, bis er die Umrundung vollendet hatte.

Allmählich verschwamm die Szene im Traum. Britta wollte sie noch mal zurückrufen, noch Fragen an den Storch stellen, ihm zurufen, er solle sie weiter im Leben begleiten. Gleichwohl das Bild verschwand und Britta schlief weiter.

Am nächsten Morgen war ihr der Traum vollkommen bewusst. Doch auch wenn sie sich Bernhard nahe fühlte, behielt sie ihn für sich. Sie musste nun für Ordnung in ihrem Chaos sorgen: wieder feste, klare Strukturen schaffen, die ihr Halt gaben und den dunklen Abgrund hinter sich lassen.

Aphrodite und Ares

Britta verlegte das nächste Treffen mit Konrad ins Café Chaos. Eigentlich war ausgemacht gewesen, sich bei ihm in der Wohnung zu sehen. Er lebte weiterhin in seiner WG, obwohl er zwischenzeitlich sein Referendariat abgeschlossen hatte. Noch vor Kurzem hätte Britta sich außerordentlich auf das Zusammensein gefreut. Konrad schenkte ihr das Gefühl von Freiheit, Aufregung und Bedeutung. Die WG, das Studentenleben, welches er immer noch führte, machten ihr das Leben leicht und unverbindlich. Pflicht und die Schwere, die sie in der Ehe mit Bernhard spürte, fehlten. Nun sollte diese Beziehung, die schon zwei Jahre andauerte, ein Ende finden. Britta empfand plötzlich eine gewisse Abscheu gegenüber der schmuddeligen Atmosphäre in seiner Wohnung, der abgenutzten Dusche, den alles andere als sauberen Handtüchern, der viel zu lange nicht gewechselten Bettwäsche ... Auf einmal kam ihr das abstoßend vor. Auch das Café Chaos mit seinem Dämmerlicht schien ihr unfreundlich. Noch dieses Mal wollte sie sich dort mit Konrad treffen und dann war Schluss. Sie hatte sich vorgenommen – ja, in Gedanken mehrfach vorgesprochen –, was sie ihm sagen wollte. Es sollte eine Trennung ohne Komplikationen werden. Klar und ohne jede Zweideutigkeit beabsichtigte sie, sich auszudrücken, ohne Konrad zu stark zu verletzen. Sie fürchtete sich vor einer ungehaltenen Reaktion von ihm. Keinesfalls durfte er in eine Stimmung kommen, sich an ihr rächen zu wollen.

So ging Britta ziemlich nervös zu ihrem Treffpunkt. Hoffentlich geht das alles gut, sprach sie zu sich selbst. Konrad war noch nicht da, als sie eintrat. Sie suchte sich einen Platz, bestellte einen Kaffee und wartete. Sie merkte, wie ihre Aufregung zunahm. Endlich traf Konrad ein. Er kam auf ihren Tisch zu und sie meinte, auch bei ihm eine gewisse Unsicherheit zu bemerken. Sie nahmen sich zur Begrüßung in den Arm – sie etwas zurückhaltender als sonst. Sobald Konrad sich gesetzt hatte, wandte sie sich an ihn.

»Ich muss dir etwas Wichtiges sagen«, begann sie zu sprechen. Er soll mich jetzt nicht unterbrechen, dachte sie dabei. Dann bringe ich durcheinander, was ich ihm mitteilen möchte. »Ich kann mich nicht mehr mit dir treffen! Das geht mit Bernhard nicht mehr. Irgendwie ahnt er etwas von uns. Er verhält sich sehr misstrauisch. Und ich bekomme dann ein total schlechtes Gewissen. Das halte ich nicht mehr aus.«

Sie schaute kurz auf die Reaktion von Konrad. Sein ganzer Ausdruck wirkte wie erstarrt. Jetzt nur nichts Falsches sagen, ermahnte sie sich selbst. Bleibe dabei, was du dir vorgenommen hast.

»Konrad, du bist ein ganz toller Mann. Ein Mann, wie ihn sich die Frauen wünschen.«

Gut, das war gesagt. Sie hielt sich an ihr Konzept. In Konrads Gesicht konnte sie weiterhin keine Reaktion feststellen.

»Es tut mir leid. Ich will dir keine schlechten Gefühle geben. Ich will niemandem schlechte Gefühle geben. Aber es geht nicht anders. Wir können uns nicht mehr sehen. Bitte verstehe mich. Ich habe einen Sohn, den ich sehr liebe. Er benötigt Vater und Mutter. Ich darf die Familie nicht gefährden!«

Nun war das Wichtigste gesagt. Britta fühlte sich erleichtert. Konrad wirkte sprachlos.

»Willst du dir was zu trinken bestellen?«, fragte sie ihn, da ein ihr unangenehmes Schweigen die Atmosphäre zwischen ihnen füllte, in einem fürsorglichen Tonfall. »Lass uns noch ein wenig zusammen sitzen«, meinte sie schließlich.

Ihr Liebhaber schaute sie überhaupt nicht an. Sein Blick wirkte leer. Er stand auf und ging wortlos zur Tür.

Konrad hatte gespürt, dass es Britta ernst war. Was auch immer er sagen würde, Britta bliebe bei ihrem Entschluss, da war er sich sicher. Er fühlte keine Verbindung mehr von ihr zu ihm. Nur noch leere Worte kamen ihm entgegen. Was sollte er noch hier? Sie wollte ihn nicht mehr. Dann konnte er gehen. Nur langsam kamen ihm seine Empfindungen ins Bewusstsein. Erst als sich die Tür hinter ihm schloss, merkte er, dass er sich benutzt und abserviert fühlte. Britta soll mich nicht weiter verletzen können, dachte er. Er wollte keine Niederlage. Er hatte seinen Stolz. Schnellen Schrittes ging er in Richtung der Kneipe, wo er wahrscheinlich einige Kumpels treffen würde. Dort konnte er über Fußball oder irgendein anderes Thema sprechen, jedenfalls nicht über Britta und ebenso wenig über die Wut und Enttäuschung, die langsam in ihm aufstiegen.

Britta war erleichtert, als sie nun wieder alleine am Tisch saß. Sie trank ihren Kaffee aus, zahlte und verließ das Café mit dem sicheren Gefühl, hier nie wieder hinzukommen. Als sie auf die Straße trat, schaute sie vorsichtig, ob Konrad nicht doch auf sie wartete. Hoffentlich macht er nicht noch irgendwelchen Ärger, überlegte sie. Ein wenig fürchtete Britta, er könnte versuchen, ihr zu schaden. Am schlimmsten wäre es, wenn er Bernhard Bescheid sagen würde.

Als Britta einige Minuten die Straße entlanggegangen war, spürte sie plötzlich eine tiefe Erschöpfung; sie wollte nach Hause. Bedrohliche Gefühle meldeten sich. Du hast etwas falsch gemacht, hämmerte es in ihrem Kopf. Du spielst mit den Männern, verletzt und zerstörst sie nach deiner Lust und Laune. Sie atmete tief durch. Leichter Schwindel erfasste sie. Diese Gefühle tun mir Unrecht, wehrte sie ab. Nein, so ist es nicht!, antwortete sie ihren Gedanken. Ich bin eine erwachsene Frau und besitze das Recht, über mich selbst zu bestimmen. Klein und verletzlich kam sie sich vor. Konrad denkt, dass ich ihm Böses will. Aber das ist nicht wahr. Ich will einfach mein Leben in Ordnung bringen. Das kann er doch akzeptieren. Sie drängte zurück, was sich in ihrem Inneren an Selbstvorwürfen und Abwertung meldete. Sie wollte diese Gefühle nicht.

Als sie zu Hause ankam, war Bernhard in der Küche und bereitete das Abendessen.

»Schon da!«, begrüßte er sie und nahm sie kurz in den Arm. »Ich dachte, du wolltest dich noch mit Vera treffen.«

»Ja. Wollte ich. Ich habe aber abgesagt.« Britta legte eine kurze Pause ein. »Ich bin total erschöpft. Die 10c ist eine absolute Zumutung. Der Unterricht kostet mich ungeheuer Kraft. Dabei habe ich mich richtig gut vorbereitet und ein wirklich interessantes Thema begonnen. Aber die machen nicht mit, wollen immer etwas anderes, stören, sind gelangweilt, mir reicht es. Morgen werde ich richtig konsequent sein. Dann haben sie den Ärger.«

»Du siehst wirklich total erschöpft aus«, erwiderte Bernhard. »Willst du dich kurz hinlegen? Ich mache dann das Abendessen für uns drei fertig. Lass dir Zeit.«

»Was ist mit Gabriel?«

»Er spielt im Wohnzimmer mit seinem Baukasten.«

Britta ging ins Wohnzimmer und begrüßte Gabriel. Schön, wie er sich in seiner Welt versunken mit den selbstgebauten Autos beschäftigt, dachte sie. Sie liebte ihren Sohn.

»Ja, ich lege mich eine halbe Stunde hin«, wandte sie sich wieder an ihren Mann. »Danke, dass du das Essen machst!«

Britta kam kurz in die Küche. Zärtlich streichelte sie den Nacken von Bernhard. Dann ging sie Richtung Schlafzimmer.

Bernhard hatte sich gerade Gedanken zu seinem Vortrag über Eros und Eris gemacht, den er am kommenden Wochenende halten wollte, als Britta überraschend nach Hause kam. Er hatte in diesem Augenblick überlegt, ob er der Liebschaft von Aphrodite und Ares in seinen Ausführungen mehr Platz einräumen sollte. Eros, das Begehren, folgt Aphrodite, der Göttin der Liebe, Schönheit und Fruchtbarkeit. Eris, die Zwietracht, begleitet Ares, den Gott des Krieges und Kampfes. Diese Gedanken wollte er nun fortführen.

Aphrodite – in vielfacher Gestalt und Abstammung wird von ihr in den alten Mythen berichtet. Wer ist sie? Ein Abbild reiner Weiblichkeit? Zuständig für Fruchtbarkeit, Wachsen und Entstehen und im Laufe ihres Seins zunehmend die Vertreterin der Liebe zwischen den Menschen. Aphrodite ist wählerisch und zugleich maßlos in ihren Affären und amourösen Abenteuern. Die schönsten, interessantesten Männer und Götter wie Adonis, Hermes oder Dionysos zählen zu ihren Geliebten. Eine besondere Beziehung verbindet sie mit Ares: ein rauer Geselle, stets bereit zu Gewalt und Kampf. Verachtung schlägt ihm hierfür von Seiten der Götter und Menschen entgegen, was ihn jedoch nicht weiter in seinem Tun stört.

Ares zeichnet sich durch Aufrichtigkeit aus. Kriegslist oder Hinterlist gehören nicht zu seinen Eigenschaften – Rücksichtslosigkeit dagegen schon. Mit brachialer Gewalt sucht er sich durchzusetzen. Dunkle Gestalten begleiten sein Tun: Hades, der Gott der Unterwelt, Ker, die Göttin des gewaltsamen Todes, sowie Ate, die Göttin der Verblendung, zählen zu seinen Verbündeten und verbreiten Schrecken. Eris, die Zwietracht, weicht nicht von seiner Seite, wenn es gilt, in den Kampf zu ziehen. Von Ares gehen gleichfalls männliche Kraft und Schönheit aus. Anmutige Göttinnen und Frauen geben sich ihm hin. Eos, die Göttin der Morgenröte, im safranfarbigen Kleid, die rosenarmige Gottheit, zählt zu seinen Geliebten.

Ares und Aphrodite zeugen Kinder und bereichern auf diese Weise die Welt. Harmonia, die Göttin der Eintracht, entspringt ihrer Verbindung. Sicher, wenn sich zwei so gegensätzliche Götter wie der Krieg und die Liebe voller Einverständnis vereinen, dann muss solch ein Kind geboren werden. Allerdings auch Anteros, der Gott der unerwiderten Liebe, der für diese Schmach auf Rache sinnt, ist ein weiterer Nachkomme der Gottheiten. Wenn das große Begehren der sich suchenden Gegensätze nicht zur Harmonie führt, dann kommt die Schmach aus unerwiderter Liebe in die Welt und ruft nach Vergeltung.

Ist Ares reine Männlichkeit?, fragte sich Bernhard. Er setzt sich mit Kraft, Waffen und Rücksichtslosigkeit durch. Zugleich ist er ehrlich, direkt und ohne Hintergedanken. Der Kriegsgott sieht sein Ziel vor Augen und folgt diesem – sagt, was er denkt, und tut, was er sagt! In dieser Weise verstehe ich seine Männlichkeit positiv, ging es Bernhard durch den Kopf. So kann er mir Vorbild sein, ich spüre ihn als Teil von mir. Kann diese Männlichkeit reifen und Weisheit erlangen?, fragte er sich. Ist sie dann weniger zerstörerisch, nicht so brutal, sondern klar und direkt in ihrem Ausdruck? Vielleicht muss Ares nicht fortwährend in Gesellschaft von Hades, Ker und Ate durch die Welt ziehen. Eris könnte er ebenfalls auf Abstand halten.

So vieles beschäftigte Bernhard. Seine Gedanken verwirrten ihn. Sind Fruchtbarkeit und Liebe von Aphrodite Sinnbild reiner Weiblichkeit? Ein Teil von Britta? Begegnen sich in Britta und mir Aphrodite und Ares? Ein schöner Gedanke! Bernhard musste innerlich schmunzeln und spürte, wie Lust auf seine Frau in ihm aufstieg.

Wenn er auf die griechische Mythologie schaute, dann entwickelten sich die Götter zu zunehmend komplexen Figuren, vereinigten weitere Eigenschaften in ihrer Person und gebaren aus ihren Begegnungen neue Gottheiten. Wir Menschen müssen diese Vielfalt leben, überlegte er.

Er wollte wieder auf die Liebschaft von Ares uns Aphrodite schauen. Eine große Anziehung muss zwischen ihnen herrschen und die Umstände, diese zu leben, gestalteten sich kompliziert. Denn Aphrodite ist mit Hephaistos, dem Gott der Schmiedekunst und des Feuers, verheiratet. Ein bodenständiger Handwerker, der mit seinem Können die technische Basis für die griechische Kultur legt. Waffen, Rüstungen, Geschmeide, Zepter, einen Donnerkeil für Zeus oder einen Wagen für den Sonnengott Helios schmiedet er in seiner Werkstatt. Mit Hephaistos verheiratet Zeus Aphrodite. Eine arrangierte Ehe, die sicher nicht auf großer Liebe beruht.

Andererseits, sprach Bernhard zu sich selbst, suchen temperamentvolle Frauen des Öfteren solch einen verlässlichen Partner. Er kann ihnen Halt im Leben schenken und Führung, damit sie sich nicht in ihren Gefühlen verlieren. Zudem: Vielleicht wollte Zeus die Technik des Hephaistos mit dem fruchtbaren Gedeihen von Aphrodite verbinden, sodass die Kultur sich ertragreich entwickle. Der Gott der Schmiedekunst wird von seiner Gattin angetan gewesen sein. Allerdings liegt es sicher nicht in seinem Interesse und ebenso wenig in seiner Fähigkeit, Aphrodite in ihren Gefühlen zu verstehen, geschweige denn, ihre Empfindungen mitzuerleben.

Ich stelle mir vor, dass Hephaistos durchaus fürsorglich zu seiner Frau ist. Wenn sie, wie Britta heute, erschöpft nach Hause kommt, sorgt er sicher für sie. Andererseits – Bernhard verfiel in eine gewisse Nachdenklichkeit – Aphrodite wird sich bei ihren zahlreichen Affären verausgabt haben. Ob er das weiß? Da braucht sie dann Hephaistos als ruhenden Pol. Kurz dachte Bernhard an Britta: Eine solch schwierige Klasse zu unterrichten nimmt einen richtig mit. Das kannte er aus eigener Erfahrung.

Bernhard bereitete den Salat zu. Er wusch die Blätter im Sieb unter dem Wasserhahn und trocknete sie dann in der Salatschleuder. Mit bedacht und Ruhe ging er dabei vor. Er hörte, wie Gabriel im Wohnzimmer Motorgeräusche nachmachte. Langsam kamen die Autos immer näher in Richtung Küche.

Das Zusammenleben von Ares, Aphrodite und Hephaistos zeigt sich als eine schwierige Dreiecksbeziehung. Denn dem Gott der Schmiedekunst bleibt der Ehebruch seiner Gemahlin nicht verborgen. Der Sonnengott Helios bringt Licht in das Dunkel und berichtet Hephaistos, wie er die beiden Verliebten überraschte, als sich ihre Körper in höchstem Begehren auf dem weichen Teppich in Aphrodites Gemach miteinander im Liebesspiel vereinten.

Der Gott der Schmiedekunst fühlt sich tief in seiner Ehre verletzt, als der leicht geschwätzige Helios ihm eilig die Nachricht seiner Entdeckung überbringt. Die Empörung, mit der Helios berichtet, ist jedoch alles andere als gerechtfertigt: ist er doch selbst für seine zahlreichen Affären berühmt und verliebt sich nur allzu leicht Hals über Kopf in eine weibliche Schönheit.

Hephaistos ist wütend auf seine Gemahlin, die Ares ihm offensichtlich vorzieht und mit dem, das er ihr bietet, nicht zufrieden scheint. Er sinnt auf Rache. Er wird Ares beweisen, wie viel schlauer und mächtiger er ist und zwar, weil er die Technik beherrscht. In dieser Situation offenbart sich eine weitere Seite des Götterschmieds: Ihm wohnt eine gewisse Überheblichkeit inne. Nach seinem Gutdünken will er das Sein gestalten. Der Kriegsgott soll als ungebildeter Banause, der nichts als rohe Kraft besitzt, vorgeführt werden. Aphrodite wird erkennen, wie überlegen er ihrem Geliebten ist.

Sofort macht er sich an die Arbeit; schmiedet Rachepläne und aus Bronze ein mit größter Kunstfertigkeit erstelltes Netz. Dessen Maschen sind dermaßen fein gearbeitet, dass sie sich dem Blick entziehen. Während er in seiner Werkstatt an der Fertigstellung dieses Meisterstücks arbeitet, erfasst ihn große Freude über sein Können, sodass er darüber fast seine Wut vergisst. Hat sich Hephaistos einer Idee verschrieben, kann er alles andere um sich vergessen. Freiheit schenkt ihm das Erfinden und Gestalten. Doch ... dann erinnert er sich an das, was ihm Helios berichtete, spürt den Schmerz der Demütigung, und voller Rachegelüste führt er die Vollendung seines Werkes fort.

Stolz betrachtet er das feine Netz, dessen Maschen den Blicken verborgen bleiben. Mit verschwitztem Gesicht, verstrubbelten Haaren und schmutzigen Händen steht er neben seiner Werkbank. Die Unordnung, welche er an seiner Arbeitsstätte angerichtet hat, bemerkt er nicht Er sieht es als Ausdruck seiner persönlichen Freiheit an, nach Lust und Laune durcheinanderzuwerfen, was ihm in die Hände kommt. Nun gilt es, seinen Plan zu Ende zu bringen. Er befestigt das wohl gelungene Netz am Ehebett seiner Gemahlin. Es soll die beiden Ehebrecher fangen. Beiläufig erzählt er anschließend Aphrodite, dass er die kommenden Tage auf der Insel Lemnos zu verbringen gedenkt. Ihr leichtes Erröten erkennt er, als er sie aus den Augenwinkeln betrachtet, und dabei lächelt sie ihm freundlich zu.

»Ich wünsche dir eine gute Zeit auf Lemnos«, spricht sie. »Genieße deinen Aufenthalt in den Werkstätten. Ich weiß, welche Freude dir deine Arbeit und die Nähe deines Arbeitsplatzes zum brodelnden Vulkan bereiten.« Die schöne Göttin meint ehrlich, was sie spricht, und zugleich freut sie sich auf eine von Liebe erfüllte Zeit mit Ares. Darüber scheint sie auch zu vergessen, wie sehr sie der Geruch von Schwefel stört, den ihr Gatte stets von der Arbeit in den Werkstätten beim Vulkan mit in ihr Heim bringt.

Sobald Hephaistos Aphrodite verlassen hat, ruft sie den Geliebten herbei. Ares spürt großes Verlangen, lässt stehen und liegen, mit was er beschäftigt war. Die Göttin der Liebe ist seine Leidenschaft, seine Ergänzung und Vollendung. Er liebt ihre Stimme, die Zärtlichkeit, den Blick, ihren Körper. Und obwohl es eilt, nimmt er sich Zeit, eine rote Rose zu pflücken, um ihr eine Freude zu bereiten.

Als der Kriegsgott seine schöne Geliebte erblickt, versucht er, sie zugleich an sich zu ziehen. Aphrodite entweicht ihm geschickt, entnimmt die Rose seiner Hand und tritt einige Schritte zurück. Er eilt ihr nach, ergreift sie am Arm und sein kräftiger Körper hält sie umschlungen. Die Göttin der Liebe genießt dieses Zusammensein. Leicht windet sie sich, doch wahrhaft will sie nicht mehr entkommen, sondern ihren Geliebten, seinen kraftvollen Körper vollkommen bei sich spüren. Geschickt beraubt Ares sie ihrer Kleider. Seine Hände gleiten über ihre weiche Haut. Er hebt sie hoch und trägt sie zum Ehebett.

Während Bernhard sich diese Szene lebhaft vorstellt, spürt er Verlangen nach Britta und überlegt kurz, ins Schlafzimmer zu gehen. Aber er führt diese Idee nicht aus. Wahrscheinlich ist Britta zu müde, ich werde sie stören, denkt er. Sie wird mich erstaunt und eher abwehrend anschauen, sagen, sie sei erschöpft und jetzt nicht der richtige Zeitpunkt, spricht er zu sich selbst und beginnt stattdessen den Tisch zu decken, während er sich wieder in die Welt der Mythen begibt.

Ares entledigt sich seiner Kleider. Sanft lässt er sich neben Aphrodite auf dem Bett nieder. Seine Hand streichelt ihren Körper und kommt auf ihrer Brust zu ruhen. Er will den Augenblick halten! Da presst ihn plötzlich eine große Kraft nach unten. Seine Muskeln spannen sich, aber er kann sich nicht befreien. Seine Geliebte schaut voller Schreck auf das, was geschieht, und stöhnt leicht auf. Die Hand des Kriegsgottes drückt schwer auf ihre Brust.

Nun schlägt die Stunde des Hephaistos. Kaum beachtet er die beiden, als er hinzutritt. Vielmehr ruft er laut die Götter des Olymp herbei. Diese wundern sich, welchen Lärm der Gott der Schmiedekunst veranstaltet, den sie ansonsten eher als ruhigen Zeitgenossen kennen. Vielleicht hat er mit seinem großen handwerklichen Geschick ein Meisterstück gefertigt, denkt Hermes, der Götterbote, den Neugier allzeit leicht bewegt, und begibt sich hin zum Ort des Rufens. Auf seinem Weg trifft er Athene, die er überredet, sich anzuschließen. Als sie bei Hephaistos eintreffen und sehen, was sich ihnen zeigt, ist ihr Gelächter groß. Als die anderen Gottheiten, die sich bisher vornehm zurückgehalten haben, dies vernehmen, machen sie sich zugleich eiligst auf zum Ort des Aufruhrs. Sie betrachten das Liebespaar, Hephaistos den Schmied, die ganze Szenerie und ein erregtes Schwatzen und Feixen bricht aus. Einige der Göttinnen, die schon immer mit Neid auf Aphrodite geschaut haben, lassen sich zu abfälligen Bemerkungen hinreißen.

»Sehen meine Augen da nicht Orangenhaut am Oberschenkel?«
»Ein kleines Doppelkinn – ist deutlich zu erkennen.«
»Wahrscheinlich bedeckt Ares die eine Brust, weil sie ein wenig kleiner ist!«
»Die Haare wirken leicht ungepflegt!«

Solche Worte dringen zur im Netz gefangenen Liebesgöttin.

Die meisten Gottheiten jedoch brechen, nachdem das erste Erstaunen verflogen ist, in zunehmend lauter werdendes Gelächter aus. Nicht allein über die beiden in ihrer misslichen Lage Gefangenen, sondern ebenso über den gehörnten Ehemann. Spott und Tratsch für kommende Zeit bietet dieses Spektakel. Hephaistos bemerkt, wie sich die Stimmung gleichfalls gegen ihn richtet. Er, der demütigen wollte, gehört plötzlich zu den Gedemütigten. Kurz entschlossen befreit er das Liebespaar. Diese greifen schnell nach ihren Kleidern und entfliehen in die Ferne.

Bernhard dachte an seinen Vortrag. Soll ich all das in meiner Art und Interpretation erzählen?, fragte er sich. So viele ungeklärte Themen tun sich auf: Mann, Frau, Liebe, Begehren, Enttäuschung. Es fehlt mir selbst an Orientierung. Was für Fragen kann das Publikum stellen und welche Antworten fallen mir hierzu ein, überlegte er. In Gedanken beantwortete er mögliche Fragen der Zuhörer.

Suchen sich Ares und Aphrodite jenseits der körperlichen Anziehung?

Sicher! Krieg und Liebe, Zerstörung und Fruchtbarkeit suchen einander. Nur dank des jeweiligen Gegenübers sind sie möglich. Gegensätze wollen sich zu einem Ganzen vereinen. Im irdischen Sein kann diese Vereinigung nur für einen kurzen Augenblick geschehen. In ihrer Eigenart bleiben Aphrodite und Ares unterschiedlich und damit getrennt. Allein das Verlangen ist überwältigend.

Kennen die Götter, kennen Ares und Aphrodite eine Bestimmung füreinander – eine tiefe, wahre Liebe, als sei, was dem einen geschehe, in gleicher Weise dem anderen widerfahren?

Diese wahre Liebe gehört zu den Menschen. Eine Liebe, die bedeutet, dass sich zwei Seelen gefunden haben, die gemeinsam das irdische Dasein erfahren sollen. Dies gilt nicht für die Götter. Sie stehen für Kräfte, die alles Leben mitgestalten. Sie folgen nicht der Bestimmung einer Seele.

Es scheint mir so, als wären der Kriegsgott und die Liebesgöttin in der Lage, in ihrer Begegnung in großer Ausschließlichkeit die Gefühle füreinander zu leben. Keine weitergehenden Forderungen, Erwartungen oder Ängste belasten ihr Zusammensein?

Diesen Eindruck macht es auf uns Menschen. Die Götter sind vollkommener Ausdruck ihrer selbst. Sie leben ihre Liebe um ihrer selbst willen, ebenso wie alle ihre anderen Gefühle, ob dies Eifersucht oder Rache ist. Sie zweifeln nicht. Wie schön ist das und wie schwer für uns Menschen zu erreichen – wohl für die Frauen noch schwieriger als für uns Männer! Denn das Männliche sucht direkt das Ziel, während das Weibliche die Vielfalt des inneren Erlebens zu erspüren trachtet.

Verändern sich die beiden schönen Götter durch ihre Begegnung?

Das würde bedeuten, dass sie sich aneinander entwickeln, aneinander wachsen, so wie wir Menschen. Ist Aphrodite eine andere Göttin nach der Begegnung mit Ares? Nach meiner Auffassung nicht. Allein: Kinder und damit neue Kräfte, mit neuen Eigenschaften entstehen aus der Verbindung. Harmonie tritt in das Leben, da sich zwei scheinbar unvereinbare Gegensätze vereint haben. Rache für unerwiderte Liebe existiert nun. Das sind der Wandel und die Entwicklung, die aus der Begegnung der Götter erwachsen.

Kennen Ares und Aphrodite Widersprüche in sich, gesellschaftliche Normen, Moral, Erwartungen, Pflichten ... den Wunsch nach Anerkennung, das Gefühl eigener Unzulänglichkeit, Illusionen?

Die Götter existieren in einer Ordnung oder Gesellschaft. Diese kennt Normen und Gesetze. Andererseits in den Göttern selbst ist nichts im Unbekannten versteckt. Sie sind, wie sie sind. Ihr Thema ist nicht, Bewusstsein über die Welt und sich selbst zu entwickeln. Im Handeln, Denken, Fühlen des Menschen kommen demgegenüber Beweggründe zum Ausdruck, die er selbst nicht kennt und welchen er erst hierdurch begegnet und die damit bewusst werden. Das gilt nicht für Gottheiten.

Wandeln sich die Götter, entwickeln sie sich, werden sie zu dem, was ihnen bestimmt ist?

Ares bleibt Ares! Aphrodite bleibt Aphrodite! Sie sind Grundkräfte des Lebens. Als die Welt aus dem Chaos entstand, Gaia dem Schoß der gähnenden Leere entsprang und die weißhaarige Liebe, Eros, entstand, Uranos und Pontos von der Mutter Erde geboren wurden, da öffnete sich der Raum und die Zeit begann für die Urkräfte des Lebens zu laufen. Von nun an gestalten sie das Sein. Indem sie walten, entwickelt sich der Mensch und nimmt wahr, was ihm geschieht, lernt das Wirken der Kräfte zu verstehen, und darüber wandelt sich sein Verständnis von der Welt und sich selbst. Zunehmende Vielfalt bestimmt das Geschehen. So entwickeln sich nicht die Götter, sondern sie gestalten den Wandel des Lebens in Zeit und Raum und werden darüber von den Menschen immer wieder neu verstanden. Heute mögen sie in Formeln der Physik oder

Theorien der Psychologie gefasst sein, gestern wurde in den Mythen von ihnen berichtet.

Obwohl Bernhard all diese hypothetischen Fragen nicht vollkommen befriedigend beantworten konnte, er freute sich über die Bilder und Geschehnisse, die sein Herz und seine Gedanken füllten.

Inzwischen hatte es Gabriel mit seinen Autos bis in die Küche geschafft. Britta kam zurück aus dem Schlafzimmer. Sie wirkte nachdenklich und sprach wenig. Sie aßen zu dritt und eine friedliche Stimmung herrschte zwischen ihnen.

In den nächsten Wochen dachte Britta noch häufig an Konrad. Sie wunderte sich, dass keinerlei Liebeskummer durch die Trennung hervorgerufen wurde. Eher im Gegenteil: Immer kritischer schaute sie auf ihren ehemaligen Liebhaber. Eigentlich waren die Witze, die er häufig gemacht hat, ziemlich doof, meinte sie jetzt. Trotzdem habe ich stets gelacht. Konrad ist, wenn ich ihn genau betrachte, kein interessanter Mann, dachte sie. Ihm fehlt Verantwortungsgefühl und besonders attraktiv sieht er auch nicht aus. Bernhard hat einen schöneren Körper und ist viel ehrlicher. Gut, dass sich Konrad nicht mehr meldet.

Je mehr Zeit verging, desto stärker verdrängte sie alle Erinnerungen und mit den Freundinnen, denen sie von der Liebschaft erzählt hatte, wollte sie kein Wort mehr darüber wechseln. Nur mit Marlene, die sie stets über alle Entwicklungen ihrer Affäre auf dem Laufenden gehalten hatte, sprach sie noch ein letztes Mal darüber. Sie kamen zu dem Schluss, dass Konrad kein Mann sei, mit dem sich eine Frau ernsthaft und länger einlassen sollte. Danach versuchte sie in sich alles, was mit Konrad zu tun hatte, zu löschen.

Die Radtour

Britta spürte, dass neues Leben unter ihrem Herzen heranwuchs. Sie suchte die Nähe zu Bernhard. Ihr Wesen wurde weicher und empfindsamer. Nur noch wenige Verabredungen mit ihren Freunden und Freundinnen vereinbarte sie, widmete sich mehr dem Haushalt und genoss die Zeit mit Gabriel. Nun übernahm sie es, ihn von der Schule abzuholen. Gemeinsam gestalteten sie dann den Nachmittag. Gabriel tobte gerne mit Freunden auf dem Fußballplatz. Aber auch mit seinem Baukasten Gebäude, Maschinen und Autos zu konstruieren oder zu malen bereitete ihm große Freude. Britta begleitete ihn liebevoll dabei und in Gedanken spielte sie durch, wie es wäre, mit zwei Kindern unterwegs zu sein.

In solch einem ruhigen Moment, sie saß auf einer Bank neben dem Sportplatz, auf dem eine ganze Horde kleiner Jungs einem Ball hinterherjagten, tauchte erneut ein verstörender Gedanke auf, den sie schon eine Weile voller Furcht zur Seite geschoben hatte: Das in ihr wachsende Kind könnte von Konrad sein. Als sie sich in diesem Augenblick in ihrer Vorstellung so unabwendbar mit dieser Möglichkeit konfrontiert sah, durchfuhr ein furchtbarer Schreck ihre Glieder. Sie fühlte sich nicht in der Lage, klar zu denken. Sie überlegte und rechnete: Wann hatte sie das letzte Mal mit Konrad geschlafen? Das Erinnern bereitete ihr Mühe. Wann hatte sie das letzte Mal ihre Tage bekommen? Immer wieder warf sie die Zahlen durcheinander.

Nein, es durfte nicht sein, dass Konrad irgendetwas mit ihrem Kind zu tun hatte! Sie nahm ihren Kalender aus der Tasche, stellte umfangreiche Berechnungen an und kam zu dem Schluss: Bernhard musste der Vater sein. Schließlich akzeptierte ihr Verstand diesen Tatbestand.

Verwundert schaute sie auf, als plötzlich Gabriel vor ihr stand. Das Training war zu Ende. Liebevoll nahm sie ihren Sohn in den Arm. Doch in ihr blieben ein Schreck und das Gefühl von Schuld, das sie in der hintersten Ecke ihrer Persönlichkeit verschloss und unauffindbar zu verstecken versuchte. Den ganzen Tag plagten sie Kopfschmerzen und sie spürte, wie die altbekannte Unruhe in ihr aufstieg. Irgendetwas war nicht richtig. Sie war nicht richtig, dieses Empfinden klang in ihr nach.

Bernhard erfuhr längere Zeit nichts von Brittas Schwangerschaft. Erst als die Bestätigung des Arztes und die ersten Bilder des Ungeborenen mit Ultraschall aufgenommen vorlagen, erzählte ihm Britta davon. Seit Langem hatte er sich ein zweites Kind gewünscht. Voller Freude umarmte er seine Frau. Sie sprachen über das zukünftige Leben zu viert und machten gemeinsame Pläne. Immer öfter besuchten sie in der folgenden Zeit ihre Eltern und Gabriel durfte häufiger am Wochenende bei Oma Charlotte übernachten.

An einem verlängerten Wochenende, Britta war im fünften Monat schwanger, unternahmen Britta und Bernhard eine Radtour. Es waren warme Septembertage. Eine leicht herbstliche Stimmung lag auf der Landschaft. Sie hatten sich etwas Verpflegung mitgenommen und wollten an diesem ersten Tag des Ausflugs einige Stunden unterwegs sein. Gemächlich fuhren sie auf einem schmalen, aber geteerten Weg durch eine Wiesenlandschaft. Ein Bach schlängelte sich fast parallel zu ihnen in Richtung Rhein. Seine Ufer waren mit hohen Bäumen und dichten Büschen bewachsen.

Britta rief Bernhard zu:»Lass uns hier eine Pause machen.« Sie breiteten eine dünne Decke aus und drapierten hierauf Getränke und Essen. Beide zogen ihre Schuhe aus und genossen Licht, Luft und Freiheit.

Kaum hatten sie zu essen begonnen, hörten sie, wie ein Hund bellend auf sie zugerannt kam. In der Presse waren zu dieser Zeit zahlreiche Berichte von Hundeangriffen auf Menschen mit der Folge von schweren Verletzungen und sogar der Tötung eines Kindes zu lesen gewesen. Der Hund befand sich noch in gut 80 Meter Entfernung und Bernhard meinte zuerkennen, dass es sich um einen kräftigen Dobermann handelte. Ein Halter war weit und breit nicht zu entdecken. Das Tier lief weiterhin mit lautem Gebell auf sie zu. Britta machte eine Bewegung, als wollte sie die Flucht ergreifen, zugleich fasste sie angstvoll nach dem Arm ihres Mannes. Bernhard stand langsam auf und forderte Britta auf, es ihm gleich zu tun.

»Stell dich hinter mich, aber bewege dich dabei ganz langsam«, sprach er leise zu ihr. Seine Frau folgte den Worten und klammerte sich hinten an ihren Mann.»Ganz ruhig, ganz ruhig«, sprach Bernhard und wiederholte immer wieder diese Worte. Sie waren an den Hund und wohl gleichfalls ein wenig an Britta gerichtet. Bernhard hielt in der rechten Hand eine gläserne Mineralwasserflasche, vermied jede hektische Bewegung und betrachtete den Hund, der zwischenzeitlich recht nah gekommen war, aus den Augenwinkeln. Er machte den Eindruck, als ließe er sich in seinem Gleichmut keinesfalls durch das Gebell stören. Ein Gefühl absoluter Sicherheit hatte ihn erfasst. Niemals ließe er zu, dass der Hund seine schwangere Frau verletzte. Er fühlte sich stark und bereit, den Kampf aufzunehmen. Kurz fragte er sich, ob er mit der linken Hand noch einen Gegenstand, zum Beispiel seinen Schuh, der neben seinen nackten Füssen lag, greifen sollte. Diesen könnte er dem Hund vor den Rachen halten, falls das Tier zubeißen wollte, und dann die Flasche kraftvoll niedersausen lassen. Er entschied sich, bewegungslos und nach außen scheinbar uninteressiert stehen zu bleiben.

»Es passiert nichts. Du bist ein braver Hund«, sprach er halblaut. Mehr durch Hören als Schauen lokalisierte er das herbeilaufende Tier. Bernhard fragte sich, wann er reagieren sollte. Seine Muskeln spannten sich an. Er war bereit zuzuschlagen und er würde auf den Kopf zielen. Die Vorstellung, dass er gebissen werden könnte, ging ihm durch den Kopf. Diese Idee schien ihm fremd. Hunde waren ihm bisher nie als Bedrohung erschienen. Warum sollte ihn dieses Tier angreifen? Er entsprach nicht dem Beuteschema und machte dem Tier ebenso wenig das Revier streitig. Diese Gedanken bestärkten seine innere Sicherheit. Britta würde keinen Schaden nehmen, da war er sich sicher! Das Tier hatte ihn fast erreicht. In einer langsamen Bewegung hob Bernhard wie nebenbei die Flasche an, doch dann, keine zwei Meter vor ihm, drehte der Hund ab und lief, als wäre nichts geschehen, gemächlich zurück in die Richtung, aus der er gekommen war. Kein Laut war mehr zu hören.

»Ist alles gut. Lauf nach Hause! Wir sind nicht deine Beute, wir sind nicht deine Rivalen – Hund«, redete Bernhard halblaut weiter. Dann meinte er mehr an Britta gerichtet: »Es ist nichts passiert. Alles ist gut.«

Britta hatte von dem Ablauf des Geschehens wenig mitbekommen; sie hielt sich fest an den Rücken ihres Mannes gepresst, hörte das näher kommende Bellen des Tieres und die ruhigen Worte Bernhards; sie spürte, wie der Brustkorb, an den sie sich klammerte, mit den Worten vibrierte, und das schenkte ihr Vertrauen. Sie hatte schon als Kind Angst vor Hunden gehabt. Sie schienen ihr unberechenbar und aggressiv. Als kleines Mädchen hatte sie der Dackel der Nachbarn gebissen, als dieser mit einem Stein spielte und sie ihm wohl dabei in die Quere kam. Hunde blieben ihr unheimlich. Aber in diesem Augenblick fühlte sie sich sicher!

Bernhard drehte sich zu ihr um und hielt sie kurz in seinen Armen.

»Lass uns hinsetzen«, sprach er zu ihr und wirkte dabei, als wäre nichts Wichtiges und schon gar nicht etwas Gefährliches geschehen.

Britta folgte. Sie setzten sich, sprachen noch ein wenig über das Tier, aber gänzlich ohne Aufregung und das Gefühl von Bedrohung. Britta wunderte sich selbst über sich, wie sehr sie ihrem Mann vertraute. Sie aßen das mitgebrachte Obst und Bernhard legte sich auf die Decke. Seine Frau schmiegte sich an ihn, ihr Kopf ruhte auf seiner Brust. Eine besondere Stimmung hatte Britta und Bernhard erfasst und ihnen beiden war, als träumten sie, während sie mit geschlossenen Augen beieinanderlagen, ohne zu schlafen.

Schließlich setzten sie sich wieder auf, betrachteten die Wiese, den Bach und ließen die leichte Brise über ihre Körper streichen.

»Lass uns weiterfahren«, meinte Britta schließlich.

Sie packten Essen, Trinken und die Decke zusammen und weiter ging ihre Tour. Das Erlebnis mit dem Hund beschäftigte Britta. Wenn Bernhard nicht bei ihr gewesen wäre? Sie wollte den Gedanken nicht zu Ende denken. Nebeneinander fuhren sie auf dem kleinen Weg.

»War schon gefährlich mit dem Hund!«, wandte sie sich schließlich an ihren Mann und schaute etwas ängstlich.

»Ja und nein«, antwortete Bernhard. »Ich hatte den Eindruck, er wollte uns was beweisen und schauen, wie wir reagieren. Als er bemerkte, dass wir uns nicht sonderlich von ihm beeindrucken ließen, war es dann gut.«

»Ja, und was hättest du gemacht, wenn er dich angesprungen und gebissen hätte?«

»Ihm die Flasche auf den Kopf geschlagen!«

Britta sagte nichts mehr, sondern blickte erstaunt und zugleich beeindruckt zu Bernhard. Er hatte sie beschützt, und das fühlte sich gut an.

Die Sonne neigte sich bereits dem Horizont zu.

»Wir sollten allmählich schauen, wo wir in der Nacht bleiben«, bemerkte Bernhard.

»Ich fühle mich müde, die Beine werden schwer und der Hintern schmerzt etwas«, meinte seine Frau. »Die Attacke des Hundes hat mich mehr angestrengt, als ich dachte.«

Bernhard wählte den Weg zur nächsten Ortschaft. Ein Fahrradweg an einer Landstraße führte zu diesem kleinen Touristenort. Nach einer halben Stunde erreichten sie ihr Ziel und Britta war froh, angekommen zu sein. Auf Anhieb fanden sie ein schönes und ziemlich teures Hotel. Von ihrem Zimmer aus eröffnete sich ein beeindruckender Blick auf die Landschaft; sie nahmen einen Augenblick auf den Balkon Platz, beobachteten die Sonne über den Baumwipfeln und genossen mit hochgelegten Beinen ihre Erschöpfung. Bernhard rief bei seinen Eltern an, sie sprachen zehn Minuten mit Gabriel, der überaus zufrieden wirkte und sich der vollen Aufmerksamkeit von Oma und Opa erfreute. Kurz besuchten sie das Dampfbad und setzten sich dann in den Speisesaal, um ein gut zubereitetes Abendessen einzunehmen.

Als sie gemeinsam im Bett lagen, fühlten sie sich einander vollständig zugehörig. Britta genoss die Zärtlichkeiten ihres Mannes. Sanft hielt er ihren Kopf in der Hand. Seine Hände streichelten ihren Körper. Sie spürte sie als schützende Hände. Ihr Körper erzitterte unter seiner Zuwendung. Sie vermisste in diesem Augenblick nicht das Geheimnisvolle, Besondere und Verbotene, das sie sonst in der Sexualität suchte. Sie nahm das Begehren ihres Mannes wahr und es galt ihr. Bernhard sah sich angenommen. Jedoch zugleich legte sich ein wenig Unverständnis auf sein Empfinden. Warum zeigte sich seine Frau heute derart hingebungsvoll? Er erinnerte sich an Zeiten, in denen ihm eine abweisende Kühle entgegengekommen war. Er empfand sich den Gefühlen von Britta ausgeliefert. Hatte er hierauf einen Einfluss, fragte er sich. Diese Frage trübte seine Stimmung und führte zu einem inneren Rückzug.

In Bernhard hatte sich in Jahren vielfacher Zurückweisungen durch seine Frau ein Kern von Bitternis gebildet. Kaum war ihm dies bewusst. Doch nun, in diesem Augenblick der Harmonie, fand er hierzu Zugang. Das Bittere ließ ihn sich zurückziehen, erinnerte an einen Schmerz und schaffte Distanz zu seiner Frau. Mit diesen sich widersprechenden Gefühlen, einerseits ihre Zuneigung und andererseits den Rückzug suchend, schlief er ein.

Am nächsten Morgen ließen sie sich Zeit, standen erst spät auf und frühstückten in aller Ruhe. Bernhard hatte eine Route für den kommenden Tag ausgesucht. Ihr Weg führte durch kleinere Wälder und dann ein sich lang hinziehendes Tal entlang. Auf einer Bank legten sie eine erste Rast ein. Nicht allzu weit entfernt standen drei Störche im Gras. Ihre weißschwarzen Körper hoben sich deutlich vom Grün der Umgebung ab, und während Britta die Vögel beobachtete, wie diese mit einem gewissen Stolz auf das irdische Geschehen hinabzublicken schienen, kam ihr der Traum mit dem Storch wieder in den Sinn.

»Bernhard, ich muss dir einen Traum erzählen. Damals, als Gabriel bei deiner Mutter übernachtet hat, als wir unsere kleine Wanderung unternommen haben und du von Aphrodite und Eris erzähltest, hatte ich in der Nacht einen Traum, der von einem

Storch handelte! Jetzt, da ich die Vögel dort hinten sehe, fällt er mir wieder ein.«

Mit offenen Augen schaute sie ihren Mann an, der sich ihr interessiert zuwandte.

»Der Storch hat mir im Traum erzählt, Männer und Frauen sollen sich zusammenschließen, gemeinsam ihre Familie bauen. Ich saß auf einer Wolke mit meiner ganzen Familie und du warst gleichfalls dabei. Der Storch ist aufgestanden und hat begonnen unseren Kreis zu umschreiten, während er sprach. Mann und Frau gehören zusammen! Es ist ihre Aufgabe, sich gegenseitig zu unterstützen. Dann schenkt das Leben ihnen Kinder. Ich fühlte mich vollkommen verstanden und beschützt. Ich wollte, dass der Storch mich weiter begleitet – und nun sehe ich ihn dort in der Ferne.«

Ein Augenblick der Stille trat ein.

»Ich kenne den Storch als Überbringer von Glück und familiärer Fürsorge. Seit alters her wird er verehrt. Er verbindet den Osten mit dem Westen und den Norden mit dem Süden. Er verbindet die Gegensätze – den Mann mit der Frau. Er versöhnt die Gegensätze!«, begann Bernhard zu sprechen.

»Erzähle mir, was du vom Storch weißt, was dir noch dazu einfällt«, bat Britta.

Es gab Momente, da liebte es Britta, Bernhard erzählen zu hören. Dann störte es sie nicht, wenn er sich tief in sein inneres Erleben begab, denn sie spürte ihn zugleich bei sich. Bernhard verband in solchen Augenblicken seine Gefühle und Gedanken mit anderen Lebewesen, als befände er sich mit ihnen in einem geistigen Dialog, und es bereitete ihm Freude, über seine Wahrnehmung zu berichten.

Seit seiner Kindheit nahm Bernhard die Welt voller Geister und Wesen wahr. Früher war er ein wenig darüber erschrocken, wenn er merkte, dass er in eine andere Wirklichkeit eintauchte. Er verlor dann die Kontrolle darüber, was mit ihm geschah und manchmal wusste er nicht, wie sein Verhalten in solchen Momenten in den Augen der anderen wirkte. Mit der Zeit fand sein Erleben zunehmend besser im Alltag Platz. Er hatte für sich erkannt: Alle Menschen sind auch Träumer!

»Wir kennen den Storch als Überbringer der Babys. Das liegt in seiner Kraft und doch ist es viel mehr, was er uns zu geben hat. In ihm vereinigen sich die Gegensätze: Schwarz und Weiß, Himmel und Erde, Traum und Rationalität, Seele und Erdenmensch.«

Bernhard war in seine Welt eingetaucht. Ein ungreifbares Fließen, Verändern, Verknüpfen und Erschaffen umgab ihn.

»Wenn ich jetzt an meinen Traum denke, dann hatte ich damals den Eindruck, der Storch versöhnt meine Gefühle. Angst und Traurigkeit finden ihren Gegenpart in Vertrauen und Lebensfreude. Aussichtslosigkeit entdeckt das Glück. Verbitterung weicht der Zuwendung. Ich wurde getragen! Demütigung, Ungerechtigkeit oder Missachtung verloren an Bedeutung! So erschien mir der Storch im Traum! Ich wollte ihn halten, aber sein Bild ist immer mehr verschwommen.«

Bernhard nickte. Beide beobachteten sie, wie ein vierter Vogel elegant zu Boden segelte und sich der kleinen Gruppe seiner Artgenossen anschloss.

»Bald werden sie nach Süden ziehen – die Oststörche über den Bosporus bis Ost- und Südafrika; die Weststörche über Gibraltar nach Westafrika. Ihre Kinder begeben sich das erste Mal auf die lange Reise«, meinte Bernhard.

Er zögerte ein wenig, weiter zu sprechen.

»Der Storch verdeutlicht uns, dass wir der Ergänzung bedürfen. Wir benötigen den anderen Menschen. Unsere Seele hat sich dies für das Erdendasein vorgenommen.«

Britta vernahm diese Worte – und das neue Leben unter ihrem Herzen, sagte ihr, dass sie wahr waren. In ihrem Körper stieg aus dem Bauchraum Wärme auf. Sie strömte in Brust und Arme und erfasste das Herz. Es schien, als ginge vom Herzen ein Strahlen aus. Weiter verbreiteten sich die Energieströme in Becken und Beine, die Gedanken gewannen an Klarheit, leichter Schweiß bedeckte ihr Gesicht. Britta saß ruhig auf der Bank und ließ es geschehen.

Bernhard schaute auf seine Frau und fragte sich, ob er je würde nachvollziehen können, wie sie das Leben empfand. Was bedeutet es, schwanger zu sein, ein Kind unter dem Herzen zu tragen, wahrzunehmen, wie es in einem wächst? Kann ein Mann eine Frau verstehen oder verwickelt er sich beim Versuch in für ihn nicht lösbare Widersprüche? Kann ich zumindest mitfühlen?, fragte sich Bernhard. Ihm schien, als wäre dies im Augenblick möglich. Er musste nicht begreifen, was Britta bewegte, dennoch konnte er ihre Empfindungen teilen.

Bernhard spürte den Storch bei sich. Gemeinsam schienen sie über das Land zu gleiten und hielten nach Wiesen und Tümpeln Ausschau. »Ich gehöre zur Erde«, sprach der Vogel. »Die Erde versorgt mich. Auch am Wasser findet mein Leben statt.«

»Erzähle mir noch mehr zum Storch«, unterbrach Britta die Träumereien. Sie hatte sich an Bernhard angelehnt, während sie wieder in Richtung der Tiere schaute.

»Der Storch ist ein Vogel der Geburt. Wird ein Kind geboren, so findet eine Seele Platz auf der Erde. Eine Geburt betrifft zumeist viele Menschen, nicht allein die Mutter oder die Eltern.«

»Was sagt der Storch zur Familie?«, wollte Britta wissen.

»Primär geht es um ein Gefühl: sich aufgehoben und zu Hause zu fühlen.«

»Wenn uns Menschen dieses Gefühl der Zugehörigkeit fehlt, dann fühlen wir uns zerrissen, unruhig, minderwertig, falsch?«, fragte Britta.

»Fehlend und falsch. Der Mensch wertet sich ab und wird von anderen abgelehnt. Im Menschen entsteht ein großes, nicht stillbares Bedürfnis, dazuzugehören!«

Es war das erste Mal, dass Britta einem anderen Menschen von ihren tiefen Ängsten vor fehlender Zugehörigkeit und ihrer großen inneren Zerrissenheit erzählte – zwar nur indirekt und verwoben in die Betrachtung des Storchs, andererseits: Für sie stellte dies einen großen Schritt dar. Ihr Herz hatte sich geöffnet, suchte Frieden und Erlösung.

»Es gibt auch Menschen, die sich durch die feste Bindung an die Familie eingeschränkt fühlen«, meinte sie nach einem kurzen Augenblick des Nachdenkens. »Sie suchen äußeren Halt und zugleich streben sie nach Freiheit.«

Britta dachte an die letzten Jahre. Wie oft hatte sie sich nach Freiheit gesehnt und ihre Familie als Fesseln empfunden. Natürlich waren ihr Gabriel und Bernhard wichtig, allein genau dies brachte zugleich Enge mit sich. Sie fühlte sich überfordert, unfähig und schuldig, wenn sie in sich spürte, wie grundlegend ihrer Zuwendung zur Familie tief in ihr liegende Gefühle widersprachen.

»Der Mensch wird in eine Familie geboren, in die Gemeinschaft mit Menschen. Ebenso findet er sich eingebettet in Kultur, Religion und Volk wieder«, antwortete Bernhard. »Das schenkt Halt, ist allerdings ebenso Begrenzung. Die Gemeinschaft legt Pflichten auf.

Das ist oft wenig hilfreich, wenn ein Mensch neue Wege gehen möchte. Dann fühlt er sich trotz Gemeinschaft alleine.«

Bernhard bezog die Fragen seiner Frau nicht auf ihr inneres Erleben, sondern ihn freute, die Welt mehr verstehen und erklären zu können.

»Wie siehst du das mit der Familie?«, wandte sich Britta wieder an ihren Mann. »Existiert sie noch so wie früher? Hat sie wirklich Bestand? Es gibt derart viele Scheidungen. Ich denke, deine Eltern sind glücklich miteinander, bei meinen bin ich mir da nicht so sicher.«

Weiterhin beschäftigte Britta ihre Lebenssituation. Ist diese Familie wirklich meine Heimat?, fragte sie sich. Bin ich in der Lage, ihr meine ganze Kraft und Zuwendung zu geben? Und auch wenn sie nicht an Konrad denken wollte, die Erfahrungen mit ihm schwangen in ihren Worten mit.

»Es kommt mir vor, als lebten wir in einer Übergangszeit. So wie es im Augenblick ist, kann es ja nicht lange bleiben«, antwortete Bernhard, völlig mit seinen Überlegungen beschäftigt.

»Wie meinst du das?«, fragte Britta. Sie war ein wenig verunsichert über das, was ihr Mann sagte. Zweifelte er wie sie? Zweifelte er an ihr?

»Na ja. Unsere Art von Kultur, wenn man das so nennen will, kann nicht überleben. Die Menschen haben fast keine Kinder«, erwiderte Bernhard.

Bernhard hatte sich über dieses Thema schon länger Gedanken gemacht. Wie sollte sich in dieser Welt eine Lebensform durchsetzen, die einerseits vielen Menschen attraktiv erschien und andererseits dazu führte, dass kaum noch Kinder geboren wurden, fragte er sich. Er suchte diese Widersprüchlichkeit zu verstehen.

»Der äußere Erfolg im Beruf oder der Besitz von Materiellem, das Streben nach gesellschaftlicher Stellung stehen im Vordergrund. Das ist unfruchtbar!«, ergänzte er, um dann nachdenklicher fortzufahren. »Außerdem, was mir noch auffällt«, Bernhard zögerte ein wenig, »ich denke an den Storch. Da existieren Mann und Frau, allerdings beide sind gleichartig mit der Aufzucht ihres Nachwuchses beschäftigt. Die Welt der Vögel scheint mir weit und offen. Sie wirken überaus frei und nicht so auf bestimmte Aufgaben festgelegt. Die Vögel sollten uns Beispiel sein. Die Wahl des Partners geht bei ihnen gleichberechtigt vonstatten – eine schöne Idee. Eine neue

Freude an der Familie könnte aus einer Annahme der Weisheit des Storchs folgen. Keiner bestimmt über den anderen und jeder übernimmt alle Aufgaben. Ist das, was zwischen den Menschen entstehen wird?«

Britta versuchte die Gedanken ihres Mannes nachzuvollziehen. Er sprach ganz allgemein über eine gesellschaftliche Entwicklung und die Idee von Gleichberechtigung und Freiheit – nicht über sie. Ihn beschäftigte, dass in Deutschland wenige Kinder geboren wurden und er fragte sich, wie sich die Gesellschaft weiterentwickeln würde. Britta wollte darauf eingehen.

»Du denkst, wenn die Menschen nicht mehr mit der Vorstellung leben, viele Kinder zu haben und für den Erhalt der Familie zu sorgen, dann kann es eine solche Gesellschaft nur kurz geben, weil sie ausstirbt«, wollte sich Britta vergewissern, ob sie ihren Mann richtig verstanden hatte.

»Ja, das kann nur eine Übergangskultur sein. Die alte traditionelle Familie existiert nicht mehr und was kommen wird, ist unklar«, bestätigte Bernhard.

Beide schauten sich nachdenklich an. Sie fühlten sich verbunden und diese eher düsteren Gedanken trübten nicht ihre Stimmung. Das Leben ist Wandel.

»Überall in der Welt in vielen Kulturen ändert sich die Familie. Was Jahrhunderte oder besser gesagt Jahrtausende lang der Grundpfeiler der Gesellschaften war, fängt ebenso in Afrika, in den arabischen Ländern oder in Asien an sich zu verändern. Den Menschen macht das Angst. Viele reagieren mit großer Abwehr. Die Rollen von Frau und Mann wandeln sich. Scheinbar unverrückbare Werte bröckeln. Im Westen hat die traditionelle Familie fast aufgehört zu existieren«, fuhr Bernhard in seinen Gedanken fort.

»Und wohin führt das? Hast du eine Idee?«

Britta schaute ihren Mann fragend an.

»Nein. Ich sehe nur, dass es die Familie wie früher bei uns nicht mehr gibt. Lass uns optimistisch sein. Vielleicht fühlen sich die Menschen zukünftig individueller und zugleich als Teil einer größeren Gruppe aus ganz unterschiedlichen Menschen, nicht mehr auf die Familie begrenzt, sondern freier gewählt.«

»Das klingt schön, Bernhard«, meinte Britta. »Sehr schön. Ich weiß, du meinst, die Menschenwesen begegnen sich in vielen irdischen Existenzen immer wieder. Sie bilden bereits vor der Geburt eine Gruppe. Ich kann das nicht so wie du nachvollziehen, ich tauche nicht ein in die anderen Welten wie du, aber es klingt gut.«

»Ja. So denke ich, wenn ich optimistisch bin. Die Menschenleben sollen freier werden. Die Seelen, die zusammengehören, treffen nicht allein in einer traditionellen Familie aufeinander. Dies war früher der Fall.« Bernhard schaute nachdenklich. »Heute verstehen wir im Westen überhaupt nicht mehr, was es früher bedeutete und in traditionellen Kulturen bedeutet, einer Familie anzugehören.«

Britta dachte eine Weile nach.

»Ich glaube, ich kann gut nachvollziehen, was Familie war und weiterhin sein kann: Als das Wichtigste im Leben wird die Existenz der Familie verstanden.« Es trat eine kleine Unterbrechung ein, dann fuhr sie fort. »Mir gefällt es, wenn die Ahnen in der Wahrnehmung der Lebenden weiterhin präsent sind, um Rat gefragt werden, geehrt werden.« Sie zögerte. »Du selbst zählst als Einzelner in dieser Kultur nur mit deinem Beitrag zum Gedeihen der Gemeinschaft.«

Bernhard nickte. »Familienehre, Familienregeln, Heirat, Zugehörigkeit, das ist alles unumstößlich – und natürlich Kinder zu bekommen, die Familie zu vergrößern und zu stärken.«

»Und du meinst wirklich, das ist vorbei? Alle Gesellschaften auf dieser Erde wandeln sich in dieser Hinsicht?«, fragte Britta mit einem leicht zweifelnden Unterton.

»Zumindest kann ich einen Wandel erkennen. In den Kulturen Afrikas, Asiens oder der arabischen Länder scheint mir ein unbewusstes Auflehnen gegen die Enge der familiären Bestimmung stattzufinden. Die Menschen wollen Fesseln sprengen, auswandern, rebellieren. Dabei zerstören sie die traditionelle Familie, obwohl sie in ihrem Namen zu handeln scheinen. Die Jungen können durch den Familienverband nicht mehr versorgt werden. Die familiären Bande erlauben ihnen kein geachtetes Leben in Sicherheit. Das funktioniert nicht mehr. Schuldige werden gesucht«, antwortete Bernhard.

»Es muss sich etwas im Denken und Handeln der Menschen ändern«, ergänzte Britta die Worte ihres Mannes. »Es zerfällt, was der größte Wert der Menschen war: die Familie.« Brittas Gesichtsausdruck war ernst geworden. Diese Gedanken verknüpften sich mit ihrem Leben. Ihre Familie sollte nicht zerstört werden, auch wenn vollkommen widersprüchliche Gefühle in ihr lebten. »Wir gehören beide zusammen und bald fügt sich ein weiteres Kind zu unserer Familie!«, sagte sie schließlich.

Bernhard nickte.

Plötzlich musste Britta an Markus denken und was ihr Jochen erzählt hatte. Ehe und Familie schienen ihr mit einem Mal unsicher und zerbrechlich. Das machte ihr Angst! Habe ich Markus vertraut? Habe ich mir vertraut?, fragte sie sich. In ihr entstand ein großes Bedürfnis, mit Bernhard über Markus zu sprechen. Tief hatte sie in sich begraben, was ihr Demütigung und Erniedrigung gewesen war. Nun war diese Wunde berührt worden.

»Bernhard, ich möchte dich etwas fragen«, begann sie mit leiser Stimme zu sprechen. »Ist nicht so wichtig. Aber als ich mit Markus befreundet war, da hatte er öfters mit anderen Frauen Affären.« Sie musste schlucken und daraus entstand eine kleine Unterbrechung. »Warum hat er das gemacht?«, sagte sie schließlich.

Bernhard schaute überrascht. Bisher hatte Britta mit ihm nie über ihren Ex-Freund gesprochen und Markus interessierte ihn nicht sonderlich.

»Und du hast das gewusst?«, fragte er nach.

»Nein, ich habe es erst später erfahren. Jochen hat mir mal davon erzählt. Markus ist halt furchtbar eitel. Er sucht Bewunderung, er will der Tollste sein.«

Britta merkte, dass ihr das Gespräch über Markus Schwierigkeiten bereitete. Vielleicht hätte ich das Thema nicht anrühren sollen. Bringt ja doch nichts, dachte sie bei sich.

»Wird genau so sein, wie du sagst. Wahrscheinlich war er sich immer unsicher. Die anderen sollten ihm Bestätigung geben«, meinte Bernhard. »Er wollte seine Bedeutung durch die Reaktion der Frauen spüren.«

»Und was heißt das für mich?«

»Du warst hauptsächlich dafür wichtig, ihm Anerkennung zu geben. Damit er sich in seiner Wirkung auf dich erkennen konnte. Er spürte einen riesigen Mangel, fühlte sich wertlos. Das konntest du ihm auch durch größte Beachtung nicht abnehmen.«

Sie schwiegen. Britta war unzufrieden. Sie erinnerte sich, wie aufregend das Zusammensein mit Markus oft gewesen war. Stets existierte etwas Geheimnisvolles und zugleich Bedrohliches. Markus war unzuverlässig und zugleich reizte sie dies. Jedes Mal, wenn sie es schaffte, dass er sich ihr ganz zuwenden musste, fühlte sie sich mächtig und beachtet.

»Lass uns weiterfahren«, meinte sie schließlich. »Tschüss Störche. Einen guten Flug nach Afrika wünsche ich euch. Ihr seht die weite Welt.« Eine leichte Sehnsucht schwang in ihrer Stimme mit.

Sie packten ihre Sachen zusammen und setzten die Tour fort. Beide waren mit eigenen Gedanken beschäftigt und sprachen kaum. Ihnen ging das Erlebte durch den Kopf. Besonders Britta wusste nicht so recht, wie sie das Gespräch einordnen sollte. Sie hatte Bernhard ihr tiefstes Empfinden gezeigt: die Demütigung durch Markus und ihre zwiespältigen Gefühle bezüglich ihrer Familie. Was denkt er jetzt von mir, fragte sie sich. Hat er mich überhaupt richtig wahrgenommen? Sie fühlte sich einerseits erleichtert und andererseits verunsichert.

Verständigung, Weisheit und Klarheit

Britta und Bernhard radelten schweigend durch die schöne Landschaft. Nach einer Weile meinte Bernhard: »Wunderbare Vögel. Diese Störche sind derart schön. Kennst du eigentlich das Märchen Kalif Storch von Wilhelm Hauff?«

Britta schüttelte den Kopf und Bernhard begann zu erzählen.

»Der Kalif Chasid zu Bagdad saß einmal an einem schönen Nachmittag behaglich auf seinem Sofa«, begann Bernhard mit seiner Erzählung. »Er hatte ein wenig geschlafen, denn es war ein heißer Tag. Nun sah er nach seinem Schläfchen recht heiter aus. Der Kalif rauchte eine lange Pfeife aus Rosenholz, trank hier und da ein Schlückchen Kaffee und strich sich vergnügt den Bart. Kurzum, man sah dem Kalifen an, dass es ihm recht wohl war.

Zu dieser Stunde besuchte ihn jeden Tag der Großwesir Mansor zur gemeinsamen Beratung der anstehenden Staatsgeschäfte und persönlichen Angelegenheiten. Heute erschien er mit nachdenklichem Gesicht und schlug vor, einen Händler, der allerlei ausgewählte Ware feilbot und am Tor wartete, in die Gemächer führen zu lassen. Er erhoffte sich manch guten Kauf und den Kalifen erfreuen zu können. Kalif Chasid stimmte zu, denn er war stets neugierig auf weltliche Kostbarkeiten. So wurde der Krämer zu ihnen vorgelassen. Und tatsächlich, was er anzubieten hatte – Perlen, Ringe, verzierte

Waffen, Trinkgefäße und vieles mehr – fand ihren Gefallen. Die Geschäfte wurden getätigt. Hierbei bemerkte der Kalif eine kleine Schublade, die am Kasten mit den Waren angebracht war, und wollte wissen, was darin verborgen sei. Der Krämer zeigte ihm mit wichtigem Gesicht eine Dose, die ein schwarzes Pulver enthielt, und ein Papier in sonderbarer, fremder Schrift.

Der Kalif erwarb diese Dose samt Schriftstück, denn es war ihm willkommene Unterbrechung der Langeweile, die ihn oft überkam, das Rätsel dieses Fundes zu lösen. Ein Gelehrter, Selim, wurde herbeigerufen und beauftragt, das Geschriebene zu entziffern.

Mit Eifer machte er sich daran: ›Diese Nachricht ist auf Lateinisch verfasst‹, erklärte er den hohen Herren. ›Sie besagt, dass sich ein Mensch mit Hilfe des Pulvers in ein Tier verwandeln kann, wenn er dieses schnupft und dabei das Zauberwort ›Mutabor‹ ausspricht. Allerdings darf der Verwandelte niemals lachen, sonst vergisst er dieses Zauberwort und er bleibt auf immer ein Tier.‹

Den Kalifen erfreuten diese Worte des Gelehrten über die Maßen. Eröffneten sie ihm die Möglichkeit, die Welt vollkommen neu zu erfahren und der Eintönigkeit des Alltags zu entkommen. Sofort steckte er die Dose in seinen Gürtel und der Großwesir musste ihn begleiten. Sie gingen zum Teich im Garten des Palastes und dort begegneten ihnen Störche, sodass sie beschlossen, es diesen Tieren gleich zu tun. Gesagt, getan, schon hatten sie sich in zwei ansehnliche Störche verwandelt. Eine Weile beobachteten sie nun das Geschehen, lauschten den Gesprächen der anderen Störche und fühlten sich überaus erheitert und zufrieden, dass ihnen dieses möglich war. In dieser angeregten Stimmung fiel ihr Blick auf eine junge Störchin, die gar lustige Bewegungen vollführte, was wohl einen Tanz darstellen sollte. Der Kalif schaute den Großwesir an, stupste ihn in die Seite und beide verfielen in ein prustendes Lachen.

Nun war es um sie geschehen, was ihnen sofort bewusst wurde! Alle eilig unternommenen Versuche, sich zu Menschen zurückzuverwandeln, scheiterten und es packte sie große Verzweiflung.

Nur Menschen lachen – niemals Tiere. Sie hatten versagt! Traurig schauten sie in die Landschaft und wussten keinen Rat. So schlichen sie einige Tage voller Trübsal umher.

›So kann es nicht bleiben‹, meinte schließlich der Großwesir. ›Wir müssen etwas unternehmen. Lass uns nach Mekka fliegen und an dieser heiligen Stätte Rat suchen.‹

So brachen sie auf. Indessen Mekka war weit und beide ungeübt im Fliegen. Bald brach die Nacht herein. In der Ruine einer Burg mussten sie Unterschlupf suchen. Voller Düsternis schauten sie darauf, was ihnen widerfahren war und trachteten, es sich für die Nacht einigermaßen bequem zu machen. Doch ein Jammern und Weinen aus einem anderen verfallenen Gemach störte ihre Ruhe, sodass sie sich auf den Weg machten, die Ursache zu erkunden. Schließlich fanden sie eine kleine Eule, die bei ihrem Anblick ihre Tränen vergaß und sie freudig begrüßte.

›Willkommen, ihr Störche! Ihr bringt mir ein gutes Zeichen für meine Rettung. Es ist mir einst prophezeit worden, dass mir durch Störche ein großes Glück widerfahren werde!‹

Denn Störche bringen Glück!«, ergänzte Bernhard und überlegte, um sich auf den Fortgang des Märchens zu besinnen.

»Die Eule klagte den beiden Besuchern ihr Leid. Der große Zauberer Kaschnur hatte sie, eine indische Prinzessin, in dieses Tier verwandelt, und nur das Versprechen der Heirat konnte sie erlösen. Indes: Wer wollte sie, diese kleine, unscheinbare Eule, ehelichen?

Der Kalif und der Großwesir berichteten gleichfalls, was ihnen geschehen war. Sie erkannten, dass Kaschnur wohl ebenso hinter ihrem Unglück steckte.

Nun trug es sich zu, dass die Eule wusste, dass der Zauberer sich regelmäßig in dieser Ruine mit seinen Kumpanen traf.

Also sprach sie zum Kalifen: ›Oh Herr! Ich spüre es, denn in meiner frühesten Jugend ist mir von einer weisen Frau prophezeit worden, dass ein Storch mir großes Glück bringen werde. Vielleicht kenne ich einen Weg, wie wir uns retten können. Der Zauberer, der uns unglücklich gemacht hat, kommt jeden Monat einmal in diese Ruinen. Nicht weit von meinem jämmerlichen Gemach hier befindet sich ein Saal. Dort pflegt er mit vielen Genossen üppig zu schmausen. Schon oft habe ich diese Gauner belauscht. Sie erzählen dann von ihren schändlichen Werken. Es könnte doch sein, dass einer, während er mit seinen Taten prahlt, das Zauberwort ausspricht, das ihr vergessen habt.‹

Die Freude über diesen Vorschlag bei den beiden in Störche Verwandelten war groß. Dafür allerdings, verlangte die Eule, sollten die beiden ihr helfen, indem sie ihr die Ehe versprachen.«

Wieder unterbrach Bernhard seine Erzählung.
»Die Eule ist weise. Die Störche können für den Ausgleich sorgen und dies ist fruchtbar.«
Dann fuhr er fort.

»Der Großwesir sträubte sich, die Eule zu ehelichen. Er vertraute nicht ihrer Aussage, eine schöne Prinzessin zu sein. Der Kalif dagegen stimmte schließlich zu, und so nahm das Geschehen seinen Lauf in Richtung Erlösung: Tatsächlich berichtete der Zauberer voller Stolz von seiner jüngsten Tat, als sie ihn belauschten; er erwähnte das Wort der Rückverwandlung – Mutabor –, und die drei in Tiergestalt Gefangenen hörten alles.

Eilig machten die Störche sich auf den Weg ins Freie. Verneigten sich drei Mal nach Osten, sprachen dabei ›Mutabor‹ und erlangten ihre menschliche Gestalt zurück. Und wie dies geschah, stand neben ihnen die in prächtige Gewänder gekleidete Prinzessin, deren Anblick sie geradezu blendete.«

Bernhard schaute Britta an. Er lächelte.
»So schön wie du«, ergänzte er.

»Wie es weiterging: Prinzessin und Kalif heirateten und bekamen Kinder. Kaschnur wurde besiegt. Das Gute hatte gewonnen: der Ausgleich, die Fruchtbarkeit, die Erlösung, das Glück! Dank der Weisheit der Eule!«

Britta schaute ihren Mann mit strahlenden Augen an.
»Ein schönes Märchen. Die Eule ist mir total sympathisch. Was hat sie gelitten, so alleine in der Ruine und ohne Aussicht auf Hilfe! Und die Störche bringen Glück, Ausgleich und Fruchtbarkeit.«

Versonnen schaute sie vor sich hin.
»Was heißt ›Mutabor‹?«, fragte sie dann.
»Ich werde verwandelt werden.«
»Klingt gut«, meinte Britta. »Mutabor. In was sollen wir uns verzaubern? Wünsch dir was, Bernhard. Welches Tier willst du sein?«
»Ein Turmfalke«, antwortete Bernhard. »Und du?«
»Dann bin ich die Eule.«
»Warum Eule?«
»Du hast eben erzählt, dass die Eule eine verwunschene Prinzessin ist. Der Mensch erkennt die Weisheit, und ihre ganze Schönheit zeigt sich.«

»Hast du die Eule gewählt, weil sie dir ähnelt oder weil du gerne mal so wie dieser Vogel sein möchtest?«

Britta zögerte ein wenig mit ihrer Antwort. Die Fragen ihres Mannes waren ihr manchmal zu direkt. Warum konnte er nicht einfach den Schleier des Unbekannten liegen lassen, hinter den sie sich gerne stellte? Außerdem musste sie erst mal nachdenken, was sie mit der Eule zu tun hatte.

»Ich würde gern erfahren, wie das Leben als Eule ist. Ich sehe, wie sie auf einem Ast sitzt und in die Welt horcht. Sie hat Zeit. Aufgehoben und sicher, gelassen und ruhig fühlt sie sich. Alles ist gut, so wie es ist, und die Eule spürt die Wahrheit. Unzufriedenheit und Hadern verlieren an Bedeutung. Die Eule verspricht mir Freiheit!«

Bernhard musste an einer engeren Wegstrecke Britta den Vortritt lassen. Daher rief er laut nach vorne, um zu antworten. »Du meinst, Ängste, Sorgen, Ungewissheit oder fehlendes Vertrauen treten in den Hintergrund? Davon bist du dann frei!«

»Ja!«, erwiderte sie ebenso laut. »Die Eule ist sich ihrer selbst sicher. Ich sehe, wie sie mit weit ausgebreiteten Schwingen lautlos über den Boden gleitet und in die Dunkelheit der Nacht horcht. Ihr entgeht nichts, sie vertraut sich und der Welt.«

»Das klingt, als wäre sie mit der Wahrheit der Seele in Kontakt. Daher ihre Weisheit«, antwortete Bernhard, der nun wieder neben seiner Frau herradelte. Große Liebe zu ihr erfüllte in diesem Augenblick sein Herz. Eine Liebe, die sich auf die ganze Welt auszudehnen schien.

»Bernhard, manchmal empfinde ich mich dermaßen gefangen«, wandte sich Britta an ihren Mann. »Das versetzt mich in Aufruhr und Unruhe. Aber im Moment fühle ich mich gelassen und voller Vertrauen.«

Britta stockte. Hatte sie wieder zu viel von sich preisgegeben, fragte sie sich. Von ihrer Angst, dem Leben nicht zu genügen. Von den Fehlern, die sie machte und für die sie sich verurteilte. Dieser Quatsch mit Konrad. Ihre Angst, von ihm schwanger zu sein. Kurz stieg diese tiefe Furcht in ihr auf. Dann spürte sie ihren Mann neben sich und alles war wieder gut.

Bernhard hörte mit einem gewissen Erstaunen, was Britta ihm berichtete. In seiner Wahrnehmung war sie eine selbstbewusste und selbstsichere Frau. Von Aufruhr und Unruhe hatte sie noch nie etwas erzählt. Daher nahm er ihre Worte nicht allzu ernst. Es musste eine Übertreibung aus dem Augenblick heraus sein. Sie war schwanger, die Begegnung gestern mit dem Hund hatte sie verunsichert. Er wollte dem Bild glauben, welches sie sonst von sich zeigte. Nie wäre er auf die Idee gekommen, dass seine Frau noch in einer anderen Wirklichkeit lebte, die sie mit aller Kraft zu verbergen versuchte. Er fühlte sich tief mit ihr verbunden. Dies war für ihn das Wesentliche.

»Es gibt eine Zeit und einen Ort, an dem sich die Eule besonders fruchtbar mit der Menschheitsentwicklung verbunden hat: Athen in der Zeit von Sokrates und anderer großer Philosophen. Die Eule als Begleiterin der Göttin Athene und Symbol für Weisheit, Schönheit und Reichtum«, meinte er schließlich. Diese Worte waren sachlich gesprochen, als wollte er keinesfalls seine festen Vorstellungen in Frage stellen lassen.

Britta nahm nicht richtig wahr, was ihr Mann zu ihr sagte. Sie fühlte eine tiefe Freude und sich mit ihrer inneren Bestimmung in Kontakt. Sie wusste um den in ihr werdenden Menschen, mit dem sie eins war. Ein Bild tauchte in ihrer Vorstellung auf: Die Eule sitzt auf einem Ast, horcht in die Welt und weiß sich zugehörig. Nichts muss geschehen oder soll sein. Das Leben nimmt seinen Gang – darüber herrscht Frieden. Das Vergehen der Zeit wird zum Augenblick; die Zeit strebt nicht vorwärts, auch sie ist. Meine Gefühle bilden, wie Geräusche in der Welt der Eule, die Wirklichkeit und wollen nichts anderes als erlebt sein, sprach Britta zu sich selbst. Versöhnung erfüllte sie.

»Die Eule sagt mir, dass ich meine Gefühle achten soll!« Britta überlegte.»Wenn ich Wut spüre, dann ist es meine Wut. Sie gehört nicht zu demjenigen, auf den ich sie richte. Sie ist eine Botschaft an mich«, wandte sie sich nach einer Weile des Schweigens an Bernhard.

Die Gefühle wollen mir etwas sagen, dachte sie. Im Augenblick empfinde ich Zuversicht. Wenn ich Vertrauen zu Bernhard spüre, bedeutet dies, dass ich in mir Vertrauen besitze? Aber auch wenn mich meine Emotionen zu verzehren und zu zerreißen drohen, ich soll sie als zu mir gehörig wahrnehmen. Wenn ich an Markus denke … Welche Kämpfe um Anerkennung haben wir miteinander ausgetragen! Abwertung, Demütigung, Haltlosigkeit, Leere – all das bin ich. Die Herabsetzung, die ich Konrad gegenüber gezeigt habe, gehört das ebenfalls zu mir?, fragte sie sich. Die Gedanken lösten sich in der Leichtigkeit ihres momentanen Empfindens auf, schwangen nach und durchströmten sie wie eine zarte Welle.

Bernhard nickte, was Britta nicht sehen konnte. Diese wenigen Worte seiner Frau hatten den Weg zu ihm gefunden. Er schaute zu ihr. Gleichmäßig traten sie beide in die Pedale. Eine ganze Theorie entfaltete sich in seinem Kopf und das Bedürfnis, diese Gedanken mitzuteilen.

»Wir Menschen schicken unsere Gefühle oft in die Welt, insbesondere an andere Menschen, von wo sie uns dann zurückgespiegelt werden«, antwortete er. »Das kostet viel Kraft, ist Ursache von Verzweiflung und Unverständnis. Einfacher für unser Erleben ist es, wenn wir unser Empfinden als an uns selbst gerichtet verstehen. Es will uns Entscheidendes sagen. Wir benötigen es für unsere Entwicklung. Gefühle stellen einen großen Reichtum dar. Darum sollten wir sie nicht fortschicken!«

Britta verweilte weiterhin in ihrer Welt. Die Überlegungen von Bernhard erreichten sie kaum. Noch einmal sah sie in ihrer Vorstellung die Eule. Der Vogel drehte den Kopf zu ihr und blinzelte mit den Augen. Große Weisheit strahlte das Bild aus.

Ein leichter Gegenwind kam auf. Bernhard fuhr vor seiner Frau, um ihr Windschatten zu spenden. Beide beschäftigten sich mit ihren Gefühlen und Gedanken, und das Gespräch verstummte. Schweigend radelten sie voran. Britta überlegte, ob es tatsächlich wichtig sei, die eigenen Gefühle als an sich und nicht an einen anderen Menschen gerichtet zu verstehen. Das wäre ziemlich anstrengend, ging es ihr durch den Kopf. So weise wie die Eule würde sie wohl nie werden.

Bernhard dachte an die Göttin Athene. Tief tauchte er in seine Welt der Mythologie ein. Vor seinem geistigen Auge wurde Athene als schöne, stattliche Göttin mit ebenmäßigen Gesichtszügen, einer wohlgeformten Nase und großen Augen lebendig. Ein Schönheitsideal zu damaliger Zeit – ›eulenäugig‹ wurde Athene genannt, vielleicht auch, da sie als scharfsinnig galt. Die Eule ist die Begleiterin der großen Gottheit. Ein Helm lässt das lockige Haar nur erahnen. Gekleidet ist sie in ein in Falten herabfallendes Gewand und in der Hand trägt die Göttin einen Speer. Denn Athene vertritt gleichfalls die Kriegslist, den Kampf, geleitet von Taktik und Strategie. Die Künste, das Handwerk und Wissen wohnen ihr inne, und deren grundlegende Basis liegt in der Weisheit. So zeigt sie sich als

Schutzpatronin der Städte, deren Kultur sie vom Landleben abgrenzt.

Mit der Geburt von Athene hat es eine besondere Bewandtnis, sprach Bernhard zu sich selbst. Weisheit, Kriegslist, Strategie entspringen dem Kopf, und diese mächtige Göttin entstammt in der Tat einem besonderen Haupt, nämlich dem des Göttervaters Zeus. Wie konnte es hierzu kommen? Die Geburt der Athene wurde von Hephaistos eingeleitet, der seinem Vater Zeus mit einem Doppelbeil dermaßen heftig auf dem Kopf schlug, dass sich der Schädel spaltete und die Göttin freigab, die in voller Rüstung und mit einem spitzen Wurfspeer bewaffnet in das Dasein sprang. Andererseits, Zeus allein konnte seine Tochter nicht erschaffen. Hierzu bedurfte es noch eines weiblichen Wesens. Metis ist die Auserwählte, die Gottheit des Scharfsinns und der List, die mit der Fähigkeit ausgestattet ist, die Ereignisse vorauszusehen.

An Metis fand Zeus besonderen Gefallen, denn ihre Eigenschaften stellten für ihn in seinem Kampf um die Herrschaft einen besonderen Wert dar. Es verlangte ihn nach der Vereinigung mit ihr und er wollte zugleich ihre Fähigkeiten zu seinen werden lassen. Die Göttin der List wurde durch Zeus, der stets das Weibliche suchte, mit Zwillingen schwanger. Der Göttervater wusste indes aus alter Prophezeiung, dass ein Sohn der Metis ihn vom Thron stürzen könnte, so wie es seinem Vater Kronos und seinem Urgroßvater Uranos durch ihre Söhne geschehen war. Er suchte einen Ausweg, dass seine Herrschaft und sein Zeitalter andauerten. Die scharfsinnige Göttin musste also mit ihren eigenen Waffen zur vollkommenen Hingabe verführt und zugleich die Geburt eines Sohnes verhindert werden.

Listig überredete er die Schwangere, sich in einen Wassertropfen zu verwandeln, den er daraufhin eilig aufsaugte. So wurden Zeus und Metis eins! Da die Göttin die Fähigkeit hatte, die Zukunft vorauszusehen, lässt sich vermuten, dass sie mit der Verschmelzung einverstanden war. Dieser bewegten Beziehung von Zeus und Metis entstammt Athene, die den ungewöhnlichen Geburtsweg über den Kopf suchen musste, da ihre Mutter in ihrem Vater aufgegangen war. Ihr Zwillingsbruder allerdings wurde nie geboren.

Wenn ich einen Vortrag über Athene halten sollte, dann müsste ich deutlich herausstellen, dass sich die Stadtkultur aus der strategisch-listigen Kriegsführung, dem Handwerk, der Kunst und dem neu erworbenen Wissen über die Welt entfaltet hat. Athene als Kopfgeburt vertritt diese neue Kultur, die von nun an ihren Siegeszug beginnt, und natürlich muss Hephaistos, der Gott der Schmiedekunst, sie entbinden. Athene ist die Göttin der Moderne – anders als Aphrodite oder Ares, Apollon, Artemis oder Demeter, die tief in den Urgründen des Menschseins verankert sind. Aber wird sich nicht ebenso Ares, der Haudrauf, wandeln, wenn er der Welt der Athene begegnet? Wird sein Vorgehen feiner, besonnener? Wird seine Kampfeslust zur Kriegslist? Vielleicht entwickelt er mehr Klugheit und fördert auf diese Weise das Erreichen der Ziele, sodass die rohe Gewalt in den Hintergrund treten kann. Und Aphrodite? Schönheit und Liebe zeigen sich kunstfertiger? Der Fruchtbarkeit entspringen nun kunstvolle Werke.

Athene sucht nicht die Vermählung. Sie bleibt Jungfrau und kinderlos. Was sie der Welt bringt, entspringt dem Wissen und nicht dem Geschlecht.

Bernhard betrachtete seine Frau von der Seite. Das Haar flatterte im Fahrtwind und scharf zeichnete sich ihr Profil gegen den Hintergrund ab. Britta ist ein Stadtkind, dachte er. Sie liebt die Vielfalt der Kultur, das Kino und Theater, die Kneipen und Bühnen. Seit vielen Jahren ist das Tanztheater ihre Leidenschaft. In der Schule bietet sie hierzu Arbeitsgruppen an … Nein, Britta ist nicht wie Aphrodite, die sich vollkommen der urgründigen Liebe hingibt. Meine Frau kennt die List, sucht Wissen, Kultur und Zivilisation. Und die Eule? Warum hat Britta sich für die Eule entschieden, fragte er sich. Die Eule steht für tiefere Weisheit, die Besinnung auf die Seele und Weltenordnung. Kann die Entwicklung der Zivilisation nur gelingen, wenn der Mensch diese Verbindung hält, auch wenn der Fortschritt alles wandelt? Kann Britta nur dann fruchtbar ihr Leben gestalten, wenn sie sich auf die Weisheit besinnt, und fehlt ihr in Manchem dieser Kontakt? Ja, fehlt unserer Kultur die Weisheit? Ist es diese, die ich in der griechischen Mythologie suche?

Wie war das mit der Aufforderung der Eule, alle Gedanken und Gefühle auf sich selbst zu beziehen? Wenn ich gleichgültig oder unaufmerksam auf andere Menschen schaue, wie ich es so gern tue, um in meiner Welt zu verharren, schaue ich dann genauso gleichgültig auf mich selbst? Ich glaube, ich interessiere mich überhaupt nicht richtig für mein eigenes Denken und Empfinden …

Bernhard dachte an verschiedene wichtige Situationen in seinem Leben. Als er Britta kennengelernt hatte: Ihm war es vollkommen selbstverständlich erschienen, dass sie an seiner Seite stand. Doch wusste er, was seine Frau empfunden hatte? Eigentlich, das musste er sich eingestehen, konnte er nur spekulieren. Er hatte noch nie zu ergründen versucht, was Britta an ihn band. Ihm reichte es, dass sie bei ihm war. Spiegelt sich in diesem Unwissen ebenso meine Einstellung zu mir selbst wieder?, überlegte er. Wenn ich mit einem Problem konfrontiert bin, dann suche ich nach einer Lösung. Es geht nicht um meine Gefühle.

Bernhard ließ seine Bilder und Gedanken ruhen. Mit Athene bahnt sich ein neues Zeitalter städtischer Kultur seinen Weg, fasste er seine Überlegungen zusammen. Diese Kultur bleibt über sie mit der Weisheit in Kontakt und hierbei begleitet uns die Eule. Er schaute zu seiner Frau. Gedankenverloren radelte sie neben ihm.

Allmählich wandten sich beide wieder mehr der Landschaft zu. Der Weg führte durch einen kleinen Wald. Die Begegnung mit der Weisheit der Eule verblasste in ihrer inneren Welt. Nach gut einer halben Stunde wandte sich Britta an Bernhard. »Wie weit wollen wir noch fahren?«, fragte sie.

»Noch ungefähr eine Stunde«, meinte Bernhard.

Während sie in Richtung des kleinen Dorfes, in dem sie zu übernachten planten, unterwegs waren, unterhielten sie sich über Nebensächlichkeiten, was ihnen auf ihrer Fahrt begegnete, das Wetter und ihren Hunger, der sich allmählich bemerkbar machte.

Diese Nacht mussten sie in einem einfachen Gasthof verbringen. Doch das Abendessen war überaus üppig und gut zubereitet. Bernhard bedauerte etwas, dass sie kein Glas Wein dazu trinken konnten, weil Britta Rücksicht auf das Ungeborene nehmen musste. Aber auch so war ihr Gespräch angeregt und die Stimmung gelöst. Sie unterhielten sich über den zurückliegenden Tag und dann kam das Thema auf die Vergangenheit und Britta erzählte von der Zeit mit Markus. Diesmal zeigte ihr Mann mehr Interesse. Ihm war die Empfehlung der Eule noch gegenwärtig.

»Ich muss dir noch was richtig Witziges erzählen«, meinte Britta schließlich.

Bernhard schaute neugierig. Britta musste bereits lachen und steckte ihren Mann damit an.

»Also leg los!«, meinte Bernhard.

»Heute muss ich total darüber lachen«, begann Britta. »Aber damals fand ich das Verhalten von Markus richtig doof.« Sie schaute etwas ernster.

»Und?«

»Er ist halt ein richtiger Angeber«, fuhr Britta fort. »Jedenfalls er hatte eine Zeitung, in der kam jeden Samstag ein Persönlichkeitstest. Markus hat den immer gemacht. Er war richtig fanatisch. Sobald die Zeitung da war, noch beim Frühstück, wenn ich bei ihm saß, hat er sofort damit begonnen, den Test auszufüllen. In der Küche an der Pinnwand hingen die Ergebnisse der vorhergehenden Wochen. Alle mit einem super Resultat.«

Bernhard konnte das Erzählte nicht so richtig einordnen und schaute etwas angestrengt freundlich. »Und dann?«, fragte er.

»Markus war absolut stolz darauf, was er im Test erreicht hatte. Dick mit rot hat er es angestrichen, mir vorgelesen, wie toll er ist. Einen richtigen Aufstand hat er gemacht, ist durch die Küche gelaufen mit dem Test in der Hand.«

Britta musste lachen, als sie daran dachte. »Damals konnte ich das überhaupt nicht richtig einordnen. Ich hab mich gefragt, ob das wirklich so hervorragend ist, was er da erreicht hat.«

Bernhard lächelte.

»Weißt du, was der Clou ist? Er hat den Test nie so ausgefüllt, damit er tatsächlich seine Persönlichkeit erfasst! Nein, bei jeder Frage hat er überlegt, welches die beste Antwort wäre, die ihm am meisten Punkte bringt, um gut abzuschneiden. Sein Ziel war es, den Test zu knacken. Er hat sich den Kopf zerbrochen, was jede Frage bedeutet und wo er sein Kreuz setzen sollte. Total verrückt!«

Jetzt mussten sie beide lachen; Britta mit einer gewissen Erleichterung, nicht mehr von Markus beeindruckt zu sein, und Bernhard, weil seine Frau lachte.

»Und dann hingen diese Testergebnisse rot angestrichen zur eigenen Erbauung und um die Besucher zu beeindrucken in der Küche.« Was Bernhard weiter sagen wollte, ging im Gelächter unter. »Toller Typ«, ergänzte er noch.

»Absolut toll. Unwiderstehlich. Die Frauen sollten ihm auf Knien danken, dass sie sich seiner Gegenwart erfreuen durften.«

Die Worte von Britta klangen ein wenig bitter.

»Hat er immer so gedacht?«, fragte Bernhard nach. »Ging es stets um den Schein? Hat er überhaupt nicht verstanden, dass es darum geht, wer man wirklich ist?«
»Nee. In keiner Weise. Man ist, was man den anderen zu sein scheint.«
Britta dachte nach. »Ich glaube, er wusste überhaupt nicht, dass es anders geht. Er hat Menschen für doof gehalten, die nicht wie er nach außen zeigen, wie überragend sie sind.«
Nachdenklichkeit hatte Britta erfasst. Eine Welle von Mitgefühl Markus gegenüber durchströmte ihren Körper. Sie mochte ihn ja trotzdem. Sie hatten sich oft gut verstanden.
»Da hätte die Eule ja viel zu erzählen«, warf Bernhard leicht spöttisch ein.
Britta nickte.
Das Gespräch wandte sich anderen Themen zu. Sie sprachen über ihre Eltern, wie unterschiedlich sie waren, die Kindheit, ihre Schulzeit ...
Beide waren müde vom Fahrradfahren und der frischen Luft und so gingen sie bald in ihr Zimmer. Als sie im Bett lagen, wollte Bernhard seine Frau bei sich spüren. Für ihn bedeutete dies, Sex mit ihr zu haben. Er dachte an die letzte Nacht, als sie sich vollkommen gefunden hatten und suchte sie hierzu zu animieren. Allein Britta wollte anderes. Natürlich sollte ihr Mann sie begehren, andererseits musste dies nicht bedeuten, dass er sie nach seinem Verlangen berühren durfte.
An diesem Abend kamen Empfindungen in ihr hoch, die ihr seit Langem vertraut waren. Sie sah sie zwar nicht unbedingt als fair und nobel an, aber sie schienen ihr trotzdem berechtigt. Sie wollte den Augenblick nicht mit ihm teilen. Der Tag, die Begegnung mit dem Storch, die Eule ... all das hatte sie tief beeindruckt und es sollte allein das Ihre bleiben. Eine heftige Auflehnung gegen Bernhard erfasste sie, und gleichzeitig ein Gefühl der Überlegenheit. Sie zog sich in abweisendes Schweigen zurück. Vielleicht hatten die Erinnerungen an Markus ausgelöst, was sie jetzt in sich spürte? Darüber wollte sie sich keine Gedanken machen. Sie ließ Bernhard wie einen Fremden neben sich liegen und merkte, wie er Zutritt zu ihr und ihren Empfindungen suchte. Ein klein wenig sadistische Freude darüber, dass er sich vergeblich mühte, kam auf. Einsam und traurig fühlte sich ihr Herz. Zugleich, was sie nicht verstand,

schien ihre Liebe zu ihrem Mann zu wachsen, desto mehr sie sich von ihm entfernte.

Bernhard spürte das Widerstreben seiner Frau. Er suchte nach Erklärungen. Ist sie müde und erschöpft vom Tag?, fragte er sich. Habe ich sie ungewollt verletzt? Erinnert sie sich an schmerzhaftes Erleben in der Vergangenheit? Er fühlte sich ausgeschlossen und rückte ein wenig von Britta ab. Er dachte an die Weisheiten der Eule und wollte die Botschaft seiner Gefühle verstehen. Das beruhigte ihn. Es schenkte ihm Distanz zu seiner Verwirrung über das Verhalten von Britta. Wie das Versprechen von Freiheit erfüllte es ihn. Hatte er nicht heute erfahren, dass er sich bemühen sollte, die Gefühle seiner Frau im Herzen nachzuempfinden, statt sie intellektuell zu erfassen? Seine Stimmung heiterte sich auf. Kurz grüßten ihn Storch und Eule wie aus einer Traumwelt. Seine Hand griff nach der von Britta. Sie rückte näher, schmiegte sich an ihren Mann und sie schliefen ein.

In der Nacht hatte Bernhard einen Traum von der Göttin Athene. Sie erschien ihm als eine überaus schöne Frauengestalt.

»Ich vereinige mich nicht körperlich mit dem Männlichen!«, sprach sie. »Niemals. Ich bleibe unabhängig!«

»Aber du bist eine derart schöne Frau«, meinte Bernhard im Traum zu ihr.

»Wir sind sechs Göttinnen auf dem Olymp. Bedenke: Die Hälfte von uns führt ein jungfräuliches Leben. Wir Frauen haben viele Seiten. Auch meine Halbschwester Artemis, die heilbringende Göttin der Natur, des Mondes, der Jagd, des Waldes sowie der darin lebenden Tiere, des Bogenschießens, der Fruchtbarkeit und der Jugend, sucht nicht die Vereinigung mit dem Männlichen. Sie beschützt die Frauen und Kinder, alle unschuldigen Menschen. Ebenso bleibt Hestia, die Göttin des Herdes, der Heimat, der Familie und des Opferfeuers in Distanz zum Männlichen. Hestia ist sanft und gutmütig, sie bewahrt den Frieden am heimischen Herd. Sie muss sich vom Mann fernhalten, will sie ihren Auftrag erfüllen.«

»Warum möchtest du keinen Mann und keine Kinder?«, fragte Bernhard.

»Versuche nicht, mit deinem kleinen Verstand zu begreifen, was viel tiefere Quellen hat. Ich, Athene, bringe mich in die Welt ein und bleibe den Menschen Ziel: Weisheit, Kunst und Handwerk gilt es zu vervollkommnen. Noch habt ihr Menschen nicht erreicht, wohin ich euch führen möchte. So fehlt mir der Raum für Mann und Kinder. Vielleicht in fernen Zeiten, wenn sich die Frau ebenso wie der Mann gewandelt und Weisheit und Kunst ihren bestimmenden Platz bei euch Menschen gefunden haben, werden gleichfalls Kinder der Athene die Welt bereichern. Noch liegt dies in der Ungewissheit der Zukunft.«

Bernhard war angestrengt bedacht, Athene zu verstehen.

»Sieh auf deine Frau«, richtete die Göttin das Wort an ihn. »Sieh, was sie alles in sich trägt. Alle Göttinnen des Olymp findest du in ihr. So gehört gleichfalls zu ihr, was sich nicht mit dem Männlichen vereinen will und kann. Beachte dies ebenso.«

Bernhard mühte sich, während er träumte, diese Nachricht der Göttin in seine Erinnerung aufzunehmen und hoffte zutiefst, dass ihm gegenwärtig bliebe, was er erfahren hatte.

Das Bild der Athene schwand vor seinem inneren Auge und kurz trat Artemis in das Blickfeld. Der fahle Schein des Mondlichts schien ihre Erscheinung zu erhellen.

»Du hast von meiner Halbschwester von den Aufgaben der Frauen gehört. Beachte dies in deinem Leben, wenn du deiner Bestimmung als Mann folgst. Ich werde zu dir sprechen, wenn du dafür bereit bist.«

Das silbrige Licht verblasste. Dunkelheit hüllte Bernhard ein. Scheinbar traumlos schlief er weiter.

In aller Frühe wachten Britta und Bernhard auf. Sie fühlten sich ausgeschlafen – nur die Beine waren schwer vom Radfahren. Insbesondere beim Hochsteigen der Treppen – ihr Zimmer lag im zweiten Stock – spürten sie leichten Schmerz in den Oberschenkeln. Heute wollten sie zurück zu den Eltern von Bernhard fahren. Britta freute sich auf Gabriel. Gestern am Telefon hatte er geklungen, als vermisse er seine Eltern doch ein wenig.

Der Weg sollte über kleine Hügel und eine offene Landschaft führen. Gleich nach dem Frühstück machten sie sich auf. Kühl und feucht zeigte sich der Morgen. Die Sonne benötigte im beginnenden Herbst Zeit, die Luft zu erwärmen. Der Gesang von Vögeln begleitete ihre Fahrt. Sie sprachen über Gabriel, erinnerten sich an seine Geburt und ihre erste Zeit als kleine Familie.

»Schon richtig groß, unser Sohn«, meinte Britta.

Gabriel war nun bereits in die zweite Klasse gekommen. Er ging gerne zur Schule. Malen und Zeichnen gehörten zu seinen liebsten Beschäftigungen. Sein Vater meinte, die Bilder seines Sohnes erinnerten an Hundertwasser, und wirklich konnten einen die kleinen, farbenreichen Gemälde in ihrer Lebendigkeit an diesen großen Künstler denken lassen. Gabriel war von Gestalt eher zart – zugleich aber voller Energie. Nur wenn er malte oder intensiv in ein Spiel vertieft war, versank er in meditative Ruhe. Ansonsten suchte sein Geist nach Betätigung und sein Körper wollte Bewegung.

»Weißt du noch, als er wenige Wochen alt war und auf dem Spaziergang am Mühlenweiher lauthals geschrien hat, weil er durstig war?«, fragte Britta. »Wir sind nach Hause gehetzt und total erschöpft angekommen.«

»Ja«, antwortete Bernhard. »Ganz schön anspruchsvoll, unser Sohn. Kompromisse sind nicht so sein Ding. Er war immer ein schönes und aktives Kind.«

»Ich freue mich auf ihn!« Britta strahlte.

»Ich glaube, er wird sehr lieb zu seinem Geschwisterchen sein«, warf ihr Mann ein.

»Bestimmt!«

»Hast du eine Idee zu einem Namen?«

Beide ließen sie ihre Gedanken schweifen. »Irgendwie fallen mir nur Mädchennamen ein«, durchbrach Britta ihr Nachdenken. »Was meinst du?«

»Wie wäre Diana oder Helena?«, antwortete Bernhard.

Ihr Gespräch verstummte. Sie waren von ihrem Empfinden eingenommen. Schließlich, als die Sonne die Luft erwärmt hatte, legten sie eine Pause ein.

»Ich fühle mich ein wenig müde«, meinte Britta. »Lass mich kurz die Augen schließen.«

Sie streckte sich auf der ausgebreiteten Decke aus. Bernhard hatte sich gleichfalls hingelegt und schaute in den Himmel. Er sah einen Turmfalken in der Luft stehen und nach Beute Ausschau halten.

Gestern hat mich Britta gefragt, was für ein Tier ich sein möchte und jetzt begegne ich dem Turmfalken. Wie gern möchte ich seinen klaren Blick auf das Sein besitzen, sprach er zu sich selbst. Ich möchte das Weltgeschehen erkunden und verstehen, was das Leben ausmacht – kühl, klar, offen, im höchsten Maße aufmerksam und empfänglich. Die Sinne sind bereit, der Welt zu begegnen.

Nicht in die Welt der Sinne eintauchen, nicht Teil von Geräuschen und Gerüchen werden, sondern mit Abstand auf das Geschehen schauen – aus der Distanz. Sich über das Irdische erheben.

»In der Wirklichkeit der Luft, in der Verbindung zum Himmel – denkt frei!«, schien der Vogel zu ihm zu sprechen. »Beachtet: Euer Denken soll nicht in den Gefühlen gefangen sein. Erkennt die Welt ohne die Begrenzung, dass dies euren Gefühlen zu dienen habe. Denn die Gefühle möchten sich in den Gedanken bestätigt sehen. Trotzdem sind eure Gedanken erst dann wahr, wenn sie sich in der irdischen Erfahrung bewiesen haben.

Hierzu ein Beispiel: Ich meine, die Bewegung im Gras wird von einer Maus verursacht. Dies ist nur wahr, wenn diese Annahme auch dazu führt, dass ich mehr Mäuse fange. Diesen Rahmen solltet ihr achten. Denkt niemals, die Welt der Gedanken wäre ohne Beweis Wahrheit! Würde ich mich nicht in dieser Weise verhalten, stürbe ich den Hungertod. Das Gleiche gilt für euch: Denken, erfahren, prüfen und dann als wahr erkennen, so gehen die Schritte. Unbedingt! Ich bin ein Wesen der Schöpfung wie du.«

Bernhard fühlte sich tief in Kontakt mit dem Turmfalken. Dieser flog nun mit hoher Geschwindigkeit auf ein Gebüsch in der Nähe ihres Lagerplatzes zu und ließ sich auf einem der oberen Zweige nieder. Wie gerne würde ich wie er in der Luft fliegen, segeln, stehen! Mich dem Wind entgegenstellen und mit großer Aufmerksamkeit schnell entscheiden und handeln! Kühlen Kopf bewahren voller Freude an der Bewegung, der Geschwindigkeit, dem schwerelosen Gleiten, dachte Bernhard. Nüchternheit und Klarheit dominieren lassen.

In Gedanken nahm er die Gestalt des Falken an und glitt durch die Luft. Unter ihm lag eine gefällige Landschaft. Erstaunlich, wie genau ich jedes Detail erkennen kann. Gelassenheit und Sicherheit spüre ich in mir. Eine tiefe Freude erfüllt mich. Die Luft trägt. Das Leben besitzt Leichtigkeit.

Ein Aufwind erfasst mich, trägt mich näher zur Sonne. Mein Freund, der Turmfalke, gesellt sich hinzu und zeigt mir Flugkunststücke, die ich nachzuahmen versuche.

»Folge mir«, fordert ihn der Falke auf. »Folge mir in die geistige Welt.«

Landschaft und Himmel zeigen sich nun rötlich mit goldenen Strahlen. Mit großer Geschwindigkeit gleiten wir durch die Luft und erreichen einen Felsvorsprung im Gebirge.

»Sieh die Welt in rotes Licht gehüllt. Es scheint, als ginge die Sonne unter. Es ist eine Welt des Übergangs, der Findung, des Lebens. Genieße den Blick!«

Die goldenen Strahlen erhellen einzelne Punkte in der Landschaft. In dieser rötlichen Welt existieren keine Tageszeiten. In mir herrscht eine große Freude. Zusammen mit dem Falken sitze ich auf dem Felsvorsprung und fühle mich mit jedem Wesen verbunden, auf das sich meine Aufmerksamkeit richtet.

»Lebe in dieser Weise«, spricht der Turmfalke zu mir. »Sei dir deiner bewusst und zugleich jedes anderen Wesens.«

»Warum ist die Welt rötlich?«

»In der roten Welt bist du mit der Kraft der Wesen verbunden. Lass uns in die blaue Welt reisen.«

Wir fliegen los und erreichen eine weite nördliche Graslandschaft mit kleinen Senken und Hügeln. In einzelnen Mulden liegt noch Schnee. Über allem liegt ein blauer Schimmer. Seen und das Meer sind zu erkennen. Wir schweben lautlos, getragen vom Wind. Ich erkenne Pflanzen, Pilze und einen Fuchs unter mir.

»Die Welt hat viele Farben«, spricht der Turmfalke. »All das sollst du entdecken und ich helfe dir dabei.«

Offenheit für Neues bedeutet, ohne feste Erwartung auf das Geschehen der Welt zu schauen. Das meint der Vogel. Es ist möglich, dass etwas vollkommen anderes geschieht, als ich es erwarte. Etwas, das ich nicht kenne und noch nie bewusst wahrgenommen habe. Hierauf will mich der Turmfalke vorbereiten. Es ist so schön, wenn das Neue sein kann. Es gibt dafür nichts zu tun: nur annehmen, offen sein, Altes loslassen.

Bernhard ruhte auf seiner Decke im Gras und betrachtete den Vogel. Der Turmfalke saß auf seinem Zweig und schaute ihm zu. Wieder vernahm Bernhard die Worte seines Gesprächspartners.

»Reise immer wieder in die klare und luftige Welt. Nicht um zu entfliehen, sondern um dein Bewusstsein zu erweitern. Lerne meine Wirklichkeit besser kennen. Lebe die Freude, die dir Zugang zur Liebe verschafft. Nimm sie an. Genieße sie. Nichts muss sein.«

Dann erhob sich der Turmfalke in die Lüfte. Schwerelos schwebte er über die Landschaft davon.

»Ich bin keine Verheißung, sondern Wirklichkeit«, hörte Bernhard ihn noch sprechen. »Eine Wirklichkeit, die ihr Menschen betreten könnt. Sie löst nicht eure Probleme auf der Erde. Aber sie erweitert euren Blick, schafft Zugang zur Leichtigkeit und zur Liebe. Hier könnt ihr erfahren und erkennen. Das verändert euch und schenkt euch Klarheit.«

»Danke, Turmfalke!«, murmelte Bernhard. Er lag auf dem Boden und schaute in den Himmel. Der Turmfalke war aus seinem Blickfeld entschwunden. Er beugte seinen Oberkörper nach vorne und betrachtete Britta. Sie räkelte sich.

»Ich habe richtig geschlafen«, meinte sie und setze sich langsam auf. »Das hat gut getan!« Freundlich erwiderte sie den Blick ihres Mannes. »Weißt du, an was ich gedacht habe, bevor ich eingeschlafen bin. An meine große Liebe zu Michael Jackson. Ich muss um die vierzehn Jahre alt gewesen sein. Damals habe ich alle Jungs mit ihm verglichen und sie konnten nicht neben ihm bestehen. Wenn ich Michael singen sah, war ich mir sicher, er sang nur für mich. Verstanden habe ich zwar nicht viel von seinen Texten, aber mich trotzdem gefragt, was er mir sagen möchte und warum niemand versteht, dass es bei seinen Liedern um mich geht.« Leise sang Britta ein paar Takte: »Every night she walks right in my dreams. Since I met her from the start, I'm so proud I am the only one who is special in her heart ... Dann wusste ich, er liebt mich.

Ich litt und nicht einmal meine Freundinnen konnten das verstehen. Ich dachte, wenn er mich sieht, wird er sich sofort in mich verlieben und um meine Hand anhalten. Meine Gedanken kreisten darum, was meine Familie dazu sagen würde, wenn ich mit meinen vierzehn oder fünfzehn Jahren zu ihm nach Amerika ziehen würde.«

Bernhard lächelte sie an, und sie lächelte zurück.

»Michael wusste zwar noch nichts davon, aber dies schien mir nicht so wichtig. Es ging ja um mein Glück. Zugleich hatte ich echten Liebeskummer ... Ich malte mir aus, wie er mich bei einem Konzert in der ersten Reihe stehend bemerken würde, zu sich auf die Bühne holte und nur für mich sang. Die ganze Welt würde sehen, welch große Liebe zwischen uns ist!«

Britta schaute ihren Mann verträumt an.

»Es hat lange gedauert, bis ich dieses Erleben als Traum erkannt habe. Es war schön und verstörend zugleich.«

Britta legte sich wieder zurück auf die Decke. Wie Bernhard schaute sie in den blauen Himmel. Beide schwiegen.

»Weißt du, solche Träume sind auch wahr«, meinte Bernhard schließlich. »Deine Liebe, deine Sehnsucht, der Schmerz, die Leidenschaft, der Liebeskummer sind wahr! Sie sind in dir!«

Britta nickte, was ihr Mann nicht erkennen konnte.

»Die äußere Welt ist überhaupt nicht so wichtig?«, fuhr er fort zu sprechen. »In dir existiert, was sich da zeigt. Etwas Großes: Liebe, Hingabe, Leidenschaft. Darum liebe ich dich!«

Beide schwiegen.

»Ich habe auch geträumt – vom Turmfalken. Du hast mich gestern gefragt, welches Tier ich gerne sein möchte. Vorhin flog der Turmfalke über mir und hat sich dann oben auf einen Zweig von dem Busch gesetzt. Er will uns ermutigen, mit Klarheit in die geistige Welt zu schauen. Dort finden wir keine Illusionen.« Bernhard stockte und fuhr dann fort: »Nein. Die Illusionen machen wir uns, wenn wir unsere Träume nicht verstehen. Wir vermengen den Traum mit unseren Wünschen und Ängsten – betrügen uns selbst.«

Bernhard drehte sich auf die Seite und schaute seine Frau an, legte seine Hand auf ihre Hüfte. Eine gute Weile noch lagen sie in der Sonne. Dann fuhren sie weiter.

Britta spürte, während sie durch die schöne Landschaft radelte, dass sie Bernhard brauchte. Ein wenig Widerwillen rief dieses Gefühl allerdings auch in ihr hervor. Sie wollte nicht abhängig sein, sondern frei.

Bernhard ließ in Gedanken das in den vergangenen Tagen Erlebte Revue passieren. Die Begegnung mit dem Hund, die Störche, die Nächte mit seiner Frau und schließlich der Turmfalke ... Die Natur kam ihm über die Maßen reich vor. Er träumte von der Göttin Athene, wünschte sich ihre Weisheit und die Klarheit des Blicks des Falken.

Gabriel begrüßte sie stürmisch, als sie bei Bernhards Eltern ankamen. Zugleich zeigte er ein Bild, das er gemalt hatte. Seine Augen strahlten, als er es seinen Eltern präsentierte. Bernhard schien, als begleite sie weiterhin der Segen des Storchs, der seiner Familie ein festes und sicheres Nest baut.

Wie es sich findet

Die Moiren begleiten die Menschen, weil der Mensch sein Schicksal in sich trägt. Sie sind Gesetz, das über das Leben wacht!
»Das irdische Leben soll wachsen!«, verkündet die jüngste der Schicksalsgöttinnen. »Ich freue mich so sehr auf das neue Kind.«
»Das Ungeborene und seine Mutter bedürfen des unbedingten Schutzes«, spricht die Mittlere. Ihr liegt der Augenblick am Herzen.
»Die Familie bietet den Menschen Heimat«, spricht die Alte, die von der Vergangenheit weiß.
»Auch in den Lebensstürmen hält die Bestimmung Kurs. In der Bitternis des Seins existiert ein unverletzter Kern, der sich in seiner vollkommenen Schönheit entfalten kann. Denn die hohen Götter wachen darüber!«, erklingt es im Chor.

Die Göttin Artemis

Britta und Bernhard verlebten eine ruhige Zeit. Das noch ungeborene Leben wuchs erkennbar, wenn man Brittas Figur betrachtete. Sie spürten, wie sich damit ihre Familie vergrößerte. Gabriel wollte immer wieder den Bauch seiner Mutter streicheln. Es schien, als bereite er sich auf seine neue Rolle als älterer Bruder vor. Er malte viele Bilder vom Mond – Landschaften mit Seen, erhellt in silbernem Licht. Selbst wenn Gabriel Technik und Fertigkeit fehlten, so zeichneten sich seine Gemälde durch eine große Ausdruckskraft aus. Sie schienen ein Geheimnis zu verbergen, das sanft vom Mondlicht berührt wurde.

Eines Nachmittags ruhte Bernhard erschöpft vom Unterricht auf dem Sofa und betrachtete ein Bild, das Gabriel mit viel Liebe gemalt hatte. Kurz zuvor hatte er über die Göttin der Natur, der Jagd und des Mondes, Artemis, die Hüterin der Frauen und Kinder gelesen, und er meinte, ihren Ausdruck im Gemälde zu erkennen. Geheimnisvoll wirkte auf ihn, was sein Sohn mit Wachsstiften in Pastellfarben auf das Papier gebracht hatte: Er erkannte Wald, Vögel, Pfeil und Bogen, einen Jäger und den Mond in seiner silbrig glänzenden Schönheit. Reine Ursprünglichkeit zeigte sich dem Betrachter.

Die Gefühle, im silbernen Mond geboren, wollen uns Menschen auf Geschehen, das wir noch nicht kennen, verweisen, ging es Bernhard durch den Kopf. Wir spüren als unausweichlich, dass etwas auf uns zukommt, und mit Wünschen oder Ängsten belegen wir das Erahnte. Der Mensch fragt: Welchen Ereignissen werde ich begegnen und wohin führt mich mein Schicksal? In unserer Vorstellung können es die schönsten Hoffnungen oder die größten Bedrohungen sein – eine Idee von Vollkommenheit oder Schrecken. Stets ist das Kommende das Ungewisse. Es sind starke Gefühle der Erwartung, die wir spüren – freudige, ängstliche und allzeit unsichere.

Ein lebendig aufregendes Gefühl erfasste Bernhard. Es ist Angst, wenn ich verzage. Es ist Glück, wenn ich mutig bin, sprach er zu sich selbst. Der Verstand kann mir nicht helfen! Ich weiß nicht, was dieses Gefühl bedeutet.

Der silbrige Mond schickt uns Menschen auf große Fahrt. Es ist die wunderbare Reise zu uns selbst, auf der sich zeigen und entfalten darf, was unser Leben ist – mit unendlichen Variationen, Erlebnissen und Erfahrungen; ein steter Übergang, Veränderung, Sterben, Gebären, Aufblühen, Verblühen; ein schicksalhafter Rhythmus.

Wir Menschen werden bei unserer irdischen Entwicklung geleitet. Es ist ein für uns ungewisser Pfad, der sich zeigt. Ein Weg, der zu allen Erfahrungen führt; er fordert, lässt leiden und schenkt Glück. Ihn zu gehen ist unsere Aufgabe! Dann schien es Bernhard, als würde die silbrige Mondkraft zu ihm sprechen.

»Ich bin das Unbekannte und nicht Fassbare. Könnt ihr die Dinge an sich erkennen? Könnt ihr verstehen, was hinter den Erscheinungen steht? Oder bleibt dies für euch allzeit verborgen?

Alles ist Erfahrung und wird auf diese Weise zu eurer Wirklichkeit! Wie könnt ihr das erfassen? Durch euer Erleben mit mir in euch! Dazu diene ich, die Kraft des Mondes, die Göttin des Mondes, als Spiegel. Der nächste Schritt zu neuer Erfahrung kommt stets aus dem zuvor Erlebten. Es ist nie ein beliebiger Schritt. Ihr nennt das Schicksal! Mit dieser Abfolge der Geschehnisse müsst ihr euch abfinden, denn ihr selbst erschafft eure Bestimmung! In der Welt und in den anderen Menschen entdeckt ihr euch und damit euer Eigentliches. Das ermögliche ich, die Mondgöttin. Das bin ich und bei dieser Entdeckung leite ich euch sanft.«

Bernhard fühlte sich zutiefst von der ihn umgebenden Atmosphäre eingenommen. Das sind wunderbare, poetisch vorgetragene Gedanken der Mondkraft, überlegte er. Natürlich gibt es so viel auf der Welt, das uns Menschen verwirrt. Vielen Erscheinungen begegnen wir das erste Mal. Darüber gewinnen wir Erfahrungen und können uns und die Welt erkennen.

Die Göttin Artemis trat aus dem Mondlicht heraus vor das geistige Auge Bernhards.

»Ihr Menschen gehört einer Seele an«, hörte Bernhard in sich die Stimme der Artemis. »Die Seele ist wie das Wasser – ein Tropfen, ein See, ein Bach, ein Fluss, das Meer. Für den Menschen ist sie als Tropfen überschaubar oder als Meer unendlich. Sie kann Tiefe und Größe besitzen oder begrenzte Formen. Ihr könnt die Seele mit euren Händen schöpfen oder in sie eintauchen. Nie besitzt die Seele die Erscheinung, die ihr Menschen vermutet, sondern wie das Wasser kennt sie keine Grenzen.«

In Bernhard entstand das Bild einer vom Mond beleuchteten Seenlandschaft. Er saß vorne in einer Pferdekutsche und befand sich auf dem Weg nach Hause. Ich sitze auf dem Kutschbock und kann die Pferde lenken, sprach er zu sich. Allein, wie ist das, wenn ich den Weg nach Hause nicht kenne?

»Dann lass die Pferde laufen. Sie finden den Weg«, vernahm er als Antwort. »Sei aufmerksam, damit kein Unfall geschieht. Du sollst dort lenken, wo du den Weg kennst. Den Weg, den die silberne Mondkraft weist, den kennst du noch nicht. Deshalb hab Vertrauen. Die Pferde wissen, wo sich ihr Stall befindet.«

Bernhard dachte an seine schwangere Frau. Kann sie die Geburt des Kindes lenken?, fragte er sich. Nein, das muss sie anderen Kräften überlassen.

Bernhard betrachtete die vom Mondlicht beschienene Göttin Artemis. Sie erschien ihm in kräftiger Gestalt mit einem silbernen Bogen in Form der Sichel eines Halbmonds in der Hand.

»Schau auf die Schönheit der Natur«, sprach sie. »Wie diese besitze ich viele Gesichter und bleibe euch Menschen Geheimnis. Die Männer liebe ich in ihrer Stärke und Schönheit und zugleich halte ich sie mir fern.«

Bernhard nahm die kraftvolle Göttin fasziniert wahr. Sein Körper spannte sich an.

»Respektiere mich«, wandte sich Artemis direkt an Bernhard. »Respektiere die Natur, sonst musst du sterben!« Ein feines Lächeln zeigte sich in ihrem Gesicht. Es gab ihr einen überlegenen Ausdruck.

»Mein Zwillingsbruder Apollon schenkt euch Gesang und Dichtkunst, Musik und Weissagung, Heilung und Licht. Er ist milde und rein. Ich, Artemis, vertrete die Rechte der Natur, auch von euch

Menschen, da ihr Teil von ihr seid. Erzürnt mich nicht durch Missachtung.«

Bernhard hörte mit großem Respekt auf die Worte der Göttin.

»Tut mir, den Frauen und Kindern kein Leid an. Seid gewarnt! Meine Pfeile finden ihr Ziel! Ihr Männer, die ihr den Frauen Schmerzen bereitet – ich nehme Rache an euch. Durch euch Männer erfahren die Frauen den Schmerz der Geburt. Euer Samen macht das Weibliche zum Träger neuen Lebens und bindet die Frau in Abhängigkeit, dem zu dienen.«

Tief entschlossen blickte Artemis. Dann wurde ihr Ausdruck milder. »Stelle dich dem Schicksal zur Verfügung. Diene dem Weiblichen!«

»Ein wenig Bitterkeit spricht aus dir«, wandte sich Bernhard an Artemis – leicht erschrocken über ihre zum Teil harschen, den Männern drohenden Worten.

»Das Weibliche ist oft eingesperrt und zur Abhängigkeit verurteilt. Ist das gerecht? Nicht selten fehlt die Achtung! Die Frau soll Kinder gebären, sie versorgen und sich völlig für die Familie hingeben. Es ist bitter, wenn dann alle Hingabe und Liebe nichts fruchten, sondern Aussichtslosigkeit für alle Zeit besteht. Dies kennen die Frauen nur zu gut. Das ist ein bitterer Weg, denn wie viel Hoffnung, wie viele Wünsche, wie viel Verlangen wurden an das Außen gerichtet. Trotzdem führt der Pfad weg von der Erfüllung. Es fehlen Kraft, Freude und Lust. Die Gefühle sind eingeschränkt und dringen nicht nach außen: Schweigen, Rückzug, Anhalten, Verweilen. Die Natur will sich nicht einsperren lassen durch die Regentschaft der Menschen – die Frau will sich nicht durch Herrschaft begrenzen lassen. Das Weibliche trägt eine tiefe Wunde!«

Die Göttin war nun aus dem Mondlicht herausgetreten. In ihrer linken Hand hielt sie einen Busch Wermutkraut. Dunkler Wald umgab die Gottheit und wie eine Schamanin, die die Geister beschwört, stand Artemis aufrecht in einer Lichtung. Trotz der hohen und düsteren Bäume schien diese Welt an Erdenschwere verloren zu haben. Etwas Neues jenseits aller Begrenzung nahm sich Raum.

»Ich nehme euch liebevoll auf und begleite euch durch die Bitternis eures Seins. Ihr lernt, dass es weiter geht, dass die Welt und die Menschen euch brauchen, dass ihr so wertvoll seid, weil ihr die Verletzung tragt – voller Unschuld. Ich schenke euch Verbindung zu hohen Sphären des Seins, wo tiefe Erfahrungen, tiefe Verletzungen durchlebt und bewältigt werden.«

Bernhard spürte den harten Rhythmus seines Herzens. Unausweichlich kam ihm vor, was er vernahm. Es gibt nichts außer dem Leben und nichts, was nicht jenes Leben ist, sprach er zu sich. Mit diesem Gedanken wurde sein Ausdruck weicher.

»Augen auf! Sei wach und lebendig«, hörte er die helle, klare Stimme der Göttin. »Tiefste Wunden können heilen. Sicherheit und Gewissheit kehren zurück.«

Die Stimme verlor sich in der Ferne. Noch einmal blickte Bernhard in das lächelnde Gesicht von Artemis. Sie ist über die Maßen schön!, dachte er. So rein und aufrecht! Doch dann ganz plötzlich trat Leere ein. Alles Empfinden und Denken schien aus Bernhard gewichen. Da trat eine Schattengestalt vor ihn hin. Er meinte, seine Frau Britta zu erkennen.

»Achte meine Verletzung«, hörte er sie sprechen. »Achte mich und meine Bitterkeit. Ertrage, was sie dir auferlegt!«

Wie in Nebel gehüllt schien Bernhards Blick. Er wollte die Schattengestalt fragen, ob sie Britta sei, jedoch wie gelähmt verharrte er in seiner Position.

»Berührst du meine Wunde, so sei meiner Rache gewahr«, klang es in Bernhards Ohren. Er versuchte zu verstehen, was ihm in diesem Augenblick begegnete, und doch entzog es sich vollkommen seinem Verstand. Die Leere blieb und zugleich stand mitten darin diese Erscheinung.

Bernhard atmete tief ein und aus. Er suchte Halt und Orientierung. Dann verschwand das Schattenbild vor seinen Augen und das Gemälde von Gabriel rückte wieder in den Fokus seiner Aufmerksamkeit. Bernhard befand sich in der ihm vertrauten Welt.

Er schaute auf die Uhr. Noch war Zeit, bis Britta mit Gabriel nach Hause kommen sollte. Er legte das Blatt zur Seite. Ich träume gerne, wurde ihm bewusst, und er dämmerte für einige Minuten ein.

Bilder von Iphigenie, der Priesterin der Artemis, erschienen ihm beim Einschlafen. Die Priesterin sprach: »Ich weiß vom Leid. Über meiner Familie lag der Fluch der Götter. In jeder Generation herrschten Gewalt und Mord. Andererseits, ich kenne gleichfalls die Befreiung. Als Priesterin der großen Göttin Artemis im fernen Land der Taurer habe ich gelernt, die Göttinnen der Rache, die Errinyen, zu versöhnen, denn sie beschützen die Rechte der Frauen, denen Unrecht geschah.«

Bernhard war erstaunt, der anmutsvollen Iphigenie zu begegnen. Ein Gedicht klang wie von hellen Silberglocken gesprochen in seinem Ohr.

> Schaut ihr in mein Angesicht,
> schaut ihr in des Mondes Licht,
> seht ihr all die vielen Fragen,
> die der Menschen Schicksal plagen.
>
> Trägst uns durch die Lebensräume,
> trägst uns durch die dunkle Nacht.
> Mond, du gibst uns unsre Träume,
> Mond, du große Frauenmacht.
>
> Kreist um unser Erdensein
> in dem Rhythmus deiner Tage.
> Führst uns durch den Lebenshain,
> stellst uns hier die Schicksalsfrage.
>
> Alte Heimat früherer Tage
> voller Trauer ahnen wir:
> In der Erdenmenschen Lage
> bist du fern geworden mir.
>
> Seht das schöne Silberkleid,
> das ich übers Leben breit.
> Mondeslicht und Silberkleid –
> Menschen seid dafür bereit.

Bernhard erzählt von Evelyn

Die Monate bis zum Geburtstermin verliefen ruhig. An einem Abend, Gabriel war bereits zu Bett gegangen, meinte Britta: »Du hast mir noch nie richtig über deine Freundschaft mit Evelyn erzählt. Immerhin warst du gut zwei Jahre mit ihr zusammen.«

Britta hatte Recht. Bernhard war diesem Thema immer ausgewichen. Vielleicht, weil Evelyn ihm schließlich verlassen hatte, vielleicht weil er die Tiefe der Gefühle zu seiner damaligen Freundin vor Britta nicht ausbreiten wollte. Nun aber, mit dieser direkten

Ansprache, kam er nicht daran vorbei, ausführlicher zu antworten. Wenn Bernhard aus seinem Leben erzählte, geschah dies stets wohlgeordnet. Er sprang nicht im Geschehen von einem zum anderen Punkt, breitete nicht seine Gefühle aus oder verlor sich gar darin.

Bernhard hätte sich gut vorstellen können, sein Leben mit Evelyn zu teilen. Noch heute machte es ihn traurig, dass diese Beziehung auseinandergegangen war, und eigentlich verstand er nicht, warum. Er wusste, dass sich Evelyn nach der Trennung noch sehr mit ihm verbunden gefühlt hatte. Heute gab es hin und wieder mal einen kurzen Anruf oder eine kleine Nachricht zwischen ihnen. Evelyn hatte nach ihrem Zusammensein eine längere Phase wechselnder Beziehungen durchlebt. Jetzt pflegte sie eine feste Partnerschaft, allerdings weiterhin in getrennten Wohnungen, während bei Bernhard bereits sein zweites Kind unterwegs war. Er hatte seine Ex-Freundin immer als mütterlich empfunden und wunderte sich, dass sie keine Familie gründete. Immerhin war sie nun bereits sechsunddreißig Jahre alt. Indes, Evelyn schien sich auf ihr berufliches Fortkommen zu konzentrieren.

»Wir waren richtig jung, als wir uns kennengelernt haben«, antwortete Bernhard schließlich, wenn auch ohne große Lust auf das Gespräch. »Wir hatten beide gerade mit dem Studium begonnen. Wenn ich so darüber nachdenke: Eigentlich waren wir noch halbe Kinder.«

»Was hat dir denn an ihr gefallen?«

Bernhard dachte nach. Eine Schönheit war Evelyn sicher nicht, ging es ihm durch den Kopf – gleichwohl ausgesprochen weiblich.

»Ihre Art. Ich mochte es, wie sie sich gegeben hat. Sie wirkte auf mich natürlich, ehrlich. Damals haben wir einfach gut zueinander gepasst. Wir waren beide auf der Suche.«

Evelyn hatte Bernhard bereits bei ihrer ersten Begegnung gefallen, als er sie auf einer Party inmitten einer Gruppe leicht angetrunkener Freunde sah. Sie hatten miteinander getanzt und geflirtet. Nachdem Evelyn und ihr damaliger Freund sich einige Monate später getrennt hatten, kam es zu häufigeren Verabredungen.

»Wir wollten beide die Welt entdecken«, ergänzte Bernhard noch seine kurzgehaltene Auskunft. Er wollte Britta nicht erzählen, wie unsäglich er damals in Evelyn verliebt war. Er wusste noch genau, wie er eines Abends am Ende eines langen Telefonats – sie waren noch kein Paar – meinte, dass er bei ihr vorbeikommen würde. Das klang in diesem Augenblick vollkommen selbstverständlich. So schnell er konnte, fuhr er mit dem Fahrrad bis zu ihrer Wohnung und klingelte. Eine Flasche Mandellikör hatte er mit dabei, weil er wusste, dass sie den ausgesprochen gerne mochte, und vielleicht hoffte er insgeheim mit diesem Geschenk auch, der Alkohol könnte alle Bedenken vor einer körperlichen Begegnung beseitigen.

Die Flasche blieb dann jedoch den ganzen Abend ungeöffnet. Sie saßen auf dem Teppich in ihrem Zimmer, unterhielten sich und er schielte ab und an zur Flasche mit dem Gefühl, dass einige Schlucke vom Likör jetzt sicher angenehm wären. An die Themen des Gesprächs mit Evelyn konnte er sich absolut nicht mehr erinnern, ebenso wenig daran, wie lange sie dort gesessen hatten und wie es gekommen war, dass sie im Bett landeten. Er wusste noch, dass er ein wenig erschrak, weil Evelyn sich anhörte, als würde sie weinen, als sie miteinander schliefen. Das konnte er unmöglich Britta erzählen. Diese erste Nacht mit Evelyn besaß etwas Verzauberndes.

»Denkst du noch manchmal an sie?«, fragte Britta.

»Weniger. Es war eine ganz andere Zeit. Natürlich war sie meine erste richtige Freundin. Das ist schon wichtig. Evelyn ist lieb. Ich mag sie.«

Als Bernhard dies sagte, schwang Sehnsucht in seiner Stimme. Sie hatten zu jener Zeit einfach in den Tag hinein gelebt, nichts erwartet, und er hatte Evelyn so genommen, wie sie sich ihm zeigte. Aus heutiger Sicht meinte er, sich wenige Gedanken gemacht zu haben, was seine Freundin bewegte, was sie fühlte und dachte.

»Und wie ist eure Beziehung dann auseinandergegangen?«

»Weiß ich auch nicht so genau. Irgendwie kam es, dass wir uns weniger gesehen haben. Dann hat mir Evelyn eines Tages mitgeteilt, dass sie mehr Zeit für sich brauche und eine feste Freundschaft sie zu stark einenge. Das war's dann.«

Er hatte seinerzeit gemeint, dieses Verlangen von Evelyn käme aus grundlegender, zweifelsfreier Überzeugung und er müsse es akzeptieren. Wenn er jetzt darüber nachdachte, schien ihm das damalige Leben unwirklich.

»Wir haben einander versprochen, dass wir Freunde bleiben. Uns dann jedoch aus den Augen verloren. Nur eine Begegnung mit ihr ist mir noch ganz gegenwärtig. Eigentlich sind wir schon längst getrennte Wege gegangen. Da haben wir uns zufällig bei einer Feier getroffen, miteinander getanzt, uns unterhalten – es war schön. Ich bin dann in die Küche der Wohnung gegangen und irgendwie fing eine Knutscherei mit einer Freundin von Evelyn an. Ich hab mir nicht viel dabei gedacht. Das gehörte halt zu einer Party in diesem Alter. Jedenfalls ist Evelyn in die Küche gekommen und reagierte stocksauer. Als ich versucht habe, mit ihr zu reden, ließ sie sich in keiner Weise mehr ansprechen. Am nächsten Tag hab ich sie angerufen, das ging ebenso schief. Wir waren überhaupt nicht mehr zusammen und dann macht sie eine solche Szene aus einer völlig unbedeutenden Knutscherei, hab ich gedacht.«

Bernhard überlegte.

»Damals bin ich überhaupt nicht auf die Idee gekommen, dass von ihrer Seite vielleicht doch noch starke Gefühle für mich da waren. Eigentlich schade.«

»Und dann habt ihr euch wieder besser vertragen?«

»Ja. Evelyn hat mich einige Monate später besucht. Irgendwie war das wie früher und sie meinte, dass sie sich niemals hätte vorstellen können, wieder so vertraut mit mir zu sein. Kurz darauf ist sie weggezogen und wir hatten kaum noch Kontakt.«

Bernhard zögerte kurz. »Es so lange her«, sagte er schließlich. »Lass uns schlafen. Ich bin heute richtig müde.«

Als sie im Bett lagen, ging Bernhard Evelyn nicht aus dem Kopf. Ihm fiel ein, wie er sie eine Woche nach ihrem letzten Besuch, von dem er Britta erzählt hatte, auf der Straße getroffen hatte, wie sein Herz heftig schlug und er sich trotzdem ganz cool gab. Er wollte nicht, dass sie bemerkte, wie wichtig sie ihm noch war. Es war ihr Entschluss, sich zu trennen, hatte er gemeint und dabei vorausgesetzt, dass diese Entscheidung für sie wohl begründet wäre. Eigentlich ziemlich dumm von mir, auf diese Weise zu reagieren, überlegte er nun. Ziemlich unreif. Warum ist man immer erst hinterher schlauer?

Warum hatte er sich nicht getraut, seine Gefühle zu zeigen und solche Angst vor Verletzungen – auch heute noch? So viel hätten sie noch miteinander erleben können. Warum hatte er sie nie gefragt, weshalb sie meinte, mehr Zeit für sich selbst zu brauchen und sich nicht erkundigt, was dieses Gefühl der Enge bei ihr hervorrief? Überhaupt: Warum zeigte er sich im Leben oft derart sprachlos? Evelyn musste den Eindruck gehabt haben, sie interessiere ihn nicht wirklich. Mit Traurigkeit im Herzen schlief er ein.

Helena

Der Geburtstermin rückte näher. Britta jammerte immer häufiger, dass es nun wirklich Zeit für die Entbindung werde. Das Laufen fiel ihr schwer, sie fühlte sich wie mit einer Last bepackt, die es nun abzusetzen galt. Alle Vorbereitungen für die Geburt waren getroffen; seit Langem das Krankenhaus ausgewählt; mit der Hebamme jedes Detail besprochen. Nun konnte das Kind sich entschließen, auf diese Welt zu kommen, meinten seine Eltern.

Als dann die ersten Wehen einsetzten, verlief alles wie geplant. Am frühen Morgen brachte Bernhard Britta ins Krankenhaus, bereits um 11 Uhr erblickte Helena das Licht der Welt. Die Eltern nahmen den kleinen Menschen in ihren Kreis auf. Bereits nach einer Nacht im Krankenhaus kehrten Britta und Helena nach Hause zurück.

Gabriel war von seiner Schwester begeistert. Immer wieder bemerkte er mit Erstaunen, wie klein sie sei, streichelte zärtlich über ihre schwarzen Haare und hielt die zarten Händchen. Er fragte, wann sie laufen und sprechen könnte und schaute enttäuscht, als er hörte, wie lange das noch dauern würde. Er las ihr aus seinen Schulheften vor und erklärte, was er schon alles gelernt hatte.

Für Helenas Eltern stellte sich neben der Freude viel zusätzliche Arbeit ein. Ihre Tochter zeigte sich zwar als freundliches und zufriedenes Kind, trotzdem waren die Tage und gleichfalls die Nächte mit ihrer Versorgung ausgefüllt. So wurden die Schlafzeiten zunehmend kürzer und die Aufgaben mehr. Mit der Zeit entstand eine emsige Routine, die Ringe unter den Augen blieben dauerhaft ebenso wie Schlaflosigkeit und Erschöpfung.

Mit Helena veränderte sich die Familie. Das kleine Mädchen wuchs heran, und im Handumdrehen stand ihr erster Geburtstag an. Die ganze Familie kam zur Feier. Oma Isolde hatte besonderen Gefallen an Helena gefunden.

Auch Sarah, Brittas Schwester, nahm zusammen mit ihrem Mann Edelbert an der Geburtstagsfeier teil. Sie lebten in Frankfurt, er arbeitete für eine Bank, sie als Unternehmensberaterin für eine weltweit tätige Firma. Sie erzählten von ihren Luxusurlauben, dem tollen Penthouse, das sie sich gekauft hatten, den beruflichen Meetings überall auf dem Globus. Bernhard hörte gerne diese Geschichten aus der Welt. Das Leben von Sarah und Edelbert schien ihm fremd, aber auch interessant. Britta verhielt sich reservierter. Sie verglich ihren Alltag mit dem ihrer Schwester, und das weckte durchaus Neid bei ihr. In solch einem schicken Fünf-Sterne-Hotel den Urlaub zu verbringen, Sauna und Massagen zu genießen, vornehm zu speisen ... all dies wirkte auf sie verlockend. Im Beruf mit den Firmenlenkern großer Unternehmen zu verhandeln, zur jährlichen Betriebsfeier auf Hawaii eingeladen zu werden, mit einem Mann verheiratet zu sein, der täglich mit Millionenbeträgen handelte: Es klang beeindruckend, was Sarah erzählte.

Umso hellhöriger beobachtete Britta die leichte Wehmut, mit der ihre Schwester auf die Kinder schaute. Sarah war nun 38 Jahre alt. Sie hatte bisher das Thema Kinder stets beiseitegeschoben. Britta spürte den Schmerz in ihr, selbst keine Kinder zu haben. Edelbert hatte in Gesprächen angedeutet, dass er sich Nachwuchs gut vorstellen könnte. Dann wiederum diesen Gedanken wie im Scherz zurückgewiesen, Sarahs Karriere erwähnt und ihrer beider Unabhängigkeit beschworen.

Als Sarah Helena auf dem Arm trug, nahmen ihre Gesichtszüge einen weichen Ausdruck an und die Augen strahlten, als das kleine Erdenwesen sie anlächelte.

»Helena ist ein richtiger Engel«, meinte Sarah, und eine Träne rollte über ihre Wange.

In diesem Augenblick fühlte sich Britta unsäglich stolz. Sie schaute auf ihre Mutter und ihren Vater: Sie mussten anerkennen, dass sie ihrer Schwester etwas voraus hatte. Britta sah, wie Gabriel Opa Herbert gerade Geschichten aus seinem Buch über Tiere erklärte. Gabriel liebte Vögel und der große Steinadler, der auch auf dem Umschlag des Buchs abgebildet war, hatte es ihm besonders angetan.

»Schau mal Opa«, meinte Gabriel. »Es gibt Steinadler und Seeadler. Der Seeadler jagt Fische.« Herbert nickte. Sein Enkel blätterte im Buch. »Und schau hier die vielen Wappen.« Mit den Fingern deutete Gabriel auf die bunten Abbildungen. »Das ist von Deutschland, das von Amerika und ...«, er überlegte, »der goldene Adler mit den zwei Köpfen ist von Russland.«

Sein Opa schaute interessiert auf die Darstellung im Buch. Gabriel zeigte auf ein weiteres Wappen. »Der Adler mit der Schlange im Schnabel. Das ist das Wappen von Mexiko.«

Dieses Thema fand durchaus das Interesse von Herbert Herzog. Nicht ganz ohne Stolz ergänzte er noch: »Ägypten und Albanien zeigen heute den Adler im Wappen, aber er war ebenso das Wappentier des römischen Heeres, des Byzantinischen Reiches und Napoleons.«

Gabriel freute sich über die Zuwendung und es störte ihn nicht im Geringsten, dass er keinen der genannten Namen kannte. Er fragte neugierig. »Wer ist Napelon?«

»Napoleon«, verbesserte sein Opa. »Das war ein französischer Kaiser, der ganz Europa eroberte und ihm eine neue Ordnung gegeben hat.«

Ein intensiver Austausch setzte sich fort.

Brittas Herz öffnete sich. Sarah trug Helena, ihr Vater war in eine Unterhaltung mit Gabriel vertieft ... Sie schaute auf ihre Mutter, die sich im Gespräch mit Edelbert befand, suchte den Blickkontakt mit Bernhard, der sich mit seinen Eltern und seinem Bruder Christoph unterhielt. Diese Menschen gaben ihr Bedeutung. Sie hatte im Leben vieles richtig gemacht.

Christoph erzählte Bernhard von den Planungen für sein Hotel. »Alter Krug zum Rosengarten« sollte der Name lauten. Er beabsichtigte, eine betagte Scheune, die etwas außerhalb der Stadt lag, zu einem Landgasthof auszubauen. Jedes Zimmer würde eine individuelle Note erhalten und mit dem hierzu passenden Namen bezeichnet werden. Die Finanzierung des Projekts sei bereits gesichert, meinte er. Nur die Planung der Gestaltung des Gartenbereichs musste noch abgeschlossen werden. Er wollte die Rose in den Mittelpunkt des Anwesens stellen. Auf einen Duftgarten als Zentrum sollte der Freibereich mit einer großen überdachten Terrasse ausgerichtet sein. Im Café hatte er das Sortiment bereits um verschiedenste Spezialitäten mit Rosengeschmack erweitert und diese Idee wollte er weiterführen. Seine Mutter unterstützte ihn hierbei nach Kräften und von der Kundschaft kam großer Zuspruch. Die Rose sollte den gesamten Landgasthof mitgestalten, ohne aufdringlich zu scheinen. Eine Sauna mit Rosenduft, ein Meditationsraum, in dem ab und an Rosenblätter geräuchert wurden, im kulinarischen Angebot fein eingebettete Komponenten wie Rosengelee. Voller Begeisterung konnte er von diesen Plänen erzählen.

Die Idee mit der Rose war Christoph bei einem Aufenthalt in Zypern gekommen, als er die Vielfalt von Produkten, für die die Königin der Blumen Ausgangspunkt ist, schätzen lernte. Bei diesem Urlaub hatte er Karin kennengelernt, mit der er zwischenzeitlich zusammenlebte. Sie war fast sechs Jahre jünger als er und wollte sich im Hotel insbesondere um den Küchenbereich kümmern. Karins Eltern besaßen in Österreich ein vornehmes Hotel und unterstützen das junge Paar bei seinen Planungen.

Bernhard mochte Christophs Freundin ausgesprochen gerne. Ein wenig verdrehte ihm diese junge Frau mit ihrer offenen, zugewandten Art und den schönen Augen den Kopf. Karin schaute mit großer Achtung auf Christoph, bewunderte ihn angesichts seines Muts und seiner Unternehmenslust, derart weitreichende Pläne zu verfolgen. Sie vertraute seinen Fähigkeiten.

Bernhard hatte seinem Bruder die Geschichte von Aphrodite erzählt. War doch die Liebesgöttin an der Küste Zyperns aus dem Meer gestiegen. Von der Brandung emporgehoben betrat sie das Land. Wo ihr Fuß die Erde berührte, sprossen Blumen aus dem Boden und über diesen Teppich schritt sie bis zum Olymp. Die Rose, die Liebe zwischen Karin und Christoph, Aphrodite und Zypern – wie harmonisch sich das Geschehen zusammenfügte.

»Die Tempel und alten Städte auf Zypern sind wirklich ganz besondere Orte«, meinte Christoph. »Stets blicken sie auf das Meer und wenn du auf die Weite der blauen Oberfläche schaust, spürst du Erhabenheit. Es scheint, als strömte vom Meer eine Kraft, die dich zum Himmel heben möchte. Die alten Orte verbinden Himmel, Meer und Erde. Die Bilder und Mosaike in ihren Tempeln und Häusern, soweit sie uns erhalten geblieben sind, verkünden Gleiches, und die Kirchen mit ihren Ikonen stehen auch in dieser Tradition.«

Bernhards Aufmerksamkeit war geweckt.

»Ja, eine Kultur begründet die nächste«, erwiderte er zu Christophs Überlegungen. »Wie die Steine der ersten Siedlungen in den neu errichteten Bauten folgender Epochen ihren Platz finden, geht ebenso das Denken der Menschen von einem Zeitalter in das nächste über. Die kleine Insel Zypern ist ein schönes Beispiel dafür. Bei den ältesten uns bekannten Göttern, die auf Zypern verehrt wurden, vertraten sowohl weibliche als auch männliche Gottheiten Liebe und Fruchtbarkeit. Später trennt sich die Bestimmung der Urkräfte nach Geschlechtern. Das Männliche will unsere Seele nun wecken, während das Weibliche den Menschen in traumhafter Weisheit ruhen lässt. Auf dieser schönen Insel begegnen sich West und Ost, Außen und Innen, Mensch und Gott. Es entwickelt sich aus einem bunten Zusammenspiel, zu dem die Zeit gereift ist.«

Während sich Bernhard und Christoph schwärmerisch über Zypern unterhielten, ruhte ihr Blick immer wieder besorgt auf ihrem Vater. Hanns Krüger wirkte an diesem Nachmittag überaus erschöpft. Der Magen bereitete ihm Probleme. Wegen seines Bluthochdrucks nahm er regelmäßig Medikamente ein. Er, der immer gesund und stark gewesen war, fühlte sich müde davon, ein Leben mit Krankheiten führen zu müssen. Einem Dasein ohne Kraft und Lebensfreude fehlte in seinen Augen der Sinn. Immer noch verbrachte er gerne seine Zeit in der Backstube, wenn er dann aber erschöpft von der Arbeit Pausen einlegen musste, und das, was ihm früher leicht von der Hand gegangen war, große Anstrengung bedeutete, stieg eine depressive Stimmung in ihm hoch. Gerne hätte er mehr Zeit mit seinen Forschungen über die Römer verbracht. Doch längere Autofahrten zu interessanten Ausgrabungsstätten oder Museen bereiteten keine Freude mehr. Oft dachte er daran zurück, wie Bernhard ihn in jungen Jahren begleitet hatte. Nach kurzer Nachtruhe hatte er zu damaliger Zeit früh am Morgen in der Backstube gestanden und war anschließend mit seinem Sohn zu einer ihrer Expeditionen aufgebrochen. Diese Zeiten waren nun wohl unabänderlich vorbei. Zunehmend plagten ihn Schwindelanfälle. Das Leben zeigte sich von einer freudlosen Seite. Natürlich weckte es ein wenig seine Lebensgeister, wenn er mit Bernhard hin und wieder über die griechische Mythologie diskutierte. Die Leidenschaft seines Sohns für dieses Thema hatte sich auf ihn übertragen. Andererseits: Gelegenheiten zum Gedankenaustausch ergaben sich selten. Auch Christophs Begeisterung für das Rosengarten-Projekt überforderte ihn. Er erschrak eher vor den großen Aufgaben, die er auf seinen Sohn zukommen sah. Sein Leben lang war der Blick von Hanns Krüger mehr in die Vergangenheit gerichtet gewesen. Woher er kam, beschäftigte sein Gefühl und seinen Geist – weniger, wohin er ging.

Charlotte Krüger dagegen blühte durch die Enkelkinder auf. Als Bernhard und Christoph klein gewesen waren, hatte sie stets unter großem Zeitdruck gestanden. Nie konnte sie ihre Kinder, die sie über alles liebte, richtig genießen. Die Bäckerei und das Café forderten ihren ganzen Einsatz. Da blieb wenig Zeit für die Familie und alles in ihrem Tagesablauf organisierte sie auf eine Weise, dass es reibungslos und effizient funktionierte. Ihre Ehe stand gleichfalls unter dieser Anforderung. Wenn sie jetzt zurückblickte, schienen ihr die Jahre wie im Zeitraffer vergangen zu sein.

Als Bernhard seine Eltern und seinen Bruder auf dieser Geburtsfeier erlebte, fühlte er sich ihnen zugehörig. Wie wertvoll waren die gemeinsamen Zeiten mit seinem Vater gewesen. Er liebte dessen stille und zugleich aufrechte Haltung. Ein oder zwei wesentliche Sätze und damit war gesagt, was gesagt werden sollte. Nur wenn er von der römischen Geschichte erzählte, ließ sich ein fortlaufender Fluss der Worte vernehmen. Bernhard dachte gerne an die gemeinsamen schweigsamen Autofahrten und ebenso an die ausführlichen Berichte seines Vaters. Nun sah Hanns Krüger erschöpft aus und ihm etwas Lebensfreude zu entlocken fiel schwer.

Wenn Bernhard auf seinen Bruder Christoph schaute, gefielen ihm die Pläne, die er in das Leben trug. Demgegenüber kam ihm sein eigenes Leben fast langweilig und ohne Überraschungen vor. Er staunte darüber, wie Christoph einerseits beruflich in die Fußstapfen seiner Eltern getreten war und andererseits etwas vollkommen Neues in das Dasein brachte. Bernhard hatte mit seiner Berufswahl eine Trennung zu den Eltern vollzogen, um dann ihrem Vorbild an Bürgerlichkeit zu entsprechen. So prägte die Brüder ihr Elternhaus und Bernhard fühlte sich damit einverstanden. Ihn freute, seine Mutter innig mit seinen Kindern verbunden zu sehen. Manchmal fragte er sich allerdings, ob Christoph sich nicht übernahm. Seit ein paar Monaten sah er sehr blass aus und Ringe zeichneten sich unter den Augen ab. Er wirkte krank. Als er seinen Bruder darauf einmal angesprochen hatte, hatte der aber abgewehrt und gemurmelt, wahrscheinlich habe er zu viel Stress und zudem sollte er seinen Zigarettenkonsum verringern.

Bernhard, der die Eigenschaft besaß, innere Bilder zu Ereignissen oder Menschen wahrzunehmen, hatte in diesem Moment hinter Christoph einen dunklen Schatten bemerkt. Mehr konnte er nicht dazu sagen. Vielleicht wollte er auch nicht, denn er assoziierte diesen Schatten mit dem Tod. Das gestand er sich jedoch nicht ein

Die Krügers waren in Gespräche und Gedanken über den Landgasthof vertieft. Christophs Ideen trugen weit in die Welt des Möglichen und oft auch – zumindest für den realistischen Betrachter – Unmöglichen. Gelegentlich mussten ihn seine Gesprächspartner auf den Boden der Tatsachen zurückholen.

Während die Familie Krüger allerlei Zukunftsideen diskutierte, erkundigte sich Isolde Herzog bei ihrem Schwiegersohn zu seinem Berufsleben. Die Bankgeschäfte, bei denen Millionenwerte hin und her geschoben wurden, faszinierten sie, auch wenn sie wenig davon, was ihr Edelbert berichtete, nachvollziehen konnte. Allein die Zahlen und Begriffe wie Derivat, Option, Swap oder Leerverkauf hinterließen einen tiefen Eindruck. Für sich nannte sie diese Welt Hochfinanz und der Ausdruck gefiel ihr. Ihr Schwiegersohn betätigte sich in der Hochfinanz: Das klang elegant und elitär. Ihre Familie war der Politik und Hochfinanz verbunden. In Gedanken sprach sie sich diesen Satz vor und überlegte, wen er im Golfclub beeindrucken konnte. In beruflicher Hinsicht befand sie Edelbert als die bessere Partie als Bernhard. Mit ihm ließ sich deutlich mehr Beachtung finden. Andererseits ging ihr durch den Kopf, wie überaus sie sich an Helena freute, was sie selbst ein wenig erstaunte, da sie eigentlich gemeint hatte, ein Enkel wäre ihr wichtiger als eine Enkelin. Helena hatte ihr Herz berührt und den Stolz als Großmutter in ihr geweckt. Vielleicht waren es Erinnerungen an ihre beiden Töchter und eine unbewusste Sehnsucht, ihnen mehr Wärme und Liebe geben zu können, die Helena in ihr geweckt hatte. Wenn Isolde Herzog auf ihr Leben schaute, meinte sie, zufrieden sein zu sollen. Sarah verheiratet in der Hochfinanz und Britta mit ihren beiden Kindern, was könnte sie mehr haben wollen. Als sie sich mit ihrem Schwiegersohn unterhielt, wanderte ihr Blick immer wieder zu Sarah, die Helena auf dem Arm trug. Isolde fragte sich, ob es nun nicht Zeit für ihre älteste Tochter sei, selbst ein Kind zu bekommen. Aber niemals hätte sie Sarah oder Edelbert auf dieses Thema angesprochen.

Britta stand weiterhin beim Fenster und betrachtete die Anwesenden. Wie elegant und geschmackvoll ihre Mutter zu jeder Gelegenheit gekleidet war. Einfach perfekt. Britta hatte des Öfteren überlegt, ob ihre Mutter wohl ein Verhältnis mit dem Bauunternehmer, der im Vorstand des Golfclubs saß, hatte. Traute sie ihr ein solches Verhältnis zu? Ja, antwortete sie sich. Ihr Blick streifte weiter. Bei wem konnte sie sich ein Fremdgehen noch vorstellen? Edelbert? Vielleicht, aber wenn, dann nur höchstens eine kurze Affäre. Christoph oder Karin? Nein, Karin würde so etwas nicht wollen. Zu sehr schaute sie zu ihrem Freund auf. Christoph auch eher nicht. Die Beziehung zu Karin wollte er sicher nicht gefährden. Und sie selbst? Jedenfalls wusste sie sicher, dass sie mit Bernhard zusammenbleiben wollte. Er war ihr wichtig. Zugleich meinte sie, ein viel temperamentvollerer Mensch als ihr Mann zu sein und dass ihr Leben mehr Abwechslung und Aufregung besitzen sollte. War es nicht richtig, die eigenen Gefühle zu leben? Sicher, sagte sie sich. Die Sache mit Konrad hatte nie ihre Ehe gefährdet. Was Bernhard ihr geben konnte, genügte nun mal nicht allen ihren Bedürfnissen und Ansprüchen. Allerdings sollte Bernhard nie etwas von Konrad erfahren. Der Gedanke, dies könnte durch irgendeinen dummen Zufall eintreten, bereitete ihr große Angst.

Dann schaute sie auf ihren Vater. Wie liebevoll er sich mit Gabriel beschäftigte. Im Grunde besaß ihr Vater ein gutes Herz. Er hat zu jeder Zeit für die Familie gesorgt, dachte sie. Schade, dass er erst jetzt im Alter zugänglicher und milder wurde. Seine Augen wirkten weicher – seine Stimme hatte den rauen Klang früherer Tage verloren. Wie gerne hätte sie den Vater so als Kind erlebt.

Am Abend, als die Gäste gegangen waren, Gabriel und Helena bereits erschöpft von der Aufregung des Tages schliefen, saßen Britta und Bernhard bei einer Tasse Kräutertee noch ein wenig zusammen.

»Familie ist etwas wirklich Schönes«, meinte Britta nachdenklich. »Meine Eltern sind viel weicher und herzlicher geworden. Ich finde Zugang zu meiner Mutter und habe das Gefühl, dass sie mich versteht. Auch mit Sarah ist alles in Ordnung.« Sie zögerte ein wenig. »Gut, Edelbert ist nicht so mein Fall. Edelbert Löffel klingt irgendwie lächerlich. Und wie viele Süßigkeiten der isst! Ist dir das auch schon aufgefallen? Meinst du, die beiden werden mal Kinder haben?«

»Dann müssten sie sich jetzt dazu entschließen. Sarah schaut schon sehnsüchtig auf die Kinder. Ich weiß nicht, ob sie den Schritt wagen. Ihr unabhängiges Leben, das Geld, die Reisen sind ihnen ziemlich wichtig«, meinte Bernhard. »Sie führen ein vollkommen anderes Leben als wir. Heute habe ich gedacht, dass wir verdammt bürgerlich leben. Ist aber für mich gut so.«

»Für mich genauso«, ergänzte Britta. »Aber ich freue mich auch auf die Zeit, wenn ich wieder mehr andere Sachen machen kann. Du hast ja noch deine Vorträge. Was steht denn in vierzehn Tagen an?«

»Hera, die Herrin und mächtigste Göttin des Olymp. Interessiert es dich?«

Bernhard schaute zu Britta. Selten fragte ihn seine Frau nach den Vorträgen, die er hielt oder den Schriften, die er verfasste. Manchmal hätte er sich mehr Anerkennung und Unterstützung durch Britta gewünscht. Andererseits, wenn er davon erzählte, gewann er durchaus den Eindruck, Resonanz bei ihr zu finden.

Zeus und Kronos

Alles, was ist, wirkt. Nichts geht verloren – weder in den Tiefen des Tartaros noch in der Ferne des Sternenhimmels. Was im Augenblick Ausdruck findet, entspringt allem Seienden aus allen Zeiten. Vor diesem Geschehen walten die Moiren und schauen auf den Menschen.

»Wir verweisen euch Menschen auf Urgründe des Seins! Durch euer Schicksal erfahrt ihr, wie weit eure Wurzeln reichen und ihr erkennt die eigene Größe«, ertönen die Stimmen der Schicksalsgöttinnen.

»Meist wollt ihr nur auf das Kräuseln der Oberfläche schauen und es scheint euch ungerecht, was ihr dort erkennt«, spricht die Älteste mit der Weisheit des Blicks auf das vergangene Geschehen.

»Das irdische Sein soll euch dazu führen, in die Tiefe zu tauchen. Erst dann könnt ihr verstehen, was die Menschen wahrhaftig bewegt«, setzen die beiden Jüngeren den Gedanken fort.

»Lernt euch erkennen!«, klingt es im Chor.

»Hera ist die Schwester und Gattin des Zeus, nennt Kronos und Rhea ihre Eltern sowie die olympischen Gottheiten Hestia, Poseidon, Demeter und Hades ihre Geschwister. Hephaistos, den Schmied, und Ares, den Kriegsgott, hat sie geboren. Sie ist die Göttin der Ehe und der Familie, die Schutzpatronin der Ehefrauen und der Kinder«, begann Bernhard.

»Erzähl mir mehr von ihr.«

»Wie ihr Bruder und Gatte Zeus vertritt Hera eine klar bestimmte Ordnung. Die Familie bildet für sie deren Grundpfeiler. Versuche dich mal in frühere Zeiten zu versetzen«, wandte sich Bernhard an seine Frau. »Die Familie stellte für den Menschen den wichtigsten Bezugspunkt dar, der ihn bestimmte und in eine größere Ordnung einbettete.«

Bernhard sah es nicht als seine Aufgabe, von den gängigen historischen Darstellungen der Götter zu berichten. Vielmehr stellten nach seiner Auffassung die Götter Urkräfte dar, die genauso heute wie vor Tausenden von Jahren das Dasein auf der Erde bestimmen. Die Menschen müssen in ihrer irdischen Existenz diese gestaltenden Mächte leben. Jede Zeit und Kultur macht sich ihr eigenes Bild des Wirkens der Gottheiten, bezeichnet sie als Archetypen, Grundkräfte oder Weltenmächte und gibt ihnen Namen. Die Griechen betonten, dass es den Sterblichen nicht möglich sei, den Gottheiten in ihrer wahren Gestalt zu begegnen. Die Götter zeigten sich ihnen in anderer Art: in Menschen, Tieren, Pflanzen oder Naturkräften.

»Für Hera steht die Familie im Mittelpunkt von Gesellschaft und Kultur. Diese gilt es zu schützen und hierdurch kann eine neue Generation in Sicherheit und wohl versorgt aufwachsen. Wie für Zeus sollen gleichfalls für Hera die Menschen fruchtbar sein und gedeihen.«

Das entspricht ja genau dem, was ich heute empfunden habe, ging es Britta durch den Kopf. Unsere Familie schenkt uns einen sicheren Hort. Wir stehen füreinander ein. Alle sorgen sich um die Kinder.

»Und damit die Familie besteht, gehört für Hera eheliche Treue, die Zeus fortlaufend verletzt hat, zum Zusammenleben«, ergänzte sie den Satz von Bernhard. Sie dachte dabei an die vielen Geschichten, die sie gehört hatte, dass Zeus seine Gattin Hera in einem fort betrog.

»Ja – unbedingt! Sonst würde die Familie zerfallen und nicht mehr ihre Aufgabe erfüllen. Hera hat alle Ehebrecher unbarmherzig verfolgt und ebenso ihrem Mann Zeus die schlimmsten Szenen gemacht. Diese Göttin kennt keine außerehelichen Affären.«

»Und Zeus hat trotzdem zu jeder Zeit Liebschaften gehabt! Warum nicht auch sie? Das Recht dazu hatte sie doch!«, fragte Britta.

»Langsam. Lass mich erst die Ausgangslage beschreiben.« Bernhard musste seine Gedanken ordnen. »Gaia und Uranos regieren das Weltgeschehen nach dem Urzustand des Chaos. Damit fängt alles an. Ihre Kinder Rhea und Kronos bilden nach der Entmannung und Vertreibung des Uranos, der als Sternenhimmel in die Ferne des Kosmos flieht, das nächste Herrscherpaar. Man spricht vom goldenen Zeitalter, wenn von ihrer Epoche die Rede ist. Die Menschen dieser Zeit kennen nicht die Mühsal der Arbeit und sitzen gleichberechtigt am Tisch der Götter. Es existiert keine Trennung in Mann und Frau. Man könnte sagen, die Menschen unter der Herrschaft von Kronos und Rhea leben wie im Paradies.

Erst mit der Regentschaft des Zeus und seiner Gattin Hera, der dritten Göttergeneration, werden Geburt und Tod zum schmerzhaften Erleben und sehen sich die Menschen gezwungen, im Schweiße ihres Angesichts zu arbeiten, um sich zu ernähren. Ebenso gehört die Spaltung in Mann und Frau nun zur Wirklichkeit. Eine neue Ordnung kommt in die Welt und Hera steht für die Familie, die als zentrale und grundlegende Form menschlichen Zusammenlebens anzusehen ist. Auf dem Olymp herrschen zwölf oberste Gottheiten. Sechs weibliche und sechs männliche.«

Bernhard legte eine Pause ein. Fast hatte er den Faden verloren, angesichts der Einwendungen seiner Frau. Nun waren seine Gedanken wieder geordnet.

»In Anbetracht ihrer Aufgabe in der neuen Weltordnung kann Hera nicht fremdgehen«, fuhr er fort. »Damit würde sie die Geltung der Familie untergraben.«

»Ja, findest du das gerecht?«, fragte Britta mit Empörung in der Stimme. »Hera verteidigt die Familie und ihr Mann Zeus macht, was er will!«

»Hera steht für die Familie und deshalb tut sie alles, was ihr dient. Sie kämpft gegen den Ehebruch. Sie kann überhaupt nicht anders. Zeus steht für etwas anderes. Familie ist nicht seine Idee. Jede Gottheit vertritt ihre Eigenart. Die Frage von Gerechtigkeit, welcher Idee mehr Beachtung zuzukommen hat, stellt sich erst, wenn wir Menschen die Kräfte der Götter leben.«

Britta merkte, wie sich ihre Stimmung verschlechterte. Bernhard fand es also richtig, dass Zeus keine Rücksicht auf seine Frau nahm und laufend Affären außerhalb der Ehe hatte. »Ja, sollte Zeus nicht genauso beachten, wie es seiner Frau geht bei dem, was er tut!«, warf missmutig ein.

Bernhard fühlte sich durch die heftige Reaktion Brittas angegriffen. Er versuchte, ruhig und sachlich zu argumentieren.

»Götter sind keine Menschen. Götter vertreten nur ihre Eigenart! Vor diesem Hintergrund verhält sich Hera Zeus gegenüber genauso rücksichtslos wie umgekehrt. Hera will, dass Zeus ebenfalls in seinem persönlichen Verhalten die Familie unterstützt, und Zeus möchte, dass Hera ihn bei der Verwirklichung seiner Idee von

Fruchtbarkeit und Wachstum, die Liebesabenteuer als selbstverständlich einschließt, freie Hand lässt. Für uns Menschen ist somit ein Problem vorbestimmt, wenn wir beide Urkräfte leben!«

Bernhard hatte den Ärger bei seiner Frau gespürt und wollte noch einige versöhnliche Worte anfügen. Daher fuhr er fort: »Wir Menschen sollten natürlich, egal welche Kraft gerade unser Verhalten bestimmt, Rücksicht aufeinander nehmen. Ich denke, ich würde bei meinem Handeln immer an dich denken, Britta. Ich bin gerne mit dir zusammen. Ich liebe dich, Britta. Und du machst es ja genauso.«

Bernhard überlegte. Dann sprach er weiter. »Ich glaube nicht, dass Hera und Zeus Liebe füreinander empfinden, so wie wir Menschen. Sie ergänzen und brauchen sich auf andere Weise. Für Zeus ist Hera von großer Bedeutung, weil sie einen Grundpfeiler seiner Ordnung, die Familie vertritt. Was gleichwohl für ihn nicht bedeutet, dass er persönlich sich dem zu unterwerfen hat. Zeus ist Zeus, ein Herrscher, der sich selbst verwirklicht! Umgekehrt bedarf Hera des Zeus, da er ihr die Macht in der Götterwelt verleiht, die Idee der Familie ins Leben zu bringen.«

Britta war ein wenig verwirrt. Was war das für eine komplizierte Götterwelt! Wahrscheinlich hat Bernhard Recht, dachte sie: Das Verhältnis von Hera und Zeus hat mit wahrer Liebe nichts zu tun. Aber die gibt es ja woanders in der Götterwelt: Aphrodite und Eros kommen dann ins Spiel. Davon hatte ihr Mann früher erzählt. Jetzt sollte ihr Bernhard der Reihe nach erklären, wie er das Ganze verstand.

»Also, was will Zeus?«, fragte Britta in einem bestimmenden Ton.

»Zeus folgt seinem Großvater Uranos und seinem Vater Kronos nach. Er vertritt den irdischen Himmel. Den Vater-Himmel. Den Herrscher-Himmel. Verehrt wurde Zeus als Allgott, als denkendes Feuer, das alles durchdringt, als Vater der Götter und Menschen, als Gott des Wetters, als Schicksalsgott ...«

Bernhard stockte. Zeus Besonderheit lässt sich schwer in Worte fassen, überlegte er. Welches ist seine wahrhafte Qualität?

»Lass mich einige Eigenschaften hervorheben, die mir wichtig erscheinen«, meinte er schließlich. »Zeus vertritt die Idee der Herrschaft, die die Menschen in von ihm bestimmte Lebensumstände zwingt. Er möchte seine Weltordnung zur Geltung bringen. Seine

Regentschaft ist ein Garant für Fruchtbarkeit und Vermehrung. Seine Urkraft veranlasst die Menschen, ihr Leben dem eigenen Gedeihen zu widmen. Die Herrschaft von Zeus zeigt sich fordernd. Der Mensch leidet. Zeus ist kein barmherziger Gott und ebenso wenig allmächtig: Das Schicksal in Gestalt der Moiren steht nicht unter seiner Macht.«

»Du meinst, Zeus will Herrschaft, damit seine Ordnung, seine Idee des Gedeihens und des Wachstums gelten?«, fragte Britta. »Und ...«, sie zögerte kurz, »Zeus setzt dabei die Menschheit der Notwendigkeit aus, aus sich selbst zu wachsen?«

»Toll auf den Punkt gebracht«, Bernhard nickte anerkennend. »Zeus hat die Titanen, zu denen sein Vater Kronos gleichfalls gehört, und die Giganten besiegt, um die Herrschaft zu erringen. Er gewann in diesen Kämpfen zunehmend an Stärke und Größe. Dieser Idee folgt seine Regentschaft. Der Mensch muss wachsen, an Stärke gewinnen – seine geistigen Fähigkeiten soll er entwickeln! Zeus hat sich mit Metis, der List, und mit Kratos, der unterwerfenden Macht, verbunden, die Kyklopen brachten ihm den Blitzstrahl zum Geschenk, und die riesigen hundertarmigen Ungeheuer, die Hekatoncheiren, kämpften an seiner Seite. Er wandelte sich zu einer zunehmend stärkeren und größeren Macht.«

»Er setzt die Menschheit einer Welt der Notwendigkeit, einer Welt der Geburt und des Sterbens aus, damit der Mensch wächst!«, stellte Britta fest. »Ein harter Weg! Solch einen schwierigen Weg musste er auch selbst gehen. Diese Idee verkörpert er also.«

»Ja, da ist Zeus anders als seine Vorfahren. Uranos und Kronos mussten nicht im Kampf wachsen, um ihre Herrschaft zu erlangen. Die Idee von Zeus ist es, an Größe zu gewinnen. Wie ich schon gesagt habe, es geht hier um eine geistige Größe. Er will Herrscher über die Kräfte und Mächte dieser Welt sein. Der Adler, der Herrscher der Lüfte und geistigen Welt, begleitet ihn.«

Bernhard dachte nach. Zeus gibt uns Menschen einen wichtigen inneren Impuls zur Entwicklung. Was bedeutet dies genau? Dann wandte er sich wieder an Britta.

»Der Einfluss von Zeus zwingt den Menschen zur Neuausrichtung. In seiner Ordnung ist die Menschheit einem harten Kampf ausgesetzt, um in seinem Reich der Notwendigkeit zu bestehen und sich zu behaupten. Allein eigene Widerstände und Ängste begrenzen unsere Entwicklungsmöglichkeiten. Denn wir Menschen schrecken davor zurück, das anzunehmen, was uns in unserem Gefühlsleben und unserer geistigen Einstellung verändern könnte. Andererseits liegt gerade in dieser Veränderung unser Entwicklungspotenzial. Zeus ermöglicht den Menschen einen Zugang zu den bisher im Schatten stehenden Lebensbereichen, um hierdurch ihre geistige Sicht zu erweitern.«

»Klingt erst mal ziemlich widersprüchlich«, merkte Britta an.

Bernhard nickte. »Zeus zwingt uns, eigenständig für unser Gedeihen zu sorgen! So wie er selbst seine Herrschaft errungen hat. Dies ist seine Eigenart. Dafür müssen wir offen auf die Wirklichkeit schauen, auch auf das unserer Erkenntnis bisher Unbekannte, welches uns Angst macht – das in uns Verborgene und Bedrohliche – und uns hieran entwickeln. Der Mensch soll sein Potenzial entfalten!«

Britta kam Gabriel in den Sinn. Er liebte den Steinadler, den Vogel des Zeus. Ihrem Sohn zuzuschauen, wie er wuchs, Neues entdeckte und das Leben von ihm Erkenntnis forderte, bereitete ihr tiefe Freude. Die Umstellungen durch die Geburt von Helena sind bestimmt nicht leicht für Gabriel gewesen, ging es ihr durch den Kopf. Sicher hatte er auch Missgunst, Ärger, Traurigkeit oder Enttäuschung darüber gespürt, dass nun die Zuwendung und Aufmerksamkeit der Eltern oft bei seiner Schwester weilten. Aber er war in die Rolle des großen Bruders hineingewachsen. Seine Selbstständigkeit nahm jeden Tag zu, genauso wie die Zugehörigkeit und Verbundenheit mit Helena. Gabriel übernahm Verantwortung für seine Schwester. Es hatte Augenblicke gegeben, in denen er wütend gewesen war, wenn er weniger Beachtung fand als früher vor der Geburt von Helena. Allein bei diesen Gefühlen blieb er nicht stehen. Er lernte, an ihnen zu wachsen.

Britta dachte an die heutige Geburtstagsfeier. Den ganzen Nachmittag mit seinem Opa über Tiere sprechen zu können, Unbekanntes zu entdecken, immer mehr zu lernen und sich zu entwickeln: Dies schenkte Gabriel ein Gefühl, dass sein Leben einen Sinn besaß. Britta erinnerte sich, wie ihr Sohn in der Zeit, als Helena erst wenige Monate alt war, zu ihnen ins Bett gekommen war. Noch heute klangen seine Worte in ihrem Ohr, die er, nachdem er sich der Liebe seiner Eltern versichert und eine Weile bei den Eltern gelegen hatte, sprach: »Jetzt kann ich wieder alleine schlafen. Ich bin ja schon groß. Helena ist noch ganz klein.« Britta atmete tief ein. Sie nickte Bernhard zu, der ebenfalls eine Weile geschwiegen hatte.

»Vieles liegt im Menschen brach. Er schreckt zurück vor den unzähligen Aufgaben, die sich stellen. Zeus möchte, dass er sie anpackt. Die Schöpfung soll fortschreiten. Widerstände gehören überwunden, indem im Menschen selbst sich die Kraft hierzu formt!«

Bernhard war etwas nachdenklicher geworden. »Das kann verdammt mühsam und leidvoll sein«, meinte er mit leiser Stimme, in der ein wenig Resignation schwang. »Wer will schon die Gefühle des eigenen Schattens anschauen und leben? Aber es ist die Freiheit des Denkens, die uns rettet.«

Ein Wechselbad aus Gefühlen – mal schwer, mal leicht – hatte Bernhard erfasst. »Die Schöpfung ist erst dadurch, dass sie ist!«, murmelte er vor sich hin.

»Was meinst du?«, fragte Britta.

»Die Schöpfung ist erst dadurch, dass sie ist!«, wiederholte Bernhard nun lauter.

»Aha!«

»Die eigene Größe ist Ausdruck der Schöpfung!«

»Schön gesagt!« Der Tonfall von Britta klang ein wenig spöttisch.

»Dann darf der Andere ebenfalls groß sein«, ergänzte ihr Mann.

»Die Andere!«, warf Britta ein.

»Gerne. Fülle den Raum. Jeder Mensch den seinen.«

Britta schaute etwas irritiert zu ihrem Mann. Wo befindet der sich gerade, ging es ihr durch den Kopf. Bernhard spürte den Blick und versuchte, seine Gedanken zu ordnen.

»Zeus zu verstehen ist schwieriger, als es uns die Idee von Wachstum und Verwirklichung verrät. Es bedeutet, sich an seinen Begrenzungen zu entwickeln. Andererseits Grenzen geben gleichfalls Heimat. Grenzen zu überschreiten bedeutet, die Heimat zu verlassen. Eine neue Heimat zu finden, kostet die alte Sicherheit. Die Herausforderungen, vor die uns Zeus stellt, sollten wir nicht unterschätzen. Dass sie uns Möglichkeiten eröffnen, ist die eine Seite, dass wir den Schritt in den weiten Raum selbst gehen müssen, die andere. Genau auf diese Weise zeigt sich der Konflikt zwischen Zeus und Hera. Er hält sich an keine begrenzenden Regeln und Normen. Gerade diese sind Hera wichtig.«

Britta benötige etwas Zeit, bevor sie sich ihrem Mann wieder offen zuwenden konnte. Ein Gefühl, ihn während des Gesprächs verloren zu haben, hatte sie eingenommen. Ärger kam auf, da er sich vollständig in eine andere Welt begab. Sie trank einige Schlucke Tee. Allmählich beruhigte sich ihr Empfinden. Sie schaute zu Bernhard und lächelte. Irgendwie waren sie von einer Beschreibung der Götterwelt in schwierige Gefühle und Gedanken gerutscht.

»Jetzt zu Hera«, meinte Bernhard schließlich.

»Nein, warte«, entgegnete Britta. »Jeder Mensch soll also wie Zeus werden?«, fragte sie.

»Die Frage trifft den Kern! Ja! So soll es sein! Wie Zeus soll jeder Mensch werden, allerdings nicht Herrscher über andere Menschen, sondern allein über sich selbst.«

»Und was bedeutet dies für das Zeitalter des Zeus? Das muss sich ebenfalls ändern, wenn jeder Mensch sein eigener Herrscher ist?«

»Die Idee des Wandels und der Entwicklung muss ebenso die Epoche des Zeus verändern. Wohin das führt? In ein neues Zeitalter! In ein geistiges Zeitalter. Was wir heute erleben, dass persönliches Gedeihen mit materiellem Wohlstand gleich gesetzt wird, findet ein Ende.«

Bernhard zögerte. Diese Frage beschäftigte ihn schon lange: Wohin entwickelt sich die Menschheit?

»Vielleicht kommt Kronos, der das goldene Zeitalter der Menschen verkörpert, wieder mehr ins Spiel. Oder Uranos, der Himmel?«, ergänzte er noch.

Aber Britta war noch nicht zufrieden.

»Und wie ist das mit Kronos und Uranos, Gaia und Rhea?«

Bernhard holte tief Luft: »Indem Gaia Uranos zu Anfang der Weltwerdung aus sich heraus ins Dasein bringt, gebiert sie gleichfalls die Polarität von Himmel und Erde. Sie erschafft ihren Gatten als ihr himmlisches Ebenbild. Dieses lag von Anbeginn an in ihr. Es verlangt sie danach, dass der Sternenhimmel nun Ausdruck findet. So ist Gaia: Sie gebiert! Und als Uranos mit ihr neue Gottheiten zeugt, möchte sie, dass diese Urkräfte sich zeigen. Ihr Gatte soll sie nicht an der Geburt hindern dürfen, indem er weiter auf ihr ruht und keinen Raum für die neuen Götter lässt, wie es sein Verlangen ist. Uranos genügt es, als zeugender Himmel im Dasein zu stehen. Einen weiteren Zweck verfolgt er nicht. Sein Ziel ist das Sein. In ihm ruhen die Kräfte und Mächte und er sinnt nicht darauf, sie einer Erfahrung auszusetzen. Doch in Gaia existiert ein kraftvolles Streben der Fruchtbarkeit. Es berührt sie nicht, dass mit der neuen Generation der Himmelsmächte, welche sie gebären will, die Herrschaft des Uranos ein Ende findet. Im Gegenteil: Generation um Generation muss erschaffen werden. Sie fordert und erzwingt diesen Wandel, denn er dient ihr. In Gaia liegt das unstillbare Verlangen zur Vermehrung und Vielfalt. Da ihr Gatte Uranos sich weigert, den neuen Himmelsmächten – der eigenen Schöpfung – den Zugang zum Weltgeschehen zu öffnen, sinnt sie auf einen Ausweg, der dem Sternenhimmel die Macht, den Wandel aufzuhalten, raubt.

Sie formt eine Sichel, zum Kampf gegen den Erzeuger ihrer Kinder gedacht. Sie wendet sich an ihre ungeborenen Nachkommen, die in ihrem Leib ausharren: ›Befreit euch!‹, ruft sie ihnen zu, ›und erkämpft euer Dasein gegen den Vater.‹ Kronos, der Jüngste, wagt es. ›Ich will es tun‹, spricht er. ›Ein Gott, der sich nicht offenbart, bleibt ewig ungeboren! Lange genug hat uns unser Vater unterdrückt und gefangen gehalten!‹

Gaia übergibt ihrem Sohn die Sichel und er vollbringt die notwendige Tat, entmannt seinen Vater und beseitigt seine der Veränderung Einhalt gebietende Macht. Uranos muss den Raum freigeben für die Kräfte, die nun aus Gaia zum sich entwickelnden Leben geboren werden.«

Bernhard ließ ein wenig Zeit verstreichen, bevor er fortfuhr. »Was bei alldem von großer Bedeutung ist: Indem Uranos entflieht und zum fernen Sternenhimmel wird, wandelt sich ebenfalls Gaia. Sie wird mehr ›Erde‹, wie wir sie heute kennen! Sie fällt geradezu nach ›unten‹ in dem Maß, wie Uranos nach ›oben‹ strebt, denn nun sind Oben und Unten erschaffen und das, was ist, muss seinen Platz in dieser neuen Ordnung einnehmen. Der Ort des eigenen Verweilens entscheidet von nun an über das Sein!«

Bernhard schaute zu seiner Frau.

»Also das Weibliche, Gebärende steht am Anfang unserer Welt!«, stellte Britta fest.

Bernhard überhörte diese Bemerkung, auch wenn er ihr zustimmte. In ihm war die Götterwelt zum Leben erwacht und er wollte davon berichten.

»Kronos und Rhea sind Kinder von Gaia und Uranos und bilden das nächste göttliche Herrscherpaar. Titanen!«, fuhr Bernhard mit seiner Erzählung fort und ging nun mit einem leichten Nicken auf die Feststellung von Britta ein. »Dadurch, dass eine neue Generation von Urkräften das Weltgeschehen betritt, beginnt die Zeit zu laufen. Aber der neue Herrscher, Kronos, möchte, kaum hat er das Licht der Welt erblickt, wie sein Vater, dass das Weltgeschehen verharrt und die Zeit anhalten. Kronos wünscht sich eine chronisch gleichbleibende Welt. Jedoch Rhea, seine Schwester und Frau, die ihrer Mutter Gaia so gleichartige Tochter, strebt nach Veränderung. Auch in ihr findet sich der Drang zur Fruchtbarkeit und Vermehrung. Durch Kronos wird sie schwanger, gebiert Kinder, allein ihr Gatte verschlingt seine Nachkommen, damit alles bleibt, wie es ist. Er wirft seine Nachkommenschaft ins Dunkel des Vorgeburtlichen zurück. Die Kinder sollen sich nicht im Lichte entfalten und kein Leben zwischen Himmel und Erde führen.«

»Das klingt richtig brutal!«, warf Britta ein. »Das hat sich Rhea hoffentlich nicht gefallen lassen. Mit solch einem Mann kann man doch nicht zusammenleben, der die eigenen Kinder verschlingt!«

»Ja. Rhea will, dass die von ihr geborenen Gottheiten wachsen und ihre Kraft in der Welt beweisen. Gaia, ihre Mutter, unterstützt sie in ihren Absichten. Selbst Uranos, ihr Vater, der nun in der Ferne den Sternenhimmel bildet, stimmt dem zu. Die Welt soll nicht verharren. Und Rhea erwählt ihren Jüngsten, Zeus, dazu, ihr drängendes Begehren zu verwirklichen. Es sind die Männer, die das Streben der Frauen in die irdische Wirklichkeit bringen müssen. Das Männliche führt die Absicht des Weiblichen aus! Weder Rhea noch Gaia dürfen den Kampf in einer Weise führen, dass es sie selbst gefährdet. Denn dann käme im Fall einer Niederlage die Idee der Erde niemals zur Entfaltung. Zeus, der Vertreter des Männlichen, soll dem Gedeihen und der Fruchtbarkeit die Weltherrschaft erkämpfen.«

»Und wie macht Rhea das?«

Britta fand zunehmend Interesse an der Geschichte. Gaia, die Erde, und Rhea, ihre Tochter, sorgten dafür, dass sich die Welt entwickeln konnte. Ihre Männer und Söhne hatten dieses Verlangen umzusetzen und hierfür den weiblichen Kräften ihre Zielstrebigkeit und ihren Kampfeswillen zur Verfügung zu stellen. Die Männer dienten den Frauen und diese vertrauten ihre Fruchtbarkeit, die die Welt gestaltet, den Männern an. Zeus handelt im Namen seiner Großmutter und Mutter, er tritt für die weiblichen Gottheiten ein! Das klingt gut, befand Britta. Sollten die Männer doch bei der Idee bleiben, sie wären die Bestimmenden und Mächtigen. Manchmal waren Männer richtig naiv. Man musste ihnen nur ein für sie erstrebenswertes Ziel vor Augen führen und sie legten los. Konrad hatte immer gemeint, die Beziehung zu ihr wäre nach seiner Vorstellung geschaffen, ging es ihr durch den Kopf.

»Kurz vor der Geburt ihres Sohnes Zeus begibt sich Rhea nach Kreta. Dort entbindet sie heimlich, sodass Kronos dies nicht bemerkt, und vertraut das Neugeborene der Obhut göttlicher Wesen, den Bergnymphen Ide und Adrasteia, an, die wie alle Nymphen als Geister der Fruchtbarkeit zu verstehen sind. Magische, heilende Wirkung und prophetische Kräfte werden ihnen gleichfalls zugesprochen. In ihrem Geiste wächst Zeus auf. Kronos weiß, dass seine Frau schwanger war und verlangt Auskunft über den Verbleib des Kindes. Auch dieses soll in die Dunkelheit seines Körpers verbannt werden. Jedoch Rhea ist listig. Sie drapiert einen Stein in ein Wickeltuch, überreicht dieses Kronos mit den Worten: ›Gib acht, er ist ganz zart und winzig klein.‹ Kronos ahnt nicht ihre List, verschlingt das Bündel und meint, hierdurch die weitere Entwicklung einer neuen Generation zu verhindern.«

»Schlau, diese Rhea! Das hat sie genau richtig gemacht, diesem Unhold einen Stein zu geben und ihr Kind zu retten.«

Bernhard fühlte sich von den Bemerkungen seiner Frau leicht provoziert. Warum machte Britta die Männer stets für alles Schlechte auf der Welt verantwortlich? Er empfand das als einen ebenso gegen ihn gerichteten Angriff. Er schluckte seinen Ärger herunter. Im Augenblick schien ihm die griechische Götterwelt interessanter als ein Disput mit Britta. Zeus muss nun wachsen, um den Kampf mit seinem Vater aufzunehmen, dachte er.

»Zeus wächst in der Berggrotte auf Kreta heran. Als kräftiger Jüngling sinnt er, seine Geschwister aus dem Leib seines Vaters zu befreien, um ihnen wie sich eine Existenz im Weltgeschehen zu erlauben. Von Metis der Göttin der List, mit der Zeus später Athene zeugt, lässt er ein Brechmittel mischen und seinem Vater verabreichen. Kronos erbricht. Zuerst erblickt der in die Windel gehüllte Stein die Welt, dann folgen die Kinder Hestia, Hades, Poseidon, Demeter und Hera. Zeus lässt auf diese Weise seine Geschwister ein zweites Mal geboren werden. Nun ist der Kampf der Generationen um die Weltherrschaft unvermeidbar.«

»Kronos will der neuen Generation der Gottheiten nicht das Feld überlassen«, bemerkte Britta. »Er möchte seine Kinder am liebsten wieder in die Dunkelheit verbannen.«

»Ja«, antwortete Bernhard. »Ein elfjähriger Kampf zwischen zwei Göttergeschlechtern beginnt: Zeus und seine Geschwister gegen die Titanen. Wobei elf Götterjahre einen für uns kaum fassbar langen Zeitraum darstellen, denn Götter orientieren sich an der Ewigkeit. Zeus erhält Verstärkung. List und Brutalität, nicht zu bändigende Urkräfte, gewinnt er für seine Seite. Die Kyklopen stellen ihm den Blitzstrahl, Licht und Feuer zur Verfügung. Zeus wächst in seiner Kraft und Größe. Als die Schlacht ihren Höhepunkt erreicht, als Zeus seinen Blitzstrahl schleudert und die Hundertarmigen über die Titanen herfallen, kehrt die Welt in einen chaotischen Zustand zurück. Gebirge stürzen ein, die Erde klafft auf. Die Titanen werden zu Boden geschleudert. Unter Bergen riesiger Steinblöcke sind sie zur Bewegungslosigkeit verdammt. Ihre Kraft kann nicht mehr wirken. Die Hundertarmigen bringen sie in ihre Gewalt und schaffen sie in die Unterwelt. Zeus errichtet aus der neuen sich auftuenden gähnenden Leere eine nach seiner Idee geordnete Welt.«

Bernhard schaute auf Britta, bevor er weitersprach. »Später muss sich Zeus noch dem Kampf mit den Giganten stellen«, ergänzte er dann. »Ist der Krieg gegen die Titanen eine Auseinandersetzung mit himmlischen Kräften, so ist dieser Kampf gegen die Giganten eine Schlacht gegen die Unterwelt und das rein Irdische. Auch diese will bestanden sein.«

»Verdammt gewalttätig!«, bemerkte Britta.

»Ja. Zeus hat ungeheure Kräfte entwickelt. Gaia unterstützte und forderte ihn. Die Titanen, die auf der Seite des Kronos standen, sind in die tiefsten Tiefen der Unterwelt, den Tartaros, verbannt.«

»Es gibt sie also noch?«

»Ja. Götter sind unsterblich. Im Untergrund existieren diese Kräfte. In unserem inneren Erleben sind sie für alle Zeiten existent.«

»Sollten wir Angst vor ihnen haben? Bereiten uns diese Kräfte Albträume?«, fragte Britta vorsichtig. Dieser gewaltige Kampf der Götter beeindruckte sie und schien ihr bedrohlich. Sie dachte an die Anforderungen an den Menschen im Zeitalter des Zeus, gegen die unbekannten Mächte in seinem Inneren bestehen zu müssen, um an ihnen zu wachsen.

»Es sind riesige Urkräfte, die unsere Welt erschaffen haben. Sie stehen allzeit im Hintergrund. Unglaubliche Gewalten. Schau in den Kosmos, welche Kräfte dort herrschen und wie zerbrechlich unsere Existenz dann erscheint. Ahne, was in dir schlummert!«

»Eigentlich hat Gaia gesiegt«, warf Britta ein, die sich wieder auf den Ursprung der Geschichte besann. »Ihre Fruchtbarkeit kann nun das Leben auf der Erde gestalten. Kinder werden geboren. Das ist, was sie möchte«, meinte Britta. Ihre Stimme war während sie diese Gedanken äußerte, weicher geworden. Der Schreck vor dem Kampfgetümmel wich der Zuversicht. »Gaia und Rhea haben sich durchgesetzt. Zeus verwirklicht, was in den mütterlichen Ahnen liegt.«

Bernhard spürte in sich den Drang, das Männliche zu verteidigen. »Die Epoche des Kronos wird ebenso als das goldene Zeitalter benannt«, entgegnete er. »Die Menschen dieser Zeit, unsere fernsten Urahnen, entsprossen unmittelbar dem Lichtschoß des Himmels. Kronos regierte unangefochten und unbefehdet. Friedfertig, sorglos, gesund, ohne Alter, ohne Tod lebten die Menschen dieser Epoche. Das Erdreich gewährte ihnen alle Früchte im Überfluss. Wie ihr Leib die Erde bewohnte, so weilte zugleich ihre Seele bei den Göttern. Sie kannten und befolgten ihren Willen. Im Einklang mit ihrer Bestimmung und dem Weltengang gestaltete sich ihr Dasein.«

»Du meinst, in der Zeit des Kronos waren die Menschen nicht von den Göttern getrennt. Es existierte auch nicht die Teilung in Frau und Mann. Leid war unbekannt. Da Kronos keine menschliche Eigenständigkeit wollte, bestanden keine Gegensätze und keine Notwendigkeit zur eigenen Entwicklung. Wie es war, war es gut und so sollte es bleiben. Das Streben nach Fruchtbarkeit, Gedeihen, Vielfalt und Vermehrung lag nicht im damaligen Menschen, da er mit allem im Einklang stand. Die Welt musste nicht bewältigt sein. Was gedeihen sollte, gedieh!«, sprach Britta nachdenklich mit leiser Stimme.

Bernhard bewunderte immer wieder, welche Gedanken seine Frau zum Ausdruck brachte und auf welche Tiefe er bei ihr stieß. »Zeus schafft eben auch das Reich der Notwendigkeit. Der Mensch soll ein eigenständiges Wesen sein. Er soll wachsen und sich entwickeln. Er soll Herr seiner selbst werden!«, führte Bernhard die Gedanken fort.

»Das ist die Idee der Erde«, warf Britta ein.

»Gaia schenkt den Menschen diesen Rahmen. Der bedeutet gleichfalls Not und Leid, ebenso wie Glück und Freude. Zeus hat Vernichtung und Kampf, Gedeihen und Vermehrung in die Welt gebracht. Er ist an der Auseinandersetzung gewachsen und dies gilt nun in gleicher Weise für seine Weltordnung und die Menschen, die unter ihrer Herrschaft leben.«

Bernhard und Britta schauten sich an. Sie waren sich einig. Ein wenig müde wirkte ihr Blick.

»Ich freue mich so, dass es Helena und Gabriel gibt«, sagte Britta. »Wie wäre es, wenn wir auf Ewigkeit einfach, wie wir sind, weiterleben würden, uns nicht verändern und keine Kinder hätten?«

Bernhard nickte.

Britta dachte an den vergangenen Nachmittag und ihre Familie. Wie haben sich meine Eltern in der Ehe entwickelt, fragte sie sich.

»Wenn ich an meine Eltern denke ...«, meinte sie dann, »... in vielem sind sie ausgesprochen gegensätzlich, in anderem gleich. Ich weiß eigentlich überhaupt nicht, wie meine Mutter meinen Vater sieht. Und umgekehrt? Mein Vater macht sich sicher keine großen Gedanken über meine Mutter. Er wird nicht vollkommen zufrieden mit ihr sein, wohl auch selten richtig glücklich, aber sie ist seine Frau. Damals, als wir das Ferienhaus in Florida gekauft haben, schienen sie mir ganz einig – zufrieden miteinander.«

Schweigend saßen Britta und Bernhard auf dem Sofa. Der Tag war anstrengend gewesen. Der Besuch von Eltern und Geschwistern bewegte ihre Gefühle.

»Ich glaube schon, dass sich dein Vater mehr Gedanken macht, als er es nach außen zeigt. Nach meinem Eindruck liegt ihm viel daran, dass es deiner Mutter gut geht.«

»Mag sein. Sein Beruf geht dennoch vor. Dafür nimmt er sich immer Zeit. Termine im Ministerium haben bei ihm gegenüber allem Familiären Vorrang. Anerkennung vom Staatssekretär oder Minister zu erhalten steht an erster Stelle.«

»Tust du ihm da nicht ein wenig Unrecht? Er macht seine Arbeit auch, damit es seiner Frau und seinen Kindern gut geht.«

Unterschwellig hatten Britta und Bernhard schon während des gesamten Gesprächs jeweils die weibliche oder männliche Position gerechtfertigt. Jeder vertrat seine Sicht der Dinge. Und beide ärgerten sich, dass der andere die eigene Meinung nicht verstehen wollte.

»Für mich passen deine Eltern gut zusammen«, merkte Bernhard an. »Ich denke schon, dass es Liebe zwischen ihnen gibt, obwohl sie das selten zeigen.«

»In den griechischen Mythen kommt doch gleichfalls die Liebe vor?«, merkte Britta nun wieder in einem versöhnlichen Ton an.

»Die Liebe ist bei der Erschaffung der Welt von Anfang an mit dabei. Einst zeigte sich ein belebendes Schimmern und wärmendes Glimmen im Chaos – noch ganz zart, so berichten die Seher, Weisen und Dichter der Griechen. Eros, die allumfassende und himmlische Liebe, rief dies hervor. Eros steht in den Erzählungen der Seher am Anbeginn der Schöpfung. Sein empfindsames Licht belebt ebenso heute unsere Welt, verbindet die Wesen, wie auch immer sie sind. Wie Gaia, die Urmutter, entspross er dem Chaos. Die Nacht, Nyx, und Erebos, der Gott der Finsternis, die – sich in ihrer Dunkelheit vereinigend – wie durch ein Wunder zwei vollkommen andersartige Kinder, den Tag und den Äther, hervorbrachten, standen Gaia zur Seite. Hohe Berge mit schneebedeckten Gipfeln, weite Ebenen und langgestreckte Täler breiteten sich aus. In den Tiefen ruhte die Unterwelt, der Tartaros. Gaia gebar, denn das Gebären ist, was sie verkörpert. Die Götter atmen den Äther, die Seele der Welt. Dann schöpfte Gaia aus sich den Sternenhimmel Uranos. Es war die Liebe, die hierfür Pate stand.«

»Also du meinst, es ist stets auch die Liebe, die die Menschen zusammenbringt?«, wollte Britta wissen. »Mag schon sein, dass sich meine Eltern lieben. Als Kind habe ich das nie so empfunden. Meine Mutter verhielt sich meist kühl und mein Vater arbeitete. ›Ich muss noch mal ins Ministerium‹, war ein stehender Begriff bei ihm. Oder: ›Heute wirds etwas später. Ich hab noch einen wichtigen Termin.‹ Meine Mutter hat stets Verständnis gezeigt. Aber sie hat nicht auf ihre Interessen verzichtet. Wir wurden dann von irgendwelchen Frauen betreut. Da galten bei der Auswahl allein ihre Kriterien. Ob wir die mochten, das spielte keine Rolle.« Britta ließ ihrem Groll freien Lauf. »Ich hatte oft das Gefühl, dass meinen Eltern egal war, ob ich da bin oder nicht. Es existierte derart viel Gleichgültigkeit und Sarah verstand es immer, an erster Stelle zu stehen. Wir sollten artig sein und machen, was von uns erwartet wurde. Mehr durfte ich nicht fordern. Hab ich auch nicht.«

»Aber heute empfindest du das Verhalten deiner Eltern anders?«, fragte Bernhard.

Britta schaute genervt. Irgendwie verstand Bernhard sie nicht.

»Ja, schon«, antwortete sie missmutig.

»Dein Vater hat richtig toll mit Gabriel gespielt. Deine Mutter ist ganz vernarrt in Helena.«

»Sicher. Aber muss man erst Enkelkinder haben, um mehr Wärme zu zeigen?« Britta dachte nach. »Okay. Mein Vater ist viel weicher geworden – meine Mutter gleichfalls.«

Britta und Bernhard hingen ihren Gedanken nach.

»Sag mal, im goldenen Zeitalter haben sich die Menschen doch ebenso fortgepflanzt, oder?«, meldete sich Britta schließlich zu Wort. »Wie war das denn möglich?«

»Jedenfalls scheint es in dieser Zeit Geburt und Tod gegeben zu haben«, antwortete Bernhard. »Allerdings sind mir keine Überlieferungen zu diesem Thema bekannt. Es muss sich um eine eingeschlechtliche Fortpflanzung gehandelt haben. Die Differenzierung in Mann und Frau existierte ja nicht. Die Erschaffung von Mann und Frau markiert erst später einen ganz entscheidenden Entwicklungspunkt. Alles verändert sich. Der Mensch verlässt das goldene Zeitalter und wird aus dem Paradies vertrieben.«

»Dann waren diese Menschen im goldenen Zeitalter eher weiblich«, warf Britta ein. »In der heutigen Biologie kennt man bei vielen einfachen Tierarten die eingeschlechtliche Fortpflanzung weiblicher Tiere. Es handelt sich um eine Jungfrauengeburt.«

»Ja. Das sehe ich genauso. Zudem existiert in der Natur ebenfalls die ungeschlechtliche Fortpflanzung durch Zellteilung oder Knospung. Auch hier scheint mir der Vorgang eher einen weiblichen Charakter zu besitzen – jedenfalls keinen männlichen.«

Britta schaute zufrieden. Bernhard überlegte.

»Deine Feststellung passt gut zur Veränderung des Menschen aus der Zeit des Kronos zu der des Zeus. Die zweigeschlechtliche Fortpflanzung ist für Wandel und Entwicklung viel geeigneter. Das möchte Zeus! Übrigens: Es existieren gleichfalls Erzählungen, dass Hera aus sich heraus neue Götter geboren hat. Ares soll auf diese Weise entstanden sein, berichten einzelne Dichter.«

»Wahrscheinlich, weil sie wütend auf Zeus war«, warf Britta ein.

»Ja. So wird es erzählt … Wie sind wir eigentlich auf Zeus und seine Vorgeschichte gekommen?«, überlegte Bernhard laut.

»Du wolltest von Hera erzählen. Dann ging das nicht, ohne von Zeus zu berichten. Und Zeus hat seine Eltern Rhea und Kronos ins Spiel gebracht und diese ihre Eltern, Gaia und Uranos.«

»Stimmt. Zeus wollte neue Menschen, die eigenständiger sind, die wachsen und sich entwickeln, die selbst der Not entkommen müssen und ihr Dasein gestalten. Während in der Generation davor, unter der Herrschaft des Kronos, die Menschen im Einklang mit dem Götterwillen gelebt haben.«

»Gibt es diesen Einfluss von Kronos weiterhin? Wir Menschen sehnen uns nach Harmonie und Einklang. Auf diese Weise muss das goldene Zeitalter beschaffen sein.«

»Sollten wir nicht langsam schlafen gehen?«, warf Bernhard ein.

»Komm, lass uns noch ein wenig quatschen. Erzähl was zu Kronos!«

»Kronos wirkt heute aus der Unterwelt, in die ihn Zeus verbannte, weiter in seiner Eigenart auf uns. Die Menschen seiner Zeit waren verbunden mit dem Götterwillen. Sie lebten ihr Schicksal vollkommen im Einklang damit. Kronos wollte dies so. Und auch heute, da wir uns Menschen in vielfacher Polarität befinden und über einen eigenen Willen verfügen, bindet uns dieser mächtige Gott an unsere Bestimmung. Er zwingt uns, diese zu leben und schließlich unser Schicksal anzunehmen. Kronos versichert die Moiren ihrer Macht! Er möchte unser Einverständnis zu unserem irdischen Auftrag. Andererseits wir leben in der Trennung, wollen Eigenes und es fällt uns Menschen schwer, zu unserem Schicksal ja zu sagen.«

Britta schaute neugierig. Obwohl es schon spät am Abend war, entstand in ihr das Gefühl, Zeit zu haben. Ganz in Ruhe wollte sie den Worten ihres Mannes lauschen.

»Kronos ist für die Menschen ein anderer Gott geworden, weil wir Menschen andere sind als zur Zeit seiner Herrschaft. Wir begegnen im irdischen Dasein mit eigenen Vorstellungen dem Unausweichlichen. So nennen die Menschen unserer Zeit das Schicksal. Wir wählen es nicht freiwillig, nehmen es selten als richtig an, sondern unser Wille strebt meist nach anderem. Allein es muss sich erfüllen und Kronos bindet uns beharrlich daran. Er hält uns chronisch in unseren Lebensthemen, die zu erfahren wir das irdische Sein betreten haben. Wie Blei scheint das Schicksal auf uns zu lasten. Eile oder Aufschieben ändern nicht, was sich zu erfüllen hat. Zugleich gibt es nichts zu erreichen, sondern es gilt zu sein. Der

Mensch soll seine Vorherbestimmung nicht durcheilen, sondern Teil davon sein.«

Als Britta diese Worte vernahm, kam ein Gefühl, erdrückt zu werden in ihr auf, als würde ihr die Freiheit geraubt. Es wurde zu viel! Die Ruhe, die sie eben noch gespürt hatte, wich einer Lähmung. Es schien ihr, als würde sie in das Polster des Sofas gepresst. Gibt es denn keine Freiheit, das irdische Dasein nach den eigenen Wünschen und Interessen zu gestalten?, fragte sie sich mit bangem Herzen. Es ist mein Leben und nur ich bestimme hierüber. Sie wollte diesen Glauben nicht verlieren, spürte jedoch zugleich, dass am Ende Kronos und die höhere Fügung siegen würden. Ihr Kampf dagegen konnte nur aussichtslos sein. Sie fühlte sich unfähig, ein Wort zu sagen. Sie musste warten, was Bernhard weiter berichtete.

»Mit Kronos kommt eine tiefe, langwellige Schwingung in die Welt und durchdringt sie – jenseits unseres Verstandes. In dieser Weise fühlt sich der Einfluss dieser Gottheit an. Hieraus können bei uns Menschen zuerst Widerstand und später ebenso Sympathie und Zustimmung zu uns selbst und den Mitmenschen erwachsen.«

Bernhard sprach langsam und ruhig. Sanft strich seine Hand über das Haar seiner Frau. Britta öffnete die Augen, die sie kurz geschlossen hatte. Die Hand ihres Manns fühlte sich warm an. Das Leben trägt, ging es ihr durch den Kopf.

»Kronos schenkt uns schließlich Zeit und Raum, Geduld und Aufmerksamkeit, um unsere Berufung anzunehmen. Es mag schwer sein, dennoch ist sie unsere! Kronos lehrt uns, Frieden mit dem Unabänderlichen zu machen.«

Bernhard lehnte sich im Sofa zurück. Britta schmiegte ihren Körper an seinen. Sie suchte Schutz.

»Kronos wirkt nach seiner Verbannung aus dem Unbewussten. Voller Aufmerksamkeit sollen wir spüren, was er uns zu zeigen hat. Er schenkt unserem Dasein Tiefe und bindet die Menschen an den irdischen Seelengrund.«

Britta benötige in diesem Augenblick Bernhard. Ein Bild, sie wäre von dicken Mauern eingeschlossen, entstand vor ihrem geistigen Auge. Ihr Mann sollte sie halten. Gemeinsam mochten sie dem Seelengrund der Menschen begegnen.

»Widerstand und Rebellion können nicht helfen. Diese Erfahrung trägt Kronos in sich. Das Schicksal erfüllt sich, das hat er zu erfahren. ›Konzentriere dich auf dich selbst!‹, ruft uns der in der Unterwelt gefangene Gott zu. ›Mit dir, mit dem was ist, musst du leben!‹, spricht er zu den Menschen. ›Suche keine Ausflüchte!, sondern halte dich an das, was ist.‹ Die Bindung, die unausweichliche Bindung an das Leben, kann nicht gelockert werden. Darüber weiß Kronos, da er im Tartaros ausharren muss. Ihm geschieht das Unabänderliche, er hat sich damit zu versöhnen und sein Schrei aus der Tiefe dringt zu uns. Es ist ein Schrei nach Freiheit, die sich dadurch einstellt, dass wir unser Einverständnis dazu geben, was uns geschieht. So versöhnen sich Kronos und Zeus, weil wir Menschen in beide Kräfte eingebunden wachsen.«

Erschöpft schaute Bernhard auf Britta, die mit geschlossenen Augen an ihn gelehnt tief atmete.

»Lass uns ins Bett gehen«, sagte er leise.

Sie schauten nach den Kindern. Im Bett legte Britta ihren Kopf auf Bernhards Brust und sofort schliefen sie ein. In der Nacht, als der volle Mond aufgegangen war, träumte Britta, dass eine schöne Göttin mit einem silbernen Bogen sie besuchte. Die Gottheit stand auf einer Lichtung im Wald und sprach zu ihr.

»Ich bin Artemis, die Göttin des Waldes und die Hüterin der Frauen und Kinder, die Tochter des Zeus und der Göttin Leto, Zwillingsschwester des Apollon. Ich spreche zu dir als Beschützerin der Frauen.«

Britta sah die Göttin im fahlen Licht des Mondes stehen. Ihr silberner Bogen glänzte im schwachen Licht.

»Suche den Frieden in deinem Herzen. Du trägst großen Schmerz in dir, den du zu verstecken suchst. Wunden, die zu uns Frauen gehören, zeugen von der Verletzung.«

Im Traum spürte Britta den Ruf nach Rache in sich und zugleich eine Verheißung, sich selbst zu finden.

»Wer bin ich?«, wandte sie sich an die Göttin, die ihr nun nicht mehr jung und strahlend, sondern als alte, weise Frau erschien. »Wie kann ich den Schmerz erlösen?«

»Jeder Mensch besitzt seine persönliche Unterwelt, seinen Hades und Tartaros. Hierhin verbannt er, was er nicht leben möchte und an was er unverbrüchlich gebunden ist. Britta, schau in deine Unterwelt.«

Die Aussagen der Göttin machten Britta Angst. Ihr Traum stockte. Sie sah die alte Frau sprechen, aber ihre Worte konnte sie nicht mehr verstehen.

Britta wachte auf und betrachtete das helle Mondlicht, welches durch das Fenster schien. Sie spürte Bernhard neben sich und versuchte sich zu erinnern, was sie geträumt hatte. Sie schloss die Augen, suchte das Betäubende des Schlafs, wälzte sich zur Seite. Es dauerte eine gute Weile, bis sie eindämmerte. Am Morgen bewegten sie widersprüchliche Gefühle. Einerseits spürte sie Unruhe und Schmerz, andererseits eine Ahnung von Erlösung. Dann ging der Tag in seine gewohnte Routine über.

Bernhard hatte anderes geträumt. Am frühen Morgen, als er schon fast am Aufwachen war, meldeten sich Bilder, die von einer Zeit als Mensch der Steinzeit berichteten. Er saß in ein zotteliges Fell gekleidet an einem Feuer am Höhleneingang. Um ihn herum herrschte tiefste Dunkelheit und er fürchtete düstere Dämonen, die ihn umgaben, deren Atem er hören konnte und deren Drohung in den Geräuschen der Nacht zu ihm drang. Er dachte an die Kämpfe, die er in den Tagen zuvor mit einer verfeindeten Sippe ausgetragen hatte, und fürchtete die Rache der Toten.

Unruhig wälzte sich Bernhard im Bett. Im Traum wurde ihm bewusst, dass er für diese furchteinflößende Situation eine Lösung finden sollte. Was konnte er angesichts der Bedrohung tun? Ein Schritt in die Dunkelheit und die zornigen Dämonen würden ihn zerreißen. Er musste am Feuer ausharren.

Da erstrahlte im Feuer ein helles Licht und es stellte sich dem Höhlenmenschen die Frage, warum es ihm Last war, getötet zu haben. Das Licht sagte ihm, dass die Seelen der verstorbenen Menschen weiterlebten, dass der Tod sie nicht gefährdete, und trotzdem bedrohten ihn die Dämonen.

Schlagartig, als hätte Zeus seinen Blitz geschickt, wurde es dem Träumenden klar: Durch das Töten hast du der Entwicklung zu Freiheit und Glück Einhalt geboten. Du meintest, den Feind durch seinen Tod zu beseitigen. Allein dem ist nicht so! Was dir Feind ist, das Gefährliche, das dich in Frage stellt, es lässt sich nicht durch Töten beseitigen. Es existiert weiter in dir. Du siehst es als Dämonen. Nein! Du sollst dich überwinden, deine Furcht, deine Trennung, deine Wut, deinen Hass ...

Es sind deine Gefühle, die du wandeln sollst, ob auf andere oder dich gerichtet. Sonst bleiben sie dir Schreckgestalt und Last. Du musst sie annehmen, dich ihnen liebevoll zuwenden, Verständnis und Milde für sie zeigen im Inneren wie im Äußeren.

Bernhard schlief weiterhin unruhig. Er verlor seinen Traum aus dem Sinn und erwachte mit dem Gefühl der Erschöpfung und Überforderung. Der Alltag gab ihm keine Zeit, diesem Gefühl weiter nachzuspüren.

Britta ist wieder berufstätig

Britta arbeitete wieder mit eingeschränktem Deputat in der Schule. Ungeduldig hatte sie bereits seit über einem Jahr darauf gewartet. Sie suchte ihre Unabhängigkeit und Bestätigung als berufstätige Frau. Helena ging jetzt in den Kindergarten. Brittas Mutter hatte zunehmend mehr Aufgaben zur Betreuung der Kinder übernommen. Ebenso wie ihr Mann war sie zwischenzeitlich pensioniert. Britta hatte nicht erwartet, dass ihre Mutter den Enkeln gegenüber solch eine Warmherzigkeit an den Tag legen würde. Natürlich versuchte Isolde Herzog auch, ihrer Vorstellung von Erziehung, die fest in ihrem Weltbild verankert war, Geltung zu verschaffen. Dass dies weitgehend scheiterte, nahm sie hin.

Gabriel zeigte sich öfters als kleiner Rebell. Dies galt insbesondere in der Schule. Es entsprach seiner Art zu versuchen, einen Schritt weiter zu gehen als erlaubt. Verbot die Musiklehrerin den Schülern beim Verlassen des Klassenzimmers die Berührung der Musikinstrumente, so konnte fast sicher davon ausgegangen werden, dass Gabriel beim Vorbeigehen kurz auf die Trommel schlug. Britta und Bernhard mussten immer wieder Gespräche mit den Lehrern führen, die solch kleinere Geschehnisse leicht als Angriff auf ihre Autorität verstanden.

Gabriel brachte in diesem Verhalten seinen freien Geist zum Ausdruck. Bereits in diesen jungen Jahren wehrte er sich gegen Begrenzungen. Das galt umso mehr, wenn er Regeln und Vorschriften als Selbstzweck erkannte. Da ansonsten seine schulischen Leistungen keinen Anlass zu Tadel oder Besorgnis gaben, gefährdete dieses aufmüpfige Verhalten, als das die Erwachsenen oft sein Handeln bezeichneten, nicht das Erreichen der Klassenziele. Allerdings es entstand eine ständige Diskussion um ihn. Mal wurde er als genial, mal als hyperaktiv oder in anderer Weise psychisch gestört bezeichnet. Für ihn selbst stellte sich die Situation viel einfacher dar, auch wenn er dies nicht formulieren konnte: Ich bin ein freier

Mensch mit dem Recht, meine Freiheit zu leben. Ich lerne gerne und bin verständig, aber unterwerfe mich nicht Regeln, die nur sich selbst dienen.

Die Bilder, die Gabriel zu dieser Zeit malte, was weiterhin eine seiner Lieblingsbeschäftigungen darstellte, erblühten nur so in bunten Farben. Selten befand sich ein überwiegend in grau gehaltenes Gemälde darunter. In solch farblose Werke packte Gabriel seine Traurigkeit hinein und die Einsamkeit, die er ab und an spürte. Seine Gefühlsvielfalt erschien ihm vollkommen selbstverständlich. Bernhard verstand, was seinen Sohn auszeichnete.

Gegenüber seinen Großeltern nahm Gabriel weitaus mehr Rücksicht als in der Schule. Als kleines Kind hatte er die Nähe zu seiner Oma Charlotte gesucht und diese enge Bindung dauerte weiterhin an. Mit zunehmendem Alter entstand ebenso eine tiefere Beziehung zur Oma Isolde. Mit einer großzügigen Höflichkeit begegnete er ihren oft starren Regelvorstellungen. Es wirkte fast, als wollte er vermitteln, dass er aus Liebe zu ihr solche Regeln einhalten konnte, allerdings das Leben ohne sie weitaus angenehmer fand. Wenn seine Oma meinte, ein wohlerzogener Junge sollte Erwachsenen nicht ins Wort fallen, hielt er sich zurück, um dann zunehmend in ein freies Plaudern zu wechseln, an dem auch seine Oma Gefallen fand.

Helena und Gabriel verbrachten regelmäßig Nachmittage im Haus von Brittas Eltern, und hin und wieder übernachteten sie dort. Helena begleitete ihren großen Bruder voller Vertrauen. Er war ihr unbedingtes Vorbild. Geduldig bastelte und spielte ihre Oma mit ihr, während Gabriel gerne mit Opa Herbert über seine Bücher und das in der Schule Gelernte sprach. Während Gabriel sich geduldig, ja fast diplomatisch verhielt, zeigte sich seine Schwester hin und wieder recht eigensinnig. In solchen Augenblicken wollte sie bestimmen, was gespielt wurde, welche Musik gehört werden durfte oder was es zu essen geben sollte. Erstaunlicherweise stellte sich ihre Großmutter auf diese Forderungen ein. Etwas, das sie bei ihren eigenen Kindern nie zugelassen hätte.

Isolde Herzog wollte mit den Enkeln alles richtig machen. Die Kinder sollten gerne zu ihr kommen. Warum ihr das derart wichtig schien? Sie traute sich nicht, näher auf ihr Empfinden zu schauen. Denn dann hätte sie Versagen entdeckt: Schuldgefühle ihren Töchtern gegenüber. Denn als diese klein waren, hatte sie sich wenig

Zeit für sie genommen und die Kinder oft irgendwelchen Betreuerinnen übergeben. Dies wollte sie nicht bewusst sehen und doch ausgleichen. Niemals hätte sie Britta gegenüber auch nur die geringste Andeutung gemacht, dass sie als Mutter vielleicht nicht liebevoll genug gewesen wäre. Solch ein Eingeständnis schien ihr vollkommen unmöglich. Andererseits, tiefer in ihrer Gefühlswelt wollte sie der Liebe, die sie damals zur Seite geschoben hatte, einen Ausdruck im Leben erlauben. Insbesondere Helena erfuhr ihre Zuwendung.

Isolde Herzog hatte in jungen Jahren eine perfekte Ehefrau und Mutter sein wollen. Immer spürte sie die Angst, ihren eigenen Ansprüchen nicht gerecht zu werden und dadurch im Leben nicht das zubekommen, dessen sie bedurfte. Ihr Mann in guter Position, Beruf und gesellschaftliche Stellung waren ihr äußerer Beweis, richtig zu handeln. Zugleich existierten Missgunst und Härte darüber, dass andere Menschen mehr als sie erhielten oder erfolgreicher waren. Sie wollte solche Gefühle unter einer perfekten Fassade vor sich und der Welt verbergen und dabei wurde zugleich die Liebe begraben. Ihren Kindern und ihrem Mann gegenüber zeigte sie das Bild, dem sie meinte entsprechen zu sollen, und nicht ihr Herz.

Manchmal, insbesondere zur frühen Morgenstunde, wenn sich Isolde Herzog nach weiteren ein oder zwei Stunden Schlaf sehnte, gingen ihr Gedanken aus der Zeit als Mutter ihrer kleinen Töchter durch den Kopf. Sie empfand diese Erinnerungen als dunkel und mit Angst besetzt. Jedoch blieb es ihr unklar, wovor diese Angst bestand. Sie ahnte allerdings, dass Gefühle der eigenen Unzulänglichkeit und Wertlosigkeit in ihr berührt wurden. Diesen hatte sie ihre Idee von Perfektion entgegengestellt. Die frühen schlaflosen Stunden im Bett beunruhigten sie. Allerlei Naturheilmittel von Baldrian bis Passionsfrucht nahm sie ein. Dies gewährte ihr ein wenig Linderung. Wirklich Ruhe schenkte ihr aber nur die Anwesenheit ihrer Enkelkinder.

Britta spürte die Veränderungen bei ihrer Mutter. Es freute sie, dass solch ein gutes Verhältnis zu Helena und Gabriel bestand. Nie hatte sie in früheren Tagen damit gerechnet. Zugleich existierte ein Gefühl in ihr, zurückgesetzt zu werden. Warum konnte ihre Mutter mit den Enkeln liebevoll umgehen und ihr, der leiblichen Tochter, verweigerte sie weiterhin diese offene Liebe? Wie sehr hätte sie als Kind der Wärme und Fürsorge bedurft. Schmerz stieg in ihr auf und

Ärger. Weiterhin kämpfte sie um die mütterliche Liebe und weiterhin scheiterte sie.

Ein wenig Trost schenkte ihr, dass ihr Vater seine Zuneigung jetzt deutlicher als früher zeigen konnte. Vor einigen Wochen hatte er sie mit den Worten »Jetzt kommt meine schöne und erfolgreiche Tochter wieder zu Besuch!« begrüßt. Ihr Herz hüpfte vor Freude und voller Dankbarkeit ruhte ihr Blick auf ihrem Vater. Als immer noch stattlicher Mann und vornehme Erscheinung stand er vor ihr. Seine Augen blickten milde. Wie schön, dies zu erleben, sagte sie sich. Er hatte Zeit für sie! In solchen Augenblicken bemerkte Britta, wie unbedingt sie Anerkennung und Liebe der Eltern suchte.

Herbert Herzog spürte tiefe innere Verwirrung, als seine Pensionierung anstand. Er suchte diesen Termin der »Abdankung«, wie er den Eintritt in den Altersruhestand nannte, möglichst lange herauszuschieben und das unvermeidliche Näherkommen zu ignorieren. Zu sehr verstand er sich als leitender Mitarbeiter seines Ministeriums. Zahlreiche Regierungswechsel hatte er miterlebt. Ministerpräsidenten wurden abgewählt oder im Triumphzug in ihr neues Amt eingeführt. Er aber blieb und steuerte das Rad der Politik. Wer bin ich ohne diese Funktion?, fragte er sich fast angstvoll in stillen Stunden oder auch mit gespieltem Spott beim Zusammensein im Kollegenkreis. Und doch schaute er in den letzten Jahren verständnisvoller auf die Welt. Immer stärker erfasste ihn Gelassenheit und wenn er auf sein Leben zurückblickte, dann verwunderte ihn, dass hierbei seine Frau und insbesondere die Kinder einen viel höheren Stellenwert einnahmen, als er ihnen an Lebenszeit gewidmet hatte.

Ministerialdirektor Herzog, so lautete nun sein Titel, hatte stets großen Wert auf Sachlichkeit gelegt. Gefühle sollten sein Denken und Handeln niemals bestimmen. Er übernahm die Verantwortung für seine Familie – unbedingt und in jeder Hinsicht. Ein Ansprechpartner für Sorgen und Freuden seiner Kinder konnte Herbert Herzog allerdings nicht sein. Seine Frau suchte nicht die Emotionen bei ihm, die Töchter vermissten jedoch einen von Herzen sorgenden Vater. Für Sarah und Britta blieb der Vater in mancher Hinsicht fremd. Jetzt, als Pensionär, änderte sich die Lebensperspektive. Herbert Herzog legte, wie es bei einer Käferlarve zu beobachten ist, seine alte Haut ab und bildete sich in neuer Gestalt. Sein Blick auf das Dasein erfuhr hierbei eine tiefgreifende Änderung. Weiterhin blieb sein Verhältnis zu anderen Menschen, auch zu seiner Familie, distanziert, aber Mitmenschen fanden nun sein Interesse. Ihn beschäftigten die Lebensumstände und Interessen seiner Töchter und er versuchte ihnen Ansprechpartner zu sein. Das Verhältnis zu seiner Frau verharrte aber in starren, gut eingespielten Bahnen. Jeder hatte sich in seinem Lebensbereich eingerichtet und Isolde wollte keinesfalls, dass ihr Mann nun als Ruheständler ihren Tagesablauf in eine andere Richtung lenkte. Jedoch solch einen Impuls spürte Herbert Herzog auch nicht in sich. Hatte er früher seine Aufgabe ganz in der Rolle des zur Arbeit bestimmten Ehemanns und Vaters gesehen, fiel diese Pflicht nun ab, und es erstaunte ihn, wie schnell die Idee, morgens sein Ministerium zu betreten, in den Hintergrund rückte.

Nun waren in den langen Jahren der Berufstätigkeit Mauern der Fremdheit errichtet worden. Nur langsam entstand neue Nähe in der Familie und Herbert Herzog blieb in seinen Gesten und seinem Handeln ungelenk. Allein die Enkelkinder traten ihm voller Offenheit gegenüber. Besonders Gabriel genoss es, in seinem Opa einen Gesprächspartner gefunden zu haben, der mit Ernst auf alle Gedanken und Ideen einging. Gabriel zeigte sich äußerst interessiert an der Welt. Fremde Länder und Tiere beschäftigten seine Fantasie. Da schätzte er die sachlichen Hinweise des Großvaters, der sich in der Welt der Tatsachen auskannte.

Für Britta besaß ihre Familie einen hohen Stellenwert, ebenso wollte sie mit Bernhard zusammenleben und doch kam in ihr, je älter Helena wurde, wieder alte Unruhe auf, von der sie gehofft hatte, dass sie nun endgültig der Vergangenheit angehöre. Es genügt nicht, was ich erlebe, meldete sich in ihr ein unangenehmes Fühlen und Denken. Durch ihre Kinder, sie liebte die beiden, wurde ihr Leben in ein enges Korsett gesteckt. Bernhard mit seiner Zufriedenheit wurde ihr fremd. Sie führten zwar ein angenehmes Leben, ihr Mann sorgte für die Familie, er half im Haushalt. Aber wo fand das Aufregende und Besondere Wiederklang?

Unruhe erfasste Britta und Angst, nicht zu erhalten, was sie suchte. Bernhard kann mir nicht geben, nach was ich verlange, ging es ihr durch den Kopf und diese Überzeugung verfestigte sich zunehmend. Er lebt in seiner griechischen Mythologie. Er hat gefunden, was seinem Leben Sinn verleiht, und das hat nichts mit mir zu tun. Soll ich ihn dabei unterstützen?, fragte sie sich. Nein, Britta wollte ihr Eigenes. Sie wollte nicht allein Mutter sein, ebenso wenig nur Lehrerin. Schenkt Bernhard mir Anerkennung? Schaut er auf mich? Viele grundlegende Fragen tobten in Britta. Das Leben schien ihr in solchen Augenblicken des inneren Kampfes grau.

Gespräch mit Marlene

Helena war nun sechs Jahre alt und besuchte die Schule. Gabriel mit seinen dreizehn Jahren entwickelte vermehrt eigene Interessen und verbrachte immer weniger Zeit zu Hause. Das Leben der Familie Herzog-Krüger schien in geordneten Bahnen zu verlaufen. Doch Britta fühlte sich auf der Suche. So freute es sie, dass sich ihre alte Freundin Marlene mal wieder meldete.

Seit längerer Zeit hatte sich Britta nicht mehr mit ihrer Freundin ausgetauscht. Marlene lebte zwischenzeitlich zusammen mit ihrem Freund Luca in dessen Heimatstadt Hamburg. Lucas Eltern stammten aus Neapel. Vor drei Jahren bei einem Treffen an der Kölner Universität war Luca Marlene aufgefallen. Ein dunkelhaariger Typ, der die Aufmerksamkeit seiner Umwelt einforderte. Charmant hatte er ihr die Tür aufgehalten und dabei frech in die Augen geschaut. Ein Blick, der sie beeindruckte. Dann beim gemeinsamen Abendessen im Restaurant saß er ein ganzes Stück entfernt und doch schien ihr, als wollte er mit ihr flirten. Er erhob sein Weinglas in ihre Richtung und lächelte sie an, als wären sie seit Langem bekannt. Das verwirrte Marlene und schmeichelte ihr zugleich. Später in lockerer Runde gesellte er sich zu ihr und meinte, er hätte ihr einfach am Tisch zuprosten müssen. Ihr Anblick wäre so außergewöhnlich besonders. Luca zeigte sich im direkten Gespräch in keiner Weise aufdringlich. Bei der Unterhaltung hörte er respektvoll zu, was sie zu sagen hatte, bestätigte ihre Ansicht und rückte eher ein wenig zu weit von ihr ab, als dass er zu nahe gekommen wäre.

Marlene hatte sich in Luca verliebt. Er meldete sich in den Tagen nach diesem Wochenende aus Hamburg und besuchte sie vierzehn Tage später. So wurde aus der Begegnung eine Liebesbeziehung und Marlene wünschte sich diese von ganzem Herzen. Mit siebenunddreißig Jahren jemanden zu treffen, mit dem sie sich vorstellen konnte, ihr Leben zu teilen, schien ihr ein großes Glück. Bei den bisherigen Freundschaften hatte sie am Ende stets gemeint, dass dies doch nicht der richtige Mann sei. Bei Luca empfand sie anders. Sie setzte große Hoffnung in diese Beziehung.

Als Marlene Britta Luca vorstellte, fühlte sie Stolz. Ein klein wenig eifersüchtig betrachtete sie zugleich, wie Luca versuchte, Britta den Kopf zu verdrehen und dies auch in Ansätzen gelang. Ihr Freund machte Eindruck. Er wusste von Begegnungen mit namhaften Künstlern zu berichten, baute diese Geschichten spannend und witzig auf und blieb dabei stets aufmerksam dem gegenüber, was sein Gegenüber in die Unterhaltung einbrachte.

Britta sah in Luca von der ersten Begegnung an einen überaus interessanten Mann. Als charmant, geistreich und aufmerksam lernte sie ihn kennen. Beruflich organisierte Luca Veranstaltungen und Ausstellungen im Bereich des kulturellen Austauschs zwischen Italien und Deutschland. So richtig verstand Britta seine Erklärungen, welche Aufgabe ihm dabei konkret zukam, nicht. War er nun angestellt oder freiberuflich tätig, verantwortlich oder mehr unterstützend? Trotzdem schaute sie Luca freundlich mit verständigem Gesicht an, während er erzählte und nickte zustimmend, obwohl sie vieles nicht einordnen konnte. Luca verschwendete keine Zeit auf ausführliche, sachliche Darstellungen. Lieber machte er schöne Komplimente und wusste zu schmeicheln oder berichtete von wichtigen Persönlichkeiten, mit denen er in Kontakt stand.

Marlene kannte Luca seit gut drei Jahren und vor vierzehn Monaten waren sie zusammengezogen. Luca hatte übers Wochenende einen geschäftlichen Termin in Köln und Marlene begleitete ihn, auch um ihre alte Freundin Britta wiederzusehen. Sie wohnten in einem der besten Hotels. Auf eine gute Adresse legte Luca stets Wert. Sein Terminkalender war über die zwei Tage mit Besprechungen, Besichtigungen und Geschäftsessen ausgefüllt.

Britta freute sich auf das Treffen mit ihrer Freundin. Sie trafen sich in einem Café. Marlene berichtete über ihr Leben in Hamburg. Sie arbeitete dort als Assistentin in einem Forschungsprojekt über die Geschichte der Hanse. Dann kam das Gespräch auf Luca.

»Ihr beide schafft das gut, gemeinsam zu leben?«, fragte Britta.

Britta war überaus neugierig, mehr vom Zusammenleben von Marlene und Luca zu erfahren. In ihr existierte ein Bild von Freiheit: Als ein leichtes Leben ohne Sorgen und Pflichten stellte sie sich die Beziehung von Marlene und Luca vor – aufregend und erfüllend.

»Ja. Ich möchte mit Luca zusammen sein. Er macht tolle Sachen. Zwar kommt er oft ziemlich spät nach Hause. Dafür lässt er sich dann morgens Zeit. Leider muss ich meist früh raus. Aber wir sehen uns ja trotzdem. Dann erzählt er, wen er abends getroffen hat. Manchmal nimmt er mich mit. Wir essen zu solchen Gelegenheiten in feinen Restaurants. Das Leben mit ihm ist bunt und unterhaltsam.«

Marlene legte eine Pause ein und schaute etwas nachdenklicher.

»Es gibt ebenfalls anstrengende Zeiten mit ihm«, ergänzte sie noch. »Er ist derart spontan. Manchmal ruft er noch nicht mal an, wenn er nicht kommt. Oder er fährt am nächsten Tag einfach für drei Tage weg. Da muss man sich dran gewöhnen. Aber sein Herz ist groß. Er ist ein ganz Lieber.«

»Wie ist er zu Hause? Lässt er sich von dir verwöhnen oder macht er auch mal sauber?«, hakte Britta nach. Sie spürte ein wenig Neid in sich aufsteigen und wollte die strahlende Erscheinung von Luca etwas trüben.

»Sauber machen weniger. Im Haushalt kann man ihn nicht gebrauchen. Da habe ich es aufgegeben, mit ihm zu diskutieren. Allerdings bringt er manchmal feine Sachen für das Abendessen mit: Sushi, Champagner, Trüffel.«

»Wenn Bernhard das auch mal machen würde. So was ist ihm vollkommen fremd. Seine alten Griechen stehen an erster Stelle. Er kocht öfters, putzt auch. Aber einfach mal den alten Trott verlassen …«

Sehnsucht nach Leichtigkeit und Glamour überwog nun in Brittas Gefühlswelt. Sie stellte sich vor, wie Marlene verwöhnt wurde und wünschte sich dies für sich.

»Du bist nicht so zufrieden, wie es mit Bernhard läuft?«, erkundigte sich Marlene vorsichtig.

»Ich brauche mehr Abwechslung, mal was Spontanes, nicht immer nur Haus und Kinder, Großeltern, Familie. Es gibt Augenblicke, da fällt mir die Decke auf den Kopf. Dann sehne ich mich nach einem Mann, wie Luca einer ist: bunt, lebendig, abwechslungsreich. Jemand, der mich beachtet.«

»Luca spricht oft über Kinder. Dabei weiß ich überhaupt nicht, ob ich Kinder haben möchte. Er stellt sich wohl vor, ich bin die große Mama, die die Bambini zuhause hütet, während er in der Welt herumreist. Das passt für mich nicht. Aber wenn ich Kinder möchte, dann müsste ich mich jetzt entschließen.«

Marlene stockte. Gerne hätte sie gesagt: Ich will ein Kind. Jedoch sie getraute sich das nicht. Es überforderte sie, die Entscheidung für Kinder und Familie zu treffen. Wenn Luca mehr darauf bestehen würde, ein Kind zu haben, dann würde ich ja sagen, ging es ihr durch den Kopf.

Britta achtete wenig auf die innere Zerrissenheit ihrer Freundin, sondern sprach weiter von dem, was sie bewegte. »Gabriel und Helena sind tolle Kinder. Aber ich kann nicht nur Mutter sein. Manchmal denke ich an Konrad, was er jetzt so macht. Ich weiß, er ist kein Mann, auf den ich mich verlassen kann. Trotzdem, es war eine schöne Zeit mit ihm: Freiheit, Abwechslung. Er hat mir viel Bestätigung gegeben. Ich konnte mich mit ihm verabreden, wie ich wollte. Im Bett wars spannend. Bei Bernhard habe ich das Gefühl, das Leben mit ihm vereinnahmt mich vollkommen. Das erdrückt mich. Ich brauche Freiheit! Bernhard denkt, ich soll einfach eine gute Mutter sein. Er sieht mich nicht. Er könnte sich auch mal darum kümmern, was ich fühle.«

»Und im Bett?«

»Langweilig! Ich hab wirklich nicht mehr viel Lust auf ihn. Ich versuche das zu vermeiden. Es macht mich wütend, so eingesperrt leben zu müssen. Es fehlt die Leichtigkeit, das Neue.«

»Was meint Bernhard dazu?«

»Wahrscheinlich leidet er darunter, dass ich mich zurückziehe. Doch das ist mir nicht so wichtig. Was solls! Ich kann nicht auch noch seine Befindlichkeiten berücksichtigen. Ich schau halt, dass er nicht allzu unzufrieden wird. Er will mit mir reden. Darauf habe ich keine Lust. Das bringt nichts. Ein paar Worte können nicht ändern, wie es ist.«

In Britta kämpften heftige Gefühle, deren Tiefe sie sich nicht bewusst machen wollte. Ein verspielter Mann wie Luca schien ihr begehrenswerter als Bernhard. Die Verantwortlichkeit, Fürsorge und Liebe ihres Mannes überforderte sie, ließ sich von ihrer Seite nicht beantworten und es gab ihr ein Empfinden der Wertlosigkeit, da sie dies nicht konnte.

In ihr tobte ein Kampf, geboren aus altem Schmerz und Verletzung. Versteckt im Inneren wusste sie, dass sie sich ihrem Mann gegenüber ungerecht verhielt, andererseits genau diese Ahnung erfüllte Britta mit Wut und Rebellion. Bernhard macht mir schlechte Gefühle, verhält sich mir gegenüber ungerecht, sagte sie sich dann.

Auf die Gründe zu schauen, fehlte ihr Kraft und Mut. Zu schmerzhaft schien ihr solch eine Begegnung. Es faszinierte sie die Idee, die Überlegene, Kühle und Unverletzliche zu sein. Einem Mann, der es ihr erlaubte, diese Rolle einzunehmen, wollte sie begegnen. Bitternis und Verletzung durften ihr Leben nicht bestimmen. In den hintersten Winkel der Seele gehörten sie verbannt.

Marlene schaute erstaunt auf ihre Freundin. Derart bitter hatte sie noch nie über ihre Ehe gesprochen.

»Kannst du nicht doch mal mit Bernhard darüber reden?«, fragte sie.

»Es gibt Sachen, die lassen sich nicht mit Reden lösen. Es ist alles so eingefahren. Ich muss einfach mehr auf mich schauen. Bernhard ist ein sturer Typ. Er will dann immer alles gleich analysieren. Ich soll dann wie er denken. Das ist mir gerade zu viel.«

»Mit Luca ist es auch nicht nur super im Bett«, meinte Marlene nach einer Weile des Nachdenkens. »Er zieht ganz schön seine Schau ab.« Mehr wollte sie zu diesem Thema nicht sagen.

»Aber er findet dich toll. Bei Bernhard bin ich das Normale. Bei meinem Vater war ich ebenfalls das Normale – seine weitere Tochter. Dass ich etwas Besonderes bin, bekomme ich nie zu hören. Ich habe nicht den Eindruck, dass Bernhard mich schätzt. Ehefrau und Mutter soll ich sein.«

»Ich denke schon, dass Bernhard dich liebt.«

Diese Bemerkung von Marlene ärgerte Britta. Sie ahnte, dass ihre Freundin Recht hatte. Aber ihr inneres Erleben war viel komplizierter. Gerade diese Liebe von Bernhard führte sie zur Rebellion: Bernhard verlangte mit seiner Liebe einen besseren Menschen, als sie es war.

»Ach, er kennt mich überhaupt nicht«, erwiderte sie unwirsch.

Marlene wollte sich keinesfalls mit Britta streiten.

»Versuch mal, ob du nicht doch mit ihm sprechen kannst. Sag ihm einfach, du hättest es gerne, wenn er dir mal Blumen mitbringt oder dich einlädt.«

Britta wollte das nicht hören. Sollte sie Bittstellerin sein? Ihr Bild war das einer coolen und starken Frau, die das Leben leicht nahm. So lenkte sie das Gespräch auf anderes. Die beiden Freundinnen unterhielten sich eine Weile über die Arbeit von Marlene. Britta fand das Thema zwar nicht wirklich interessant, aber es vermittelte ihr einen Eindruck, wie Marlene den Tag verbrachte. In ihr wütete weiterhin Unzufriedenheit und sie kam doch wieder auf Bernhard zu sprechen.

»Weißt du, Bernhard hat mir, das ist schon ein paar Jahre her, von einem Vortrag erzählt, den er halten wollte. Wir saßen gemütlich auf dem Sofa und haben über die griechischen Götter Zeus und Kronos gesprochen – eigentlich ging es ja um die Herrscherin auf dem Olymp, Hera. Es war schön so gemeinsam. Wir hatten gerade mit der Familie den ersten Geburtstag von Helena gefeiert. Mein Gott, das kommt mir ewig her vor.« Das unangenehme Gefühl, alt zu sein, durchströmte Britta.

Marlene schaute erstaunt angesichts Brittas Gedankensprüngen und Gefühlswechseln.

»In den griechischen Mythen geht die gesamte Schöpfung von der Frau aus. Sie erschafft die Männer. Gaia, die Erde, stellt den Ursprung unserer Welt dar, sie gebiert alle anderen Wesen«, erzählte Britta.

»Zeus ist dennoch der oberste Gott«, wandte Marlene ein.

»Schon. Aber seine Mutter Rhea hat ihn dazu gemacht. Danach hat Zeus gleich mal Krieg geführt. Immerhin ist er dabei für seine Mutter und Geschwister eingetreten. Dann kam er sich ungemein wichtig vor. Allerdings hat er es allein seiner Mutter zu verdanken, dass er überlebte. Das ist eine richtig gute Geschichte. Rheas Mann, der Gott Kronos, wollte nicht, dass seine Kinder geboren werden. Er verschluckte sie einfach! Stell dir das mal vor!«

»Das ist ja krass«, warf Marlene ein. »Warum hat er denn sowas gemacht?«

»Er wollte, dass alles bleibt, wie es ist. Für die damaligen Menschen war es eine gute Zeit.«

»Trotzdem, die Kinder zu verschlucken ist ziemlich brutal!«

»Deshalb trickste ihn Rhea aus. Sie wickelte ihm einen Stein in eine Windel und behauptete, das sei das Neugeborene. Kronos glaubte das. So konnte Zeus heranwachsen.«

»Schlau gemacht.«

»Ja. Nur hierdurch konnte die Entwicklung weitergehen. Die Mutter und die Frau sind es, die das Leben auf der Erde ermöglichen!«

»Dann stimmen die Geschichten, wie sie erzählt werden, dass Zeus der große Herrscher ist, überhaupt nicht?«

»Nein. Gaia und Rhea sind die großen Herrscherinnen. Später dann Hera.«

»Bernhard sieht das genauso?«

»Jedenfalls hat er mir das auf diese Weise erzählt. Er meinte sogar, dass Zeus den Frauen dient. Scheint mir nicht so eindeutig der Fall zu sein. Zeus macht genauso sein eigenes Ding. Hera hat ziemlich viel Ärger mit ihm. Treue ist für ihn ein absolutes Fremdwort.«

Britta dachte nach. »Jedenfalls, dieser Abend mit Bernhard war wirklich schön. Er weiß ungeheuer viel und kann es gut erzählen. Ich staune immer wieder, wie er sich in die Götterwelt einfühlt. Das imponiert mir.«

»Zu seinen Vorträgen gehst du aber nicht mit?«

»Das ist seine Sache. Da komme ich mir wie sein Anhängsel vor. Ich möchte mehr tanzen. Gerne würde ich an der Schule wieder eine Theatergruppe leiten und mehr über das Tanztheater lernen – eine Ausbildung machen.«

»Hast du schon eine Idee wie?«

»Es gibt ein Angebot an einer Tanzschule. Das werde ich mir anschauen.«

Das angeregte Gespräch zwischen Marlene und Britta ging bis tief in den Abend. Als Britta nach Hause kam, schliefen die Kinder und Bernhard bereits. Sie fühlte sich erleichtert. Im Bett dachte sie über das Leben von Marlene und Luca nach. Und insbesondere wollte sie ihren Traum vom Tanztheater verwirklichen.

Karin, Christoph und Britta

Fünf Jahre waren seit der ersten Geburtstagsfeier von Helena vergangen. Das Landhotel von Christoph und Karin präsentierte sich als Stolz seiner Eigentümer und die letzte Sommersaison war erfolgreich beendet worden. Alles schien in bester Ordnung. Gleichwohl machte sich Bernhard Sorgen. Wenn er an ihr letztes Treffen in diesem Herbst dachte, als Christoph eingestand, Schwierigkeiten damit zu haben, die Treppen in den zweiten Stock ihres Hauses hochzusteigen, dann bekam Bernhard Angst um seinen Bruder.

»Ganz atemlos bin ich, wenn ich oben ankomme«, hatte sein Bruder erzählt. Dann beruhigte er sich selbst wieder, indem er darauf verwies, dass er im Fitnessstudio keine Probleme mit den Übungen habe. Einen Arzt wollte Christoph nicht aufsuchen. »Das wird schon wieder besser. Ich rauche einfach zu viel«, hatte er gemeint. »Der Arzt würde sicher darauf bestehen, dass ich mit dem Rauchen aufhöre und das packe ich jetzt an.«

Karin traf sich kurz nach diesem Gespräch der Brüder mit Bernhard in Köln, als sie einen Nachmittag zum Einkaufen in der Stadt verbrachte.

Bernhard suchte den Kontakt zu Karin. Gerne begleitete er sie beim Einkaufsbummel in der Stadt. Dass Karin ihn offensichtlich schätzte, gefiel ihm. Zudem schien Karin eine Frau frei von Allüren zu sein – unkompliziert und ehrlich. Ohne dass er es sich eingestand, war in ihm der Wunsch gewachsen, eine Frau wie Karin an seiner Seite zu wissen.

»Ich finde es schön, wie ihr als Familie zusammenlebt«, meinte Karin zu Bernhard, als sie in einem ruhigen Café beieinandersaßen. »Ihr seid eine richtige Familie. Ich mag Gabriel und Helena sehr.«

Bernhard nickte zustimmend. Es freute ihn, dass Karin seine Familie schätzte. Gerade in letzter Zeit waren in Bernhard Zweifel aufgekommen. Britta schien sich von der Familie und ganz besonders von ihm zu entfernen. Sie verbrachte viel Zeit – so auch dieses Wochenende – außer Hauses. Er gönnte ihr die Freude und Erfüllung, spürte jedoch ebenso Traurigkeit darüber. Britta fehlte ihm. Meist überspielte er diese unangenehmen Gefühle. Zu stark lebte in Bernhard die Sehnsucht nach einem glücklichen Zuhause.

»Britta und dich muss es glücklich machen, so tolle Kinder zu haben.«

Karin war nun vierunddreißig Jahre alt. Sie wünschte sich, mit Christoph eine Familie zu gründen. »Christoph nimmt dich ja als sein Vorbild. Das gibt er zwar nicht offen zu, aber du bist das schon. Er spricht öfters über die Zeit, als ihr beide aufgewachsen seid. Er meint, du hättest auf ihn aufgepasst.«

»Manchmal ...«, erwiderte Bernhard. »Christoph hatte immer seinen eigenen Kopf – er war viel häufiger mit der Mutter zusammen als ich. Er war der Kleine, der beschützt werden musste. Dafür habe ich mehr mit dem Vater gemacht. Wenn ich so darüber nachdenke, haben Christoph und ich wenig gemeinsam unternommen.«

»Aber es gab auch keinen Neid und keine Konkurrenz zwischen euch. Jedenfalls spüre ich nichts davon. Vielmehr bist du für mich der ideale große Bruder.«

Natürlich freute sich Bernhard, solche Worte aus dem Mund von Karin zu hören. Er betrachtete gerne ihre braunen Augen, die Vertrauen in die Welt ausstrahlten. Christoph hat Glück, mit dieser Frau zusammen zu sein, dachte er.

»Und du bist für mich die ideale Frau für Christoph«, erwiderte Bernhard die anerkennende Äußerung. »Karin, darf ich dir ein Kompliment machen? Deine Ehrlichkeit gefällt mir unheimlich gut. Du spielst nichts, sondern bist einfach, wer du bist. Dazu gehören Mut und Selbstvertrauen.«

»Dein Bruder ist für mich der richtige Mann. Das weiß ich einfach! Ich möchte auch mal Kinder mit ihm haben«, antwortete Karin.

Dann schaute sie nachdenklich, bevor sie fortfuhr. »Weißt du, es gibt Augenblicke, da kommt in mir ein Gefühl auf, nicht mehr viel Zeit dafür zu haben. Das verwirrt mich, macht mich traurig ...«

Karin schwieg. Dann schaute sie wieder ihren Gesprächspartner an. »Vor ein paar Tagen habe ich mich mit meiner Freundin Roswitha getroffen. Sie meinte, einfach nicht dem richtigen Mann zu begegnen. Dabei hat sie schon viele Beziehungen gehabt. Aber irgendetwas stimmt für sie jedes Mal nicht. Sie wollte mir überhaupt nicht glauben, dass Christoph für mich der absolut Richtige ist. Sie hat dann eine Menge Fragen zu ihm gestellt und war mit meinen Antworten nicht so zufrieden. Sie meinte, dass Christoph einige Macken hätte. Das stimmt. Er ist hin und wieder voller verrückter Pläne, die nie funktionieren können. Er ist manchmal überempfindlich, leicht verletzt, macht aus Kleinigkeiten große Geschichten. Geld gibt er gerne zu großzügig aus. Es gefällt ihm, in Gesellschaft für seine großartigen Ideen bewundert zu werden. All das ist so, aber ich liebe ihn einfach. Als ich das gesagt habe, da hat sie mich ungläubig angeschaut, als ob sie nicht richtig wüsste, was das bedeutet. Vielleicht dachte sie auch, ich wäre naiv, leichtgläubig oder leicht zufriedenzustellen. Als ich gemeint habe, dass ich Kinder von Christoph möchte, hat sie das Thema gewechselt.«

»Vielleicht ist sie eifersüchtig?«

»Auf was? Christoph gefällt ihr doch überhaupt nicht. Sie würde nie mit solch einem Mann zusammenleben wollen.«

»Auf dich. Dass du mit dir zufrieden bist!«

»Das kann sie mit sich genauso sein. Sie sieht gut aus, ist klug und hat einen tollen Job.«

»Dann muss der Mann, der zu ihr passt, in ihren Augen absolut der Größte sein. Scheinbar hat sie alles auch ohne ihn«, warf Bernhard ein.

»Schon«, meinte Karin, »wenn sie das Leben in dieser Weise nach Job, Aussehen oder Erfolg misst und bewertet.« Ihr Gesicht bekam einen ernsten Ausdruck. »Ich denke, mit einem Mann zusammen zu sein, kostet sie zu viel Kraft. Sie will die ganze Zeit ein perfektes Bild von sich zeigen und ihn von diesem überzeugen. Manchmal kommt es mir vor, als sähe sie in einer Beziehung einen Wettbewerb. Irgendwann fragt sie sich schließlich, ob sich die Anstrengung lohnt.«

Bernhard schaute erstaunt, welche Gedanken Karin äußerte. Er nickte zustimmend zu dem Gehörten.

»Du meinst, sie möchte, dass ihr Partner sie genau nach ihrer Vorstellung, in der sie ein super Bild abgibt, sehen soll? Und sich natürlich dann auf die Weise, wie sie das sich wünscht, verhält. Der ideale Mann halt.«

»Ja. Das ist ihr wichtig. Aber ebenso, dass er sie begehrt.«

»So erhält sie Macht über ihn?«, warf Bernhard ein. Er fühlte sich beim Gedanken an diese Frau beengt. Ihm war es in einer Beziehung zu einer Frau von großer Bedeutung, um seiner selbst anerkannt und nicht nach Status, Geld oder sonstigen Äußerlichkeiten beurteilt zu werden. Die Vorstellung von einer Frau, die ihn auf solche Weise bewertete, dabei auch noch stets besser sein wollte und zusätzlich sein Verhalten zu kontrollieren suchte, verursachte Bernhard größtes Unbehagen.

»Jedenfalls soll der Mann sich in der Art verhalten, wie sie es möchte. Aber es bringt ihr dann nicht viel, selbst wenn er das macht. Sie hat ja eigentlich schon alles«, ergänzte Karin.

»Und Kinder, Familie. Was ist damit?«, fragte Bernhard nach.

»Klar, das fehlt. Vielleicht wartet sie in Bezug auf Kinder auf einen Anstoß des Mannes? Möglicherweise sucht sie einen Partner, der ihr die Sicherheit gibt, diesen Schritt zu wagen?«

»Was meinst du, halten die Männer, mit denen Roswitha eine Beziehung hatte, davon?«, erkundigte sich Bernhard.

»Die wissen auch nicht so recht, was sie wollen. Sie versuchen zu gefallen, sich anzupassen oder sie verstehen nichts.«

»Es fehlen Vorbilder und verbindliche Ideen für Männer und Frauen. Kaum jemand weiß, was er will. Immer soll es etwas anderes sein als das Mögliche. Es ist eine Zeit der Veränderung! Neues will in die Welt kommen ... Oder ist es eine Sackgasse, was sich entwickelt?«, überlegte Bernhard laut in einem leicht resignativen Tonfall.

Das Gespräch hatte eine grundsätzliche Ebene erreicht, was bei einem Gedankenaustausch mit Bernhard ausgesprochen leicht eintrat. Er sah in dieser Unterhaltung seine Überlegungen zu Menschheitsepochen und den Urkräften ihrer Gestaltung angesprochen. Er zögerte zwar etwas, Karin hiervon zu erzählen, denn er wusste, dass sein Bezug zur griechischen Mythologie oft auf leichtes Befremden stieß. Ein nachdenklicher Zug bildete sich in seinem Gesicht ab.

»An was denkst du gerade?«, sprach ihn Karin an.

»Soll ich dir was aus der griechischen Mythologie erzählen?«, fragte Bernhard vorsichtig.

Karin nickte etwas zögernd. Griechische Mythologie? Bernhard war wirklich ein ungewöhnlicher Typ!

Währenddessen war Britta in Berlin eingetroffen, um an einem Tanzworkshop teilzunehmen. Es schwebte ihr vor, eine eigene Tanzgruppe zu gründen – möglicherweise erst mal aus Schülern. Später dann, hoffte sie, noch mehr Erfolg zu haben. Britta war vor kurzem vierzig Jahre alt geworden und empfand dies als Einschnitt in ihr Dasein. Sie sah ihr Leben fortschreiten, ja in machen Augenblicken verrinnen. Noch trug sie Träume in sich. Das Tanzen hatte sie schon während des Studiums intensiv betrieben und bereits als Referendarin an der Schule angeboten. Sie konnte ihre Schülerinnen – es meldeten sich überwiegend Mädchen – und genauso die wenigen interessierten Schüler für den Tanz begeistern. Die von ihr geleiteten Aufführungen hatten vielfach Beachtung gefunden und wurden in der lokalen Presse als außergewöhnlich gelungen beschrieben.

Britta war stolz auf ihren Körper, der durch Sport und Tanz auch als zweifache Mutter sein jugendliches Aussehen behalten hatte. Nun, da sich ihre Kinder zunehmend selbstständiger zeigten und

Bernhard ihr ein verlässlicher Partner war, wollte sie ihre Chance nutzen, noch mehr auf dem Gebiet des Tanzes zu erreichen. Wie eine letzte Möglichkeit schien ihr dies. Geschichten und Bilder sollten im Tanz lebendig werden. Die Gefühle sollten sich in den Körpern zeigen.

Schon seit Wochen freute sie sich auf die drei Tage Workshop in Berlin. Ein in Fachkreisen angesehener französischer Tänzer würde ihn leiten. Er verfolgte die Idee, Bilder aus der Kunst in eine tänzerische Darstellung zu fassen, die dem Ringen des Malers um den Ausdruck seiner Innenwelt ein Gleichnis in der Bewegung menschlicher Körper gab. Bereits die ersten Übungen am Freitagnachmittag begeisterten sie. Tief sank sie in das Erleben ihrer Bewegung ein. Sie hörte die Worte des Leiters, seine Korrekturen und ebenfalls sein Lob. Zunehmend fand sie zu sich. In der Gruppe fühlte sie sich wohl. Sechs Frauen, alle jünger als sie, und zwei Männer nahmen teil. Wenn sie sich mit den anderen Frauen verglich, was angesichts des mit Spiegeln ausgestatteten Saals unvermeidlich schien, freute sie sich, wie jung ihr Körper wirkte. Ebenso konnte sie in Sachen Beweglichkeit und Ausdrucksstärke gut mithalten, obwohl einige der Teilnehmenden sicher mehr Erfahrung und eine bessere Ausbildung im Tanz besaßen als sie.

Pierre, der den Workshop leitete, war ein drahtiger, nicht allzu großer, aber ausdrucksstarker Mann von siebenunddreißig Jahren. Mit viel Einsatz und Hingabe vermittelte er seine Vorstellungen. Sein Englisch, die Sprache des Workshops, war allerdings nicht immer verständlich. Dann sprang Britta ein, um vom Französischen ins Deutsche zu übersetzen.

So entstand bereits zu Beginn des Workshops eine Vertrautheit zwischen ihr und Pierre. Dank ihr konnte er in seiner Muttersprache vermitteln, was ihn bewegte. Britta fühlte sich durch diese Rolle herausgehoben und bemerkte, dass die Anweisungen von Pierre ihr gegenüber einfühlsamer formuliert waren als bei den anderen. In den Pausen unterhielten sie sich auf Französisch und schufen damit einen eigenen Verständigungsraum.

Erst am späten Abend ging die Gruppe auseinander. Britta war glücklich. Sie wohnte im gleichen Hotel wie zwei weitere Teilnehmerinnen. Sie teilten sich ein Taxi und unterhielten sich angeregt über den Tag. Britta fühlte sich zu aufgeregt, um noch etwas zu Abend zu essen. Ein wenig Obst, das sie mitgebracht hatte, genügte. Dann legte sie sich erschöpft von den Eindrücken und der körperlichen Anstrengung schlafen.

Die Göttin Hera, das Verlangen der Frauen und Dionysos

Das Schicksal weckt im Menschen, was in das Leben getragen werden soll. Ihm gilt es nun zu begegnen.
»Weit reichen die Ursprünge zurück. Alles, was erfahren wurde in vielen irdischen Existenzen, kommt zur rechten Zeit wieder zum Ausdruck. Das noch nicht Erlöste, das Schwierige, was eigene Überwindung fordert, soll erfahren werden«, so spricht die grauhaarige Schicksalsgöttin und Anteilnahme schwingt in ihren Worten.
»Jetzt ist der rechte Augenblick hierfür«, meint die Mittlere.
»Habt Mut«, erklingt die Stimme der Jüngsten, und ein wenig Ängstlichkeit lässt ihre Stimme leicht erzittern.

Karin und Bernhard waren im Café bei den griechischen Göttern gelandet. Bernhard dachte an Hera, die Herrscherin auf dem Olymp, und ihren Gegenspieler, den jungen Gott Dionysos. Um Karin seine Gedanken verständlich zu machen begann er mit einer kleinen Einführung in die griechische Götterwelt.

»Die griechische Mythologie kennt unzählige Gottheiten und gottähnliche Wesen. Auf dem Olymp residieren die zwölf wichtigsten Götter und Göttinnen – sechs weibliche und sechs männliche. Sie zeichnen sich durch unterschiedliche Eigenschaften aus. Bei den weiblichen Gottheiten ist bemerkenswert, dass drei von ihnen, Athene, Artemis und Hestia, nichts mit Männern zu tun haben wollen. Demgegenüber stehen Aphrodite, Hera und Demeter in steter Auseinandersetzung und Verbindung mit dem Männlichen. Fruchtbarkeit, Vermehrung, Vermählung und Mutterschaft sind ihre Themen. Besonders Aphrodite muss hervorgehoben werden. Sie stellt eine Gottheit aus der frühen Zeit der Erschaffung der Welt dar. Sie entstammt dem Schaum des Urmeeres, befruchtet vom Samen des Uranos. Das Meer symbolisiert den Grund des Lebens, in den nun der Samen des Himmels, des Geistes, der Sterne gefallen ist und sich mit ihm vermengt. Aus dieser Verbindung erwächst Liebe, die alle Trennung überwindet. Demeter sorgt für die Furchtbarkeit der Erde. Dank ihres Einflusses gedeiht die Saat im Laufe der

Jahreszeiten. Ihre Schwester Hera verkörpert die Herrscherin auf dem Olymp, der die Familie ein besonderes Anliegen ist.

Du siehst, die Götterwelt ist voller Vielfalt. Die Menschen leben mit diesen göttlichen Urkräften und in ihnen verwirklichen sie sich. Hin und her geworfen werden wir von diesen Mächten, denn nur schwer lassen sie sich in unserem irdischen Dasein miteinander vereinen. Wir müssen mit ihren Widersprüchen und Herausforderungen existieren und daran wachsen.«

Bernhard machte ein ernstes Gesicht. Dann sprach er weiter. »Wir hatten vorhin über die Frage nach Vorbildern und verbindlich gültigen Lebensentwürfen für Frauen und Männer gesprochen. In früherer Zeit waren die Vorstellungen der Menschen über ein richtiges irdisches Dasein eindeutiger. Sie wurden von Religion, Sitten und Moral klar und verbindlich beschrieben. Dies fehlt heute ... und doch die unserem Sein zugrunde liegenden Kräfte wirken weiterhin wie in alten Zeiten. Aber die Menschen wissen nicht mehr, wie sie ihr Leben gestalten sollen. Ein gutes Beispiel, um unsere heutige Orientierungslosigkeit zu verdeutlichen, zeigt sich in der Gestalt der Hera.«

»Dann erzähle mir ein wenig mehr zu ihr«, meinte Karin. »Wer ist sie? Was will sie?«

»Bei Hera kann man an den Ursprung der christlichen Maria denken. Es existiert eine Überlieferung, dass sich Hera einmal im Jahr mit ihrem Gatten Zeus vereinigt. Danach nimmt sie ein Bad im Imbrasos, einem Fluss auf der Insel Samos, und gewinnt auf diese Weise ihre Jungfräulichkeit wieder. Das Geschehen beschreibt die Heilige Hochzeit! Hera hat sich nicht wie Aphrodite dem Begehren der Liebe um ihrer selbst willen versprochen, sondern begegnet dem Männlichen jedes Mal in erneuerter Absicht, einer eigenen Bestimmung zu dienen. Im Granatapfel, dessen Trägerin sie ist, erinnert sie ebenfalls an Eva, die die Fruchtbarkeit als neue Bestimmung der Menschheit erkennt und hierfür das Paradies verlässt. Der Name Eva bedeutet ja ›Leben‹.«

»Du sagtest, sie ist eine Herrscherin«, warf Karin ein.

»Ja. Auf dem Olymp wird Hera zur Herrscherin in der Tradition ihrer Großmutter Gaia, der Erde, und ihrer Mutter Rhea, der Gattin des Kronos. In dieser Abstammungslinie trägt sie die Idee des Gedeihens und Werdens. Das Leben darf nicht verharren, sondern soll sich entwickeln, fortpflanzen und verändern – vielfältige Erfahrung sammeln und immer wieder andere Gestalt gewinnen.«

Karin hörte aufmerksam zu. Sie spürte sich solidarisch mit Hera. Eine stolze Frau. Sie vertrat im Leben etwas außerordentlich Bedeutendes.

»Und wie geht es weiter?«, wandte sich Karin an Bernhard.

»Hera gehört der dritten Göttergeneration an. Wie gesagt, sie vertritt die Idee ihrer Ahnen Gaia und Rhea im Zeitalter des Zeus – ihres Gatten und Bruders. Diese Epoche erschafft die Menschheit als bedürftige und zugleich aus sich selbst entwickelnde Wesen. Sie kennt Gesetze und Herrschaft, denn der Mensch hat sich einem Wachstumsweg zu unterwerfen, um Herrscher seiner selbst werden zu können. Hera bringt in dieser Phase der Menschheit die Vorstellung von Ehe und Familie als regelnde Struktur ein. Sie beschützt von der Geburt an alles, was dem dient.«

Karin schaute erstaunt. Diese Wendung hatte sie nicht erwartet.

»Was hat Ehe und Familie mit Herrschaft und Fruchtbarkeit zu tun?«, warf sie mit einem skeptischen Ton in ihrer Stimme ein.

»Wodurch stellen die Menschen sicher, dass ihre Kinder in sicheren Verhältnissen aufwachsen?«, fragte Bernhard rhetorisch, um zugleich zu antworten. »Durch eine Familienstruktur, und diese wird in Normen, Moral und Regeln gefasst. Familie gibt dem einzelnen Menschen Orientierung und Halt. Stets ist das Individuum in ein System der Verwandtschaft eingebunden. Die Familie sorgt für den Einzelnen und sie bestimmt zugleich über ihn. Ihr Gedeihen stellt somit das zentrale Ziel des Menschen dar.«

»Und heute bröckelt beides: Hera und Familie verlieren an Bedeutung«, meinte Karin.

»Wir empfinden feste Familienbande in unserer Kultur oft als Begrenzung. Sie sind uns zu eng, zu einschränkend. Unsere Vorstellung und Ideen von irdischer Existenz fliegen weiter. Regeln und Konventionen wollen wir abschütteln. Wir möchten die Antworten aus uns selbst finden.«

»Hera hat die Ehe und Familie mit allen ihren Regeln und Konventionen verteidigt?«

»Mit aller Kraft! Sie bekämpft jedoch ihren Gatten Zeus, der diese Regeln nie einhält, nicht in offener Konfrontation. Doch sie will ihn in die Ehe zwingen, denn sie bedarf seiner Macht und ordnenden Kraft für ihre Herrschaft. Alles, was das Gedeihen der Ehe zu gefährden scheint, bekämpft sie unbarmherzig.«

»Erzähl mir bitte ein Beispiel.«

»Durch das Verhalten von Dionysos, dem Gott des Weines, der Freude, der Trauben, der Fruchtbarkeit, des Wahnsinns und der Ekstase sieht Hera die Gültigkeit ihrer Lebensidee im besonderen Maße gefährdet. Fruchtbarkeit im freien Spiel ohne den Halt geordneter Familienverhältnisse stellt in ihren Augen größten Frevel entgegen ihrem göttlichen Wirken dar. Bereits die Geburt des Dionysos möchte sie verhindern und zugleich den Ehebruch von Zeus, der ihn zeugte, bestrafen. In menschlicher Gestalt beginnt Zeus, der sich für seine Affären vielfältige Erscheinungsbilder sucht, eine vor Hera geheim gehaltene Liebschaft mit Semele, der Tochter des Königs Kadmos von Theben. Um die Begehrte in seinen Bann zu ziehen, prahlt er damit, der göttliche Herrscher Zeus zu sein. Hera erfährt dank ihrer steten Wachsamkeit von seinem Ehebruch und kämpft mit allen ihr verfügbaren Mitteln für ihre Ordnung. Sie verwandelt sich in die Gestalt von Semeles alter Amme Beroe, um die amourösen Abenteuer ihres Gatten zu unterbinden und seine Geliebte und deren bereits gezeugte Leibesfrucht, den werdenden Dionysos, zu vernichten. Als diese sucht sie Zweifel in Semeles Herz zu pflanzen, nämlich dass ihr Liebhaber nicht Zeus sei, sondern ein sterblicher Hochstapler, der sie hinters Licht führt. Zeus solle sich doch in seiner Herrlichkeit als Gott zeigen, wenn er es tatsächlich sei, sind ihre Worte gerichtet an die Geliebte ihres Gatten. Diese Offenbarung soll die Tochter des Kadmos von ihm verlangen, um sich des Liebhabers gewiss zu sein. Schlüge er ihr diesen Wunsch aus, so sei Semele sicher auf einen Betrüger hereingefallen, meint Hera voller Heimtücke. Der Argwohn nagt von nun in Semele. Beim nächsten Liebestreffen trachtet sie mit Bedacht, einen listigen Plan zu verwirklichen.

›Mein Auserwählter und Angebeteter, wenn du mich tatsächlich so liebst, wie du sprichst, dann lass mich einen einzigen Wunsch benennen, den du mir erfüllst‹, flüstert sie mit süßer Stimme in das Ohr ihres Verehrers. Zeus stimmt zu, denn seiner Geliebten gehören seine ganze Zuneigung und sein aufwallendes Begehren. ›Bitte, mein Herzensfreund, zeige dich mir in deiner göttlichen Herrlichkeit. Dies ist mein einziger Wunsch, den du mir versprochen hast zu erfüllen.‹

Zeus erschrickt angesichts ihres Begehrens. Er weiß, kein Sterblicher und keine Sterbliche können den Anblick einer Gottheit in ihrer wahren Gestalt ertragen. Semele ist dem Tod geweiht, verbleibt sie bei ihrem Ansinnen! Er versucht ihr auszureden, was sie erwünscht und weist auf die unausweichliche Folge hin: ihren Tod! Allein, für seine Liebste bestärkt sein Sträuben die Zweifel und damit desgleichen sie in ihrem Verlangen. Sie will den Beweis. Zeus muss zu seinem Wort stehen!

Mit tiefem Bedauern und ratlos gibt sich Zeus in seinem göttlichen Wesen zu erkennen. Der Glanz dieser Erscheinung vernichtet jeden Menschen. Wie vom Blitz getroffen verbrennt Semeles Körper und mit ihr der ganze Palast des Kadmos, sodass von ihrem Grab noch lange Zeit Rauch emporsteigt.«

Karin schaute Bernhard mit großen Augen an.

»Schrecklich! Diese Mythen sind manchmal richtig brutal! Genau das, den Tod der Semele, wollte Hera erreichen? Alles um die Ehe und Familie zu verteidigen? Oder war das Eifersucht?«

»Das ist in diesem Fall das Gleiche. Es soll gelten, wofür Hera steht: Ehe und Familie. Sie kämpft für sich, für ihre Idee, die für sie ihre Welt bedeutet.«

Bernhard schaute Karin an. »Die Menschen machen es ebenso. Ehe und Familie wurden und werden verteidigt – mit großer Härte, wenn die Menschen sich ihr verschreiben, wenn Gesetze und Normen das fordern. Steinigung, Verbannung, Ächtung; all das existiert.«

Karin erschauderte.

»Ehe und Familie können etwas sehr Schönes sein«, meinte sie schließlich.

Bernhard nickte. Beide verharrten in Gedanken. Karin wünschte sich eine Familie, Bernhard liebte Frau und Kinder. Schließlich kam Karin auf das Gespräch zurück.

»Dann kann Dionysos überhaupt nicht geboren worden sein, wenn Semele stirbt? Oder war er schon auf der Welt?«

»Geboren war er noch nicht, aber die Tochter des Kadmos ging mit ihm schwanger. Dionysos muss auf die Welt kommen! Hera kann es nicht verhindern. Auch die Götter müssen das Schicksal sich erfüllen lassen.«

»Wie das?«

»Zeus nimmt den noch nicht geborenen Dionysos an sich – zeitgleich mit dem Tod seiner Geliebten. In Mythen ist das möglich. Sie sind wie Träume: absolut! Wenn das Gefühl es will, dann verläuft das Geschehen entsprechend. Es finden sich immer Wege, damit zum Ausdruck kommt, was sich zeigen soll. Es existiert eine andere Welt als unsere logische, rationale. Täglich tauchen wir in unseren Träumen in dieses Reich ein ... «

»Ja – und wie hat Zeus das nun angestellt?«

»Er bringt sich eine tiefe Wunde an seinem Schenkel bei. Das muss er sich antun. Ohne eigene Verletzung kann die Geschichte nicht weitergehen. In die Wunde verpflanzt er die unreife Leibesfrucht und näht den geöffneten Körper wieder zu. Nach drei Monaten steht die Geburt an – wieder unter Schmerzen, denn die nun verheilte Wunde muss ein weiteres Mal geschlagen werden. So gebiert Zeus Dionysos. Dionysos wird deshalb auch der ›zweimal Geborene‹ genannt. Mit dieser zweiten Geburt durch Zeus wird seine Göttlichkeit und Unsterblichkeit begründet.«

»Was macht Hera nun, da ihr Plan nur in Teilen gelingt?«, fragte Karin »Sie will Dionysos doch vernichten. Er gefährdet ihre Idee von Ehe und Familie. Der erste Versuch, ihn zu beseitigen, ist fehlgeschlagen. Kämpft sie weiter?«

»Dionysos in seiner göttlichen Eigenart, die bereits kurz nach der Geburt in seinem Handeln offenbar wird, gefährdet die geregelte Welt von Ehe und Familie, die Hera vertritt. Er verführt die Menschen, insbesondere die Frauen, was Hera noch tiefer schmerzt, zu irrationaler Maßlosigkeit. Seine Anhängerinnen verlassen ihren angestammten Platz in der irdischen Ordnung. Die Konventionen wirft er über den Haufen. Er ist ein Gott, der die Erlösung von der Last der gegebenen Gesetze und Regeln verkündet, die Menschen durch Ekstase von ihren Fesseln befreit und sei es auch nur kurz im Rausch. Hera verfolgt ihn unbarmherzig.«

»Was konnte sie gegen ihn ausrichten?«

»Die Mythen erzählen uns böse Geschichten: Hera sinnt auf Rache. Zeus sucht seinen Sohn zu schützen, übergibt ihn Hermes, dem Götterboten, der Dionysos Ino, der Frau des Königs Athamas, im fernen Böotien anvertraut. Allerdings Hera spürt den Jungen auf und rächt sich. Zuerst Ino, dann ebenso Athamas verfallen dem Wahnsinn. Dionysos ist nun bei Ino nicht mehr sicher und wird von Hermes weit nach Osten gebracht. Im Wahnsinn tötet Athamas einen seiner Söhne. Auf der Flucht vor ihrem wütenden Gatten vernichtet Ino sich selbst, indem sie mit ihrem anderen Sohn ins Meer springt. So löscht Hera dieses Geschlecht aus.«

Karin schüttelte empört den Kopf.

»Dionysos wird im weiteren Geschehen unter Heras Einwirken gleichfalls vom Wahnsinn gepackt. Er irrt durch Welt und versteht sie nicht. Aber er übersteht diese Prüfung und geheilt kehrt der große Gott nach Griechenland zurück. Er ist erwachsen geworden und für alle Zeit ein werdender Gott geblieben, ein Gott der lernt. Wahnsinn, ‹Mania›, kann er bei den Menschen auslösen, wenn sie sich gegen ihn wehren oder ihn verleugnen.«

Karin spürte Angst. Sie fühlte die Gefahr, den Boden zu verlieren. Sie sehnte sich nach Hera. »Hera konnte Dionysos nicht verhindern«, meinte sie. »Aber ihre Idee einer festen Heimat in Ehe und Familie wirkt weiterhin auf das Dasein der Menschen. Sie beschützt die Frauen und schenkt ihnen Halt. Hätte Dionysos noch mehr Einfluss, gäbe es Heras Ausdruck nicht mehr, dann wäre der Mensch sich selbst ausgeliefert – mit seinen ganzen Irrtümern. Mit Hera kann der Mensch in sicherer Zugehörigkeit gedeihen.«

Karin suchte sich Lebensmut zuzusprechen.

»Und doch, in uns Menschen existiert die Kraft des Dionysos«, entgegnete Bernhard. »Wir sehnen uns nach seiner Freiheit. Wir gedeihen und wachsen sowohl in der Sicherheit der Familie als auch unter der Herausforderung und Weite der Freiheit!« Bernhard musste kurz überlegen. »Ja. Dionysos und die Mania haben eine besondere Beziehung. Die Wirkung des Gottes auf die Menschen kann diese ebenso in die Illusion von Freiheit führen. Sie folgen ihren unreifen Wünschen. Sie meinen, das eigene Wachstum wäre ohne Mühsal und Schmerz möglich. Sie verfallen einem Irrglauben.«

»Und wie soll man all diese Mächte unter einen Hut bringen? Sie zerstören sich gegenseitig. Wenn ich mehr die dionysischen Kräfte lebe, dann beschädige ich Ehe und Familie. Das liegt doch auf der Hand. Dies gilt im besonderen Maße, wenn es eine vermeintliche Freiheit ist, nach der ich strebe. Tatsächlich folge ich meinen eigenen Ängsten, verstecke mich vor der Wahrheit.«

Karin dachte nach. Eine neue Idee hatte sich in ihr gemeldet, die vielleicht einen Ausweg aus dem Dilemma, welches sie empfand, zeigte. Mussten sich die Frauen mehr einer männlichen Verführung entziehen? »Dionysos ist eine männliche Gottheit. Du sagst aber, dass er besonders viele weibliche Anhänger hat und auf die Frauen mit besonderer Anziehung wirkt«, meinte sie fragend zu Bernhard.

»In dieser Weise berichten es die Mythen: Die Frauen sind Dionysos gefolgt. Der durch Zeus Geborene mag der Weiblichste unter den Göttern sein, so wie Athene die Männlichste unter den Göttinnen darstellt. Daher spielt er für die Frauen eine derart bedeutende Rolle. Lass dir ein wenig vom Wirken des Zweimalgeborenen berichten. Er heilt die Leidenden nicht, er dankt, tröstet und erwärmt nicht. Aber das Leben wird in seinem Bann außerordentlich! Dionysos zeigt sich als Gott der Selbstvergessenheit, der dunkle Triebe zum Leben erweckt. Er schürt im Menschen die Sehnsucht nach Erlösung – weg von der Rationalität und dem Ehrgeiz die Welt zu verstehen oder zu erklären. Aus diesem Verlangen wuchs Dionysos seine Anhängerschaft zu. Sie dürsteten nach seinem Versprechen des Heils. Er erinnerte die Frauen, dass der Ursprung des Seins bei den Göttinnen liegt und sie ihre Priesterinnen sind!

Es trug sich zu, dass der zweimal geborene Sohn des Zeus eines Tages mit großem Gefolge vor seine Heimatstadt Theben kam und Zugang fordernd an das Tor pochte mit den Worten: ›Hier ist Dionysos. Ich bin ein Gott!‹ Man verweigerte ihm jedoch den Zutritt. Da sprengten seine Anhängerinnen die Tore, so wie dieser Gott in seiner Eigenart das Bestehende zu zerstören trachtet. Bis auf den besonnenen König Pentheus unterwarfen sich die Bewohner dem Eindringling, als er sich ihnen nun fordernd und verführerisch zeigte. Ihm zu widerstehen wollte nicht gelingen. Pentheus lud ihn zum Mahl und sprach: ›Du siehst, was du anrichtest? Die Menschen verfallen in Taumel und gehen ihren Pflichten und ihrer Arbeit nicht mehr nach. Dies wird Schaden über die Menschen bringen. Höre meinen Vorschlag: Lass uns dir einen Tag in der Woche weihen und zum Feste küren.‹ Dionysos war diesem Vorschlag nicht abgeneigt und lud den König für den Abend zu einem Treffen außerhalb der Stadt am Rande des Waldes ein, um im Kreise seiner ihm vollkommen ergebenen Anhängerschaft, die sich allein aus Frauen gebildet hatte, über das Weitere zu befinden. So musste sich Pentheus am Abend in Frauengewänder kleiden, wollte er Zutritt zur Feier erlangen. Indessen mit dem Überstreifen der Gewänder überwältigte ihn der Taumel. Er glich einem wilden Tier, welches fauchte und brüllte und als die Frauen am Waldesrand diesen tobenden Menschen erblickten, wähnten sie ihren Gott und sich bedroht, fielen über den von Sinnen Tobenden her und zerrissen ihn. Seine eigene Mutter Agaue zerstückelte seinen Leib!«

Bernhard schaute auf Karin. Ein wenig Schreck war in ihrem Ausdruck erkennbar. Dann fuhr er fort.

»Dionysos bleibt für alle Zeit ein unberechenbarer Gott – dem Verstand fern und den tiefsten Gefühlen und Trieben nah. Wild wirkt seine Kraft. Und noch etwas, Karin: Wir müssen, was die Mythen über die Götter erzählen, allzeit als Bericht über ein inneres Erleben verstehen. Durch die Kraft des Dionysos werden in uns all diese Mächte frei!«

»Ich finde diese Gottheiten allesamt ziemlich brutal«, meinte Karin in einem leicht resignierten Tonfall. »Sie wirken dermaßen absolut, kennen keine Kompromisse, zerstören ...« Ihre Worte gingen in Nachdenklichkeit über.

»Aber sind wir Menschen nicht so?«, warf Bernhard ein.

»Schon. Andererseits wir sind ebenfalls versöhnlich, liebevoll, kümmern uns umeinander.«

»Diese Eigenschaften, die du nennst, existieren ebenso bei den Göttern. Der Gegensatz Hera – Dionysos ist allerdings besonders hart. Hier stoßen zwei vollkommen unterschiedliche Eigenarten aufeinander und meist bekämpfen sie sich. Ich denke, wir Menschen kennen das gleichfalls in uns. Und lass mich noch etwas ergänzen. In Dionysos selbst wohnt Widerspruch. Denn von ihm wird berichtet, dass in späteren Jahren in ihm wahre Liebe zur Königstochter Ariadne entbrannte. Diese Liebe zähmte Ekstase und Wahnsinn und wandelte ihn zum Erlöser der Gefühle, dem Zeus nun seinen Platz zum Wohle der Menschen beim Orakel von Delphi in Bruderschaft mit Apollon zuwies.«

»Ich möchte mehr die Gemeinsamkeit und Freundschaft leben. Mir bleibt Hera sympathisch.« Karin suchte Halt angesichts all der Geschichten, die ihr den Boden unter den Füßen wegziehen wollten. »Gut, die Regeln und die Moral für die Familie müssen nicht solchermaßen streng, wie sie oft formuliert werden, sein. Ich denke, Familie geht auch anders.«

Britta verbrachte eine Nacht erfüllt mit bewegenden Träumen. Am Morgen wusste sie noch, dass sie in den nächtlichen Bildern voller Freude getanzt hatte, und Pierre hatte hierbei eine Rolle gespielt. Mit dem Aufstehen verblieb sie in einer erwartungsvollen Stimmung.

Beim Frühstück traf Britta mit den beiden anderen Teilnehmerinnen des Workshops, Corinna und Sonja, zusammen. Das Gespräch entwickelte sich vertraut und lebhaft. Britta fühlte sich an die Schulzeit erinnert, als sie in ausgelassener Stimmung mit ihrer Mädchenclique unterwegs gewesen war. Natürlich drehten sich damals die Gespräche oft um Jungs. Doch als jetzt das Gespräch auf Pierre kam, beteiligte sie sich nicht daran. Sie wollte die Gefühle Pierre gegenüber, die in ihrer Fantasie existierten und von großer Zuneigung gekennzeichnet waren, nicht mit den anderen teilen.

»Ich bin ganz begeistert von Pierre«, meinte Corinna und lächelte. »Ein Workshop bei ihm lohnt sich wirklich. Er ist total nett!« Sie schaute sie in die Runde.

Britta nickte leicht mit dem Kopf. Sonjas Körper straffte sich. »Ja, finde ich auch«, stimmte sie begeistert zu. »Wie ruhig und sicher er alles macht. Ein toller Mann!«

»Er tanzt wahnsinnig gut. Wenn er uns vortanzt, dann verstehe ich sofort, was er meint. Es ist, als bestände zwischen uns eine ganz besondere Beziehung«, merkte Corinna an.

»Genauso empfinde ich das auch«, entgegnete Sonja. »Wie aufmerksam er dabei ist. Er sieht alles. Mit welcher Konzentration er einen anschaut.«

Voller Enthusiasmus sprachen Sonja und Corinna über Pierre. Doch Britta schwieg und hörte zu. Als dann die Unterhaltung auf Familie und Partner kam – sie waren alle drei verheiratet – beteiligte sie sich weitaus lebhafter. Ihre Gesprächspartnerinnen hatten jeweils ein kleines Kind und standen noch ganz unter dem Eindruck der großen Veränderungen, die die Geburt in das Leben gebracht hatte. Britta kam sich ihnen gegenüber erfahren vor, und sie suchten ihren Rat. Es bestand eine große Einigkeit, dass die eigene Familie ein großes Glück darstellt.

Ein wenig trübte Britta diese Stimmung. »Natürlich bist du dann nicht mehr so frei, wenn du Kinder hast«, meinte sie. »Ich liebe meine Kinder und meinen Mann, aber manchmal denke ich mit Sehnsucht an die Zeit davor.«

»Wird mir wahrscheinlich in ein paar Jahren genauso gehen«, stimmte ihr Corinna zu.

»Dann musst du halt an vielen solchen Workshops wie hier teilnehmen«, meinte Sonja.

»Drei Tage nur tanzen, nichts mit Familie, nur für mich. Ich muss so etwas öfters unternehmen«, warf Britta ein.

Sie fühlte sich im Kreis der »Freundinnen« wohl und durch ihren Zuspruch bestätigt. Britta, Corinna und Sonja nahmen sich ein Taxi, obwohl das Tanzstudio eigentlich gut mit der S-Bahn zu erreichen war. Sich diesen kleinen Luxus zu leisten tat gut.

Der Workshop begann pünktlich. Britta fühlte sich jung und begehrenswert. Sie beobachtete Pierre, wie er sie betrachtete und tanzte voller Anmut. Sie zeigte ihren Körper und ihre Sehnsüchte. Wenn Pierre zu ihr ging, um eine Haltung zu korrigieren, genoss sie seine Berührung. Wenn er vortanzte, schien ihr sein Körper wie ein Versprechen. Die schlanken Beine, die Wölbungen des Gesäßes, ebenso der Blick auf die Ausbuchtung im Schritt. Es erregte ihren Gefallen. Wie im Fluge verging die Zeit und die letzte Übung fand ihr Ende.

Britta ließ sich Zeit. Sie half beim Aufräumen, vergaß ein Oberteil im Tanzsaal und kam noch mal zurück. Pierre saß auf dem Boden und ordnete seine CDs für den nächsten Tag.

»Kann ich dir noch was helfen«, fragte sie auf Französisch und ging auf ihn zu.

Pierre schaute sie an.

»Ich hab mein Oberteil da hinten in der Ecke vergessen«, ergänzte sie noch, und da Pierre nicht antwortete, holte sie das Kleidungsstück. Pierre beobachtete sie dabei.

»Gerne«, meinte er schließlich. »Kannst du den kleinen Stapel durchsuchen und entsprechend den roten Nummern in die richtige Reihenfolge bringen?«

Britta nickte und fing an, die CDs zu ordnen.

»Was machst du am Abend?«, wollte er wissen.

»Vielleicht noch eine Kleinigkeit essen?«

»Hast du Lust, noch mit mir zusammen in ein Lokal zu gehen?«

Britta spürte, wie ihr Herz aufgeregt schlug. »Gerne«, sagte sie so beiläufig wie möglich.

Sie unterhielten sich noch ein wenig über Musik.

»Dann zieh ich mich jetzt um«, meinte Britta schließlich.

»Ich mich auch. Wir treffen uns am Ausgang.«

Britta ging zum Umkleidebereich. Sie fühlte sich stolz. Sie wusste, was sie wollte. Sonja und Corinna warteten auf sie.

»Wartet nicht weiter«, sagte sie zu ihnen. »Ich muss noch was einkaufen – ein Geschenk. Hätte ich fast vergessen. Vielleicht sehen wir uns später im Hotelrestaurant. Kann aber auch sein, dass ich gleich schlafen gehe.«

Also verabschiedeten sich die beiden und Britta zog sich um. Sie ließ sich Zeit. Zum einen wollte sie sicher gehen, dass alle anderen Workshopteilnehmer tatsächlich gegangen waren, zum anderen sollte Pierre ruhig ein paar Minuten warten. Sorgfältig betrachtete sie sich im Spiegel und korrigierte ihr Aussehen. Sie hatte sich am Morgen chic angekleidet, sodass sie zufrieden auf ihre Erscheinung schauen konnte. Als Britta schließlich zum Ausgang ging, begegnete ihr Pierre bereits im Gang. Am liebsten hätte sie ihn in diesem Augenblick in den Arm genommen und geküsst. Pierre fragte, ob sie Lust auf ein marokkanisches Restaurant hätte. Sie bejahte. Sie nahmen ein Taxi. Pierre zeigte sich in seinem ganzen Verhalten als Gentleman. Er hielt ihr die Türen auf, half ihr aus der Jacke und rückte ihren Stuhl zurecht.

Sie saßen gemeinsam beim Essen, tranken dazu ein Glas Weißwein und unterhielten sich angeregt. Britta hatte gleich nach der Ankunft im Restaurant von der Toilette aus Bernhard mit ihrem Handy angerufen, und gefragt, wie es ihm und den Kindern ging. Sie betonte, wie anstrengend der Tag gewesen war, dass sie nun noch eine Kleinigkeit essen und dann früh schlafen gehen wollte. Nach diesem Telefonat fühlte sich Britta frei.

Sie aßen und unterhielten sich – Tanz, Lebensfreude, Kultur waren ihre Themen. Beide wollten sich nicht nach Partnern oder Familie des anderen erkundigen. Im diesem Augenblick sollte das keine Bedeutung haben. Ihre Hände fanden sich, und Britta übernahm die Initiative.

»Lass uns diesen Abend nur für uns haben, ihn genießen, unbeschwert und glücklich sein«, wandte sie sich an Pierre. »Ruf ein Taxi und wir fahren zu mir ins Hotel.«

Britta wollte bei sich im Zimmer die Nacht verbringen. Am Morgen sollte Pierre schauen, wie er zu seiner Unterkunft kam. Ihr Frühstück sollte wieder gemeinsam mit Sonja und Corinna stattfinden.

Pierre nickte. Sicher, am Workshop nahmen einige hübsche Frauen teil, die, wie er das einschätzte, bereit waren, mit ihm eine Nacht zu verbringen. Andererseits er wollte sich keine großen

Umstände machen. Er war verheiratet und zuhause wartete seine Frau, die er liebte. So wie sich dieser Abend entwickelt hatte, konnte er vor sich selbst behaupten, er habe diesen Seitensprung nicht aktiv gesucht. Zudem gefiel ihm Britta, auch die Unterhaltung mit ihr gestaltete sich geistreich und leicht. Er ging an die Theke, um ein Taxi zu bestellen und die Rechnung zu begleichen. Britta schaute ihm nach. Mach dir jetzt nur nicht zu viele Gedanken, sprach sie zu sich selbst. Du weißt, es tut dir gut und du bist eine stolze, begehrenswerte Frau. Bleib dabei – keine Zweifel!

Als sie das Hotel betraten, schaute Britta ein wenig ängstlich, ob nicht Corinna oder Sonja irgendwo in der Lobby saßen. Erleichtert darüber, dass dies nicht der Fall war, ging sie mit Pierre zum Fahrstuhl. Sie wollte ihrem Geliebten in dieser Nacht zeigen, welch einzigartige Frau sie war. Er sollte noch lange an sie und diese Begegnung denken.

Sie verschwand kurz im Badezimmer, und als sie zurückkam, lag Pierre nackt auf dem Bett. Er lag dort derart selbstverständlich und selbstsicher, dass Britta ein wenig weiche Knie bekam. Nun gab es kein Zurück mehr. Ich bin perfekt beim Sex, vergewisserte sie sich innerlich. Ich weiß, was ein Mann wie Pierre benötigt und er wird es spüren. Sie schaute in seine Augen. Freude und Zuneigung kamen ihr entgegen. Das beruhigte und bestätigte Britta. Sie besaß die Kontrolle.

Dass er seine Frau hinterging, belastete Pierre nicht. Er liebte sie ja weiterhin. Diese heutige Nacht stellte nur ein kleines, schönes Abenteuer dar. Ebenso machte er sich über Britta wenig Gedanken. Wenn sie ihn mit in ihr Zimmer nahm, dann gefiel er ihr. Mehr Bestätigung meinte er nicht zu benötigen. Sie würden zusammen ihre Körper spüren, ihr Verlangen stillen. Das war einfach schön. Als er auf dem Bett lag und Britta auf sich zukommen sah, durchströmte ihn eine warme Welle freudiger Erwartung.

Sie legte sich zu Pierre und streichelte ihn zärtlich. Ich spüre, wie ich ihm Glück schenken kann, sprach sie in Gedanken. Seine Lust soll sich in Wärme und Zuneigung wandeln. Ich werde ihn langsam zum Höhepunkt führen. Als sie unter ihm lag und seine rhythmischen Bewegungen spürte, gab sie ihrem Gesicht einen Ausdruck von lustvollem Strahlen. Sie schaute ihn an und ermunterte ihn in seinem Tun. Ihre Hände lenkten sanft seine Bewegung. Er sollte jeden Augenblick genießen.

Pierre vertraute sich Brittas Führung an. Er fühlte, wie sie sein Empfinden spürte und meinte, in ihrem Gesicht zu erkennen, wie sie das Zusammensein genoss und er sie zu größter Erregung brachte. Das Geschehen schenkte ihm Glück.

Sie lagen noch eine Weile dicht und schweigend beieinander. Dann rollte sich Pierre zur Seite, hielt nur noch Brittas Hand, murmelte gute Nacht und schlief ein.

Britta lag noch länger wach. Sie fühlte sich in diesem Augenblick sicher und zufrieden. Als sie aber schließlich zur Ruhe gekommen war, gingen ihr ernste Gedanken durch den Kopf. Wer bin ich?, fragte sie sich. Diese Nacht mit Pierre ist schön, aber warum suche ich solch eine Begegnung? Hier kann ich meine Gefühle bedingungslos wahrnehmen und ihn glücklich machen, antwortete sie sich selbst. Das befriedigt mich zutiefst! Aber zugleich weiß ich, ich fürchte mich vor zu viel Nähe und ebenso vor dem Alleinsein. Ich komme nicht zur Ruhe! Pierre schläft selig und ich grüble. Vielleicht habe ich Angststörungen. Ich benötige diese Kontrolle über die Männer. Sie dachte an Konrad. Über ihn hatte ich Macht, gestand sie sich ein. Das fühlte sich gut an.

Sie dachte an ihre Fantasien von Dominanz und Unterwerfung. Mit Konrad hatte sie diese leben können – zumindest einen Teil davon.

Wenn ich von Unterwerfung fantasiere, dann geht es um Kontrollverlust und den damit verbundenen Kick. Mit Konrad habe ich Machtspiele im Bett ausprobiert. Immer lag bei mir die Dominanz. Und wenn ich ihm sagte, was er machen sollte, zum Beispiel einen Schlag auf den Hintern oder schmutzige Worte, dann war ich es, die die Kontrolle hatte. Konrad führte nur aus, was ich ihm auftrug.

Britta zog ihre Hand von Pierre zurück und legte sich ihm abgewandt auf die Seite. Sie fand keinen Schlaf. Sie stand auf, um ein Glas Wasser zu trinken. Pierre schlief fest.

Sex ist für mich eine Spielweise. Ein Reich, in dem ich ausprobieren kann, wo das Wilde und Verrückte regiert und ich Abstand gewinne zum Alltag. Im Bett möchte ich mir keine Gedanken über Korrektheit machen, ging es ihr fast trotzig durch den Kopf. Ich darf das! Mit Pierre war es ein Spiel. Ich wollte ihm zeigen, was für eine außergewöhnliche Frau ich bin und wir beide sind glücklich.

Warum ist es mit Bernhard vollkommen anders, fragte sie sich. Warum kann ich bei ihm nicht spielen? Weil er langweilig ist! Damit wollte sie ihr Grübeln beenden, was nicht gelang. Vielleicht auch, weil ich Angst habe. Angst mich zu zeigen, wie ich bin. Weil ich mich nicht sicher fühle, ob er mich dann akzeptiert. Nie darf Bernhard von meinen versteckten Wünschen erfahren. Dann sieht er mich als schmutzig und wertlos an. Pierre akzeptiert mich – Konrad genauso. Aber Bernhard? Bei ihm weiß ich oft nicht, was für ein Gesicht ich beim Sex machen oder wo ich hinschauen – überhaupt wie ich mich verhalten soll. Ich frage mich, was er von mir denkt und warum er sich gerade auf diese Weise verhält. Dann kommt er mir fern vor und ich fühle mich verloren. In solchen Momenten bin ich wirklich froh, wenn es vorbei ist.

Nicht immer, manchmal finde ich es schön.

Es stört mich zu spüren, dass er derart nahe bei mir sein möchte. Dann mache ich zu. Kann er das nicht ein wenig mehr respektieren, kann er nicht mal spielen und nicht stets versuchen, er selbst zu sein? Einfach spielen, dass er mich toll findet, egal was er sonst denkt? So wie er dauernd nach wahren Gefühlen sucht, wie soll da Sex Spaß machen?

Britta bemerkte, wie sie anfing sich aufzuregen. Jedenfalls muss ich wirklich kein schlechtes Gewissen Bernhard gegenüber haben. Die Familie berührt es nicht, wenn ich eine Nacht richtig glücklich bin – und wenn dann positiv. Mit diesen Gedanken dämmerte sie ein, um kurz darauf wieder hochzuschrecken. Sie hörte Pierre, der ruhig schlief. Was für ein Mann ist er eigentlich?, fragte sie sich. Ein attraktiver Mann. Könnte ich mir vorstellen, mit ihm zusammenzuleben? Er scheint, zuverlässig, ehrlich und zielstrebig zu sein. Das gefällt mir. Aber er ist viel unterwegs. Ich müsste ihn begleiten können, wir sollten gemeinsam tanzen, Workshops veranstalten, zusammen auf der Bühne stehen. Das wäre schön.

Und Konrad? Mit ihm würde ich nicht zusammenleben wollen. Auf ihn ist kein Verlass. Er will, dass ihm ein anderer das Leben zeigt. Auf die Dauer wäre das nicht meine Sache. In Konrad existiert etwas Unterwürfiges. Das ist kein Mann, mit dem ich eine Familie gründen könnte. Pierre schon eher ... Er weiß, was er will.

Wieder übermannte Britta die Müdigkeit. Erschöpft lag sie im Bett. Sie meinte, kaum geschlafen zu haben, als sie die Stimme von Pierre vernahm, der ihr ins Ohr flüsterte, und einen Kuss auf ihrer Wange spürte.

»Schlaf weiter«, hörte sie ihn sprechen. »Ich muss in mein Hotel. Wir sehen uns gleich wieder. Es war ein wunderschöner Abend mit dir.«

Britta erwiderte seinen Kuss, ohne die Augen zu öffnen. Sie wälzte sich auf den Bauch. Kurz darauf klappte die Zimmertür zu. Sie zog die Decke halb über den Kopf. Jetzt nur nichts denken, sagte sie sich und gab sich ihrer Müdigkeit hin. Als der Wecker klingelte, ging sie verschlafen ins Badezimmer. Erst nach der Dusche wollte sie in den Spiegel schauen. Als sie in den Frühstücksraum kam, waren Corinna und Sonja bereits am Aufbrechen. Sie begrüßten sich wie vertraute Freundinnen.

»Das Tanzen hat mich so angestrengt«, meinte Britta. »Ich konnte überhaupt nicht aufstehen. Alle Knochen merke ich von gestern. Ich bin halt ein paar Jahre älter als ihr.«

Sie spürte Freude daran, mit ihrem Alter zu kokettieren und zugleich die Gewissheit zu besitzen, dass Pierre sie geliebt hatte.

Ihre leichte Klage traf auf Verständnis. Sie verabredeten sich für die gemeinsame Fahrt zum Tanz-saal. Britta war froh, alleine zu frühstücken. Im Zimmer packte sie ihren kleinen Koffer, den sie zum Workshop mitnehmen würde und ging dann in die Lobby, um ihre Freundinnen zu treffen. Gemeinsam machten sie sich auf den Weg.

Pierre begrüßte alle Teilnehmer höflich und zuvorkommend. Er sah ausgeschlafen und kraftvoll aus. Es wurden vier schöne gemeinsame Stunden. Britta hatte das Gefühl, komplett im Tanz aufzugehen. Energie durchströmte sie und ihr Körper schien frei und voller Freude über die Erde zu schweben. Bei der abschließenden Besprechung war sie einfach nur glücklich.

»Wir sehen uns noch kurz?«, fragte Pierre sie in einem unbeobachteten Moment, als nach der Verabschiedung die Gruppe auseinanderging.

Britta nickte bestätigend.

»Ich warte auf dich im kleinen Café an der Ecke. Rechts vom Ausgang«, ergänzte er noch.

Britta ließ sich wieder Zeit beim Umkleiden. Sorgfältig schminkte sie sich. Corinna und Sonja hatten sich bereits verabschiedet. Der Zug von Britta fuhr in zwei Stunden. Im Café umarmten sich Pierre und Britta.

»Du bist ausgesprochen begabt«, meinte Pierre. »Bleib dran. Tanzen ist deine Welt.«

Die Unterhaltung gestaltete sich entspannt und voller Zuneigung füreinander. Erst als sie auf Beziehung und Familie zu sprechen kamen, änderte sich das.

»Ich habe eine Frau, die ich sehr liebe«, erzählte Pierre. »Sie ist für mein Leben wichtig. Wir leben seit vier Jahren zusammen. Sie unterstützt mich bei meiner Arbeit.«

Britta spürte eine Kränkung, als sie diese Worte hörte. Wahrscheinlich war seine Frau ein ganzes Stück jünger als sie. Danach fragen wollte sie nicht. Sie verdrängte diese verletzenden Gefühle. Natürlich hatte sie sich in den zurückliegenden Stunden erlaubt, ein wenig von einer gemeinsamen Zukunft mit Pierre zu träumen. Als er ihr erzählte, wie stark er sich über den Tanz mit ihr verbunden fühlte, da zeigte sich ein Bild von einem Paar Britta und Pierre. Sie hatte das Gefühl, welches hierbei auftauchte, genossen – aufregend und schön. Ernüchternd hörte sie nun sein Bekenntnis zu seiner Frau. Andererseits sollte Pierre keinesfalls den Eindruck von ihr gewinnen, sie wartete auf ihn oder wäre mit ihrem Leben nicht zufrieden.

»Ich habe zwei wunderbare Kinder«, erzählte sie. »Ich liebe sie sehr. Es ist schön, eine Familie zu haben. Mein Mann sorgt voller Verantwortung für die Familie.«

Pierre schaute Britta an. Er fühlte sich einverstanden mit dem, was er hörte. Britta sollte sich nicht an ihm orientieren. Er mochte sie, da gab es keinen Zweifel. Allerdings beschäftigte es ihn in keiner Weise, dass aus der Begegnung mehr werden könnte. Sicher, sollte Britta noch einmal an einem seiner Workshops teilnehmen, gerne würde er wieder Abend und Nacht mit ihr verbringen. Er verschwendete keinen Gedanken daran zu überlegen, ob Britta ihre Beziehung anders empfand als er. Pierre hatte das Bild einer selbstbewussten und eigenständigen Frau gewonnen, die wusste, was sie tat. Britta hatte ihm dies gerade ein weiteres Mal bestätigt. So gingen sie mit einem Kuss auseinander.

Konvention und Freiheit

Karin und Bernhard saßen ins Gespräch vertieft im Café.

»Ja, die Mythen müssen in ihrer Zeit verstanden werden«, bestätigte Bernhard die Aussage von Karin. »Heute stehen wir vor anderen Herausforderungen. Wir müssen selbst entscheiden. Konventionen, Moral und Gesetze zwingen den Menschen nicht mehr in eine strenge Ordnung.«

»So ist es«, stimmte Karin zu. »Eine Ehe zu schließen und eine Familie zu gründen geschieht heute weitaus freiwilliger als in der Antike. Ich und alle anderen Frauen, die ich kenne, möchten mit einem Partner zusammen sein, dem sie vertrauen, dem sie sich zugehörig fühlen, den sie lieben, wenn auch das Wort Liebe vielleicht ziemlich unterschiedlich verstanden wird. Ich möchte, dass ich mit meinem Mann Gefühle und Gedanken austauschen kann. Deshalb findet die Göttin Hera auch in der heutigen Zeit meine volle Sympathie.«

»Du hast sicher Recht. Aber Dionysos behält trotzdem seine Berechtigung«, entgegnete Bernhard. »Zeus wollte mit aller Macht, dass sein Sohn die Götterwelt bereichert! So ist Zeus. Der einzelne Mensch soll sich entwickeln und wachsen. Dionysos, der neben den Genitalien seines Vaters zum Gott reifte, erzwingt das. Er zerstört das Erstarrte! Wenn die Familie in festen Konventionen gefangen ist und ihren Zweck, Entwicklung zu ermöglichen, nicht mehr erfüllt, zerstört er diese. Und Zeus sagt: Garant für Fruchtbarkeit und Fortpflanzung zu sein reicht nicht! Jede neue Generation soll weiter schreiten und Neues gestalten. Dionysos wurde von ihm geboren, um dies anzustoßen. Der Mensch wird auf sich selbst geworfen, fällt aus den Regeln der Gemeinschaft und muss sein Handeln außerhalb aller vorgegebenen Bahnen verantworten. Er kann sich nicht hinter Institutionen verstecken. Freude und Ekstase des Dionysos wecken tiefste Gefühle in uns. Die Wünsche und Ängste des Menschen, seine Fähigkeiten und Möglichkeiten werden zum Maßstab des ausbrechenden Geschehens. Hierzu erhält er im Taumel der Gefühle die Freiheit!« Bernhard hatte diese Worte voller Entschlossenheit gesprochen. »Dionysos wurde vom Sterblichen, als Sohn der Semele, zum Unsterblichen geboren durch Zeus. Drastischer kann Entwicklung kaum geschehen. Zu diesem Wandel gibt es noch eine Ergänzung aus dem Leben des zweimal geborenen Sohn des Zeus, die zeigt, wie Dionysos in seiner Weise wirkt. Er erwählt Ariadne, die Tochter des Königs Minos von Kreta, zu seiner Frau. Und aus sich erhob er seine Gattin zur Göttin. Er bricht mit dem Gesetz, dass Sterbliche niemals Göttlichkeit erlangen können. In dieser Weise erhebt er den Menschen.«

Karin freundete sich, als sie dieses mit allem Nachdruck vorgetragene Plädoyer vernahm, etwas mehr mit Dionysos an. »Ich verstehe, was du meinst. Ich verstehe gleichfalls, dass es richtig und gut ist, wenn Ehe und Familie nicht allein deshalb gelten, weil dies in Tradition, Regeln und Gesetzen gefordert wird. Aber wenn Dionysos den Menschen dazu bringt, eine Familie zu zerstören, weil er all die widerstreitenden Gefühle im Menschen weckt, dann zerstört er damit Vertrauen, Liebe und Zusammengehörigkeit. Das verursacht tiefen Schmerz.«

Karin schaute mit traurigen Augen auf Bernhard. Sie dachte, wenn Christoph sie hintergehen, sie belügen oder betrügen würde, wie weh ihr das täte. Sicher, damit käme zu Tage, was bisher verborgen in ihrer Beziehung lag, und vielleicht brächten diese Konfrontation und der hervorgerufene Schmerz auch Wandel. Indes, der Preis hierfür schien ihr hoch.

»Ich gebe dir vollkommen Recht«, antwortete Bernhard. »Einen Menschen zu hintergehen, der einen liebt und einem vertraut, verursacht tiefen Schmerz. Ich gehe sogar noch einen Schritt weiter als du: Es entsteht sogar dann außerordentliches Leid, wenn eine Ehe und Familie, die tatsächlich allein auf Konvention beruht, zerstört wird, da die Menschen sich einer Gemeinschaft zugehörig fühlen, die ihnen Halt und eine Berechtigung ihres Seins gibt. Diese zu verlieren verursacht in ihnen schwer ertragbare Gefühle der Entwürdigung und Herabsetzung. Denn mit dem Zerfall seiner Familie steht der Mensch alleine da und hat die allgemeine Anerkennung, ja seinen Status unter den Mitmenschen, verloren. Er wird zutiefst gekränkt und seiner Ehre beraubt.«

»Das stimmt. Deshalb werden wahrscheinlich in vielen Gesellschaften drastische Strafen für Ehebruch ausgesprochen. Aber zugleich können solche arrangierten, ja oft erzwungenen und strengen Regeln unterworfenen Ehen auch Gefängnisse sein. Das gilt im besonderen Maße für die Frauen.« Karin überlegte. »Vielleicht leiden die Männer ebenfalls, weil sie sich nach Vertrauen und Liebe sehnen. Zugleich sind sie in eine Rolle als Ehemann gedrängt worden, die ihnen nicht entspricht. Das kann ich als Frau nicht gut beurteilen. Dennoch, warum sollten Menschen nicht in solchen Familien, die ihnen von außen vorgegeben wurden, ebenfalls glücklich sein? Das Gefühl von Gemeinschaft und Zusammenhalt mag unter diesen Bedingungen genauso stark empfunden werden. Vertrauen und Liebe können dort ebenso bestehen. Jedenfalls kann ich mir das gut vorstellen.«

»Genau. Aber dann kommt die Kraft von Dionysos und prüft, ob in den Menschen, wenn sie die Freiheit erhalten, noch etwas anderes als die Konvention ruht.«, brachte Bernhard wieder den Sohn des Zeus ins Gespräch. Ihn faszinierte dieser Gott, der tiefste Beweggründe in den Menschen zu wecken sucht. »Diese Prüfung ist kein leichter Weg, sondern eine überwältigende Herausforderung. Und dabei werden vielmals Vertrauen und Liebe anderer verletzt! Je unreifer der Einzelne ist und je mehr er Illusion mit Freiheit verwechselt, desto zerstörerischer wirkt, was aus dem Menschen unter dem Einfluss des Dionysos hervorbricht!«

Das Gespräch zwischen Karin und Bernhard hatte einen ernsten Charakter angenommen. Lebendig standen die Götterfiguren vor ihnen: Hera, die Herrscherin, eine stattliche Frau mit Diadem und Zepter; Dionysos mit stechendem Blick und wildem Bart.

»Warum, meinst du, haben diese Gottheiten Einfluss auf uns Menschen?«, wollte Karin wissen.

»Diese urtümlichen Mächte liegen in uns. Wir sind nach ihnen gebildet. Es gab sie vor uns und wir sind aus ihren Kräften geboren.« Bernhard schaute nachdenklich. »In uns Menschen, in jedem Einzelnen, liegt die vollständige Geschichte der Menschheit. Nein! Die ganze Geschichte des Lebens auf dieser Erde. Wir Menschen besitzen die Götter in unserer Erinnerung und tiefsten Gründen. Es sind Bilder, die wir nicht zu erlernen brauchen. Sie wirken jederzeit in uns. Wir bilden unsere Wirklichkeit nach ihnen. Menschen konstruieren ihre Welt. In unseren Träumen wissen wir davon.«

Karin nickte. »Bernhard, ich kann gut nachvollziehen, wie die Götter oder Urkräfte mich gestalten und fast zerreißen. Ich erkenne dies ebenso bei vielen anderen Menschen, insbesondere Frauen. Hera und Dionysos, aber auch alle anderen Gottheiten, insbesondere die Göttinnen, bewegen uns Frauen und lassen uns gleichfalls verzweifeln. Wie sieht dies bei den Männern aus? Mir scheinen die Männer sich nicht in solchen inneren Konflikten zu befinden.«

»Vielleicht«, antwortete Bernhard in einem zurückhaltend vorsichtigen Tonfall. »Ich nehme mal Ares, den wilden Kriegsgott, als Beispiel. Der kennt keine Zweifel. Wenn der Kriegsgott einem Ziel zustrebt, schaut er weder nach rechts noch nach links. Was andere meinen, wollen oder fühlen, interessiert ihn nicht.«

Bernhard blickte Karin mit klarem Blick an. Seine Stimme hatte beim Sprechen der Sätze zunehmend an Ausdruckskraft gewonnen. Er fuhr fort.

»So wie Ares sich nach außen gibt, so sieht es gleichfalls in seinem Inneren aus: zielstrebig, direkt, ohne Rücksicht. Zeus verfolgt ebenfalls mit Nachdruck, was er erreichen möchte. Er nutzt vielfache List, aber es sind nicht Bedenken oder Unsicherheiten, die ihn Umwege wählen lassen. Ebenso wenig kennen Hermes, der Götterbote, oder Hephaistos, der Schmied, Zweifel an ihrem Tun. Vielleicht weiß Apollon, der Gott des Lichts, der Heilung und Künste vom inneren Zweifel. Immerhin liegt das Orakel in seiner Hand und dies berichtet von den vielfältigen, widersprüchlichen Verknüpfungen des Lebens. Poseidon, der Gott des Meeres, zeigt sich von vielschichtiger schillernder Gestalt. Sein Wirken zu verstehen, fällt uns Menschen schwer. Er schöpft aus den Tiefen des Ozeans. Du siehst: Insgesamt überwiegt beim Männlichen das Direkte, welches ein Ziel zu erreichen sucht.«

»Und die weiblichen Gottheiten zeigen sich von anderer Art?«, fragte Karin.

»Ich denke schon. Das Weibliche sucht die Verknüpfung zwischen den Menschen. Mancherlei Gefühle, Gedanken oder Interessen müssen in ein System Eingang finden. Daher ist es für das Weibliche eine große Herausforderung, in sich unterschiedliche Kräfte in Einklang zu bringen. Die Gegensätze bleiben oft unversöhnlich, und das führt zu dem, was du beschreibst: Du fühlst dich zerrissen zwischen den verschiedenen Anforderungen. Es fällt dir schwer, eine Entscheidung zu treffen.«

»Hera ist Herrscherin, sagst du«, erwiderte Karin. » Aber es existieren ja ebenso die anderen weiblichen Gottheiten: Athene, Artemis, Hestia Aphrodite, Hera und Demeter. Du hast vorhin erwähnt, dass nur drei von ihnen überhaupt eine Verbindung zu Männern zulassen.«

Karins Stimme hörte sich leise an. Bernhard wollte auf das Gesagte eingehen.

»Allein wenn ich an den Gegensatz von Hera und Aphrodite denke: Aphrodite gibt sich der Liebe hin. Sie lässt sich vom Leben gestalten. Demgegenüber sieht sich Hera als Gestalterin. Sie bestimmt. Hingabe ist nicht ihr wesentliches Thema. Diese zwei Pole muss man im Leben erst mal in Einklang bringen. Dann Athene – Weisheit, Strategie, Kunst, Kampf – in meinen Augen die moderne gleichberechtigte Frau. Artemis – Natur und Mond – die mystische Göttin. Demeter, Hestia ...«

Bernhard schaute auf seine Gesprächspartnerin.

Die schwieg. Plötzlich bekam ihr Gesicht einen neugierigen Ausdruck. »Welche Göttin gefällt den Männern denn am besten?«, wollte sie wissen.

»Diese Frage existiert in der griechischen Mythologie und sie löst den Trojanischen Krieg aus. Zur Wahl stehen die drei Göttinnen Hera, Aphrodite und Athene. Die Herrscherin, die sich hingebende Liebe und die weise Klugheit.«

»Erzähle mehr dazu.«

»Die Hochzeit des Peleus, des Königs von Phthia, mit der Göttin Thetis wird auf den Gipfeln des Gebirges Pelion gefeiert. Ein besonderer Ort, ein Treffpunkt der Menschen und Götter und ebenso Wohnsitz den Kentauren – Ungeheuer mit Pferdekörper sowie einem menschlichen Brustkorb und Kopf. Sie leben in der Wildnis, in den Wäldern und Bergen. Sie sind ungestüme, teils grausame Wesen und zugleich Vorbilder an Weisheit und Mut. Zweideutig scheint diese Wirklichkeit. Hier also auf diesem Gipfel mischen sich Götter und Menschen, singen die Musen das Hochzeitslied.

Während Gesang und Tanz Freude verbreiten, inmitten der großzügigen Geschenke, mit denen die Götter Peleus bedenken, erscheint auf dem Gipfel dieses wilden Gebirges Eris, die Göttin der Zwietracht, der Eifersucht und des Hasses, die nicht eingeladen war. Stolz und selbstbewusst durchschreitet sie die Hochzeitsgesellschaft und überbringt Peleus ihr herrliches Geschenk: einen goldenen Apfel, Pfand der für das geliebte Gegenüber empfundenen Leidenschaft. Diesen glänzenden Apfel wirft sie mitten unter die versammelte Göttergesellschaft. Und auf diesem Apfel steht eine Inschrift: ›Für die Schönste‹.«

Karin hörte konzentriert zu. »Dann streiten sich die Göttinnen um den Apfel«, warf sie ein.

»Athene, Hera, Aphrodite sind anwesend. Doch wem steht der Apfel zu? Wer ist die Schönste und wie ist dies zu entscheiden?«, fuhr Bernhard mit seiner Erzählung fort.
»Und? Wie wird es entschieden?«
»Zeus, der Herrscher des Olymp, weigert sich, die Zwietracht in sein herrschaftliches Handeln Einzug nehmen zu lassen. Er hat Machtbereiche und Vorrechte nach seinem Willen vergeben. Diese Ordnung soll erhalten bleiben.«
»Na ja. Irgendwie typisch, dass er sich da drückt«, meinte Karin.
»Also wälzt er die Entscheidung auf die Menschen ab. Sie leben ja stets in der Auseinandersetzung, den Gegensätzen und der Suche nach Vereinigung. Sie sollen über die Schönheit der Göttinnen befinden. Paris heißt der Auserwählte, ein Jüngling, der den Richtspruch fällen und die Folgen seiner Entscheidung tragen soll, beschließt der Göttervater. Um den Menschen derartige Botschaften und Aufgaben zu übertragen, dient Hermes, der Götterbote.«
»Eine verzwickte Geschichte«, überlegte Karin laut. »War Paris denn klar, was für eine heikle Entscheidung das ist? Sich für eine der Göttinnen zu entscheiden bedeutet gleichzeitig, sich gegen zwei andere auszusprechen. Das hat Eris raffiniert eingefädelt. Und die Menschen müssen es ausleben.«
»Natürlich ist Paris entsetzt, als er hört, dass es ihm obliege, die Wahl zu treffen. Hermes kann ihn dennoch überzeugen. Er muss dem Anliegen der Götter Genüge tun! Es existiert kein Weg, sich zu widersetzen! Wie soll er entscheiden?«
»Und was machen die Göttinnen? Versuchen sie, die Wahl zu beeinflussen?«
»Jede der drei Göttinnen trachtet danach, Paris durch verlockende Versprechungen für sich einzunehmen. Sie bieten ihm jeweils das, was in ihrer Eigenart und Macht liegt.
Athene erklärt: ›Wenn du mich erwählst, erhältst du Weisheit, um die dich die Welt beneiden wird und im Krieg wirst du siegreich aus den Kämpfen hervorgehen.‹
Hera verspricht: ›Herrscher sollst zu sein mit Krone und Zepter.‹
Und Aphrodite bedeutet ihm mit sanfter Stimme: ›Die schönsten Frauen sollen dir zu Füßen liegen, insbesondere Helena, deren Ruf bis in die letzten Winkel dieser Welt reicht. Ein perfekter Verführer wirst du sein, dessen Anblick keine Frau widerstehen kann.‹«

»Er wählt Helena! Nicht wahr? Er spricht sich für Liebe, Genuss und Glück mit einer Frau an seiner Seite aus?«

»Ja! Paris wählt Helena. Allein Helena ist die Frau des Menelaos, König von Sparta, und Paris, der jüngste Sohn des Königs Priamos von Troja, verführt sie und flieht mit ihr in seine Heimatstadt. So beginnt der Trojanische Krieg.«

»Paris hat sich also für die Frau entschieden, nicht für Herrschaft, Sieg und Weisheit«, meinte Karin. »Für die hingebungsvolle Frau. Ihr gilt das größte Begehren des Mannes.«

»So sagt es zumindest dieser Mythos«, versuchte Bernhard die Aussage von Karin zu relativieren.

»Ja, siehst du das als Mann anders?«

Bernhard überlegte kurz. »Nein. Das ist schon richtig so«, räumte er ein. »Wir Männer suchen am meisten die Liebe der Frau und unsere Annahme durch ihre Hingabe. Wenn uns dies gelingt, dann meinen wir, glücklich zu sein. Wir bedürfen nicht der Königskrone und nicht der Weisheit, schenkt uns die Frau ihre liebevolle Hingabe. Allerdings verlangt sie von uns ebenso Weisheit und Herrschaft, Klugheit und Status, um uns zu erwählen. Denn allzeit ist sie es, die erwählt und nur aus ihr kann Hingabe entspringen. Ares mag glauben, er könne dies erzwingen. Zeus mag der Überzeugung sein, mit List ließe sich Hingabe erlangen. Gleichwohl geschieht wahre Hingabe allein aus Liebe und diese kann nur freiwillig sein.«

»Danke«, sagte Karin. »Das ist eine wunderschöne Liebeserklärung an uns Frauen! Trotzdem!« Sie schaute nachdenklich. »Hingabe in Liebe ist schwer. Sehr schwer! Wir Frauen sehnen uns nach dem Mann, der uns durch seine Art die innere Erlaubnis hierzu schenkt.«

Karin überlegte. »In der Geschichte vom Trojanischen Krieg wird deutlich, dass die Verhältnisse die hingebende Liebe vielmals nicht erlauben. Durch den Raub wurden die Normen von Ehe und Familie verletzt. Im blutigen Kampf musste die Ehre, das bedeutet die Geltung der Ordnung, wiederhergestellt werden.« Karin stockte. »Und dieser Krieg kann gleichfalls in uns sein. Lassen sich Hera, Athene und Aphrodite überhaupt versöhnen oder bleibt ihre Gemeinschaft in Harmonie ewige Illusion?«

»Ich weiß es nicht«, antwortete Bernhard. »Vielleicht existiert zumindest die Möglichkeit von ein wenig Versöhnung all der widerstreitenden Gefühle und Verlangen.«

»Wie siehst du das für dich und Britta?«

»Wir versuchen es«, wich Bernhard der direkten Nachfrage aus. Er wollte Karin nicht erzählen, wie er sich von Britta zurückgesetzt fühlte und sich nach ihrer hingebenden Liebe sehnte. Das gehört allein in unsere Beziehung, sprach er in Gedanken zu sich selbst.

»Und du und Christoph?«, fragte er nach.

»Im Zusammenleben mit Christoph fühle ich schon vieles dieser drei Gottheiten in mir miteinander versöhnt. Ich kann mir gut vorstellen, mit ihm eine Familie zu gründen, er lässt mich eine selbstbewusste Frau sein und ich liebe ihn.«

Diese Aussage stimmte Bernhard ein wenig wehmütig. Gerne hätte er das genauso von Britta und sich vom Herzen kommend gesagt.

»Existiert auch eine Geschichte, dass sich eine Frau für einen Gott entscheiden muss?«, wollte Karin wissen.

»Ist mir nicht bekannt. Gibt es in deinen Augen eine männliche Gottheit, beziehungsweise eine Eigenschaft, die dir bei einem Mann am wichtigsten ist?«

Karin überlegte. »Hmm. Schwierig. Irgendwie ist vieles von Bedeutung. Ich kenne die Götter nicht so gut. Er sollte eine Familie wollen. Klug sein. Direkt und ehrlich. Humor. Das ist alles wesentlich. Gibt es denn keinen männlichen Familiengott?«

»Der existiert nicht. Der Mann müsste etwas von Hera haben. Und klug sind einige der Götter. Jeder auf seine Weise – ob Zeus oder Hephaistos, Hermes oder Apollon. Direkt ist Ares. Gleichfalls ehrlich. Das sind Zeus und Hermes weniger. Poseidon ist uns eher rätselhaft. Du willst die Mischung. Die besten Eigenschaften von allen. Und zusätzlich noch Wesensarten von weiblichen Gottheiten. Ein hoher Anspruch!«

»Und in den Frauen liegen ebenso Eigenschaften der männlichen Götter«, stellte Karin fest.

»Sicher. Es scheint mir so, dass bereits die weiblichen Gottheiten Eigenschaften ihrer männlichen Kollegen mit einschließen. Artemis führt wie Apollon den Bogen. Sie ist die Göttin der Jagd. Hera ist wie Zeus Herrscher. Athene führt Krieg wie Ares und zeigt sich ähnlich wie Hephaistos ebenso im Handwerk bewandert.«

Karin nickte zustimmend. »Das liegt alles in uns Frauen und in den Männern schlummern ebenfalls die weiblichen Gottheiten.«

Bernhard wollte antworten, aber Karin fuhr fort: »Weißt du Bernhard, die Möglichkeiten, die sich den Frauen eröffnen, machen uns das Leben auch mühevoll. Du hast von der Hingabe gesprochen, die die Männer bei den Frauen suchen. Das ist verdammt schwer. Ich bin dermaßen froh, dass ich Christoph habe. Bei ihm fühle ich mich absolut sicher. Sich hinzugeben bedeutet ja, sich seiner eigenen Seele anzuvertrauen. Verstehst du, was ich meine?«

Bernhard nickte, obwohl ihm nicht wirklich klar war, auf was Karin hinauswollte.

»Freiwillig der eigenen Seele zu folgen, wenn sie Hingabe an das Leben von einem verlangt ...«, Karin stockte, »... das macht Angst. Es gibt einem das Gefühl, etwas zu versäumen, weil die eigenen Pläne andere sind, als die Seele es will. Das tut alles weh. Es liegt viel näher, eine Beziehung nach den persönlichen Vorstellungen zu organisieren, als sich darauf einzulassen, was die Seele möchte: sich verändern zu lassen, Wünsche scheitern zu sehen und trotzdem glücklich zu sein, weil es richtig ist, wie es ist. Wer macht das schon freiwillig? Heute ist alles freiwillig!«

Karin schaute Bernhard an und fuhr fort: »Dann meldet sich eine innere Kraft, der du dich ausgeliefert fühlst. Schenk einem Kind das Leben!, sagt sie dir. Und du überlegst, wie das funktionieren soll, wo der richtige Partner dafür ist. Wie schwierig das werden kann. Die innere Stimme drängt und doch musst du alles alleine verwirklichen. Vielleicht willst du den Mann zwingen, seine Gefühle bestimmen und weißt, dass dies eine Lüge ist. Ich kenne das von Freundinnen, von mir ... Wenn du zu viel Kontrolle willst, dann geht alles in die falsche Richtung.«

Bernhard wunderte sich, was Karin an tiefen Gedanken äußerte. Geradezu begierig versuchte er, sie zu verstehen.

»Wie ist das bei euch Männern«, fragte Karin.

Bernhard erwachte aus dem fast meditativen Zuhören. »Anders«, sagte er zögernd. »Vielleicht einfacher. Wenn eine Frau mir ihre Liebe zeigt, dann ist schon das meiste beantwortet. Dann ist es gut.«

»Du meinst, das Paket an Anforderungen und Erwartungen eines Mannes an eine Frau ist kleiner als im umgekehrten Fall?«

»Scheint mir so. Männer suchen im Kern die Annahme durch die Frau.«

»Aber Macht und Kontrolle spielen bei Männern doch ebenfalls eine beachtliche Rolle?«

»Ja. Auf alle Fälle. Doch als Motiv dahinter sehe ich die Sehnsucht danach, angenommen zu werden. Macht und Kontrolle sollen das absichern.« Bernhard überlegte. »Was zeigen wir Menschen nach außen? Was sind die Gründe in unserem Inneren? Wer weiß das schon? Aber mir erscheinen Macht, Gewalt oder Kontrolle nicht als Selbstzweck.«

»Und wodurch fühlt sich ein Mann angenommen?«

»Da sind wir wieder bei Aphrodite! Mit ihrer Hingabe zeigt die Frau, dass sie den Mann vollkommen annimmt. Mit ihrer Liebe.«

»Du meinst, darum geht es im Kern?«

»So empfinde ich das.«

»Und warum sagen die Männer das nicht offen?«

»Sie wissen es meist selbst nicht.«

»Verdammt verdreht das Ganze! Wie soll es da je zu einer Verständigung kommen?«

Karin schaute traurig. Beide schwiegen.

»Ich habe eine Freundin, Elsa. Was sie erlebt hat, macht mich nachdenklich. Eine richtig komplizierte Familiengeschichte«, meinte Karin schließlich.

»Erzähl!«

Karins Gesicht bekam einen strengen Ausdruck. »Ihre Mutter ist mit einem Mann verheiratet, der aufgrund einer Erkrankung als Kind keine Kinder zeugen kann. Ich glaube, es war Mumps, was er hatte.«

»Ja, durch Mumps kann man zeugungsunfähig werden«, stimmte Bernhard zu.

»Ihre Mutter wollte diesen Mann. Jedenfalls hat sie ihn geheiratet. Ob er die große Liebe war, kann ich nicht sagen. Zumindest sind sie heute noch zusammen. Ich weiß nicht, ob er ihr gesagt hat, dass er keine Kinder zeugen kann. Ich denke aber ja.«

»Vielleicht war ihr das mit den Kindern nicht so wichtig, als sie geheiratet haben«, warf Bernhard ein.

»Kann gut sein. Aber später wurde es für sie bedeutsam. Sehr sogar. Was sollte sie machen?«

»Sich von ihrem Mann zu trennen kam für sie nicht in Frage?«

»Anscheinend nicht. Ob aus Liebe oder weil man das nicht macht. Die Mutter von Elsa lebt streng katholisch und fühlt sich der

Kirche und dem Glauben tief verpflichtet. Eine Scheidung war wahrscheinlich undenkbar für sie. Da wäre ihre Welt zusammengebrochen. Eine richtig komplizierte Situation ist entstanden.«

»Was hat sie dann gemacht?«, fragte Bernhard neugierig.

»Es ist etwas Eigentümliches geschehen. Auf einer Silvesterparty hat sie mit einem Mann getanzt, der sich unsterblich in sie verliebte. Er hat später erzählt, dass er sogleich gespürt habe, dass er dort angekommen sei, wohin sich seine Seele immer sehnt: bei der Frau, die er gesucht hat. Dieser Mann war gleichfalls verheiratet.«

»Und dann? War sie verliebt?«

»Das weiß ich nicht. Elsa meint, ihre Mutter versucht, immer die Kontrolle zu behalten, sodass sie selbst ihre Gefühle nicht richtig spürt. So wie ich Elsas Mutter einschätze, verfolgt sie mit einer Beziehung immer einen Zweck. Sie sucht nicht einfach die Liebe als Erfüllung oder Sex, um Freude zu spüren. Sie will in einer Beziehung jenseits dessen etwas erhalten. Das möchte sie sich selbst sicher nicht eingestehen. Das wird wie ein innerer Zwang sein. Jedenfalls hat sie ein Liebesverhältnis mit diesem Mann begonnen. Er gab ihr in einer gewissen Weise Antwort auf ihren Wunsch nach einem Kind. Sie hat natürlich gespürt, dass er für sie zu allem bereit war. In aller Heimlichkeit haben sie sich getroffen.«

»Und dann ist sie schwanger geworden?«, fragte Bernhard.

»Ja, sie ist schwanger geworden. Es dauerte allerdings fast zwei Jahre, bis das geschah. Elsas Mutter hatte ihrem Geliebten gesagt, sie könne nicht schwanger werden und deshalb haben sie nie verhütet. Da war von ihrer Seite einiges an Manipulation im Spiel!«

»Jetzt wuchs also ein Kind in ihrem Bauch. Ihr gemeinsames Kind. Beide waren noch verheiratet. Was haben sie dann gemacht?«, wollte Bernhard wissen.

»Elsas Mutter hat sich gegen den Vater des Kindes entschieden. Sie hat sich von ihm getrennt, sobald sie schwanger war. Für ihn brach eine Welt zusammen.«

»Und wie hat sie das begründet?«

»Sie meinte, er wäre zu unzuverlässig. Im Prinzip hat sie ihm vorgeworfen, dass er seine Frau in diesen zwei Jahren mit ihr betrogen hat. Zu ihm hat sie gesagt, der Grund für die Trennung sei, dass er sich nicht gleich für sie und ihr Kind entschieden, sondern gezögert habe. Sie hat immer nur von ihrem Kind gesprochen – niemals von seinem.«

»Und er hat das akzeptiert?«

»Ja. Jedenfalls hat er nicht für sein Kind gekämpft. Er musste Elsas Mutter sogar versprechen, sich nicht mehr bei ihr zu melden. Das Kind sollte in Frieden und behütet aufwachsen, so stellte sie das ihm gegenüber dar. Er hielt sich an ihre Forderungen.«

»Dann lag ihm aber auch nicht viel am Kind«, bemerkte Bernhard.

»Elsa meint, dass er ihr später, nachdem sie von ihrer Herkunft sowie ihrem Vater erfahren und den Kontakt zu ihm aufgenommen hatte, erzählte, er habe immer an sie gedacht und sie tief vermisst. Offensichtlich gab er seiner Tochter doch eine große Bedeutung. Zugleich war er zu schwach und konnte sich gegen die Forderungen seiner Geliebten nicht behaupten. Er lebte wohl unstet und verloren in der Welt. Sicher existierte eine tiefe Verletzung darüber, wie er von Elsas Mutter behandelt worden war. Seine Ehe, aus der zwei Kinder hervorgegangen waren, ist bald nach Elsas Geburt zerbrochen. Er scheint auf der Suche gewesen zu sein und ob Elsas Mutter die Frau für ein Leben an seiner Seite gewesen wäre, scheint zumindest mir fraglich. Später hat er ein weiteres Mal geheiratet und mit dieser Frau ebenfalls zwei Kinder in die Welt gesetzt. Diese Ehe scheint gut zu laufen.«

»Das ist ja eine ganz besondere Konstellation von Ehe, Kindern, Familie, Liebe, Freiheit, Freiwilligkeit, Konvention«, sagte Bernhard mit einem leicht angestrengten Unterton. »Irgendwie scheint es funktioniert zu haben. Aber was ist mit den Männern? Was hat denn der Ehemann von Elsas Mutter dazu gesagt, plötzlich eine Tochter zu haben? Er musste doch wissen, dass das Kind von einem anderen Mann abstammt.«

»Das hat er gewusst. Diese Geschichte sprengt alle Dimensionen. Sogar eine Geburtsanzeige haben die Eheleute Elsas leiblichem Vater geschickt. Unterschrieben von beiden. Einen weiteren Kontakt gab es nicht.«

»Dann hat der Ehemann akzeptiert, dass seine Frau ein Kind von einem anderen Mann bekommt. Aus schlechtem Gewissen, weil er keine Kinder zeugen kann? Aus Freude, nun ein Kind zu haben? Um der Ehe Willen? Aus Liebe zu seiner Frau?«

Bernhard versuchte die Geschichte, die ihm Karin erzählte, in seine Gedankenwelt einzuordnen. Ihre Unterhaltung hatte mit der Betrachtung von Hera begonnen. Offensichtlich wurden die

Menschen unter ihrem Einfluss ohne Rücksicht auf individuelles Befinden in ein starres System Familie gezwungen. Die Kraft von Hera hatte die Herrschaft übernommen. Käme nun Dionysos ins Spiel, dann würde er den Menschen in einem Gefühlsausbruch aus diesen Fesseln befreien, ging es ihm durch den Kopf.

»Wohl eine Mischung aus all dem«, lautete die Antwort von Karin auf Bernhards Frage. »Ihren Eltern gegenüber, den Verwandten, Freunden und Bekannten haben sie das Kind als ihres ausgegeben. Eine Lüge? Ein notwendiges Geheimnis?«

»Sag mal, Karin, findest du nicht, dass die Männer ein schwaches Bild abgeben? Der eine nimmt hin, dass seine Frau von einem anderen Mann schwanger wird. Der andere lässt sich einfach als Vater zur Seite schieben, als wäre es nicht in gleicher Weise sein Kind.«

Bernhard wirkte nachdenklich – ja fast ein wenig traurig. Er fragte sich wieder einmal, ob auch er ein Mann war, der seine Gefühle weder richtig wahrnahm noch für sie einstand. Sind Männer allgemein nicht zu einer bewussten Auseinandersetzung mit der Gefühlswelt in der Lage?, überlegte er.

»Männer sind in Sachen Beziehung schon oft etwas unfähig«, antwortete Karin. »Da hast du Recht. Häufig scheint es so, als fehle ihnen Erfahrung, Begabung und Interesse, eine Beziehung bewusst zu gestalten. Viele überlassen das einfach den Frauen. Elsas Vater jedenfalls diente den Frauen als Erzeuger von Kindern – wie es scheint, ohne entscheidende eigene Initiative.«

Bernhard spürte, dass diese Worte ihn direkt ansprachen. Hatte er sich gegenüber Britta nicht genau so verhalten? Britta hatte ihn zu ihrem Freund, zu ihrem Mann und dem Vater ihrer Kinder genommen. Er hatte sich nie gefragt, ob er das in der Art wollte, wie Britta es gestaltete. Ihm hatte immer genügt, dass er Britta liebte und gerne Kinder haben wollte. Aber richtig aktiv die Beziehung gestalten? Nein! Wieso eigentlich nicht? Hatte Britta ihm keine Chance gelassen oder fehlte ihm das Bestreben? Jetzt bin ich häufig unzufrieden mit unserer Ehe, dachte Bernhard. Kann ich das ändern?

»Meinst du, dass wir Männer mehr unsere Vorstellungen in die Ehe, Partnerschaft und Familie tragen sollten? Sind die Frauen bereit, darauf einzugehen?«

Bernhard schaute Karin verunsichert und fragend an. »Früher konnten die Männer viel mehr in eine Ehe einbringen. Das hat ihnen Gewicht verliehen«, fuhr er fort. »Ein Mann hat einer Frau Schutz, Versorgung oder Stand gegeben. Ohne einen Mann konnte eine Frau wenig in der Gesellschaft erreichen. Eine Ehe war schon an sich ein wichtiger Status für jede Frau. Heute benötigen die Frauen keinen Mann, um diese Dinge zu erhalten. Selbst Kinder werden künstlich gezeugt. Diese Form der Bedeutung des Mannes hat sich enorm reduziert. Was ist geblieben, das er einer Frau gibt?«

Karin überlegte. Sie liebte Christoph, sie wünschte sich Kinder mit ihm. Auch Ehefrau wollte sie sein – eine richtige Familie. Trotzdem hatte Bernhard Recht.

»Mir kommt es so vor, als wäre Ehe früher noch mehr als heute ein ganzes Paket gewesen«, sagte sie schließlich. »All das, was du aufgezählt hast und noch ein wenig mehr sollte sie beinhalten. Ich denke, dass wir Frauen uns weiterhin dieses Paket wünschen. Andererseits, unsere Ansprüche haben sich angesichts der eigenen Möglichkeiten verändert. Es sollte schon ein wenig mehr sein, als wir uns selbst bieten können. Das wird oft schwierig. Nicht allein für die Männer, sondern genauso für uns. Eine Beziehung ist heute in beträchtlicher Weise freiwillig und dann fragen sich viele Frauen, ob und welche Kompromisse sie eingehen möchten. Sie lassen sich nicht einfach auf das Leben ein. Die Hingabe ist leichter, wenn sie sein muss! Es scheinen derart viele Widersprüche zu existieren. Genügt es, den anderen zu lieben und der Mann bietet nicht mehr? Da sagen wir Frauen oft nein. Soll man einen Mann allein, um Kinder zu bekommen, auswählen? Auch eher nein! Das Gesamtpaket stimmt häufig nicht mehr, irgendwo ist immer ein Manko.«

Karin schwieg.

»Und du meinst, Liebe allein reicht nicht?«, fragte Bernhard nach. »Klingt für mich traurig.«

»Weißt du Bernhard, sogar, wenn die Liebe außergewöhnlich groß ist, kann sich daraus ein zusätzliches Problem ergeben. Sich der Liebe hinzugeben macht wehrlos. Du verlierst vollkommen die Kontrolle. Dazu musst du bereit sein und Vertrauen in dich und das Leben besitzen. Vielmals fehlt genau das.«

Bernhard musste schlucken. Er dachte an Britta. Und obwohl er eigentlich mit Karin nicht über Britta sprechen wollte, ließ sich das im Augenblick nicht mehr vermeiden.

»Du hast Recht, Karin. Was du sagst, erkenne ich ebenfalls in meiner Beziehung zu Britta. Manchmal denke ich, es genügt ihr nicht, was ich ihr geben kann.«

»Aber, ihr versteht euch doch gut. Ich finde, ihr seid ein schönes Paar«, erwiderte Karin.

Bernhard wollte das Thema nicht weiter vertiefen. Karin hatte seine vorsichtigen Andeutungen nicht verstanden. Es fühlte sich nach Niederlage an, ihr seinen ganzen Kummer zu erzählen. Oft spürte er Einsamkeit in seinem Herzen, wenn Britta kühl und distanziert den Tag gestaltete. Dann wartete er sehnsüchtig auf ein freundliches Wort von ihr. Den Mut, Britta seine Gefühle zu zeigen, fand er nicht. So litt er still und wusste zugleich, dass er Britta liebte. Um auf andere Gedanken zu kommen, nahm er das Thema Elsa wieder auf.

»Wie hat Elsa denn erfahren, dass sie nicht das leibliche Kind ihres Vaters ist?«, fragte er Karin.

»Sehr merkwürdig und noch nicht lange her. Sie meint, ihr Vater, also der Mann ihrer Mutter, hätte das gewollt. Die Eltern haben Elsa zum Kaffee am Sonntag eingeladen. Der Tisch war hübsch gedeckt. Wie immer sprachen die Eltern das Tischgebet. Ihre Mutter hat dann das Wort an sie gerichtet. Ziemlich schnörkellos. Wahrscheinlich hat sie das wochenlang geübt.

›Meine liebe Tochter, wir müssen dir etwas Wichtiges mitteilen. Dein leiblicher Vater ist nicht der Papa, sondern ein anderer Mann. Herr Held, ein Biologielehrer.‹ Pause. ›Für deinen Vater hatte dies nie eine Bedeutung. Er liebt dich als Tochter. Aber wir dachten, wo du nun siebenundzwanzig Jahre alt bist, solltest du das wissen. Dein Vater konnte keine Kinder zeugen, weil er in seiner Kindheit an Mumps erkrankt ist.‹ Während sie das erzählte, lief Elsas Vater eine Träne die Wange herunter. Er sprach an diesem Nachmittag kaum ein Wort. Und ihre Mutter fuhr fort: ›Elsa, bitte verzeih mir, dass ich dir dies erst jetzt erzähle. Ich wollte, dass deine Kindheit nicht davon belastet ist. Du hattest eine so glückliche Kindheit.‹ Wieder trat eine Unterbrechung ein. ›Ich weiß, ich habe mich schuldig gemacht.‹

Elsa meinte, das Gespräch hätte sich dann fast nur noch um die Schuldgefühle ihrer Mutter gedreht. Aber zumindest hat sie die Adresse ihres leiblichen Vaters erfahren.«

»Und dann hat sie sich an ihren leiblichen Vater gewandt?«

»Sie hat ihm einen Brief geschrieben und ihn getroffen. Sie sagt, sie hätte vom ersten Augenblick, als sie ihn gesehen hat, gewusst, dass er genau der Vater ist, der zu ihr gehört.«
»Jetzt sind sie viel zusammen?«
»Nein. Elsa kann das nicht und ihr Vater wohl ebenso wenig. Da existiert in beiden eine Sperre. Elsa liebt ihn, dennoch fühlt sie sich damit überfordert, ihn häufig zu sehen, sagt sie. Es soll eine Distanz erhalten bleiben. Sie weiß nicht warum.«
»Was meinst du dazu?«, fragte Bernhard
»Ich spüre, ein Treffen mit ihrem Vater wirbelt zu starke Emotionen auf. Sie fühlt dann, er ist ihr richtiger Vater und sie hat ihn all die Jahre, die gesamte Kindheit und danach vermisst. Solange sie nicht in Verbindung mit ihm ist, fehlt er nicht. Besser gesagt: Sie spürt dann nicht bewusst, dass ihr der Vater fehlt! Außerdem denke ich, scheint es ihr wie ein Verrat an dem Vater, bei dem sie aufgewachsen ist. Er war für sie da, ihr leiblicher Vater nicht. Der Mann ihrer Mutter hat für sie gesorgt und sie geliebt. Bei ihrem richtigen Vater wusste sie das ja nie. Dann bilden die Schuldgefühle ihrer Mutter ein weiteres Hindernis. Wenn Elsa heute empfinden würde, sie hätte ihren wirklichen Vater gebraucht, dann verurteilt sie damit ihre Mutter; verstärkt deren Schuldgefühle! Das möchte Elsa nicht. Also hält sie Distanz und ihr Vater in gleicher Weise, weil in ihm ähnlich widersprüchliche, gefährliche Gefühle existieren.«
»Schade. Sehr schade!«, sagte Bernhard.
Karin und Bernhard schauten auf die Tischplatte. Sie empfanden, wie das Schicksal Ehe, Familie, Liebe und Kinder verwebt. Bernhard schaute auf seine Uhr und unterbrach das Schweigen.
»Ich wollte dich noch zu Christoph fragen«, sagte er. »Bei meinem letzten Besuch wirkte er krank. Geht es ihm inzwischen besser? Er raucht zu viel. Er sollte mal zum Arzt gehen wegen seiner Kurzatmigkeit.«
Karin blickte erschrocken auf. »Es geht ihm schlecht! Das macht mir Angst. Aber er tut nichts dagegen. Manchmal meine ich, es könnte eine richtig schlimme Krankheit sein.«
Karin und Bernhard sprachen noch eine Weile über Christoph. Als sie sich schließlich trennten, spürte Bernhard äußerst unterschiedliche Gefühle: Sorge um seinen Bruder, große Sympathie für Karin, Verunsicherung hinsichtlich Britta.

Am Sonntagabend kam Britta nach Hause. Bernhard erwartete sie mit Unruhe im Herzen. Britta sah gut aus, als sie die Wohnung betrat. Ihre Augen leuchteten. Flüchtig nahm sie Bernhard in den Arm.
»Das war ein grandioser Workshop«, erzählte sie. »Wir haben die ganze Zeit getanzt. Das möchte ich in Zukunft häufiger machen. Es tut mir unheimlich gut.«
»Wie schön«, sagte Bernhard. »Da hast du etwas gefunden, das dir entspricht. Hier war auch alles in Ordnung. Ich habe mich mit Karin getroffen. Christoph geht es nicht so gut.«

Britta spürte wenig Lust, sich mit dem, was Bernhard sagte, zu beschäftigen. Nicht schon wieder Probleme, ging es ihr durch den Kopf. Lass mich doch einmal mein Leben genießen. Immer muss alles schwer sein. Jetzt wieder Christoph. Bernhard engte sie ein. Gerade jetzt fühlte sie sich gut. Trotz dieser abwehrenden Gedanken lächelte sie freundlich.

»Wird nicht so schlimm sein. Er erholt sich wieder«, meinte sie, ohne Bernhard weiter zu beachten. Sie wollte nicht wissen, wie er das Wochenende verbracht hatte. Sie lebte in ihren Erinnerungen an das Zusammensein mit Pierre. Wie wäre es, mit ihm das zukünftige Leben zu teilen, fragte sie sich. Mit Pierre zusammen in Paris zu leben, gemeinsam tanzen – aufregend! Pierre und sie auf der Bühne, die Menschen klatschen, Pierre bewundert sie ... Die Kinder könnten Frankreich kennenlernen, zweisprachig aufwachsen ...

»Lass mich nach den Kindern schauen.«

Britta ging ins Kinderzimmer. Gabriel lag noch wach in seinem Bett. Britta erzählte ihm vom Tanzworkshop und fragte nach seinen Erlebnissen. Dann wünschte sie ihm eine gute Nacht. Helena schlief bereits. Britta betrachtete, wie sie friedlich atmete. Was für ein schönes Kind, dachte sie. Dann kehrte sie zurück in die Küche.

»Ich bin erschöpft«, meinte sie. »Ich mache mir noch schnell einen Tee und dann muss ich unbedingt schlafen. Morgen geht es wieder früh los.«

Bernhard fühlte sich von Britta kaum beachtet. Zugleich spürte er ein schlechtes Gewissen. Den ganzen Tag war ihm Karin nicht aus dem Sinn gegangen. Ein wenig verliebt in sie hatte er sich am Samstag.

Bernhard hatte sich vorgenommen, angeregt durch die lange Unterhaltung mit Karin, mit Britta über ihre Beziehung zu sprechen.

Er wollte ihr mitteilen, was sein Herz bewegte. Nun fühlte er sich entmutigt. Sie heute anzusprechen hatte offensichtlich keinen Sinn.

Am nächsten Morgen standen sie früh auf. Die Kinder mussten versorgt werden. Britta hatte in der ersten Stunde Unterricht und verließ gleich das Haus. Bernhard versorgte noch Gabriel und Helena. Gerne übernahm er diese Aufgabe. Sein Vorhaben, mit Britta zu sprechen, rückte in weite Ferne.

Seelengrund

Seelengrund ein großes Wort
aus der Tiefe, von dem Ort,
in dem das Schicksal liegt gebunden
durch Menschenleben wird überwunden.

Gefasst in das, was dir bestimmt,
das Menschsein seinen Lauf sich nimmt.
Doch in dem großen, strengen Rahmen,
wo ist da Freiheit, wo Erbarmen?

Du zweifelst, wehrst dich, soll das sein,
lass ich mich auf das Leben ein?

Du spürst den tiefen Seelengrund,
der dich umgibt, zu jeder Stund.
Du ahnst, er will dich vorwärts führen,
will dein Leben ganz berühren.

Der Tod und das Leben

Die Schicksalsgöttinnen betrachten, wie der Lebensfaden sich verwickelt. Sie bemessen das Geschehen und wenn es sich vollendet hat, dann wissen sie um den richtigen Zeitpunkt des Sterbens.

»Du Frau, du Mann, was tragt ihr in eurem Herzen? Besinnt euch!«, so sprechen die Schicksalsgöttinnen. »Besinnt euch in jedem Augenblick!«

Stets sind die Moiren Teil der Menschen. Wenn der Mensch in sich zerrissen und verletzt lebt, dann begegnet er diesem Sein im Schicksal.

»Solange Wunden und Not in euch sind, Britta und Bernhard, solange müsst ihr darüber erfahren«, spricht die Göttin mit dem weißen Haar. »Drama und Harmonie sind wie Sturm und Windstille, doch sollen sie sich finden.«

»Hört auf das Innerste eures Herzens. Es möchte Zärtlichkeit, Verständnis und Zuwendung. Beachtet seine Stimme!«, meint die Jüngste mit eindringlichem Tonfall. Sie wünscht sich die Zukunft in vollkommener Verständigung.

»Gewinnt Vertrauen, auch wenn ihr Schmerz fühlt«, sprechen die Schicksalsgöttinnen mit einer Stimme.

Familie

Das Leben der Familie Krüger-Herzog nahm seinen Lauf. Helena hatte sich in der Schule gut eingelebt. Gabriel ging immer mehr seine eigenen Wege. Bernhard verbrachte viel Zeit zu Hause. Er suchte das Vertraute. Zugleich hatte sich sein Kontakt zu Christoph vertieft.

Zwei Jahre waren seit dem Workshop in Berlin vergangen. Britta leitete zwischenzeitlich ihre eigene Gruppe. An einer Tanzschule war es ihr gelungen, eine Sparte Tanztheater zu gründen. Stolz schaute sie auf ihre Arbeit und steckte ihr ganzes Engagement in den weiteren Aufbau. Mehrfach im Jahr fanden Aufführungen statt. Sie hatte Kontakte zu Museen geknüpft und sich auf diese Weise in die Kölner Kunstszene integriert. An ihrer Schule hatte Britta gleichfalls eine AG zum modernen Tanz ins Leben gerufen. All dies nahm einen großen Teil ihrer Freizeit ein.

Zwischen Britta und Pierre bestand kein Kontakt mehr. Vor einem Jahr hatte Britta einen weiteren Workshop bei ihm besucht.

Voller Erwartung war sie hierzu nach Paris gefahren. Diese Stadt schien ihr voller Versprechen. Ein wenig schlummerte in ihr noch die Vorstellung, dort mit Pierre zu leben. Auch wenn sie nichts über seine Ideen und Gefühle ihr gegenüber wusste, in ihrer Fantasie malte sie sich ein gemeinsames Leben aus.

Auf dem Workshop gab es für Britta viel zu lernen. Wie Pierre den Ablauf organisierte, seine Schwerpunktsetzungen und die Unterstützung der Teilnehmer vermittelten ihr zahlreiche Anregungen für die eigene Arbeit. Genau solch eine Hilfe suchte sie. Aber ein mehr persönlicher Kontakt zu Pierre wollte sich nicht einstellen. Er verhielt sich zwar überaus zuvorkommend ihr gegenüber, sie trafen sich am Samstag auch zu einem gemeinsamen Abendessen, doch er hielt Distanz. Beim Restaurantbesuch erzählte Pierre, dass seine Frau schwanger sei. Er berichtete, wie sehr er sich auf das Kind freue. Sein Interesse an den Erfahrungen von Britta mit ihren Kindern wurde deutlich. Pierre sah in Britta eine Frau, die es in ihrem Leben geschafft hatte, ihren Beruf, das Tanzen und die Familie harmonisch in Einklang zu bringen.

Britta spürte tiefe Enttäuschung über den Gesprächsverlauf. Genau über solche Themen hätte sie sich mit Pierre in Hinsicht auf ein gemeinsames Leben unterhalten wollen. Doch sie zeigte ihm nicht, wie grundlegend ihr die Unterhaltung missfiel. Vielmehr setzte sie ihr freundlichstes Lächeln auf und spielte die Rolle einer perfekten Mutter, Ehefrau und Lehrerin. Ein wenig Stolz kam in ihr auf, als sie die anerkennenden Blicke ihres Gegenübers bemerkte. Zugleich suchte sie die Unterhaltung auf den Tanz zu richten. Hier konnte sie einiges von Pierre lernen. Zumindest hierfür lohnte sich der Abend, sagte sie sich. Erschöpft vom Gespräch und seinen Umständen kehrte sie in das Hotel zurück. Sie meinte, die Lebensplanung von Pierre akzeptieren zu können. Schmerzhaft fühlte es sich trotzdem an.

Britta wollte die Unzufriedenheit und die empfundene Demütigung beseitigen. Am Sonntag flirtete sie in den Lehrgangspausen mit einem jungen Mann aus Spanien. Carlos studierte in Paris französische Literatur. Er entstammte einer offensichtlich gut situierten und alteingesessenen Familie in Sevilla. Tanz war seine große Leidenschaft und eine der Gelegenheiten, sich am Leben zu erfreuen. Carlos machte auf Britta den Eindruck, als stelle das Studium für ihn mehr eine Möglichkeit dar, das Leben in Paris zu genießen, als dass er wahrhaft an einem akademischen Fortkommen Interesse besaß.

Britta wollte mit ihrem Verhalten nicht allein ihre Enttäuschung überspielen, sondern ebenso Pierre zeigen, dass andere Männer sie begehrten. Das schien sie sich schuldig. Zugleich sollte der Flirt mit Carlos dezent bleiben. Keinesfalls wollte sie den Eindruck erwecken, sie wäre die leichte Beute eines Mannes.

Carlos akzeptierte diese Regeln. Sobald er das erste Lächeln von Britta wahrgenommen hatte, füllte er die Rolle des Werbenden in Vollendung aus. Britta sah sich begehrt und zugleich Herrin des Geschehens. Mit einer kleinen Zuwendung konnte sie das Feuer immer wieder entfachen. Sie spielte mit dem Gedanken, die Nacht mit Carlos zu verbringen. Dies wollte sie jedoch mit großer Diskretion in die Wege leiten. Pierre sollte es vermuten können – am liebsten befürchten –, aber keinesfalls wissen.

Carlos zeigte sich als einfach zu lenken. Sie gingen abends in eine Bar. Britta überließ es ihm, ihr ein wenig Paris zu zeigen und belohnte seinen Einsatz mit einer gemeinsamen Nacht in ihrem Hotelzimmer. Dieser Mann schien ihr im Grunde bedeutungslos. Andererseits, sein Werben schenkte ihr Anerkennung – und bestrafte Pierre! Ein schales Gefühl blieb am Morgen nach dem Erwachen. Zwar besaß Carlos einen schönen Körper, aber ihr schien, dass sich Fantasie und Spannung aus seinem Handeln verabschiedet hatten ab dem Augenblick, in dem sich sein Werben erfüllte. Britta war sich sicher, würde jemand sie in einem halben Jahr nach Carlos fragen, wäre die Erinnerung an ihn kaum noch aufzufinden.

Voller Ideen und Pläne zum Tanz kam Britta vom Workshop zurück nach Köln. Seit einem halben Jahr lebte die Familie Krüger-Herzog ein wenig außerhalb der Stadt in einem Reihenhaus mit kleinem Garten, den Bernhard und Helena gerne am Wochenende pflegten. Gabriel zeigte ebenso wie seine Mutter kaum Interesse an solchen Tätigkeiten. Inzwischen hatten sich mit einigen Nachbarn anregende Kontakte ergeben. Auch die Kinder hatten Freunde gefunden. In der neuen Wohnung besaß Britta ein eigenes Zimmer. Dies schenkte ihr Unabhängigkeit und einen Ort, der allein ihr gehörte.

Als Britta am Montagnachmittag eintraf, hatte Bernhard bereits eine kleine Mahlzeit zubereitet. Eine Geste des Willkommens, die Britta erfreute und ihr zugleich vertraut war. Bei allem Streben nach

Neuem und Spannendem im Leben, Britta liebte ihre Familie. Wenn sie nach einem auswärtigen Wochenende wieder nach Hause kam, spürte sie Wärme in ihrem Herzen. Helena und Gabriel zu begrüßen, ihren Mann als verlässlichen, ruhenden Pol zu erleben – sie benötigte diese Verankerung. Britta wusste um ihre innere Unruhe, dem Streben weg in die Ferne und die Suche. Zugleich meinte sie, dass sie ohne ihre vertraute Umgebung im Leben verloren wäre. In ihr prallten immer noch zwei nicht vereinbare Welten aufeinander. Es meldeten sich Gefühle der Schuld, des Versagens und der eigenen Wertlosigkeit. Sich tiefer damit auseinanderzusetzen weigerte Britta sich weiterhin. Zu bedrohlich schien ihr, was sie in sich entdecken könnte. Auch der Umzug in das neue Heim hatte zwiespältige Gefühle in ihr ausgelöst. Bei aller Freude über die schöne Wohnumgebung fürchtete sie sich zugleich vor der heilen Welt einer Reihenhaussiedlung, meinte eingesperrt und kontrolliert zu werden.

Bernhard hatte in den letzten Jahren viel Zeit bei Karin und Christoph verbracht. Wie eine zweite Familie war ihm dieser Kontakt geworden. Er half mit Rat und Tat beim weiteren Aufbau des Hotels. Die beiden Brüder ergänzten sich auf eine besondere Weise. Christoph sprühte nur so vor hochfliegenden Plänen. Er liebte es, in seinen Fantasien zu leben und ausführlich neue Ideen zu besprechen. Christoph zeichnete sich im Umgang mit Menschen durch eine tiefe Fähigkeit mitzuempfinden aus. Immer zeigte er sich dem Gegenüber zugewandt. Er wollte in dieser Verbindung leben. Das bedeutete für ihn auch, die Anerkennung und Zuneigung der Mitmenschen zu spüren. Wenn sich Menschen ihm gegenüber feindlich verhielten, verunsicherte ihn dies zutiefst und in solchen Augenblicken konnte er sich abwertend verhalten.

Die Liebe, die er bei Karin spürte, schenkte ihm Glück. Seine Bereitschaft, für sie da zu sein und sich damit zugleich ihrer Zuneigung zu versichern, stellte den wichtigsten Bezugspunkt seines Lebens dar. Für sie wollte er, dass seine Träume wahr werden sollten. Bei ihrer Verwirklichung erwies sich Bernhard als echter älterer Bruder. Ihm schenkten Christophs Ideen Anregung. Nie würde Bernhard sich getrauen, selbst in derart unrealistische Träume zu verfallen. Christoph schien mit der Gewissheit zu leben, es gebe eine andere und zugleich bessere Welt. Demgegenüber wollte sich Bernhard mit den Tatsachen des irdischen Daseins anfreunden und versöhnen.

So war es Bernhard, der die Vorstellungen seines Bruders auf ein realistisches Maß zurechtrückte und Schritte zu ihrer Umsetzung einleitete. Von dieser Partnerschaft profitierte das Hotel. Für beide Brüder führte ihr Zusammenspiel zu einem überaus fruchtbaren Wirken.

Bernhard war es auch gewesen, der Christoph überzeugte, den Plänen zur Hochzeit mit Karin endlich Taten folgen zu lassen. Schon lange waren sich Karin und Christoph über ihre Vermählung einig. Aber immer wieder ergaben sich für Christoph neue Hindernisse. Diese Hochzeit war sein Traum, eine Sehnsucht, vor der die Wirklichkeit nicht bestehen konnte. Für ihn sollte mit der Heirat ein neues, nur glückliches Zeitalter beginnen. Zu groß waren seine Erwartungen, als dass sie der Wirklichkeit hätten standhalten können.

Wäre Bernhard nicht helfend eingeschritten, hätten sich möglicherweise tiefere Zerwürfnisse zwischen Karin und Christoph ergeben. Er übernahm schließlich die Führung und Schritt für Schritt gewann das Vorhaben Gestalt. Es wurde eine Hochzeit im kleinen Rahmen – voller Harmonie und Liebe. Christoph und Karin waren Bernhard überaus dankbar für seine Hilfe. Für Bernhard wiederum wurden sein Bruder und Karin immer mehr zum Bezugspunkt. In gewisser Weise identifizierte er sich mit dem Glück seines Bruders und dessen Frau, welches er direkt fördern konnte, während ihm dies in seiner Beziehung zu Britta nicht gelang.

Die Krankheit

Schicksal will sich erfüllen und unterliegt anderen Gesetzen als die Wünsche der Menschen.

»Habt keine Angst! Mag das Ziel auch noch so weit und der getätigte Schritt dorthin stets viel zu klein erscheinen «, verkünden die Schicksalsgöttinnen.

Karin und Christoph wollten eine Familie mit Kindern gründen. Vielleicht war es auch wie so oft, dass Christoph sich mit der Idee und ihrer fantasiereichen Ausmalung begnügt hätte, während Karin ganz praktisch dachte. Sie besaß eine genaue Vorstellung über das zukünftige Leben als Familie, angefangen beim Kinderzimmer und der Kita bis hin zur kindgerechten Gestaltung des Gartens.

Karin hatte sich vor der Hochzeit von ihrem zukünftigen Mann das Versprechen geben lassen, dass Christoph wegen seiner gesundheitlichen Probleme einen Arzt aufsuchen würde. Scherzhaft hatte sie gemeint, sich nur mit einem gesunden Mann vermählen zu wollen. Als sie diese Worte aussprach, bereute sie es im selben Augenblick. Natürlich würde sie Christoph auch dann heiraten, wenn er krank wäre. Daher schob sie schnell »Christoph, ich liebe dich genau so wie du bist!« hinterher. »Aber bitte geh zum Arzt!«

Christophs Kurzatmigkeit verschlechterte sich zunehmend. Eine chronische Heiserkeit plagte ihn. Zudem meinte Karin, dass er an Gewicht verlor. Was Christoph wiederum bestritt. Es gefiel ihm, mit seinen vierzig Jahren so schlank wie mit achtzehn auszusehen. Karin beruhigte sich nicht mit der Erklärung, dass diese gesundheitliche Schwächung allein durch den Stress beim Aufbau des Hotels zu erklären wäre. Christoph hatte seit einiger Zeit ihr zuliebe das Rauchen deutlich reduziert. Bernhard insistierte desgleichen, dass sich sein Bruder nun endlich gründlich untersuchen lassen sollte. Ein Traum zu Christophs Gesundheit hatte ihn zutiefst erschreckt und diesem Anliegen einen besonderen Nachdruck verliehen.

Unruhig wälzte sich Bernhard während des Traums hin und her. Er sah seinen Bruder offensichtlich krank in einem großen Bett liegen. Christophs Gesicht wirkte blass, sein Körper abgemagert. Dann betrat eine in ein weißes Tuch gekleidete Gestalt das Zimmer. Ihr Körper glitt durch die Wand. Bernhard konnte das Gesicht nicht erkennen, bemerkte allerdings sofort die Sense in der Hand der weißen Erscheinung. Im Traum war ihm augenblicklich bewusst, dass es sich um den Tod handelte. Der Tod zögerte nicht lange. Mit einigen wenigen Schritten stellte er sich an den Fußteil des Bettes.

»Ich komme als dein Freund«, sprach der Tod mit klarer Stimme zu Christoph, der ihn völlig gelassen anblickte. »Du hast mich gerufen, da dein Besuch auf diesem Planeten als Erdenmensch nun ein Ende findet.«

Im Traum lauschte Bernhard gebannt den Worten. Ihm war bewusst, dass er einen überaus wesentlichen Augenblick erlebte. Trotz der ihn auch erschreckenden Erscheinung des Todes spürte er Neugier und fühlte sich während des Traumgeschehens seltsam aufgehoben.

»Du willst dich nicht vollkommen einlassen auf das, was auf dieser Erde erfahren werden kann. So komm zurück in das geistige Reich. Den Ertrag deiner irdischen Existenz gilt es nun zu ernten – und dann weiter zu lernen«, hörte Bernhard den Tod zu seinem Bruder sprechen.

Bernhard beobachtete, dass Christoph mit einem leichten Nicken sein Einverständnis signalisierte. »Ich wollte nur kurz als Mensch auf dieser Erde vorbeischauen«, sprach sein Bruder zum Tod. »Und mit Distanz betrachten, was hier geschieht. Die Tür zum Jenseits sollte dabei offen bleiben.« Christoph zögerte und fuhr dann fort. »Was ich gesehen habe, macht mir Mut. Trotzdem, mehr möchte ich im Augenblick nicht erfahren.«

Der Tod beugte sich leicht in die Richtung von Christoph. »Du hast Liebe erfahren, gelebt und erhalten. Ein reicher Ertrag, der dir Gewissheit schenkt, ein weiteres Mal das Erdendasein zu suchen. Deine Eltern, dein Bruder, deine Frau fühlen sich tief mit dir verbunden.«

»Ich benötige eine Pause«, antwortete Christoph. »Mich noch mehr einzulassen überfordert mich. Das irdische Dasein verwirrt. Oft weiß ich nicht, zwischen den Wirklichkeiten zu unterscheiden!«

»Du erhältst diese Pause. Betrachte dann in Ruhe, was du erfahren hast. Besinn dich auf die Liebe. Fasse Mut, um auf ein Neues die Schwelle zur Erdenexistenz zu überschreiten – diesmal vollständig.«

Ein freudiges Zustimmen huschte über Christophs Gesicht.

In Bernhard klangen die Worte nach. Er strengte sich an, um Weiteres zu ergründen. Der Tod steht bei den Füßen von Christoph und unterbricht damit die lebendige Verbindung zur Erde, dachte Bernhard. Die weiße Gestalt erscheint mir wie materiell gewordenes Bewusstsein – dauerhaft, wie für die Ewigkeit. Stünde der Tod am Kopfteil, flösse ihm weiter der Ertrag des Lebens zu und Christoph würde diese Krankheit überstehen. Aber so wie es nun aussieht, nimmt der Tod mit in das Jenseits, was im Diesseits sich an Reichtum angesammelt hat.

Bernhard wandte sich dem Tod zu. »Tod, du existierst. Wer bist du?«

»Ich bin Bewusstsein«, sprach der Tod.

»Wie das?«

»Der Ertrag des Erdenlebens liegt im Bewusstsein, das sich darin bildet.«
»Aber du sagtest, der Ertrag sei Liebe.«
»Liebe ist Bewusstsein. Liebe hebt alle Trennung auf. Bewusstsein schafft das geistige Band zwischen allem Sein, bis es eins ist. So sind Bewusstsein und Liebe gleich. Deshalb: Wenn ich am Kopfteil stehe, dann sammele ich Bewusstsein, das mich erschafft, weil der Mensch sich auf Erden verbindet und jede Aufhebung von Trennung Liebe bedeutet. Stehe ich zu Füßen des Menschen, hat dieser Prozess sein Ende gefunden! Der Mensch hat seine Aufgabe erfüllt.«

Das Traumbild verschwamm zu einem hellen Licht. Die Worte, die er gehört hatte, beruhigten und verwirrten Bernhard zugleich. Während dieses Erlebens hatte sich Bernhard im Einklang mit dem Geschehen gefühlt. Doch nun begann er, sich gegen das Erfahrene zu wehren. Nein, mein Bruder kann noch viel auf dieser Erde erleben, stellte er dem Traum entgegen. Noch ist es nicht Zeit für ihn zu gehen. Bei diesem Traum muss es sich um eine Warnung handeln, mit dem Leben achtsam umzugehen, versuchte er sich zu beruhigen.

Während Bernhard wieder einschlief, erlebte er in seiner Traumwelt, dass Karin einen Sohn gebar. Christophs Sohn. Ja, so soll es weitergehen, sagte er sich. Nicht der Tod steht vor der Tür, sondern die Geburt eines Kindes. Christoph soll auf die Warnung hören, die von der Figur des Todes ausgeht, und für seine Gesundheit sorgen. Kleine Schweißperlen hatten sich in seinem Gesicht gebildet, als er schließlich von der Intensität seines nächtlichen Erlebens aufwachte. Ich will Christoph noch mehr bestärken, nun endlich einen Arzt zu konsultieren. Christoph ist noch viel zu jung, um zu sterben, sagte er sich. Er hat noch Wesentliches auf der Erde zu erleben.

Christophs Arztbesuch brachte vorerst kein Ergebnis. Vielmehr begann eine längere Odyssee durch die Arztpraxen. Das Röntgen beim Lungenfacharzt ergab einen unklaren Befund. Ein genauer Check an der Universitätsklinik schloss sich an. Nachdem über vier Monate vergangen waren, stand ein niederschmetternder Befund fest: Lungenkrebs, inoperabel, kleinzelliges Bronchialkarzinom. Die Ärzte konnten Christoph keine Hoffnung auf Genesung machen. Sie wollten noch genauer prüfen, welche Behandlung ohne eine umfassende Beeinträchtigung der Lungenfunktion möglich sei.

Christoph nahm in diesem ersten Moment die Diagnose relativ gelassen an. Mit Erstaunen schaute er auf seine Gefühle. Es schien ihm fast, als habe er bereits seit Längerem auf solch einen Befund gewartet und als schenke ihm die jetzt eingetretene Gewissheit auch Sicherheit – ja fast Erleichterung. Ihn belastete fast mehr als sein wahrscheinlich bevorstehender Tod, was dies für Karin bedeuten würde. Es packte ihn große Frucht angesichts der Vorstellung, seiner Frau die Wahrheit zu erzählen. So ließ sich Christoph nach dem Krankenhaustermin Zeit damit, nach Hause zurückzukehren; setzte sich zunächst in ein Café und überließ sich ganz seinen Gedanken und Gefühlen. Es bereitete ihm Schwierigkeit, mit sich selbst in Kontakt zu kommen. Die Worte des Arztes klangen in ihm nach, beeindruckten, beeinflussten und berührten ihn weiterhin – schufen jetzt Beunruhigung und Angst. Nun, da er vor seinem Kaffee saß, überkamen ihn Schweißausbrüche und es überwältigte ihn, was er vernommen hatte. Fast verzweifelt suchte er sich selbst.

Die Begegnung in der Klinik – ein inneres Feuer loderte in Christoph auf und drohte ihn zu verbrennen: Angst, den Halt, sich, seine Orientierung zu verlieren; eine tiefe Verlorenheit erfasste ihn. Unendliche Empfindsamkeit – überwältigend, ohne Anfang und ohne Ende. Die Zeit verging. Christoph beachtete dies nicht. Vollkommen abwesend von der ihn umgebenden Wirklichkeit erlebte er die Welt. Die Angst sich zu verlieren, die Sehnsucht nach Halt, Gedanken an Karin kamen in ihm auf. Wie sollte er ihr das Erfahrene berichten? Die Wahrheit schien ihm unsagbar. Er sah sich schwach und verletzlich und wollte doch Halt und Orientierung für Karin sein.

In diesem Augenblick klingelte sein Handy. Er sah, dass Karin versuchte, ihn zu erreichen. Er unterbrach den Anruf und schrieb ihr schnell eine SMS: »Bin noch in der Klinik. Verzögert sich alles. Es gibt einen Befund. Die Ärzte wollen erst mal abwarten. Mach dir keine Sorgen. Christoph.«

Nachdem Christoph diese Zeilen geschrieben hatte, fühlte er sich erleichtert. In seinem Inneren schien es heller zu werden. Nichts kann bleiben, ging es ihm durch den Kopf, alles ist Wandel. Er dachte an Engel, wunderte sich hierüber und zugleich zog es ihn zur Idee ihres Lichts. Jedoch, er konnte das Tröstende dieses Bildes nicht halten. Seine Aufmerksamkeit richtete sich wieder mehr auf das äußere Geschehen. Der Raum, in dem er saß, schien ihm nun ein kalter und fremder Ort. Ich warte auf Licht und Wärme, dachte er. Karin, vermag sie mir zu helfen? Habe ich etwas falsch gemacht? Wie soll ich ihr die Wahrheit sagen? Ich will dieses Leben nicht! In diesem Leben kann man nur Falsches machen. Es wird mir nicht gerecht, auch wenn ich mein Bestes gebe.

Karin, Eltern, Bernhard, ihr Menschen ... ihr Engel, nehmt mich als verletzlich, empfindsam, voller Angst und Sehnsucht an! Schenkt mir Beachtung und Zuneigung! Gebt mir Schutz! Helft mir, auf dieser Erde zu sein! Ich habe Angst, zerstört zu werden – große Angst vor dieser Welt. Alles ist über die Maßen stark und eindringlich. Sagt mir, wer ich bin! Sagt mir, was ich soll! Sagt mir, dass ich es kann! Verletzt mich nicht! Lasst mir meinen Schutz! Mir fehlt die Heimat. Noch nie bin ich dort angekommen. Dieser Schrei nach Hilfe drang aus Christoph.

Noch eine ganze Weile saß er in der Ecke an seinem Tisch und getraute sich nicht, etwas zu unternehmen. Schließlich schrieb er noch eine SMS an Karin: »Komme bald. Bin hier gleich fertig.«

Karin machte sich große Sorgen. Voller Ungeduld wartete sie auf die Rückkehr ihres Mannes. Als sie hörte, dass die Haustür geöffnet wurde, rannte sie voller Aufregung hin. Christoph stand am Eingang und nahm Karin in den Arm. »Es ist okay«, sagte er. »Schau nicht so aufgeregt. Lass uns einen Tee trinken.«

Sie gingen in die Küche. Karin versuchte mit allen Sinnen aufzusaugen, wie es um ihren Mann bestellt sei. Sie spürte den Ernst der Situation. Christophs Worte hatten sie nicht beruhigt. Sie wollte ihm Zeit lassen, ihr zu erzählen, was sich in der Klinik zugetragen hatte. So saßen sie am Küchentisch und wärmten ihre Hände an dem heißen Becher Tee. Schließlich begann Christoph zu erzählen. »Die Ärzte wollen zunächst abwarten. Der exakte Befund ist schwierig.« Christoph schaute zu Karin. »Sie sagen, es ist Krebs. Die Ärzte haben unzählige Untersuchungen gemacht, bis sie das rausbekommen haben. Jetzt muss ich schauen, was ich mache. Auf alle Fälle gesund leben. Ich überlege mir da ein Programm. Es wird mir helfen.«

Karin schwieg mit bleichem Gesicht. Krebs! Das Wort zog ihr den Boden unter den Füßen weg.

»Mach nicht so ein betroffenes Gesicht. Wir packen unser Leben noch mal ganz anders an. Kein Rauchen mehr. Sport, gute Ernährung, vielleicht Yoga.«

Während Christoph in dieser Weise mit Karin sprach, spürte er, wie er in seine vertraute Rolle schlüpfte, alles leicht zu nehmen. Das schenkte ihm Sicherheit und die eindringlichen und erschreckenden Ausführungen der Ärzte verloren an Kraft. Ich schaffe das schon irgendwie, sagte er sich selbst. Karin soll Vertrauen zu mir haben. Er begann, seinen eigenen Worten Glauben zu schenken.

»Ja, wir werden ein gutes Leben führen«, bestätigte Karin. Sie wollte ihm zustimmen, auch wenn weiterhin eine große Angst in ihr herrschte. Sie dachte an das Kind, das sie sich wünschte. Es sollte Wirklichkeit werden.

»Du siehst sehr erschöpft aus, Christoph«, sagte sie.

Christoph nickte. »Lass uns morgen weiter sprechen. Wir gehören zusammen. Wir fangen ein neues Leben an. Karin, du bist mir sehr, sehr wichtig.«

»Du mir auch. Ich liebe dich, Christoph. Wir machen alles so, dass du bald wieder gesund wirst. Was für eine Behandlung haben die Ärzte denn vorgeschlagen?«

»Morgen, Karin. Morgen. Es besteht keine Eile. Vielleicht Bestrahlung oder Chemo. Wir haben kaum darüber gesprochen. Lass uns heute noch einen schönen Abend verbringen.«

»Ich habe ein kleines Abendessen vorbereitet. Etwas Salat. Eine Gemüsepfanne mit Brokkoli. Hast du Lust?«

»Gerne, eine Kleinigkeit. Nicht viel. Erzähle mir ein wenig von deinem Gespräch mit der Landschaftsgärtnerin. Habt ihr etwas Konkretes geplant? Und wie sieht es mit den Windrädern auf dem Dach aus? Ich möchte so gerne, dass wir keinen Strom von außen beziehen müssen.«

Karin und Christoph besprachen an diesem Abend Pläne zur Gartengestaltung. Karin freute sich, dass ihr Mann mit Zuversicht in das Leben schaute. Insbesondere als sie die Möglichkeiten einer unabhängigen Stromversorgung diskutierten, hellte sich der Ausdruck von Christoph auf. Das Essen fiel ihr schwer, aber sie wollte Christoph nicht mit ihrer Angst belasten. Sie beobachtete, wie Christoph langsam vom Gemüse und Salat aß. Jeder Bissen, den er zu sich nahm, freute sie. Sie betrachtete die Ringe unter seinen Augen. Doch das sollte diesen Abend nicht verderben.

In der Nacht lagen Karin und Christoph oft wach und versuchten beide, den anderen nicht durch Bewegungen oder Geräusche zu stören. Karin machte sich erhebliche Sorgen. Immer wieder meinte sie, sich damit zu beruhigen, dass Christoph gelassen und zuversichtlich in die Welt schaute. Die Gedanken ihres Mannes kreisten währenddessen um das Bild, welches er Karin übermittelte. Die Tatsache seines bevorstehenden Todes verdrängte er dabei vollkommen. Er stand früh auf und Karin folgte seinem Beispiel. Am liebsten hätte Christoph überhaupt nicht mehr über seine Krankheit gesprochen. Indes beim Frühstück ließ sich das nicht vermeiden.

»Wie geht es nun weiter?«, fragte Karin.

»Ich muss noch zu ein paar Untersuchungen in die Klinik. Es war richtig schwierig, den Krebs zu finden. Er soll auch nicht operiert werden. Das ist an der Lunge kaum möglich. Wegen der weiteren Behandlung wollen sich die Ärzte noch beraten. Sie haben gemeint, ich soll mich nicht verrückt machen, sondern jeden Augenblick meines Lebens bewusst wahrnehmen. Ich denke, das ist richtig so.«

Karin konnte gerade noch vermeiden, dass sich in ihrem Gesicht der abgrundtiefe Schreck zeigte, den sie empfand. Sie wusste selbst nicht, was ihr dieses Gefühl gab. Um Christoph nicht in ihre Panik, die sie aufsteigen spürte, einzubeziehen und selbst wieder mehr Halt zu bekommen, antwortete sie nach einer kurzen Pause ganz sachlich: »Ja, dann warten wir die nächsten Termine ab und bis dahin werden wir ein möglichst ruhiges, zufriedenes und gesundes Leben miteinander führen.«

Karin wollte Christoph gerne zu den folgenden Klinikterminen begleiten. Er lehnte dies mit der Begründung ab, er fühle sich besser, wenn er alleine die Untersuchungen durchführe, und so richtig Wesentliches könne nun nicht mehr geschehen. Karin wunderte sich über diese Aussage, wollte ihrem Mann aber nicht reinreden.

Die Ärzte schlugen ihm schließlich vor, sich einmal die Woche einer Chemobehandlung zu unterziehen und zwei Monate lang jeden Tag eine Bestrahlung durchführen zu lassen. Die Heilungschance läge unter zehn Prozent, meinten die Ärzte. Möglicherweise könnte nach dieser Therapie noch eine Operation stattfinden. Spontan und ohne darüber nachzudenken, entschied sich Christoph gegen eine Radio-Chemo-Therapie. Es war nicht Mut, der ihn in dieser Weise entscheiden ließ, sondern Verzweiflung. Es sollte nicht sein, was er soeben vernommen hatte. Die Ärzte versuchten ihn zur Behandlung zu überreden, allerdings nicht aus tiefer Überzeugung. Bei Christoph verfestigte sich in diesem Gespräch seine Haltung, keinen Kampf gegen den Krebs aufnehmen zu wollen. Zu kämpfen mit der ziemlich sicheren Aussicht dabei als Verlierer dazustehen, widersprach seinem Verlangen, mit dem gesamten Thema Krebs möglichst wenig zu tun zu haben. Er beabsichtigte vielmehr, alles zu versuchen, um die Zeit, die ihm noch blieb, so lebenswert wie irgend möglich zu gestalten. Er dachte an Karin, seine Eltern, seinen Bruder. Ihn erschreckte die Vorstellung von betroffenen Gesichtern, ernsttraurigen Unterhaltungen und der damit verbundenen Verlorenheit.

Zu Hause insistierte Karin, Genaueres zu erfahren. Christoph blockte ab und stellte den Krebs als relativ harmlose Erkrankung dar, die nur schwer in ihrer Bedeutung zu beurteilen sei. Karin musste sich mit den wenigen Worten abfinden. Sicher steht Bernhard auch in Kürze auf der Matte und will Genaueres wissen, ging es Christoph durch den Kopf. Er nahm sich vor, mit seinem Bruder ausführlicher zu sprechen, um die bestehende Situation mit seiner Hilfe besser in den Griff zu bekommen.

Die Gelegenheit hierzu ergab sich bald. Christoph besuchte Bernhard und sie unternahmen einen Spaziergang. Bernhard kam sofort auf das Thema Krankheit zu sprechen. Er machte sich weiterhin große Sorgen um seinen Bruder. Insbesondere die anhaltende Heiserkeit beunruhigte ihn. Zudem wusste er, dass Christoph einen Arzt aufgesucht hatte und an die Klinik verwiesen worden war.

»Hast du deinen Termin im Krankenhaus bereits gehabt?«, fragte Bernhard, nachdem sie einige Meter weg vom Haus gegangen waren.

»Ja. Darüber wollte ich auch mit dir reden«, antwortete Christoph. »Ich weiß nicht so recht, wie ich mit Karin darüber sprechen und ebenso wenig, was ich unseren Eltern sagen soll. Vielleicht kannst du mir dabei helfen.« Christoph schwieg eine kurze Weile, um neue Kraft zu schöpfen. »Weißt du, Karin macht sich derart schnell Sorgen und Mutter auch. Ebenso möchte ich Vater nicht belasten – ihm geht es ja nicht gut.«

Bernhard schaute mit Aufmerksamkeit auf seinen Bruder. Er dachte an seinen Traum vom Tod. »Was haben die Ärzte denn gesagt? Gibt es ein Ergebnis? Schlagen sie eine Behandlung vor?«

»So klar ist das nicht. Die Ärzte haben unglaublich viel untersucht. Es war wohl schwierig, einen richtigen Befund zu erhalten. Jetzt sprechen sie von Krebs. Es soll vorerst nichts unternommen werden. Lungenkrebs ist schwer zu behandeln.«

Bernhard erschrak, als er das Wort Krebs hörte. Seine schlimmsten Befürchtungen schienen wahr zu werden. Der Gedanke, Christoph wird sterben, schoss ihm durch den Kopf.

»Und jetzt?«

»Ich möchte mich und andere nicht verrückt machen, nur weil das Wort Krebs im Spiel ist«, fuhr Christoph fort. »Ich werde gesund leben, gute Ernährung, Bewegung, Yoga ... Das Leben geht weiter. Kannst du mir bitte bezüglich Karin und der Eltern helfen? Kannst du mit ihnen reden?«

»Ja. Was soll ich ihnen denn sagen?«

Bernhard respektierte die Zurückhaltung seines Bruders. Er wollte nicht weiter insistieren, was genau nun die Ärzte gemeint hatten, auch wenn ihm das Gehörte ausgesprochen unzureichend vorkam.

»Sprich mit Karin. Sag ihr, dass es für mich wichtig ist, mein Leben ganz normal weiterzuführen. Krebs soll nicht das Thema unserer Beziehung sein.« Christoph stockte. Was er noch mitteilen wollte, fiel ihm schwer auszudrücken. »Sag ihr, dass Krebs natürlich eine gefährliche Krankheit ist und letztlich niemand eine Garantie ... oder auch nur eine sichere Prognose darüber machen kann, wie es ausgeht. Wir sollten jeden Tag glücklich leben, ohne diese Bedrohung. Kannst du ihr das mitteilen? Auch den Eltern? Weißt du, ich möchte nicht laufend darüber sprechen.«

Christoph schaute seinen Bruder mit bittenden Augen an. Fast flehte er darum, das Thema Krebs zur Seite schieben zu dürfen.

»Mach ich«, antwortete Bernhard. »Mach ich.«

Eine ganze Weile gingen sie schweigend nebeneinander. Christoph hoffte inständig, sein Bruder würde das Thema einstweilen ruhen lassen. Bernhard fragte sich, ob er nicht verpflichtet sei, seinem Bruder auch auf die Weise zu helfen, dass er ihn genau über die Tatsachen befragte. Zumindest wie es ihm mit der Krankheit ging, wollte er noch erfahren.

»Wie fühlst du dich denn? Was machen der Husten und die Atemlosigkeit?«

»Es geht. Wenn ich mich wie jetzt gleichmäßig bewege, ist alles gut. Die Heiserkeit stört natürlich beim Sprechen. Deshalb schweige ich gerne.«

»Und wie fühlst du dich mit dem Befund?«

»Ich will mein Leben davon nicht wie unter einer großen Last begraben lassen.«

Bernhard schreckte hoch, als er das Wort begraben hörte. Christoph wird sterben – wieder kam dieser Gedanke auf. Sein Herz verkrampfte sich.
»Jeder Mensch hat sein Päckchen zu tragen. Natürlich fühlt es sich schlecht an, Krebs zu haben ... Vielleicht geht es nicht gut aus ... Darauf müssen sich Karin und die Eltern ebenso einstellen.« Schweigen! »So ist es halt nun.« Schweigen! »Lass uns noch kurz über die Wasseranlage im Hotelgarten sprechen. Du hast immer so gut umsetzbare Ideen.«

Für den restlichen Spaziergang drehte sich das Gespräch um die Hotelpläne. Intensiv überlegten sie Möglichkeiten zur Realisierung einer Biogasanlage. Christoph fühlte sich erleichtert. Sein Bruder spürte dies und er wollte ebenfalls die entspannte Atmosphäre, die sich zwischenzeitlich ergeben hatte, nicht durch ernste Gedanken gefährden.

Bernhard nahm sich vor, so schnell wie irgend möglich mit Karin zu sprechen. Zugleich sollte dieses Gespräch räumlich in einer gewissen Distanz zu Christoph erfolgen. Bernhard meinte, dass Karin Zeit benötigen würde, um danach ihre Gefühle zu ordnen. So rief er seine Schwägerin an und verabredete einen gemeinsamen Termin in einem Ausflugslokal in der Nähe. Der Frühling stand kurz bevor und vielleicht konnten sie schon im Freien sitzen.

Bernhard suchte ebenfalls das Gespräch mit Britta. Das Schicksal von Christoph und Karin ging ihm nahe und er wollte dieses Gefühl mit seiner Frau teilen. Allein dieses Ansinnen traf auf eine vollständig andere Wahrnehmung von Britta. Schon seit einiger Zeit sah sie sich aus der Beziehung von Bernhard zu seinem Bruder ausgeschlossen. Sie spürte auch die große Zuneigung, die ihr Mann für Karin empfand. Sie wollte nicht fortwährend über Karin und Christoph sprechen, als gäbe es nicht andere interessante Themen.

So wehrte sie ab, als Bernhard schon wieder – solcherart empfand sie sein Anliegen – von der Krankheit Christophs zu erzählen begann. Britta erschrak zwar, als sie hörte, dass es Krebs war. Jedoch als er erläuterte, wie wenig konkret sich Christoph dazu geäußert hatte, nahm sie diese Ungewissheit dankbar auf. Sie rückte die Erkrankung in die Nähe von Vermutungen. Sie wollte das Thema Krebs, in dem stets der Tod mitschwang, nicht an sich heranlassen. Somit endete die Unterhaltung nach wenigen Sätzen und Britta machte sich auf zu ihrer Tanzgruppe. Auf dem Weg dorthin beschäftigte sie dann doch die Befürchtung, Christoph könnte schwer erkrankt sein.

Karin war überaus dankbar, dass Bernhard sich mit ihr verabredet hatte. Sie benötigte jemanden, um über ihre Sorgen zu sprechen. Tatsächlich schien die Sonne an diesem Tag und sie konnten windgeschützt im Freien sitzen. Die Unterhaltung kam sofort auf Bernhards Krankheit. Karin berichtete, was Christoph ihr erzählt hatte. »Mehr will er nicht sagen und ich möchte ihn nicht unter Druck setzen. Weißt du mehr?«

»Ich denke, Christoph ist es sehr wichtig, dass er seine Hoffnung behält. Er hat Angst vor Verzweiflung und Trauer. Deshalb spricht er nicht über die Gefahren durch den Krebs.«

»Aber wie steht es um ihn? Hat er Schmerzen, gibt es eine Therapie?« Karin schaute traurig. »Kann man ihm überhaupt helfen?«

Karins Stimme versagte und Tränen liefen über ihre Wangen.

»Karin, ich denke, das wissen die Ärzte genauso wenig. Sie werden ihm gesagt haben, dass alles möglich ist … auch der Tod … er hat Krebs.«

Karin schluckte. Mit erstickter Stimme fragte sie: »Du meinst, er kann sterben?«

Bernhard nickte. »Aber es ist ebenso möglich, dass er wieder gesund wird.«

»Und wie kann ich ihm helfen?«

»Ich denke, es ist das Beste, ganz normal weiterzuleben. Für Christoph wird das der angenehmste Weg sein. Wir müssen ihn entscheiden lassen.«

»Warum darf ich ihn nicht in die Klinik begleiten?«

»Vielleicht hat er Angst vor deinen Gefühlen, vor der Traurigkeit, dem Schreck …«

Karin liefen Tränen die Wangen herunter. »Was denkst du, wie geht es weiter?«

»Ich weiß es wirklich nicht.« Bernhard wollte nicht über seine Befürchtungen sprechen. »Christoph hat mir gesagt, er möchte jeden Augenblick bewusst leben. Wenn du ihn dabei unterstützen kannst … Wahrscheinlich muss er selbst den Schreck erst mal verdauen. Er wird schon noch mehr erzählen, wenn er sich seiner Gefühle sicherer ist. Er geht zu den Ärzten und die werden tun, was möglich ist. Lass ihm Zeit.«

Diese Worte beruhigten Karin und sie fasste Mut, ein Geheimnis, welches sie in sich trug, Bernhard zu erzählen. Wieder begannen Tränen zu fließen, als sie zu sprechen anfing. »Bernhard, ich glaube, ich bin schwanger.« Karin musste tief durchatmen. Ihr Gesicht entspannte sich. »Bernhard, das ist so schön und zugleich habe ich solche Angst um Christoph. Ich habe ihm noch nichts erzählt, auch weil ich mir etwas unsicher war. Aber es stimmt schon. Ich bekomme ein Kind.«

Bernhard spürte, wie sich sein Herz öffnete. Er nahm die Hand von Karin in die seine. »Wie schön.«

»Soll ich es Christoph erzählen?«

»Ja. Es wird ihn freuen. Macht dieses Kind zu eurem Mittelpunkt. Es wird Christoph Lebensmut schenken.«

»Aber er ist jetzt so krank.«

»Trotzdem. Es wird ihn glücklich machen.«

Bernhard spürte eine tiefe Versöhnung. Es war das Schicksal von Christoph, todkrank zu sein und zugleich neues Leben in die Welt zu bringen. Der Blick auf die Außenseite des Lebens, der Verstand, das Rationale und Nüchterne machen das Schicksal unverständlich und es erscheint ungerecht. Aber sich selbst als Schicksalsträger zu sehen, schafft Sinn. Jeder Mensch hat sich zu entwickeln und wirkt in die Welt.

Die weitere Unterhaltung mit Karin verlief in Frieden. Beide empfanden die Wahrheit des Augenblicks. Bernhard fühlte sich gestärkt, nun auch mit seinen Eltern zu sprechen, wie er es seinem Bruder versprochen hatte.

Charlotte und Hanns Krüger trugen die Mitteilung von der Krebserkrankung ihres Sohnes mit Fassung. Bernhard hatte sie in viele Gedanken der Hoffnung verpackt und darum gebeten, Christoph ohne Traurigkeit zu begegnen. Die Nachricht von der Schwangerschaft Karins setzte zugleich einen freudigen Gegenpol. Das Leben ging weiter! Trotzdem, Charlotte Krüger spürte in ihrem Inneren, dass ihr Kind vor einer ungewöhnlich schweren und gefährlichen Prüfung stand. Hanns Krüger war die Krebserkrankung seines Sohnes ein weiterer Baustein für die in ihm fortschreitende Resignation. Andererseits wollten Charlotte und Hanns Krüger zumindest nach außen versuchen, Optimismus zu zeigen.

Was Christophs Eltern freute, war die Zuwendung ihres Sohnes zum Christentum, von der Bernhard gleichfalls berichtete. In den folgenden Wochen suchte Christoph das Gespräch mit ihnen und bezog sich immer wieder auf die Zeit, als sie gemeinsam die Kirche besucht hatten. Er wollte wissen, was sie zu Christus, der Kirche und dem Glauben meinten. Es ergab sich ein grundlegender Austausch zur Aufgabe des Menschen. Christoph las viel in der Bibel. Oft saß er gänzlich vertieft im Wohnzimmersessel mit dem aufgeschlagenen Evangelium in der Hand. Ab und an stellte er Karin hierzu eine Frage. Oft äußerte er sein Erstaunen, dass er den Inhalt der Bibel früher vollkommen in anderer Weise verstanden hatte.

Bernhard kümmerte sich voller Mitgefühl um seine Eltern, seinen Bruder und Karin. Währenddessen vergrößerte sich die Distanz zu Britta. Natürlich, die gemeinsame Liebe zu den Kindern verband sie weiterhin. Aber sie fanden keinen Weg der Klärung ihres Zusammenlebens. Bernhard fühlte sich von Britta mit seinen Sorgen und Interessen abgelehnt, Britta von ihrem Mann nicht an seinem Erleben beteiligt. Beide vermieden es, sich mit dieser unangenehmen Situation auseinanderzusetzen und jeder Ansatz eines Gesprächs wurde durch die abwehrende Reaktion des Gegenübers abgewürgt.

Zwischenzeitlich war auch Britta die Schwere der Erkrankung ihres Schwagers deutlich geworden. Mit großem Schreck schaute sie auf das Geschehen. Das Wort »Krebs« löste bei ihr Angst und Sorge aus. Sie bedauerte, in den Monaten zuvor die Befürchtungen ihres Mannes nicht ernst genommen zu haben. Damals hatte sie gemeint, Bernhard übertreibe. Jetzt wollte sie Christoph und Karin ihre Anteilnahme zeigen, was ihr nur in Ansätzen gelang. Bernhard hatte sich daran gewöhnt, die Verabredungen mit seinem Bruder ohne sie zu treffen, und sie ließ dies geschehen. Ein wenig konnte sie Karin bei der Schwangerschaft zur Seite stehen, allein eine tiefere Beziehung zwischen den beiden Frauen ergab sich nicht.

Britta konzentrierte sich auf das Tanzen. Ihre Arbeit fand große Anerkennung. Für sie eröffnete sich hier eine Welt, die ihr eine besondere Bedeutung gab, jenseits der Enge von Familie und Beruf. Sie fühlte sich weiterhin auf der Suche und der Erfolg im Tanz konnte den alten Schmerz in ihr lindern, den sie seit ihrer Kindheit kannte: den Schmerz, nicht geliebt zu werden. Kein Applaus und kein Bekenntnis zu ihr, vermochten sie wirklich zu überzeugen, ihren anerkannten Platz im Leben gefunden zu haben. Denn ihre tiefen

Gefühle wollte sie nicht berühren. So verblieben Not und Leid in ihrem Leben und bestimmten ihr Empfinden.

Es existierte noch etwas Weiteres, das Britta hin zum Tanz drängte. Sie verlangte nach der Dramatik! In ihr rührte sich von Kindheit an das Verlangen nach einem Sturm der Gefühle. Dies schenkte ihrem Dasein Sinn. Harmonie konnte ein Ruhepol sein, aber das Leben selbst zeigte sich für sie im Aufruhr der Gefühle. In dieser Weise schaute sie auf die Welt, ihre Beziehungen, ihre Ehe, die Arbeit und den Tanz.

Bernhard verstand das innere Erleben seiner Frau nicht. Er kannte weder ihre Suche nach der intensiven Gefühlsbewegung noch ihre Angst. In seiner Wahrnehmung fand Britta viel Bestätigung durch ihre Mitmenschen und besaß ein schönes Zuhause. So lebten Britta und Bernhard in ihrer jeweiligen Wirklichkeit.

Apollon, Krankheit, Heilung und Tod

Bernhard verbrachte viel Zeit mit seinem Bruder. Er wollte ihn, so gut wie es ihm irgend möglich war, unterstützen. Auf alle Fälle sollte sich Christoph keine Sorgen bezüglich des Hotels machen müssen. In dieser Angelegenheit wollte Bernhard alle anstehenden Aufgaben übernehmen.

Christoph konzentrierte sich auf seine Idee, ein gesundes und harmonisches Leben zu führen. Ihn hatte die Nachricht von Karins Schwangerschaft tief bewegt. Die Freude im Gesicht seiner Frau zu sehen erfüllte sein Herz. Ein großer Wunsch wurde Wirklichkeit! Karin und er führten seit der Nachricht von der Krebserkrankung ein zurückgezogenes Leben. Christoph benötigte im Tagesablauf zahlreiche Pausen, fühlte sich häufig überaus schwach, lag auf dem Sofa und erledigte langsam einige wenige Büroarbeiten, las ein Buch oder dämmerte vor sich hin. Die bevorstehende Geburt seines Kindes hatte ihn veranlasst, nun einer Chemo-Therapie zuzustimmen und der modernen Medizin eine Chance zu geben. Er brach diese Behandlung aber wieder ab, zu sehr belastete sie ihn und zu aussichtslos schien ihm ein Erfolg. Er mochte sich nicht in einem entmutigenden Kampf verlieren, nicht sein Leben auf die Therapie seiner Erkrankung ausrichten, sondern das, was ihm noch möglich war, in Ruhe vollbringen. Zumindest in Hinsicht auf Schmerzen nahm er den Rat und die tatkräftige Hilfe der Ärzte an und konsultierte anerkannte Spezialisten. Ansonsten wollte er nichts über Lebensaussichten und Prognosen hören. Doch sein Gesundheitszustand verschlechterte sich.

Karins Schwangerschaft verlief ohne Komplikationen. Ein Kind in sich wachsen zu spüren spendete ihr Trost und verpflichtete sie, optimistisch in die Zukunft zu schauen. Im kalten Winter stand die Geburt an. Ihre Eltern waren aus Österreich gekommen und unterstützen sie. Ein kräftiger Junge, Alexander, erblickte das Licht der Welt und nahm seinen Platz ein. Noch regierte die dunkle Jahreszeit, auch wenn die Tage bereits wieder länger wurden, als Karin mit dem Neugeborenen aus der Geburtsklinik nach Hause kam und Christoph seinen Sohn das erste Mal erblickte. Er konnte seine Tränen nicht zurückhalten. Eine Mischung aus unbändiger Freude und tiefer Trauer hatte ihn erfasst. Trotz seiner Schwäche schritt er aufgeregt durch das Zimmer – ungläubig und ergriffen. Das war nun sein Sohn. Ihm schien, als wäre hiermit das Leben an einem Zielpunkt angekommen. Als wenig später Bernhard zu Besuch vorbei kam, suchte Christoph das Gespräch mit ihm.

»Bernhard, du siehst, es geht mir nicht gut, eine große Schwäche hält mich im Haus, meine Stimme ist heiser, ich verliere zunehmend Gewicht, manchmal huste ich Blut ... Lass mir dir etwas erzählen.«

Bernhard setzte sich neben seinen Bruder auf das Sofa, lehnte sich zurück und nickte ihm ruhig zu.

»Ich hatte einen Traum, in dem ich ein ganz helles, aber in keiner Weise blendendes Licht sah. Es war nicht warm wie unser Sonnenlicht, sondern klar und eher kühl. Ich konnte in dieses Licht schauen und es hat mich eine große Sehnsucht erfasst. Dieses Geschehen fühlte sich gut und zugleich auch bedrohlich an. Als ich aufwachte, wollte ich mich an die weitere Handlung des Traums erinnern, aber nur das Licht ist geblieben.«

Bernhard hörte aufmerksam zu.

»Die Stimmung im Traum gab mir eine Ahnung von Erlösung! Es existieren viele Notwendigkeiten im Leben. Immer muss etwas sein, sollst du handeln, könnten Schmerz und Leid dich verletzen. Das war mir stets Last und Bedrückung. Wo ist meine Freiheit?, habe ich mich gefragt.«

Christoph schaute nachdenklich. »Der Traum hat mir vermittelt, es existiert nicht allein das ›Müssen‹. So hell und klar war dieses Licht. Ich fühlte mich frei! Eine Freiheit, nach der ich mich sehne ... Existiert diese Freiheit wirklich? Was meinst du?«

Bernhard betrachtete seinen Bruder. Schmal war er geworden. Wenn er sprach, formte er die Sätze mit Bedacht. Seine Heiserkeit gab seinen Worten einen eindringlichen Klang, als kämen sie aus einer jenseitigen, weiseren Wirklichkeit. Christoph wird sterben! In diesem Augenblick war sich Bernhard ganz sicher. Er schwieg, denn diese Erkenntnis raubte ihm die Sprache.

»Was sagen denn die griechischen Götter dazu?«, sprach Christoph weiter, als sein Bruder ihm nicht antwortete.

Bernhard rang weiterhin um Fassung. Seine Stimme klang rau, als er antwortete. »Die griechischen Götter stellen uns unter die Notwendigkeit, die Freiheit zu erringen. Wie das geht? Jeder Mensch muss dies für sich selbst beantworten ... Du bist schon weit gekommen.«

Christoph streckte sich auf der Couch aus, und Bernhard rückte ein Stück zur Seite. »Sprich weiter. Meine Stimme lässt nach.«

»Im Olymp residiert ein Gott, Apollon, der uns in den Orakeln oder Prophezeiungen den Weg in die Freiheit verkündet. Ihm ist das Heiligtum von Delphi geweiht. In den Weissagungen des Orakels sind zugleich der Schritt zur Freiheit und die Verstrickung in das Schicksal, welches es zu meistern gilt, enthalten. Der Mensch muss sich selbst befreien, indem er sich wahrhaftig auf das irdische Geschehen einlässt. Das sagt uns Apollon, eine Gottheit, die sich den Menschen zuwendet, die Heiler und Erlöser sein möchte, die aber auch Rächer und Vollstrecker des Schicksals ist. Mit seinem Pfeil trifft Apollon die, die durch Krankheit und Alter für den Tod bestimmt sind.«

Christoph hielt seine Augen geschlossen. Bilder formten sich aus den gehörten Worten. Er sah den ewig jung gebliebenen Gott Apollon, der sich ihm zuwandte und ihn ermutigte, durch das Leid hin zum Licht zu gehen.

»Apollon zeigt uns, dass in jedem Menschen Zerstörung und Erlösung, Verharren und Freiheit, Verletzung und Glück angelegt sind. Jeder muss damit leben, ist einzigartig und bildet seine besondere Identität aus. Ich erzähle dir die Geschichte von Apollon und Asklepios, seinem Sohn.«

Christoph lag reglos auf der Couch. Wie im Traum lauschte er den Worten.

»Asklepios wird als unvergleichlicher Meister der ärztlichen Heilkunst geschildert. Er brachte den Menschen Trost und Hoffnung. Mit Hilfe magisch heilsamer Kräfte soll es ihm sogar gelungen sein, Tote wieder zum Leben zu erwecken. Die Heilbehandlung bestand in zahlreichen Fällen darin, dass der Kranke im Tempel des Asklepios schlief. Im Traum erschien ihm dann der Arzt, half dem Patienten mit Rat und gab ihm Kuren auf. Auf diese Weise wirkte dieser große Arzt heilsam. Der Segen seines Vaters Apollon begleitete ihn. Asklepios soll zu seinen Lebzeiten bei Wanderungen oder auf dem Weg zu Kranken immer eine nicht giftige Natter dabei gehabt haben, die sich um seinen Wanderstab ringelte. In den Tempeln, die dem Asklepios geweiht waren, wurden Schlangen gehalten.«

Christoph sah vor seinem inneren Auge das Bild des Asklepios: einen bärtigen, gütig blickenden Mann mit einem Stab in seiner kräftigen Hand, um den sich eine Schlange wand. Die Schlange erhob sich von der Erde in Richtung Himmel. Heilung erwächst aus der Verbindung von Erde und Himmel, ging es ihm durch den Kopf.

»Um Asklepios besser zu verstehen, muss man seine Herkunft kennen«, sprach Bernhard weiter. »Wie kommt er in diese Welt? Apollon erwartet von der sterblichen Koronis ein Kind. Aber wie häufig bei seinen Liebschaften, findet auch bei dieser Frau seine Vorstellung von absoluter Liebe keine Erfüllung. Entbrannt in großem Verlangen besucht er sie regelmäßig am Ufer des Sees Boibeis, wo er sie einst kennenlernte, als sie sich dort mit großer Sorgfalt und völlig in ihr Tun versunken die Füße wusch. Doch kaum ist einige Zeit vergangen, werden die Treffen seltener, denn Koronis erscheint nicht zum wohlbekannten Treffpunkt, und schließlich wartet er vergeblich auf ihr Kommen. Koronis ist Apollon nicht treu und entscheidet sich für einen kräftigen Waldmenschen aus Arkadien, Ischys genannt, als Mann. Die Hochzeitsfeier zwischen Koronis und Ischys wird von einem weißen Raben – Raben waren zu der Zeit noch alle weiß – beobachtet. Dieser fliegt daraufhin sofort nach Delphi zum liebeskranken Gott und berichtet ihm von der Untreue seiner Geliebten.

›Deine Koronis tut nicht recht‹, spricht der Rabe.

›Wie das?‹, fragt Apollon erschrocken.

›Koronis hat geheiratet!‹

Apollon verflucht vor Zorn den Raben, der darauf schwarz ward, wie es die Raben noch heute sind, und eilt auf der Stelle zu seiner Zwillingsschwester Artemis.

›Schieße einen Pfeil auf die untreue Koronis und töte sie. Ich will die Verräterin nie wieder sehen‹, wendet Apollon aufgebracht das Wort an seine Schwester, sobald er die Göttin erblickt.

Artemis folgt seiner Aufforderung. Sie macht sich auf den Weg zu Koronis und verschießt alle Pfeile ihres Köchers auf die untreue Geliebte ihres Bruders und ebenso auf deren Hochzeitsgäste. Als sie den Bogen aus der Hand legt, ist die Erde mit Toten bedeckt. Großes Wehklagen erhebt sich bald darauf. Die Angehörigen und Freunde betrauern ihre Toten.«

Christoph sah Bernhard kurz an und schloss dann wieder die Augen.

»Im Angesicht des Scheiterhaufens, auf dem der Leichnam der Koronis verbrannt werden soll, verspürt Apollon tiefe Reue für seine Eifersucht und die Mordtaten, zu denen er seine Schwester angestiftet hat. Doch was geschehen ist, lässt sich nicht mehr rückgängig machen. Der toten Koronis kann nicht mehr geholfen werden. Allein das ungeborene Leben in ihrem Leib, eben jener Asklepios, es lässt sich retten. Wiederum wendet sich Apollon an seine Schwester. Er bittet Artemis um Unterstützung dabei, das Ungeborene ins irdische Sein zu bringen, und diese schneidet fachmännisch, wie es sich für eine Göttin der Jagd gebührt, seinen Sohn aus dem Leibe der toten Koronis und übergibt ihn ihrem Bruder. Als Apollon das kleine Wesen in seinen Händen trägt, vernimmt er heftig die Stimme des schlechten Gewissens. Es war falsch, was er gewollt und mit dem Tod seiner Geliebten angestiftet hat. In aller Deutlichkeit wird ihm dies bewusst. Die Tat schreit nach Ausgleich und ein wenig auch nach Sühne. Was lässt sich tun, fragt sich der nun nachdenkliche Gott. An seinem Sohn möchte er gutmachen, was seiner Geliebten an Unrecht geschah. Wie lässt sich dies bewerkstelligen? Wer kann für seinen Sohn sorgen, sodass sich ihm alle Tore des irdischen Seins öffnen?

Apollon bringt den kleinen Asklepios zum weisen Kentauren Cheiron. Unter seiner Obhut soll sein Sohn aufwachsen und lernen. Cheiron wohnt in einer Höhle auf dem Gipfel Pliassidi in Mittelgriechenland. Asklepios neue Heimat ist für seine gute Luft, die Wälder, die Heilkräuter und sauberen Quellen berühmt. Cheiron lehrt

Asklepios die Heilkunde, weil er die Begabung des Kindes erkennt und ebenso, dass die ganze Liebe des Sohnes des Apollon der Medizin gilt. Der Kentaur zeigt sich als ein gütiger, weiser und freundlicher Erzieher. Viele Helden hat er zu Männern gemacht. Dank Cheiron wird aus Asklepios ein berühmter und überaus angesehener Arzt, zu dem die ratsuchenden Menschen strömen. Er lindert, tröstet und heilt.«

Christoph schien eingeschlafen zu sein. Bernhard schwieg. Heilen bedeutet, die Erde mit dem Himmel in Verbindung zu bringen, überlegte er. Das sagt uns das Bild der Schlange, die sich am Stab des Asklepios emporwindet. Asklepios hat den Gott des Lichtes zum Vater und eine Sterbliche als Mutter. In ihm haben sich Himmel und Erde gefunden.

Ganz in sich ruhend saß Bernhard neben seinem Bruder. Eine friedvolle Atmosphäre hatte sich im Raum ausgebreitet.

Die Ordnung des Zeus, das Reich der Notwendigkeit auf Erden bedarf des Erlösers, denn in diesem erwacht die Sehnsucht des Menschen nach der Liebe mit großer Macht, überlegte Bernhard. Leiden schreit nach Erlösung …

»Berichte weiter«, meldete sich Christoph mit heiserer Stimme, nachdem einige Minuten vergangen waren, und unterbrach damit das meditative Nachdenken seines Bruders. Bernhard hätte gerne noch ein wenig seinen Gedanken nachgehangen. Aber er wollte seinen Bruder nicht warten lassen.

»Da Asklepios Tote wieder zum Leben auferweckte, erzürnte er Hades, den Herrscher der Unterwelt«, fuhr Bernhard mit seiner Erzählung fort. »Auf Drängen dieses mächtigen Gottes wurde er von Zeus mit einem Blitz erschlagen.«

Christoph schaute leicht erschrocken über die Worte auf. Mit einer auffordernden Kopfbewegung wollte er Bernhard veranlassen, das Geschehen genauer zu beschreiben.

»Hades ist ein Heilender, ebenso wie Apollon!«, fuhr Bernhard fort. Er wollte seinem Bruder gegenüber betonen, dass Hades das Recht besaß, Asklepios in die Schranken zu weisen. »Hades heilt, denn in der Unterwelt kann das Menschenwesen, welches diese Wirklichkeit betritt, lernen sich zu erkennen und darüber zu neuem Bewusstsein erwachen. Deshalb stellt der Gott der Unterwelt Zeus eine Frage: ›Soll deine Ordnung, Zeus, derart sein, dass die Menschen sterben oder nicht? Wenn du diese Ordnung in der von dir erschaffenen Weise erhalten möchtest, dann muss für den Menschen gelten, dass er sterblich ist!‹ Hades weiß: Zeus muss der Sterblichkeit des Menschen zustimmen! Denn der Mensch – dies stellt die grundlegende Bedingung seiner Herrschaft dar – soll an sich selbst wachsen. Dem dient in besonderer Weise das Sterben und die darauf folgende Zeit in der Unterwelt. Das Menschenwesen kann in der Wirklichkeit des Hades auf sein irdisches Erleben schauen und das Wesentliche erkennen.«

Christoph nickte leicht mit dem Kopf. Er fühlte sich schwach. Die Worte seines Bruders ergaben Sinn.

»Also vernichtet Zeus Asklepios, weil er die Ordnung, die dazu gedacht ist, dass sie den Menschen zum Herrscher seiner selbst macht, durch sein Handeln in Frage stellt. Sterben gehört zur Welt des Zeus, ebenso wie Leid, aber genauso und unbedingt Wachstum und Bewusstseinsentwicklung ... Auch die Idee der Erlösung wird aus der Verletzung des Menschen geboren. Sie lässt ihn zum Himmel streben, zur Liebe und Versöhnung! Das muss und soll so sein! Die Sehnsucht im Menschen führt ihn zur Liebe! Sie zu erreichen verbleibt seine Aufgabe.«

Christoph richtete sich ein wenig auf. »Der Mensch kann Hilfe erbitten. Er kann beten und glauben«, sprach er leise.

»Ja. Der Mensch soll seiner Sehnsucht Ausdruck geben und sich an den Weisen, Propheten, Sehern und göttlichen Wesen orientieren. Dann findet er Unterstützung bei der Bewältigung seiner Aufgaben.«

»Jesus ist ein Erlöser, ein Christus, ein Heiland«, sagte Christoph und legte seinen Oberkörper wieder auf dem Sofa ab. »Er hilft uns auf unserem Weg zur Liebe und Freiheit! Er gibt uns Orientierung.«

»Es geht um den Weg aus der Dunkelheit zum Licht«, fuhr Christoph fort. »Wie es jetzt die Natur zeigt: Die Tage sind wieder länger geworden. Die Sonne erwärmt uns. Es freut mich, dies zu spüren. Die Dunkelheit geht ihrem Ende zu.«

Bernhard nickte zustimmend.

»Was ist die Wirklichkeit?«, redete Christoph ganz leise weiter. »Das, was wir in unserem Inneren erleben«, gab er selbst die Antwort. »So wie wir unsere Existenz erleben ... oder auch die Welt. Die Wirklichkeit kann dunkel oder hell sein, Angst machen oder uns beglücken.« Christoph stockte. »Ich erkenne Licht«, hörte Bernhard ihn noch flüstern.

Christoph war eingeschlafen. Leise erhob sich Bernhard und ging zu Karin, die mit Alexander in der Küche saß.
»Christoph ist eingeschlafen. Er scheint mir sehr schwach.«
»Der Arzt meint, er müsste möglicherweise bald ins Krankenhaus«, erwiderte Karin. »Bernhard, Christoph ist richtig schwer krank! Wie geht es weiter?«
»Ich denke ...«, Bernhard zögerte. »Vielleicht ist die Krankheit doch schlimmer, als wir dachten.«
»Ja. Ich glaube auch.«
»Christoph wirkt aber recht gelassen.«
»Er ist total tapfer und so liebevoll. Kannst du noch mal mit dem Arzt sprechen?«
Am nächsten Tag sprach Bernhard mit dem Arzt. Dieser sagte offen, dass eine Heilung auszuschließen sei. Christoph sollte noch einmal in die Klinik, um die Einstellung der Schmerzmittel zu kontrollieren.

Das Sterben und das Jenseits

Christoph wusste, dass er sterben würde und wünschte sich, die letzte Zeit zu Hause verbringen zu können. Es waren nur noch wenige Tage. Karin saß bei ihm, als er zu atmen aufhörte. Sein Gesicht wurde weiß. Ganz friedlich und zerbrechlich lag er auf seinem Sofa.

Vielfältige Gefühle durchströmten sie. Schreck – nun war es endgültig. Christoph war tot! Alexander hatte keinen Vater mehr! Sie musste ihrem Sohn den Vater ersetzen. Frieden verspürte Karin, als sie auf Christophs Gesicht schaute. Als ob er schliefe, lag er auf der Couch und doch ganz offensichtlich war er tot. Angst kam in Karin hoch – was würde nun werden? Sie stand ohne Christoph im Leben. Zweifel: Hätte er im Krankenhaus bleiben sollen? Hätte sie noch den Notarzt rufen sollen, als ihr Mann immer schlechter Luft bekam und sein Atmen in ein leichtes Rasseln überging?

Karin rief den zuständigen Arzt an. Er wollte gleich vorbeikommen. Sie telefonierte mit der Familie. Unruhe erfasste sie. Sie meinte, irgendetwas Sinnvolles für Christoph unternehmen zu sollen. Sie suchte Kerzen und Bilder, um sie auf dem Tisch aufzustellen. Ein kleines Kreuz. Sie spürte die Anwesenheit ihres Mannes.

Am Abend, nachdem der Arzt den Totenschein ausgestellt und die Familie Abschied genommen hatte, saß Karin im Kerzenschein beim Körper ihres verstorbenen Mannes. Alexander schlief bereits fest. Sie nahm ein kleines Büchlein, das ihr Christoph einmal geschenkt hatte, damit sie hierin wichtige Ereignisse notiere und begann zu schreiben.

Ganz friedlich liegt Christoph auf dem Sofa, genau in der Position, in welcher er aufhörte zu atmen. Ich fühle mich tief mit ihm verbunden und danke für die Zeit, die wir hier auf der Erde gemeinsam hatten. Er ist ein wunderbarer Mensch. Trauer, große Trauer! Ich liebe ihn sehr! Doch er darf gehen und er wollte das jetzt. Er hat sich einen friedvollen Moment ausgesucht. Ich danke ihm dafür. Ich wusste, dass er nur noch begrenzte Zeit bei uns sein würde. Ich lasse ihn gehen, dorthin, wo er hinmöchte.

Meine Gefühle und Gedanken wollen nicht ruhen und ich meine, Christoph zu hören, wie er zu mir spricht. Liebe soll in und zwischen uns Menschen walten. Christoph füllt den Raum, bleibt präsent und befindet sich zugleich auf dem Weg in die andere Welt. Es ist mitten in der Nacht und bei seinem Körper brennen die Kerzen und ich versuche zu verstehen, was er sagt. Wir sollen uns selbst leben, den Mut dazu haben und zum Licht schauen. Wir dürfen trauern, tief trauern, ihn vermissen, unendlich vermissen, aber er ist weiterhin bei uns – immer. Er liebt uns, so wie wir ihn lieben. Er dankt uns, so wie wir ihm danken. Wir sollen Mut haben, auch wenn jetzt die Zeit des Abschieds und der Trauer ist. Er fühlt sich ganz bei seinem Sohn Alexander.

Meine Gefühle sind so stark. Zu verstehen gibt es nichts, alles ist. Ich schreibe, um dem tiefen Band zwischen uns und Christoph Ausdruck zu geben, weil ich hier bei ihm bin und er bei uns. Ich liebe ihn unendlich.

Es ist der Augenblick, von dem ich wusste, dass er kommt, den ich befürchtet habe, der unendlich groß ist, weit über mich hinaus. Irgendwann musste dieser Augenblick sein. Traurig, schwer, schmerzhaft und groß. Ich komme mir klein vor, bin auf der Suche und wünsche mir, dass mich Christoph weiter begleitet. Ich weiß, dass er noch bei uns ist mit seiner Liebe. Er wusste viel besser als ich, wann es Zeit für ihn war, seinen Erdenkörper zu verlassen.

In den letzten Tagen vor Christophs Tod waren bereits alle Vorbereitungen für die Beisetzung getroffen worden. Karin konnte sich daher ganz dem Abschied hingeben. Sie verbrachte in den Tagen bis zur Bestattung viel Zeit beim Verstorbenen. Sie schaute auf den Toten und erinnerte sich an sein Leben. Tief fühlte sie sich ihm zugehörig.

Zwei Wochen nach der Beisetzung saß sie vor dem Bild Christophs, Kerzen brannten und sie kam im Geiste in ein Gespräch mit ihm.

»Schön, dass du da bist«, hörte Karin Christoph. »Wir haben Zeit.«

»Christoph, wie war für dich dieses Sterben?«

»Ich hatte keine Angst. Danke, dass du bei mir warst und mir mit deiner Liebe geholfen hast.«

»Hätte ich mich anders verhalten sollen?«

»Ich musste gehen. Es war eine gute Zeit mit dir. Du hast mich begleitet. Ich habe nicht gewollt, dass mich etwas zwingt, in diesem Körper zu bleiben. Du gabst mir die Freiheit zu gehen. Danke.«

»Sprich zu mir, Christoph.«

»Ich wollte dir durch meinen Tod keinen Schmerz zufügen. Wir bleiben verbunden. Ich habe viel an Alexander gedacht. Er wird von dir geführt aufwachsen. Ich bin stets bei ihm. Es ist schwer für mich, nicht auf Erden für ihn sorgen zu können. Doch ich musste gehen! Meine Zeit war vorbei.«

Ein Augenblick der Stille trat ein.

»Das Sterben war für mich auch ein schwieriger Augenblick. Aber ich hatte keine Angst. Damals, als ich erfuhr, dass ich an Krebs erkrankt bin und mein Körper sich zerstört, da überkam mich große Furcht, in diesem Körper zu sein, der mir Schmerz und Leid zufügt. Ich hatte Angst, dass die Aufgabe mich überfordert. In mir existierte schon immer die überwältigende Sehnsucht nach Freiheit. Das bestimmte mein Leben. Verstehst du mich?«

»Ich kann sehr gut nachfühlen, was du sagst.«

»Karin, es schmerzt mich, dass ich Alexander nicht auf Erden als Vater begleiten kann. Trotzdem, wie schön ist es, dass es ihn gibt.«

»Mein lieber Mann. Ich freue mich, dass du ohne Angst sterben konntest. Sehr! Gerne hätte ich noch für dich gesorgt. Alexander wird immer von seinem Vater wissen! ... Christoph, hätte ich nicht darauf bestehen müssen, dass du zum Arzt gehst?«

»Es war meine Entscheidung, Karin. Ich wollte nie richtig auf dieser Welt sein. Du hast alles perfekt gemacht. Wegen dir war ich glücklich im Leben. Nun bin ich gestorben. Für mich musste das sein. Noch verstehe ich nicht, was mich alles bewegt hat. Ich weiß aber, mein Tod sollte sein. Ich hatte Zeit, mich ihm zu nähern. Dafür bin ich dankbar.«

»Darf ich noch einmal mit dir sprechen, Christoph? Ich bin traurig. Ich suche Frieden. Finden wir Frieden?«

»Karin, lass uns beten: Großes Licht, scheine auf diese Dunkelheit und lass sie schwinden. Ich schließe Frieden und spüre, was meine Seele möchte. Sie hat recht. Ich schenke den Menschen meine Liebe. Das sucht meine Seele.«

Der Kontakt zu Christoph löste sich. Karin saß noch lange bei seinem Bild. Dann ging sie zu Alexander schlafen.

Der Kontakt zu Christoph blieb für Karin in all den Tagen erhalten. Sie spürte ihren verstorbenen Mann bei sich, sprach ab und an mit ihm oder fragte um Rat. So auch an einem Morgen, als sie früh aufwachte und keine Ruhe mehr finden konnte. Sie setzte sich vor Christophs Bild und dachte an ihn.

»Wie geht es dir, Christoph?«, wollte Karin wissen.

»Die Schwere des Erdenlebens, in der Materie eingeschlossen zu sein, ist geschwunden. Ich fühle mich frei! Es gibt vieles hier, wo ich mich jetzt aufhalte, das ich nicht verstehe. Ich verliere den Kontakt zur Welt der Menschen und ihrer Empfindsamkeit. Doch zu dir und Alexander möchte ich den Kontakt halten.«

»Wie schaust du auf dein irdisches Leben?«

»Das Leben auf Erden bedeutet Vergehen. Der Tod führt zur Auferstehung. Allerdings an einiges kann ich mich auch nicht erinnern. Wie es war, direkt nachdem ich gestorben bin. Ich weiß es nicht. Ich muss erst lernen, was es bedeutet, in dieser anderen Wirklichkeit zu sein.«

Diese Anwesenheit ihres Mannes zu spüren schenkte Karin Trost. Es zähmte ihre Traurigkeit. Zudem forderte Alexander ihre ganze Zuwendung. Sie wollte ihm keine traurige Mutter sein. Oft erzählte Karin ihrem Sohn von seinem Vater. In solchen Momenten erwachte Freude in ihr. Sie waren immer noch eine Familie mit Vater, Mutter und Kind. Manchmal erkundigte sich Karin auch bei Christoph und wollte seine Welt besser kennenlernen.

»Was bedeuten die Taten, die wir im Leben vollbringen für die Existenz nach dem Tod?«, wollte sie wissen.
»Die Gedanken sind das Wesentliche«, antwortete Christoph. »Sie erschaffen deine Wirklichkeit. Die Taten zeigen dir in aller Anschaulichkeit, was du denkst und damit, wer du bist. Dein Wille bringt es in die Handlung. Darüber lernst du zu erkennen. Von den Gedanken geht all das aus.«
»Besitzt du jetzt mehr Klarheit über dich?«
»Ich schaue auf das, was in diesem irdischen Leben geschehen ist. Ich habe gelernt, dass ich alles durch mich erkenne, durch den, der ich bin. Ein wenig mehr weiß ich von meinen Irrtümern. Anderseits, klar zu schauen ist schwierig. Ich habe Helfer, die mich hierbei unterstützen, es besser zu lernen.«

Es gab auch Augenblicke, die Karins Blick auf Christoph trübten: Bei der Bank musste sie erfahren, dass für den Hotelbau erheblich höhere Schulden angehäuft worden waren, als ihr Mann es ihr mitgeteilt hatte und dass sie jetzt hierfür mithaftete. Sie suchte nach Möglichkeiten, den Gasthof zu verkaufen und die finanzielle Situation einigermaßen in den Griff zu bekommen. Ihre Eltern unterstützten sie mit großem Einsatz dabei und übernahmen einen Teil der anfallenden Kosten. Die gesamten Verhandlungen um Finanzen und Hotel zogen sich ein gutes Jahr hin. Karin verdrängte immer wieder den Gedanken, warum Christoph ihr solch ein gewaltiges Problem zurückgelassen hatte. Und was sie noch stärker beunruhigte war, weshalb er nie erwähnt hatte, wie schlecht es finanziell stand. In solchen Augenblicken kam Wut in ihr hoch, sie fühlte sich missachtet und hintergangen. Sie spürte mit Schreck, wie die Verbindung zu Christoph brach, wenn solche Gefühle sie erfassten. Dann musste sie ihr Empfinden in Richtung Verständnis und Versöhnung lenken, dass Christoph Angst vor dieser Wahrheit gehabt habe, sagte sie sich, und sicher auch Angst, sie könnte ihm ihre Zuneigung entziehen. Deshalb wählte er den Weg dieser Unwahrheiten ihr gegenüber. Dann sprach sie zu ihrem Mann: »Christoph! Ich hätte natürlich zu dir gestanden und ich tue es heute, auch wenn es Schwierigkeiten gibt. Vielleicht wollte ich deine Schwächen nicht erkennen und du meintest, du solltest sie nicht haben. Doch es verbindet uns Wichtigeres. Sei dir dessen sicher!« Ihr Herz beruhigte sich mit ihren Worten. Auf diese Weise gelang es ihr, mit Christoph wieder in ein liebevolles Gespräch zu kommen.

»Ich liebe dich, Christoph! Warum hast du nicht mit mir über die finanziellen Probleme gesprochen?«

»Es ist schwierig für mich, mit dir in Kontakt zu kommen, wenn es um das weltliche Handeln geht. Die Liebe ist es, die uns verbindet – auch die Liebe zwischen mir und Alexander. Zweifel zerstören die Liebe. Ich kannte und kenne den Zweifel. Allein die Liebe ist stärker! Lass uns uns auf die Liebe konzentrieren. Lausche auf dein Inneres und sieh mein Wesen. Verfalle nicht in Schmerz. Verstehe: Ich habe an deiner Liebe gezweifelt.«

»Ich bin bei dir, Christoph.«

»Karin, ich bin so dankbar, dass ich mich auf mein Sterben vorbereiten konnte. Nur dadurch geschah es in Frieden. Das Band zwischen uns trägt, dieses Bewusstsein konnte ich erlangen.«

Solche Gespräche mit ihrem Mann halfen Karin ebenfalls in Augenblicken der Enttäuschung. Als sie Einblick in die gesamte Krankengeschichte von Christoph erhielt, da konnte sie erkennen, wie früh Christoph erfahren hatte, wie unheilbar und absolut lebensbedrohlich seine Erkrankung war. Sie erinnerte sich daran, was er ihr in dieser Zeit mitgeteilt hatte. Warum hat er mir nicht die Wahrheit sagen können, fragte sie sich. Es bedurfte ihrer ganzen Kraft, Christoph in seiner Verletzlichkeit anzuerkennen und ihm die Lügen zu verzeihen. Das Zusammensein mit Alexander ebnete ihr diesen Weg. Sie wollte ihrem Sohn einen Zugang zu einem empfindsamen, verletzten und zugleich starken Vater eröffnen. Karin spürte, wie Christoph sie aus der jenseitigen Welt aufforderte, mit Zuversicht in die Welt zu schauen. Sie sollte sich keine Sorgen machen. Und Karin nahm diese Aufforderung an.

Diese Gedanken forderten Karin jeden Tag. Sie musste daran wachsen und ihren Blick auf die Welt ändern. Ihren Eltern gegenüber entwickelte sich eine im Schmerz gereifte Dankbarkeit. Weiterhin sah sie sich als Tochter, aber nun war sie erwachsen geworden, hatte einen Sohn, eine Ehe hinter sich, einen Mann, der verstorben war. Als alle Angelegenheiten mit dem Hotel erledigt waren, zog Karin mit Alexander zu den Eltern. Ein neuer Lebensabschnitt stand an, was immer dieser auch bringen möchte. Es schmerzte, Christophs Traum vom Hotel begraben zu müssen. Überdeutlich zeigte sich jedoch für sie, dass es nicht möglich war, seine Lebensideen fortzuführen. Diese hatten ihr Ende gefunden.

Bernhard hatte Karin die ganze Zeit intensiv begleitet. Er versuchte, seine Schwägerin wo er konnte zu unterstützen. Ihren Eltern half er bei der Lösung der finanziellen Angelegenheiten, betreute ab und an Alexander und stand immer mit Karin im Gespräch. Auch Britta wollte beistehen. Sie hatte in den letzten Wochen vor Christophs Tod immer mehr Aufgaben übernommen, Karin bei allen Arbeiten im Haushalt entlastet und sich um Alexander gekümmert.

Britta ging der Tod von Christoph nah. Sie hatte seine Gesellschaft gemocht, die leichte Art, mit der er schwierigste Themen anpackte, hatten ihr immer das Gefühl vermittelt, sein zu dürfen, wie sie war. Christoph war über das Geschehen auf der Erde hinweggeflogen und nur zu gerne hatte sie sich dem angeschlossen. Das Schicksal von Alexander beschäftigte sie besonders. Sie verstrickte sich in Ängste, ob sie für ihre Kinder ausreichend sorgte, sich genug Zeit nahm und ihnen die Aufmerksamkeit schenkte, der sie bedurften. Britta liebte ihre Kinder und wenn sich in ihr der Drang nach Freiheit regte, konfrontierte sie dies ebenso mit der Befürchtung, Helena und Gabriel zu vernachlässigen.

Bernhard war ganz damit beschäftigt, sich den Aufgaben zu widmen, die sich durch Christophs Tod ergaben. Er freute sich, dass Britta sich fürsorglich beteiligte. Mit großem Interesse hörte er den Schilderungen von Karin zu, wenn sie über ihre Begegnung mit ihrem verstorbenen Mann sprach. Er ermutigte sie und versicherte ihr seine Überzeugung, dass es sich tatsächlich um Gespräche mit Christoph handelte. Diese Wirklichkeit, von der er durch Karin erfuhr, faszinierte ihn über die Maßen.

In der Zeit der schweren Krankheit und nach dem Tod seines Bruders hatte sich für ihn eine neue geistige Wirklichkeit aufgetan. Er spürte Christoph bei sich. Die Entwicklung, die sein Bruder seit der ersten Konfrontation mit der Diagnose Krebs genommen hatte, erfüllte Bernhard mit Mut und Zuversicht. Wenn er auf die erste Weigerung seines Bruders schaute, das Schicksal zu akzeptieren, auch an Phasen der Wut dachte, die er bei Christoph wahrgenommen hatte, und dann auf die Öffnung Christophs zu seinem inneren Erleben blickte, schenkte ihm dies Freude. Es gab dem Dasein Sinn. Ebenso, wenn Bernhard auf seine Erfahrungen in dieser Zeit schaute. Seine Träume und Ahnungen, Befürchtungen und Trauer.

Zunehmend hatte sich Klarheit eingestellt. Das Sein schien von unglaublicher Größe, voller Sinn und Entwicklung.

Für Christophs Eltern stellte der Tod ihres Sohnes einen tiefen Einbruch dar. Wie sehr hatten sie gehofft und gebetet, ja Gott angefleht, ihm zu helfen. All das schien nun ohne Belang und sinnlos. Die Worte des Pfarrers konnten sie nicht trösten. Ungerecht und grausam zeigte sich die Welt in ihren Augen. Hanns Krüger zog sich noch stärker vom täglichen Leben zurück. Er sprach wenig, ging kaum noch aus dem Haus und verlor die Lebensfreude. Charlotte Krüger versuchte, für Alexander da zu sein. Die Stunden mit ihm ließen ihre Trauer in den Hintergrund treten. Sie besuchte das Grab ihres Sohnes und betete hingebungsvoll. Manchmal erfasste sie eine Ahnung, dass es Christoph gut ging. Dann sah sie ihn im Licht Gottes geführt von Engeln. Doch diese Augenblicke waren kurz. Wenn sie abends im Wohnzimmer saß, packte sie tiefer Schmerz. Ihre Fragen fanden keine Antwort.

Allein die Besuche von Gabriel und Helena brachten etwas Licht in das Dasein der Krügers. Dann schien das Leben in der Güte Gottes zu stehen. Bernhard und Britta versuchten so häufig wie möglich, Zeit mit Hanns und Charlotte zu verbringen. Manchmal heiterten die Gespräche, die Bernhard mit seinem Vater über die Exkursionen in der Kindheit führte, auch die Stimmung auf. Aber die große Last konnte dies den Eltern nicht nehmen.

Als Karin mit Alexander weit weg nach Österreich zog, war es für Charlotte und Hanns, als würde die Bindung zu ihrem Sohn ein weiteres Mal zerschnitten. Natürlich wollte Karin des Öfteren zu Besuch kommen, andererseits minderte das nur leicht die Härte der Trennung.

Bernhard hatte sich in den letzten Jahren eng mit einem Kollegen angefreundet. Stefan unterrichtete an der gleichen Schule Mathematik und Naturwissenschaften. Er war im Alter von Bernhard und in zweiter Ehe verheiratet. Seine jetzige Frau und er hatten vor drei Jahren einen Sohn bekommen. Stefans zwei Mädchen aus erster Ehe waren bereits im Teenageralter und lebten überwiegend bei der Mutter. Bernhard und Stefan spielten einmal in der Woche zusammen Fußball und trafen sich häufiger für gemeinsame Unternehmungen. Gerne unterhielten sie sich über philosophische Themen. Nach einem gemeinsamen Fußballspiel saßen sie im Vereinslokal und sprachen darüber, was Bernhard von Karin über Christoph erfahren hatte.

»Du weißt ja von meinem Bruder Christoph und dass Karin mit ihm nach dessen Tod spricht«, meinte Bernhard. »Christoph hat ihr mitgeteilt, dass es die Gedanken sind, die unsere Wirklichkeit erschaffen. Eine Erkenntnis, die er wohl aus seiner Existenz nach dem irdischen Tod gewonnen hat.«

Stefan schaute neugierig. »Diese Aussage habe ich schon oft gelesen«, antwortete er schließlich.

»Ich auch«, erwiderte Bernhard. »Aber es war noch nie derart anschaulich für mich wie jetzt. Christoph lebt in der geistigen Welt. Er wird jetzt erkennen können, welche Wirkung Gedanken haben. Hier im irdischen Sein können wir das nur ahnen.«

»Genau! Und das Geistige ist die Wirklichkeit!«

»Ja. Wenn wir Menschen im Kern geistige Wesen sind, dann gilt für unser irdisches Sein: Die Gedanken erschaffen unsere Wirklichkeit«, fuhr Bernhard in seinen Überlegungen fort.

»Gedanken sind somit der Ausgangspunkt für unser Wollen und Handeln«, führte Stefan die Worte seines Gesprächspartners fort.

»Was bedeutet dies für unsere irdische Existenz?«

»Auf der Erde treffen wir in unseren Taten auf den Ausdruck von Gedanken. Darüber lernen wir uns selbst kennen.«

»Deshalb sind wir auf der Erde«, ergänzte Bernhard.

Beide schwiegen erstaunt – und mit einigen Zweifeln – über die Tragweite des Gesagten.

»Mit unserer Meinung stehen wir wohl im Widerspruch zur allgemein herrschenden. Wie siehst du das? Sollte nicht eher richtig sein, was allgemein angenommen wird, als was wir beide denken?«, fragte Bernhard.

Stefan überlegte eine Weile, bevor er antwortete. Dann sprach er eindringlich und konzentriert. »Allgemein wird die Wirklichkeit materiell gesehen. Ich frage mich, ob das wirklich überzeugend begründet ist. In anderen und in früheren Kulturen war das Geistige immer Realität. Erst unsere moderne westliche Kultur reduziert alles auf das Materielle.«

»Hierfür gibt es gute Gründe«, unterbrach Bernhard seinen Freund. »Die moderne Wissenschaft erforscht die Welt und aus dieser Forschung ist ein materielles Weltverständnis entstanden.«

»Das stimmt nur zum Teil. In der modernen Physik scheint es deutlich andere Ansätze zu geben. Da fällt mir eine Rede von Max Planck ein, die er, ich denke, das war 1944, in Florenz zum Wesen der Materie gehalten hat. Hier hat er betont, dass der Geist der Urgrund aller Materie ist.«

»Gut, von dieser Rede habe ich gehört. Und ich gebe dir Recht, dass unsere Wissenschaft die Wirklichkeit auf das reduzieren muss, was sie mit ihren Methoden erforschen kann. Das ist für die Forschung richtig, bedeutet aber nicht, dass die Welt nicht viel umfassender sein könnte. Moderne Wissenschaft muss davon ausgehen, dass alle Erkenntnis, welche sie hervorbringt, immer nur die Sicht des Augenblicks darstellt, die sich grundlegend ändern kann.«

Nun wurde Stefan lebhafter. »Deshalb sollen wir uns genau anschauen, was wir in der Welt erfahren. Unser Erleben ist unsere Wirklichkeit und diese ist geistig. Unsere Gefühle und Gedanken sind geistig. Damit sollten wir uns beschäftigen.«

Bernhard nickte zustimmend. »Dann lass uns mit den Überlegungen von vorhin fortfahren«, meinte er. »Wir hatten über die grundlegende Bedeutung des Geistigen gesprochen.«

Stefan nahm das Gesagte auf. »So wäre alles, was auf der Erde geschieht, Ausdruck des Geistigen.«

»Das Erdenleben ist eine wahrhafte Schule für unsere geistige Entwicklung.«

»Oft eine harte Schule. Wir handeln ja nicht allein aus Freude und Neugier, sondern häufig, weil wir müssen, aus Angst oder Bedürftigkeit.«

»Wenn wir nicht freiwillig tun, was es zu tun gilt, dann werden wir gezwungen.«

Bernhard und Stefan waren mit ihren Überlegungen beschäftigt.

»Was meinst du: Beeinflussen die Verstorbenen unsere Gedanken?«, warf Bernhard in den Raum.

»Ich glaube schon. Sie sprechen zu uns über Gedanken.«

Bernhard hatte der bisherige Gesprächsverlauf Freude bereitet. Doch nun plötzlich meldeten sich grundlegende Zweifel. Der Schmerz, den der Tod seines Bruders bei seinen Eltern verursacht hatte, kam ihm in den Sinn. Er erinnerte sich an die Meldungen über Krieg und Zerstörung in den Nachrichten.

»Warum geht es derart leidvoll auf der Erde zu? Warum existiert so viel Unterdrückung, Missachtung, Verletzung oder Rücksichtslosigkeit?«

Wieder trat eine Pause ein.

»Meinst du, wir können unsere eigenen Gedanken in Richtung Versöhnung, Erkenntnis, Wahrheit beeinflussen?«, überlegte Stefan laut.

»Ja. Zum Beispiel beim Beten können wir unser Denken mit höherer Weisheit verbinden. Oder durch Meditation … im Grunde immer, wenn wir ehrlich auf uns und die Welt schauen. Wenn uns die Wahrheit wirklich interessiert – trotz unserer Ängste. Wir sollten viel achtsamer auf uns selbst schauen. Was in uns zum Ausdruck kommen möchte.«

Stefan nickte zustimmend. Seine Überlegungen wanderten weiter. Ihn beschäftigte das Thema Wahrheit. »Meinst du, Taten der äußerlichen Versöhnung oder Anerkennung, die geschehen, obwohl der Mensch dem entgegengesetzte Gedanken in sich trägt, zum Beispiel neidisch ist oder voller Wut, besitzen trotzdem einen Wert?«, fragte Stefan. »Wenn Menschen sich zum Beispiel aufgrund von Moral oder Regeln viel freundlicher verhalten, als es ihren Gefühlen entspricht. Helfen Moral und Regeln?«

»Immerhin beeinflussen sie den Menschen, an den das versöhnliche Verhalten gerichtet ist«, erwiderte Bernhard. »Die schlechten Gedanken und Gefühle seines Gegenüber treffen ihn weit weniger.«

»Und davon wird der Mensch, der sich nach den Regeln und der Moral verhält, dann wiederum selbst beeinflusst. Er verstrickt sich nicht aufs Neue in Konflikte.«

»Aber so ein Verhalten kann natürlich auch verdecken, was für Gedanken tatsächlich im Menschen existieren.«

Stefan und Bernhard schauten sich an.

»Da fällt mir noch etwas anderes ein«, meinte Bernhard. »Das beschäftigt mich schon länger.« Er überlegte kurz, bevor er weitersprach. »Ich meinte früher immer, wenn ein Mensch unter Gewalt, Hass oder Unterdrückung gelitten hat, dann lernt er daraus, dass er selbst sich nicht auf diese Weise verhalten sollte. Wenn ich um mich schaue, dann sieht es meist anders aus. Die Menschen, die Opfer geworden sind, werden selbst wieder zu Tätern, sie suchen die Macht der Täter. Warum lernen sie nicht mehr?«

»Vielleicht kennen sie nur die zwei Positionen: die des Opfers und die des Täters. Der Täter scheint ihnen in der besseren Lage zu sein. Das möchten sie für sich auch.«

»Ja, aber warum lernen sie nicht, dass das Handeln des Täters das Problem ist? Verhindern ihre Verletzungen als Opfer, dass sie Gefühle der Versöhnung und des Friedens entwickeln? Existieren in ihnen Gefühle von Wut, Hass und Rache? Schenkt die Vorstellung, Opfer zu sein, die innere Erlaubnis, sich rücksichtslos verhalten zu dürfen?«

»Kann schon sein.«

Schweigend tranken die beiden Freunde aus ihren Biergläsern. In Bernhard entstand eine weitere Überlegung.

»Ist die Beziehung von Mann und Frau ebenfalls durch die Rollen von Täter und Opfer und die Machtfrage bestimmt? Was meinst du? Wie wichtig ist das?«

»Extrem wichtig!« Stefan dachte an die Erfahrungen, die er bei der Scheidung gemacht hatte. Diese Zeit hatte den Blick auf seine Frau und auch sich selbst verändert. Er hatte in sich Verletzungen, Gefühle und Verhaltensweisen entdeckt, die ihm zuvor in keiner Weise bewusst gewesen waren. Doch hiervon wollte er in diesem Augenblick nicht erzählen. Er meinte, schon viel zu häufig mit Bernhard über die Probleme wegen der Trennung von seiner Frau gesprochen zu haben. Daher antwortete er allgemeiner. »Männer und Frauen sind auch Opfer, sind Teil einer Opfergeschichte und streben nun nach der Macht des Täters.«

»Wie meinst du das?«, wollte Bernhard wissen.

»Vielleicht hat ein Junge unter der Macht seiner Mutter gelitten. Er fühlte sich manipuliert und ausgeliefert. Als Mann versucht er dann, seine Freundin oder Frau zu kontrollieren und sie in Abhängigkeit zu halten. Er wird wütend und gewalttätig, wenn ihm das nicht gelingt.«

Bernhard nickte zustimmend. Stefan fuhr fort. »Oder ein Mädchen fühlt sich in der Familie benachteiligt. Ihre Brüder durften immer mehr als sie. Später als Frau verbindet sich diese Erfahrung mit einer langen Geschichte gesellschaftlicher Unterdrückung von Frauen. Die Rolle der Männer erscheint ihr privilegiert. Sie möchte Macht. Dafür kämpft sie.«

»Dann sind Männer und Frauen Opfer. Aber die Frauen zeigen viel öfter als die Männer, dass sie sich als Opfer fühlen. Und in der

Gesellschaft gilt meistens der Mann als derjenige, der Macht ausübt und Täter ist.«

»Sicher. Das ist so. Du musst auch sehen, dass Frauen leichter sexuelle Demütigung durch Männer erfahren, die gesellschaftliche Macht über sie haben. Gerade diese Erniedrigung scheint den Männern Potenz zu verleihen, die sie in ihrem Inneren schmerzlich vermissen. Und umgekehrt gilt, dass kein Mann als Opfer angesehen werden möchte. Das raubt ihm in seinem Selbstverständnis die Männlichkeit. Ein Mann möchte stark und erfolgreich sein, selbst wenn er im Beruf, bei der Armee oder sogar in seiner Familie überhaupt nichts zu sagen hat. Dass ein Mann durch eine Frau auch im Bereich der Sexualität Leid erfährt, dass geschieht wahrscheinlich häufiger, als wir denken. Doch er spielt nach außen immer die Rolle des Starken. Die Frauen können viel besser damit leben, als Opfer wahrgenommen zu werden.«

Bernhards Körper straffte sich. Die letzten Worte Stefans schienen ihn ganz besonders zu bewegen.

»Stefan«, meinte er. »Ich komme mir als Mann oft missverstanden vor. Überhaupt habe ich den Eindruck, die Männer sehen sich selbst total falsch. Wie du gesagt hast, alles wird mit der Brille der gewünschten eigenen Bedeutung gesehen. Einem Mann musst du nur sagen, es sei wichtig, was er macht und er sei von großer Bedeutung, und er meint, alles ist gut. Er merkt überhaupt nicht, dass dies nicht stimmt. Er wird ausgenutzt. Er spielt Soldat, den engagierten Mitarbeiter oder das Familienoberhaupt. Ihm wird Status versprochen und er darf den Macho geben. Aber wo bleibt er dabei selbst? Das ist schlimmste Unterdrückung! Das Eigene darf in keiner Weise sein! Manchmal habe ich Lust, wie Ares einfach draufzuschlagen – ohne irgendwelche Rücksichten oder weitergehende Absichten!«

Bernhard hatten seine Gefühle gepackt und er konnte selbst nicht so richtig einordnen, was er sagte. Sicher war er ein Mensch, der ganz besonders nach dem eigenen Lebensweg suchte. Er fühlte sich oft eingesperrt und missbraucht von den Rollen, die ihm auferlegt wurden. Noch einmal begann er zu sprechen. »Wenn wir von Unterdrückung sprechen, dann geht es darum, dass wir nicht uns selbst leben dürfen. Wie oft bleibt das Eigene bei uns Männern auf der Strecke.« Bernhards Gesicht wurde nachdenklicher. »Vielleicht auch, weil wir überhaupt nicht versuchen, uns selbst zu leben. Uns nicht getrauen. Nicht reif dafür sind. Das mag sein. Und: Wie ungern wollen wir uns als Opfer sehen und als solches gesehen werden!« Bernhards Gedanken flogen weiter. Wut stieg in ihm auf. »Manchmal fühle ich mich von den Frauen richtig ausgenutzt! Wenn sie was von dir wollen, dann machen sie dir schöne Augen und schenken dir scheinbar Bewunderung. Doch das ist nicht ehrlich gemeint, sondern ein Machtmittel.«

Stefan schaute erstaunt auf seinen Freund. So aufgebracht hatte er ihn selten erlebt. Die Worte waren voller Ärger gesprochen. Er nickte zustimmend. Genau so hatte er sich bei der Trennung von seiner Frau gefühlt: ausgenutzt und missbraucht. Lange hatte es gedauert, bis er über diese Gefühle ein wenig hinweggekommen war.

»Diese ganzen Machtpositionen, ob in der Gesellschaft oder Familie, bringen die wirklich was? Mir kommt das so vor, als dienten sie mehr dem Ausgleich des Gefühls eigener innerer Wertlosigkeit. Die tief Verletzten suchen die Macht über andere Menschen«, fuhr Bernhard nun in einem etwas ruhigeren Tonfall fort. Eine tiefe Sehnsucht nach Freiheit hatte Bernhard überwältigt. Er wollte wahrhaftig frei sein. Aus sich heraus.

»Weißt du, Bernhard«, wandte sich Stefan an seinen Gesprächspartner. »Deine Gefühle kann ich nur zu gut verstehen. Aber es hilft nichts. Wut und Hass sind für den Augenblick okay, aber dann sollte es weitergehen. Du weißt ja, wie tief ich mich in dem Scheidungsprozess gedemütigt gefühlt habe. Ich hab versucht, etwas zu lernen. Ich möchte Herr meiner selbst sein. Dafür muss ich mich kennen und wissen, was ich will. In kleinen Schritten klappt das auch.«

Bernhard schaute zustimmend. Trotzdem hatte er mit seinen Gedanken nicht abgeschlossen. »Wenn ich Frauen fordern höre, sie wollten gleichfalls diese gesellschaftlichen Machtpositionen ... gehen sie dann nicht genau in die gleiche Falle? Verwechseln sie nicht ebenso das Erreichen einer äußeren Position mit der eigenen Entwicklung? Wie selten beruht gesellschaftlicher Status tatsächlich auf eigener innerer Größe? Ich gebe den Frauen aber Recht: In der Gesellschaft existieren Ungleichgewichte zwischen der Macht von Männern und Frauen. Ich sehe auch, dass Machtpositionen oft missbraucht werden – überall. Das heißt, diejenigen, die sie zum Ausgleich ihrer eigenen Schwäche erkämpft haben, verlangen nun einen ganz persönlichen Lohn: zum Beispiel die Unterwerfung der Mitmenschen.«

»In jedem Bereich sollte Unterdrückung beseitigt werden«, erwiderte Stefan. »Mir scheint das Wesentliche zu sein, dass wir uns entfalten. Wir müssen unsere Freiheit selbst erringen und zwar erst mal in uns.«

»Okay, die Frage der Macht ist ein verdammt wichtiges Thema«, stellte Bernhard fest. »Männer und Frauen kämpfen viel zu häufig um die Macht, die sie übereinander haben möchten. Emanzipation bedeutet für sie dann nicht, eigenständig und selbstbestimmt zu leben, sondern in der Hierarchie aufzusteigen und eine Machtposition einzunehmen.«

»Verdammt kompliziert, wir Menschen«, meinte Stefan leicht resigniert und gleichfalls ein wenig spöttisch. »Andererseits ...«, er schaute wieder ernster, »... es gibt viele Menschen, die wahrhaftig die Freiheit und die Verständigung suchen. Karin und Christoph gehörten bestimmt dazu, so wie du von ihnen erzählst. Ich denke, wir sollten vielmehr auf diese Menschen schauen.«

»Ja, das ist, was mir an Christoph wirklich aufgefallen ist«, warf Bernhard ein. »In ihm existierte ein ungeheures Verlangen nach Freiheit. Meinst du, er ist nun, da er gestorben ist, freier?«

»Ja und nein. Er verbleibt wohl auch in der geistigen Welt in seinen Illusionen und Irrtümern?«

»Das Geistige erscheint erst mal wie Freiheit. Es existieren nicht diese harten Hindernisse der Materie. Dennoch Freiheit bedeutet auch: Nicht sich selbst ausgeliefert zu sein! Das Dasein auf der Erde als Menschen beweist uns, dass wir in uns gefangen sind – in unserem Sosein. Dies ändert sich nicht nach dem Sterben.«

Stefan und Bernhard schwiegen.

»Wir haben immer davon gesprochen, dass wir Menschen nach unserem Tod weiter existieren«, meldete sich Stefan zu Wort, nachdem eine längere Zeit der Besinnung vergangen war. »Was ändert diese Erkenntnis an unserem Leben, jetzt, da Christoph uns zeigt, dass es so ist?«

»Wir erfahren unser irdisches Dasein in einer anderen Form. Wir schauen in neuer Weise auf uns und die Menschen. Es geht um Entwicklung, geistiges Wachstum. Das ist das Wesentliche. Und diese Entwicklung geht weiter. Ich denke in immer wieder neuen Phasen von Geburt und Sterben. Was uns auf der Erde begegnet, ist Ausdruck von uns und unserer Einbettung in eine Gemeinschaft. Wir müssen daran lernen. Hindernisse, Leid und Schmerzen sind eine riesige Herausforderung. Das Wesentliche scheint mir zu sein, dass unsere Existenz einen wahrhaften Sinn erhält. Jeder Mensch ist von Bedeutung. Jeder Mensch erfüllt seine Aufgabe! Jeder steht in der Pflicht!«

»Ändert diese Erkenntnis etwas am Gefühl, sich nicht geschätzt, sich nicht wert zu fühlen?«, fragte Stefan. »Viele Menschen fühlen sich herabgesetzt, gedemütigt, übergangen. Diese Gefühle schaffen Angst, Aggression, Hass.«

»Zumindest erhält der Mensch die Möglichkeit, sich seines Wertes bewusster zu werden. Wenn die eigene Existenz einen Sinn besitzt, dann entsteht die Ahnung von Wert.«

»Das kann ein langer Weg mit Hindernissen sein. Aber es ist ein Weg.«

Bernhard schaute auf die Uhr. Er wollte heute nicht spät nach Hause kommen.

»Lass uns dieses Gespräch ein anderes Mal fortsetzen. Ich glaube, wir benötigen Zeit, um in uns mehr Klarheit zu gewinnen«, wandte sich Bernhard an Stefan.

Damit ließen sie dieses Thema fürs Erste ruhen.

Getrennte Wege

»Auch wenn es den Menschen oft so erscheint, als spännen sich einzelne unverbundene Fäden: Diese Wahrnehmung der Trennung entspringt allein dem Bewusstsein. Denn das Leben ist ein Ganzes!«, sprechen die Schicksalsgöttinnen und möchten, dass der Mensch sie vernehme.

Karin lebte seit über einem Jahr mit Alexander bei ihren Eltern. Sie half im Hotel, soweit sie Zeit neben der Betreuung ihres Sohnes fand. Ihr Leben hatte sich grundlegend verändert. Die weitreichenden Zukunftspläne von früher waren durch ein Leben im Augenblick ersetzt worden. Christoph mit seinen überbordenden Ideen, die all ihre Tatkraft und ebenso ihren korrigierenden Realitätsbezug gefordert hatten, fehlte. Es gab niemanden mehr, der eine permanente Unruhe in das Dasein brachte, fortlaufend nach Neuem strebte und Begeisterung in sich und den Mitmenschen zu wecken suchte.

Weiterhin schmerzte der frühe Tod ihres Mannes. Doch der kleine Alexander forderte ihre ganze Zuwendung und die Stunden mit ihm schenkten ihr Glück. Sie sah ihn wachsen und selbstständiger werden und dies freute ihr Herz. Sie wusste die Seele von Christoph bei sich und spürte weiterhin seine große Liebe, so wie es in den Jahren zuvor gewesen war. Die geistige Verbindung zu ihrem Mann hielt und war täglich spürbar.

Bernhard vermisste Karin und Alexander, und auch seine Eltern litten unter ihrer Abwesenheit. Ihr Enkel, in dem sie Christoph wiedererkannten, fehlte ihnen. Der Schmerz über den Tod ihres Sohnes saß tief. Der christliche Glaube, die Besuche in der Kirche, Gottesdienste, Gebete und die Gespräche mit dem Priester gaben ihnen ein wenig Halt. Andererseits, wie sollten sie sich je damit im Einklang fühlen, dass ihr Sohn gestorben war, der voller Lebenspläne gesprüht und sich gerade im Begriff befunden hatte, eine eigene Familie zu gründen? Was halfen die Worte der Bibel angesichts der eigenen Ratlosigkeit und Not? Sie fanden nicht den Weg zum Herzen. Wie konnte der Priester ihnen helfen?

Natürlich bestand Kontakt zu Alexander und Karin, andererseits waren Besuche selten und auch Telefonate oder Briefe blieben besondere Ereignisse. Karin schätzte ihre Schwiegereltern, doch zugleich rief der Kontakt die glückliche Zeit mit Christoph und die gemeinsamen Stunden und Träume wach. Diese Erinnerung schmerzte.

Den Austausch mit Bernhard dagegen suchte Karin. Für sie nahm er weiterhin die Rolle des großen Bruders ein, mit dem sie über alles in der Welt sprechen konnte und der sie beschützte. Fast wöchentlich tauschten sie Mails aus und immer wieder wurde telefoniert. Desgleichen sah Alexander in seinem Onkel eine Vaterfigur und reagierte freudig, wenn er am Telefon seine Stimme hörte.

Zu Alexanders drittem Geburtstag wollte Bernhard zusammen mit seinen Eltern Karin besuchen. Ganz aufgeregt hatte seine Mutter reagiert, als er ihr den Plan zur Fahrt nach Österreich unterbreitete. Die Freude durchbrach den Schleier der Traurigkeit, als sie sich vorstellte, ihren Enkel in den Armen zu halten, sein helles Lachen zu vernehmen und mit ihm zu spielen. Auch im Gesicht von Bernhards Vater zeigte sich ein vorsichtiges Lächeln, als er von der bevorstehenden Reise erfuhr. Er nickte zustimmend.

Britta wollte nicht mitkommen, obwohl ihre Eltern sich anboten und freuten, die Kinder für diese Zeit zu übernehmen. Sie meinte, die Proben ihrer Tanzgruppe nicht ausfallen lassen zu können. Britta hatte sich im letzten Jahr noch weiter von ihrem Mann zurückgezogen. Sie vermied jegliche körperliche Nähe zu Bernhard. Bernhard und Britta lebten auf eine widersprüchliche Weise miteinander. Alle Familienaufgaben teilten sie in Solidarität. Sie sorgten liebevoll für ihre Kinder und besprachen gemeinsam, wenn Entscheidungen bezüglich der Gestaltung des Lebens von Helena und Gabriel anstanden. Sie planten gemeinsame Ausflüge, den Urlaub oder Anschaffungen in großem Einvernehmen. Nur vor jegliche körperliche Beziehung hatte Britta ein absolutes Verbot gesetzt. Bernhard hatte das hinzunehmen und in ihrem Verständnis sich dies auch selbst zuzuschreiben. Ihre Gefühle ließen an der Richtigkeit dieser Sichtweise keinen Zweifel zu.

Mein Mann verletzt und missachtet mich, meinte Britta aus tiefster Überzeugung. Sie vermisste, dass er ihre Gefühle akzeptierte und trug einen ständigen Vorwurf in sich. Oft sprach sie mit ihrer Schwester über ihre Ehe. Die Beziehung zu Sarah hatte sich seit deren Trennung von Edelbert intensiviert. Sarah schaute mit Zorn auf Edelbert, mit dem sie so viele Jahre verbracht hatte. Zwischen den Schwestern bestand Einigkeit darüber, dass Männer nur an sich selbst dächten und kein Verständnis für die Bedürfnisse von Frauen besäßen. Sarah beklagte sich, dass Edelbert sie nie bei ihrem Kinderwunsch unterstützt hatte. Auch nach ihrer Hochzeit, welche als großes, luxuriöses Fest stattfand, habe er nie den Wunsch nach einem Kind geäußert, beschwerte sie sich. Kurz nach Helenas Geburt war das Hochzeitsfest gefeiert worden. Ein kleines Schlösschen schien Sarah und Edelbert der richtige Ort. Von dort eröffnete sich ein wunderbarer Blick auf die Landschaft. Sarah begriff die Heirat als Schritt hin zu einer Familie mit Kindern und meinte, Edelbert müsste dies in gleicher Weise sehen. Aber immer stand bei ihm der Beruf an erster Stelle, das Reisen oder die Wohnung ... Stets schien der Augenblick nicht geeignet, eine Familie zu gründen, bis es schließlich zu spät dafür war. Bitternis sammelte sich in diesen Jahren im Herzen von Sarah.

Britta und ihre Schwester saßen in der schicken Wohnung, die Sarah sich in Düsseldorf gemietet hatte und unterhielten sich wieder einmal über dieses Thema.

»Er hat einfach kein Interesse gezeigt, sich mit meinen Wünschen zu beschäftigen«, meinte sie zu ihrer Schwester. »Nun hat er sich eine junge Japanerin angelacht, die ihm blind folgt, die es gewohnt ist, dass Männer nur ihren Beruf kennen. Wahrscheinlich setzt er mit ihr auch noch Kinder in die Welt. Das traue ich ihm glatt zu. Die Japanerin muss dann für ihn und die Kinder sorgen.« Sarah schaute zornig. »Allerdings, er wird immer darauf bestehen, dass er die absolute Hauptperson und Nummer Eins in ihrem Leben ist. Das kriegt sie sicher hin. Das ist in Japan ja normal. So wie bei uns zu Hause, als wir klein waren, werden dann Kindermädchen eingestellt und Mika« – dies war der Name der japanischen Freundin – »turtelt weiterhin.«

Sarah ließ kein gutes Haar an Mika und Edelbert. Britta bestätigte ihre Schwester in ihrer Empörung. Es tat ihr gut, dass sich alle Konkurrenz, die in früheren Tagen vielmals ihre Beziehung zur Schwester belastet hatte, zwischen ihnen auflöste, wenn sie sich gegenseitig ihr Leid über die Männer klagten. Sie berichtete Sarah von ihrem neuen Liebhaber, Sebastian. Seit fast einem Jahr waren sie nun zusammen. Sebastian war Inhaber des Tanzstudios, das sie nutzte.

»Sebastian ist ganz anders als Bernhard«, meinte sie. »Er liest mir meine Wünsche von den Lippen ab. Wir besitzen dermaßen viele Gemeinsamkeiten. Wir lieben beide den Tanz, die Bühne, die Arbeit mit Menschen, die Bewegung mit Musik ...«

Britta schaute verträumt zum Fenster hinaus, welches einen grandiosen Blick auf den Rhein erlaubte.

»Manchmal kommt er einfach in meine Gruppe, setzt sich in eine Ecke und schaut zu. Obwohl er wirklich mehr als genug zu tun hat, nimmt er sich die Zeit. Weil ich ihn interessiere. Bernhard würde sich nie extra Zeit nur für mich nehmen.«

Sarah nickte zustimmend zu dem, was ihr Britta erzählte. »Kann ich gut verstehen. Schade, dass du Sebastian nicht früher getroffen hast. Jetzt seid ihr beide verheiratet und alles ist schwieriger.« Sarah schaute auf den Boden. »Bei dir ist es wie bei mir und Martin«, fuhr sie dann fort. »Ich hätte auch nicht gedacht, dass ich noch mal einen Mann treffe, der mir derart viel gibt. Nicht wie Edelbert, der stets seine Belange in den Vordergrund gestellt hat. Ein echter Narzisst. Warum war ich so blöd, das nicht früher zu merken? Alles in seinem Leben drehte sich immer nur um ihn. Martin hat mir in der kurzen Zeit mehr gegeben als Edelbert in all den Jahren.«

»Das geht mir genauso. Jetzt werde ich bald fünfzig, habe zwei Kinder, bin verheiratet und treffe den Mann, den ich immer gesucht habe.« Britta schaute nachdenklich. »Aber Sebastian ist auch verheiratet. Seine Frau ist viel jünger. Sie haben ein kleines Kind ... ich kann nicht diese Ehe zerstören. Andererseits passen wir beide viel besser zusammen.«

Sebastian war fünf Jahre jünger als Britta. Es war noch nicht lange her, dass er von seiner ersten Frau geschieden worden war. Er hatte drei Kinder aus seiner ersten Ehe – zwei Mädchen und einen Jungen. Nur mit der ältesten Tochter bestand auch nach der Scheidung Kontakt. Die beiden jüngeren Kinder von Sebastian hatten sich von ihrem Vater abgewandt, als seine Liebschaft mit seiner jetzigen Frau bekannt wurde und er von zu Hause auszog. Sie taten dies in großer Solidarität mit ihrer Mutter, die mit aller Kraft versuchte, ihren Mann zu halten.

Sebastian blieb in der Zeit seiner Ehe innerlich auf der Suche. Er hatte sich auf die Familie eingelassen, ohne ein wirkliches Verlangen danach zu besitzen. Er war zu schwach und unsicher, seine Bedürfnisse zu erkennen und ihnen zu folgen, und verharrte während all der Ehejahre in einer inneren Protesthaltung demgegenüber, was ihm in seiner Wahrnehmung geschah. Wie das Leben sich entwickelte, fühlte er sich gefangen und wusste doch nicht, auf welche Weise Freiheit für ihn möglich sein konnte. Als er dann Erika traf, ein hübsche junge Teilnehmerin eines Tanzkurses, und diese ihn umwarb, wagte er den Schritt aus der Bindung an seine Frau. Auch mit Erika bekam er nach kurzer Zeit ein Kind – ein Mädchen. Aber immer noch spürte er in sich keine Freiheit und Erfüllung. Er hatte verlassen, was ihn einengte, sich zugleich erneut in eine Beziehung begeben, die, wie er es spürte, ihn begrenzte. Nun, da er mit Erika ein Kind hatte und seine Frau vollständig in der Mutterrolle aufging, fühlte er sich in die zweite Reihe gestellt. Es verletzte ihn ebenfalls, dass Erika kaum noch sexuelles Interesse an ihm zeigte, nachdem ihre Tochter geboren worden war. Er wusste nicht, was er suchte. Nur, dass es ihm Freiheit schenken sollte.

Sebastian hing ausgesprochen stark an seiner Mutter, die zwischenzeitlich verwitwet war und ebenfalls in Köln lebte. Seit der

Kinderzeit war er der Vertraute seiner Mutter. Sie hatte ihn verwöhnt und ihm stets gezeigt, welche Bedeutung er in ihrem Leben besaß. Demgegenüber war der Vater vollkommen in den Hintergrund getreten. Sebastian besuchte seine Mutter, die ganz in der Nähe von ihm wohnte, häufig. Sie hatte ihn auch bestärkt, sich scheiden zu lassen, und ihm zu verdeutlichen versucht, wie wenig seine ehemalige Frau seiner wert war.

Die Beziehung zu Britta schien Sebastian wie ein großes Versprechen. Nicht, dass er sich dies wahrhaft bewusst machte, aber Britta suchte wie er die Freiheit, das Neue und das Abenteuer – die Anerkennung ohne Verpflichtung. Jederzeit konnte er sich beim Zusammensein mit Britta auf seine Rolle als Ehemann und Vater zurückziehen und zugleich schwärmerisch die Liebe zwischen ihnen beschwören. In der gleichen Situation fand sich Britta wieder. Alle ihre Wünsche und Hoffnungen ließen sich auf Sebastian richten und nie mussten sie im familiären Alltag ihre Lebensfähigkeit beweisen.

Britta hatte die letzten Worte zu Sarah, dass sie die Ehe ihres Liebhabers zu respektieren gedachte, mit leiser Stimme gesprochen. Der Verzicht auf weitergehende Ansprüche an Sebastian gab ihr das Gefühl des Edlen. Dies machte sie stolz und die Tragik der Situation verlieh ihr Bedeutung. Sarah schaute zustimmend und auch ein wenig besorgt auf ihre Schwester.

»Du sagst das so ruhig«, antwortete sie, und Britta meinte einen anerkennenden Tonfall zu vernehmen. »Ich könnte das, glaube ich, nicht. Wenn Martin verheiratet wäre, dann wollte ich nicht mit ihm zusammen sein. Es ist dermaßen schön, dass er jederzeit für mich da ist. Mit ihm kann ich noch mal ganz neu mein Leben beginnen. Wir werden weniger Bedeutung auf unsere Arbeit legen. Da sind wir uns einig.«

Britta betrachtete ihre Schwester mit großen Augen, hing jedoch zugleich ihren eigenen Gedanken nach. »Wann ist denn die Scheidung mit Edelbert durch?«, fragte sie.

»In einem halben Jahr. Eigentlich sind wir uns einig. Ich bin gespannt, was dann mit der Japanerin ist. Er wird sich noch wundern, wie wenige Gemeinsamkeiten er mit ihr besitzt. Wahrscheinlich ist ihm das ja auch egal. Hauptsache sie betüttelt ihn.«

Im Grunde ihres Herzens fühlte sich Sarah immer noch mit Edelbert verbunden. In den Jahren ihres Zusammenseins bestand zumeist große Einigkeit zwischen ihnen. Gestritten hatten sie sich eigentlich nie. Dass in letzten Jahren eine gewisse Leere in ihr Leben gekommen war, lag mehr daran, dass sie sich beide nicht getrauten, den nächsten Schritt hin zu einer Familie zu wagen und dieser schließlich nicht mehr möglich war. Sarah hatte erwartet, dass Edelbert ihr ihre Ängste vor der Entscheidung für ein Kind nähme. Indessen war er zu sehr in seinen eigenen Ängsten gefangen gewesen. So hatte ihre Trennung eher darauf beruht, dass sie sich gegenseitig die Verantwortung für ein Scheitern zuschoben.

»Weißt du, ich würde gerne mein Leben mit Sebastian teilen. Wir sind das ideale Paar. Zusammen könnten wir die Tanzschule leiten, ein ganz neues und anderes Leben beginnen ... ich glaube, wir kriegen das hin. Vielleicht dauert es noch ein wenig. Bis das Kind von Sebastian größer ist. Aber auch jetzt genießen wir unser Zusammensein. Er gibt mir so viel Anerkennung! Ich kann mit ihm über alles reden. Er besitzt Kraft und Klugheit. Ich bin total in ihn verliebt.« Britta stockte und schwieg. »Ich glaube, Bernhard und ich können Freunde bleiben«, ergänzte sie schließlich noch.

Als Bernhard Britta fragte, ob sie mit nach Österreich kommen wollte, um Karin und Alexander zu besuchen, lehnte sie ohne Zögern ab, und sie kamen überein, dass Gabriel und Helena die Tage bei den Großeltern Herzog verbringen sollten. Auf diese Weise konnte Britta die Zeit frei für ihre Tanzgruppe nutzen. Bernhard versuchte, seiner Frau diesen Freiraum zu verschaffen und ihre Wünsche zu berücksichtigen. Er spürte ihre Unzufriedenheit und meinte, diese dadurch mildern zu können. Doch Bernhard verstand seine Frau nicht. Er nahm nicht wahr, was Britta wahrhaft bewegte.

Zugleich verdrängte Bernhard den Schmerz über die große Distanz, die zwischen seiner Frau und ihm entstanden war. Dies verhinderte, dass er einen Konflikt mit seiner Frau riskierte. Er vermied es, ihre schmerzhafte Seite zu berühren. Dieses Verhalten bestätigte andererseits Britta in ihrer Wahrnehmung, ihr geschehe Unrecht. Denn offensichtlich versuchte Bernhard ja, ihr gegenüber etwas gutzumachen.

Des Öfteren kamen Bernhard die ersten gemeinsamen Jahre mit Britta in den Sinn. Welch starkes Interesse hatte sie an ihm gezeigt. Sie wollte jede freie Minute mit ihm verbringen, jede Gelegenheit mit ihm zu schlafen nutzen. Wie sehr hatte er sich angenommen gefühlt! Er verstand nicht, warum sich das Verhalten seiner Frau ihm gegenüber derart verändert hatte. Habe ich etwas falsch gemacht?, fragte er sich. Habe ich Britta verletzt?

Wenn Britta an die ersten Jahre dachte, sah sie ihr großes Bemühen, es Bernhard recht zu machen. Wie ausdrücklich hatte sie versucht, sich als ihn liebende Frau zu zeigen. Wurde diese Anstrengung belohnt?, fragte sie sich und verneinte. Bernhard würdigte sie nicht so, wie es ihr zustand. Dieser Vorwurf stand im Raum.

Bernhard konzentrierte sich auf seine Kinder, die Arbeit und natürlich die Welt der Antike. Auf diese Weise fand er einen Lebensinhalt, der ihm Freude und Anerkennung schenkte. Im Augenblick arbeitete er an einer kleinen Abhandlung zum Mythos der Entstehung der Menschheit. Prometheus und Pandora beschäftigten ihn. Die Widersprüchlichkeit, mit der von ihnen berichtet wurde, verwirrte seinen Geist, um ihn zugleich anzuspornen, Klarheit in dieses Thema zu bringen. Oft halfen ihm Gespräche mit Stefan zu einem besseren Verständnis. Er wollte sein Konzept noch vor der Reise nach Österreich fertigstellen und suchte den Austausch mit seinem Freund. Nach dem gemeinsamen Fußballspiel saßen sie wieder zusammen bei einem Bier.

Prometheus und die Erschaffung des Menschen

Die Moiren wenden sich mit heller Stimme voller Zuneigung an Britta und Bernhard.

»Uranos und Kronos wurden vom Weiblichen aus der Harmonie des nicht vergehenden Augenblicks vertrieben. Sie sollten nicht verharren. Die Frau trägt den Wandel. Kommt der Mensch ins irdische Sein, gilt dies in gleicher Weise für seine Existenz.«

»Ich lese dir mal den Einstieg vor«, meinte Bernhard, nachdem er Stefan von seinen Ideen erzählt hatte. Er holte einen Stapel eng beschriebener Blätter aus seiner Tasche und begann vorzulesen.

»Himmel und Erde sind erschaffen. Das Meer wogt an den Ufern der Küsten. Grandiose Landschaften bieten sich dem Auge dar: schneebedeckte Berggipfel von Wolken umsäumt; steile Felswände erheben sich aus tiefen Schluchten; Flüsse durchschneiden saftige grüne Ebenen; Bäume und Sträucher tragen ihr Blätterkleid und Blumen in aller Farbenpracht schmücken umschwirrt von Insekten die Erde. Die Schöpfung zeigt ihre ganze Schönheit und Größe. Sie schuf Lebensraum für die Fische des Wassers, ließ die Vögel am Himmel ihre Kreise ziehen und ihre lieblichen Gesänge anstimmen. Allerlei Tiere bevölkern Wald, Wiesen und Steppe.

Die Götter erleben sich selbst. Sie existieren in ihrer Art. Zeus schuf eine neue Ordnung unter den Gottheiten. Er herrscht über die Welt, vergibt Ränge und Zuständigkeiten. Jede Kraft nimmt den ihr zugedachten Platz ein. Der Herrscher des Olymp wacht darüber. Widerstrebende Mächte sind besiegt und fristen ihr Dasein im Dunklen des Tartaros.

Doch trotz dieser Fülle des Lebens, es mangelt an etwas. Eine Leere schwebt über allem, das sich zeigt, da das Ringen um sein Verstehen fehlt. Die Götter bleiben die Götter. Der Mensch, der durch seine Teilnahme und Wahrnehmung dem Geschehen Schicksal und Tragik, Entwicklung und Erkenntnis schenken könnte, er existiert nicht. Das Wesen, das den Göttern Spiegel wäre, ihnen vor Augen führte, wer sie sind, sich einer Entwicklung unterwirft und zugleich Ursprung und Ziel in sich vereint, muss erst noch in das Dasein treten.

Allein die Götter des Olymp in ihrer Selbstbezogenheit vermögen dieses Wesen, welches zugleich von ihnen getrennt und mit ihnen vereint den Unsterblichen entgegentreten soll, nicht zu erschaffen. So sehr die Gottheiten seiner Existenz bedürfen, der Mensch würde nicht aus ihnen selbst hervorgehen. Denn er bedarf eines eigenen Willens, um danach zu trachten, sich dem Widerstand der irdischen Materie entgegenzustellen und Herrschaft über die Welt und sich selbst zu erlangen. Die Götter sind geistig! Die Materie der Erde ist nicht ihre Wirklichkeit. Sie kennen nicht die Vergänglichkeit.«

Stefan hörte aufmerksam zu und gab durch ein leichtes Kopfnicken seine Zustimmung zu dem Gehörten zu erkennen.

»Ein anderes göttliches Wesen, das außerhalb der Ordnung des Zeus steht, muss in das Geschehen eingreifen. Prometheus, der ›Vorausschauende‹ betritt die Bühne. Er gehört dem Geschlecht der Titanen an. Sein Vater ist der Titan Iapetos, ein Bruder des großen Herrschers Kronos. Seine Mutter ist eine der dreitausend Töchter des Gewässergottes Okeanos, Klymene genannt. In seiner Abstammung treffen sich von mütterlicher Seite die Kräfte des unendlichen zu sich selbst zurückfließenden Meeres, des großen tragenden Lebensstroms, mit der väterlichen Seite seiner Großeltern Uranos, des Gottes des Sternenhimmels, sowie Gaia, der Erde. In Prometheus verbinden sich die drei urgründlichen Reiche von Himmel, Erde und Wasser.

Der Vorausschauende strebt nicht nach Herrschaft, wie es Zeus eigen ist, sondern er sucht das Neue, welches sich allein aus der Begegnung der Kräfte bilden kann. Prometheus kennt die Idee der Zukunft! Er schaut voraus! Nicht der Augenblick des Seins erfüllt ihn, sondern ein Verlangen nach dem Werden! So weiß er darüber, dass es für eine sich entwickelnde Welt der Menschheit bedarf. Er sieht die Schwierigkeiten, die das Menschsein bedeutet, und akzeptiert diese vorbehaltlos, weil nur die Existenz der Menschen diese Schöpfung dem Ziel eigener Bewusstwerdung näherbringt.

Dies ist etwas, das sein Bruder Epimetheus, der ›Nachherbedenkende‹, nicht wissen kann. Der Bruder des Prometheus stellt die andere Seite des Wissens um die Entwicklung in der Zeit dar. Er erkennt aus dem Verständnis des vergangenen Geschehens. Er muss, wie es in gleicher Weise dem Menschen auferlegt ist, Erfahrungen machen, um hieraus zu lernen. Erfahrungen, die ganz sicher ebenso den Irrtum und die Sünde – dies bedeutet, sich gegen die Absicht des höheren Schöpfungswillens zu verhalten – beinhalten und somit genauso das Leiden einschließen. Für den Nachherbedenkenden scheint der Irrtum unumgänglich. Doch kann auch der Vorausdenkende ihm verfallen? Kann seine Idee des Werdens so ausdrücklich auf das Ziel gerichtet sein, dass er den Weg dorthin nicht findet? Die Geschichte wird zeigen, dass dem so ist! So bilden Prometheus und Epimetheus – jeder in seiner Eigenart – ein die Menschheit erschaffendes Brüderpaar.

Die Schöpfung schaut voller Liebe und Erbarmen auf den Menschen, denn er erfüllt in seinem Handeln, seiner Sünde und dem damit verbundenen Leiden ihren Willen zur Entwicklung von Bewusstsein. Ein eigener Wille speist des Menschen Tun, der mühsam sich dem Willen der Schöpfung anzugleichen sucht. Es wurde dem Menschen eingepflanzt, seinem Ziel zuzustreben. Dies bewegt ihn und führt durch das Dasein.«

Stefan unterbrach seinen Freund. »Ein gekonnter Start zum irdischen Auftrag der Menschheit. Mit der Herrschaft des Zeus steht bereit, dessen die Menschheit für ihre Entwicklung bedarf ... Hinzu gesellen sich Prometheus und Epimetheus, dieses ungleiche Brüderpaar. Der Vorausschauende weiß von dem, wie es sein wird, der

Nachherbedenkende erkennt aus dem vergangenen Geschehen. Er ist der wahre Meister der Erkenntnis ... Lies weiter! Ich höre dir gerne zu.«

»Ich blättere ein wenig weiter zu einer Kernszene«, warf Bernhard ein und nahm ein Blatt aus dem Stapel.

»Prometheus, der von seiner Natur aus vorausdenkt, macht sich daran, das im Geistigen lebendige Entwicklungspotenzial an die Erde zu binden. Er nimmt Ton, befeuchtet ihn mit Wasser und beginnt sein Werk, den Menschen nach dem Ebenbild der Götter zu formen. Eine ganze Schar Menschen umgibt ihn in Kürze. Noch sind die Tonfiguren Erde und so geht der Vorausdenkende hin und teilt ihnen die Eigenschaften der Tierseelen zu. Sie sollen als eigenständige Wesen leben! Er überträgt ihnen die Kraft des Stiers, die Geduld des Pferdes, den Mut des Löwen, die klare Weltsicht des Adlers, die Empfindsamkeit des Wolfs, die Listigkeit des Fuchses ... Lang ist die Liste der Eigenschaften und Fähigkeiten, die er dem Menschen zugedenkt. Prometheus möchte seinen Geschöpfen geben, was sie für das irdische Leben tauglich macht. Die Eigenarten der Tierseelen wecken den Menschen zu eigenem Leben. Aber noch ist er nicht mehr als das Tier. Der Funke des göttlichen Geistes soll ihn noch erfüllen.

Athene kommt Prometheus zur Hilfe, um das Werk zu vollenden. Die Göttin, die nach Kunstfertigkeit und Weisheit strebt, eilt herbei und trägt eine mit Nektar gefüllte Schale auf die Erde herab: den Göttertrank, welcher geistig ist. Jedem der bereits belebten Menschengestalten spendet sie einen Hauch des göttlichen Geistes. Der Mensch ist erschaffen! Prometheus weiß um die Aufgabe seiner Geschöpfe, doch der Mensch selbst lebt noch in der Welt der Träume.«

»Große Ideen«, bestätigte Stefan Bernhards Gedanken.

»Lass mich zu einem weiteren Eckpunkt kommen«, erwiderte Bernhard, kramte in den Unterlagen und las weiter. »Prometheus lehrt den Menschen, die Welt aus der Perspektive der Materie zu begreifen. Sonne und Mond treten in den Mittelpunkt der Wahrnehmung. Nicht allein als geistige Wesen, sondern als Himmelskörper, die ihre Bahn ziehen und dem Geschehen ihren Rhythmus aufprägen. Der Mensch soll ihre Wirkung verstehen. Die Pflanzen begegnen dem Menschen und der Vorausdenkende führt seine Erdenwesen dahin, ihr Gedeihen zu erkennen und sich von ihrer

Frucht zu nähren. Die Tiere treten in das Erleben. Wie die Züchtung der Pflanzen eignet sich der Mensch die Fähigkeit zur Zähmung der Tiere an. Er macht sie sich vertraut! Selbst die Kunst des Heilens erlernt der Mensch. Der Natur entnimmt er Arzneien. Metalle werden zu Werkzeugen und Schmuck. Das Wasser, die Berge, die Jahreszeiten und das Wettergeschehen, all dies wird erfahren, daraus baut sich der Mensch seine Welt und daran bildet sich Bewusstsein. Prometheus hat seinen Wesen ein Ziel eingepflanzt: Sie sollen der Schöpfung dienen. Für den Menschen bedeutet dies, ihn lenkt sein ihm eigener Wille. Und in diesem Geschehen beginnt das Geistige sich zu formen und neue Bilder der Götter entstehen in der Vorstellung der Erdenwesen.«

»Na endlich kommen die Götter ins Spiel«, warf Stefan ein. »Aus ihrem Ebenbild ist der Mensch entstanden. Das Verhältnis zu ihnen muss geklärt werden. Sie sollen sich über die Menschen erkennen, also muss der Mensch sich als ihr Gleichnis verstehen.«

»Langsam«, antwortete Bernhard. »Langsam. Das kommt schon noch. Die Götter greifen ein, sobald der Mensch existiert. Hab ein wenig Geduld.«

Bernhard kramte ein neues Blatt hervor, setzte seine Brille auf und fuhr fort.

»Die Götter, insbesondere Zeus, sind der Anwesenheit der Menschen gegenwärtig geworden. Wie soll nun das Verhältnis der Menschen zu den Göttern sich gestalten?, fragt sich Zeus. Seine Ordnung ist errichtet und die neuen Erdenwesen haben sich in diese einzupassen. Es gilt zu klären, welche Rolle ihrem göttlichen Geist zukommt und welche der materiellen Existenz. Also beruft der Herrscher des Olymp eine Versammlung der Götter und Menschen zur Klärung der Stellung der neuen Geschöpfe in seinem Reiche ein.

Prometheus führt zu dieser Zusammenkunft einen prächtigen Stier herbei, den er schlachtet und zerlegt. Sorgfältig häutet er das Tier, entnimmt die Innereien, trennt das Fleisch vom Bein und errichtet zwei Haufen von unterschiedlichem Charakter. Auf die eine Seite legt er die Knochen, bedeckt sie mit dem Talg des Stieres, der weiß und ansprechend im Lichte glänzt. Auf die andere Seite kommen das Fleisch und die Innereien, bedeckt mit der Haut des Tieres, auf dem wie zur Krönung der wenig appetitliche Magen liegt. Zeus soll wählen, was den Göttern und was den Menschen zusteht.

Der Herrscher des Olymp wendet sich mit Staunen an den Vorausschauenden, als dieser ihm die beiden Haufen präsentiert. ›Sohn des Iapetos‹, spricht Zeus. ›Erlauchter König, liebwerter Freund, der du dich im Kampf gegen meine Feinde wacker für die Olympischen schlugst, wie ungleich hast du das Opfer aufgeteilt!‹

›Erhabener Kronide, größter der ewigen Götter, wähle den Teil, dem dein Herz am meisten zulacht.‹

Prometheus hat sich bei der Darreichung der Haufen des Tieres selbst in seinen Absichten verfangen. Denn vorauszuschauen trägt in sich, ein selbst verstandenes Ziel zu verfolgen. Es lebt im Vorausschauenden ein Wille, der eigenen Bahnen folgt. Diese Erbschaft ihres Schöpfers trägt auch der Mensch in sich. Prometheus möchte Zeus die Knochen schmackhaft machen und meint hierbei, diese besonders ansehnlich präsentieren zu müssen, ja den Wählenden ein wenig irreleiten zu dürfen, damit dieser sich für das Bein entscheide. So drapiert er dieses in weißglänzendes Fett. Seine gute Absicht, dass die für die Zukunft notwendige Entwicklung in Gang zu setzen sei, lässt ihn zur Täuschung greifen.

Zeus muss die Knochen wählen und nicht das Fleisch, damit die Ordnung eingehalten bleibt. Den Göttern gebührt, was das Ewige und Unzerstörbare symbolisiert: das Bein, in dem sich der Ertrag eines Erdenlebens materiell widerspiegelt. Den Menschen steht das Fleisch zu, denn sie bedürfen der körperlichen Nahrung, der Kraft des Erdigen. Der auf dem einen Haufen obenliegende Magen verkündet, dass dieser den Menschen zukommt, die das im Leben Erfahrene zu ›verdauen‹ haben, wobei es vergeht!

So ist es an Zeus, der List des Menschenschöpfers die seine entgegenzusetzen und sich für den richtigen Haufen zu entscheiden, auch wenn er die Absicht der Täuschung erkennt. Auf alle Ewigkeit soll den Göttern das Bleibende versprochen sein und den Menschen das Werdende, sich Entwickelnde und Vergehende. Damit setzt Zeus das entscheidende Zeichen, welches in Kürze bekräftigt werden wird und den Menschen gleichfalls der Mühsal und dem Leid unterwirft. Für das Erste ist die Entscheidung gefallen. Die Menschen haben das Göttliche zu ehren und den großen, unsterblichen Mächten in heiliger Opfergabe das Bleibende zu überreichen.«

»Wow! Welch Blick auf die Schöpfung!«, fiel Stefan seinem Freund ins Wort. »Klug gedacht, Prometheus. Doch ich vermute, dies geht nicht so einfach, wie der vorausdenkende Sohn des

Iapetos es gerne hätte. Denn Bewusstsein zu erlangen, stellt wohl harte Arbeit dar, auch wenn Athene handwerkliches Geschick und Kreativität mit eingebracht hat.«

»Du vermutest richtig«, griff Bernhard die Gedanken von Stefan auf. »Noch ist nichts als der Rahmen gesetzt. Schau auf unser Dasein, was dieses von uns fordert. Hierhin muss der Mythos noch gelangen. Noch fehlen wesentliche Schritte.«

Bernhard nahm einen kräftigen Schluck aus seinem Bierglas. »Das Leben will ja von uns selbst gestaltet sein! Die Ordnung der Götter kann uns nicht die Freiheit eines eigenen Willens nehmen. Die Auseinandersetzung mit uns selbst, die wir den Kosmos in uns tragen, ist unsere Bestimmung. Prometheus hat uns von der Schöpfung getrennt, indem seine Gabe des Vorausschauens uns eigene Ziele setzen lässt.«

»Dann lies weiter!«, forderte Stefan Bernhard auf.

»Der Streit zwischen Prometheus und Zeus entflammt – und hier hat dieses Wort seine wahre Bedeutung – am Feuer. Zeus besteht kompromisslos auf seiner Haltung: Die Menschen sollen selbst schauen, wie sie Herrschaft über das Feuer erlangen. Er, der Herr des Blitzes, wird es ihnen nicht zur Verfügung stellen. Zeus zürnt Prometheus ob seiner billigen List bei der Teilung des Stieres, als er versuchte, die Entscheidung des großen Kroniden zu Gunsten der Menschen zu beeinflussen. Dachte dieser Schlaukopf, der immer meint, alles besser zu wissen, tatsächlich, dass er, der große Herrscher, nicht wüsste, was den Göttern und was den Menschen zusteht?, fragt sich Zeus im Zorn. Sich so verkannt zu sehen, lässt ihn auf Rache sinnen. Der Vorausschauende soll lernen, dass es ihm nicht zusteht, die bestehende Ordnung in ihrem Sinn zu bezweifeln.

So ist es an Prometheus, den Menschen das Feuer zu beschaffen, und er muss dieses gegen das Verbot des Zeus vollbringen. Der Sohn des Iapetos zögert keinen Augenblick. Am Sonnenwagen, der am Himmel vorüberzieht, entzündet er einen langen Stängel des markreichen Riesenfenchels, eilt mit dem Zunder zurück zur Erde und alsbald lodern die Feuer der Menschen zum Himmel. Der nächste Schritt ist getan! Doch Zorn und Rache des großen Donnerers werden Prometheus treffen, der sich mit der Übergabe des Feuers gegen ihn gestellt hat.

Zunächst jedoch ist der Einsatz des Herrschers des Olymp bei den Menschen von Nöten, denen nun alles gegeben scheint, um sich die Erde untertan zu machen. Ihr irdisches Sein soll der Erkenntnis dienen und hierfür fehlt noch eine wesentliche Beigabe, die der Vorausschauende nicht beachten möchte, da er sich dem Glück seiner Geschöpfe verpflichtet sieht. Zeus muss eingreifen!«

»Stopp«, mischte sich Stefan ein. »Lass uns noch ein wenig auf das Feuer schauen. Die Menschen wurden aus Erde befeuchtet mit Wasser gebildet. Diese zwei Elemente Erde und Wasser besitzen sie. Dann kam Athene und versorgte sie mit Verstand, mit Geist göttlichen Ursprungs. Das Element Luft kommt hinzu. Und nun als letztes das Feuer! Die Kraft der Wandlung, die Rückbindung an den Himmel, das Sakrale, der Kult, die Religion gehören von diesem Moment an zum Menschen. Niemals mehr kann die Fackel des Prometheus verlöschen. Vom Opferaltar steigt der Rauch als Bittgesuch zu den Göttern im Himmel auf. Das Menschenreich wurde erschaffen! Die Götter können auf es schauen.«

»Sehr gut, Stefan. Vielleicht sollte ich diesen Punkt noch deutlicher ausarbeiten. Und möglicherweise war es nicht allein ein starrköpfiges Bestehen, das Zeus zögern ließ, den Menschen das Feuer zu geben, sondern eben auch ein Zurückschrecken vor der Endgültigkeit dieser Tat. Das Menschenreich ist von nun an der Götterwelt ebenbürtig. Es ist gut, mag sich Zeus überlegt haben, diesen letzten Schritt Prometheus zu überlassen, ist er doch der Vorausdenkende. Und trotzdem Zeus wird ihn für das Übertreten seines Verbots strafen. Dies zeigt den Widerspruch, in welchem ab sofort der Mensch existiert. Er besitzt Eigenständigkeit – dank Prometheus einen eigenen Willen – und setzt sich eigene Ziele. Zugleich lebt er in einer Ordnung, die ihm eine klare Aufgabe zuweist. Allein der Mensch kann sich weigern, seine vorgesehene Aufgabe anzunehmen. Denn er erkennt ihren Sinn nicht. Dann heißt es lernen, bis er aus eigener Einsicht so handelt, wie es die Schöpfung verlangt.«

Die beiden Freunde schauten sich zufrieden an. Wer von ihnen stand Zeus, dem Bewahrer der Ordnung, näher, wer Prometheus, dem Rebellen?

»Und was fehlt jetzt noch? Was muss Zeus noch eilig regeln, da nun alle Bedingungen für ein fruchtbares Menschenleben erfüllt scheinen?«, fragte Stefan.

»Die Frau fehlt! Pandora fehlt! Mit der Frau geht es erst richtig los.«

»Dann lass mal hören, was hierzu in deinen Papieren steht!«

»Pandora! Die ›Allbeschenkte‹, ›Gabenreiche‹ und ›die alles schenkt‹ wird sie genannt. Dies sei erwähnt, bevor die Sprache auf die Amphore kommt, die sie bei sich führt.

Zeus erkennt die Lage und sieht, welch unbedingte Gelegenheit zur Förderung der Fruchtbarkeit des Lebens, der er seit seiner ersten Stunde verpflichtet ist, sich öffnet. Der Sinn der Schöpfung wird berührt und der Herrscher des Olymp handelt. Seinen Sohn, den kunstreichen Götterschmied Hephaistos, ruft er herbei und trägt ihm auf, als Gleichnis der Weiblichkeit in der Götterwelt eine bezaubernde menschliche Jungfrau zu erschaffen. Hephaistos versteht seine Kunst. Athene unterstützt ihn nach Kräften. In Kürze steht eine gar betörende junge Frau in weißes Gewand gekleidet, mit blumenbekränzten Haar und verziert mit einer Goldbinde vor ihm. Zeus betrachtet verzückt diesen Anblick. Von dieser Frau geht ›charis‹ aus, der alle Wesen in den Bann schlägt. Einen Augenblick hält der große Herrscher inne, im Impuls gefangen, diese Schönheit für sich zu behalten – in ihm regen sich die Triebe! –, bevor er dann doch seiner Pflicht vor der Schöpfung gehorcht. Hermes wird übertragen, diesem liebreizenden Geschöpf die Gabe der Sprache zu verleihen und Aphrodite beschenkt sie mit ihrer die Männer betörenden Weiblichkeit.«

Stefan hörte verträumt den Worten zu.

»Wiewohl«, fuhr Bernhard fort »noch ist die Gabe an die Menschen unvollständig. Eine Amphore gesellt Zeus der wunderbaren Jungfrau hinzu. Die Menschen werden später sagen, sie sei voller Übel gewesen. Dies ist die eine mögliche und zugleich sehr menschliche Sicht. Zeus meint jedoch, sie sei voller Herausforderung zur Entwicklung, dem Zwang zu lernen! Ein Geschenk ganz besonderer Art, welches die Menschen dazu bringt, nach dem Besten zu streben, um alle Übel zu überwinden.«

»Die Büchse der Pandora«, warf Stefan ein.

»Nein, eine Amphore mit vollendeter Rundung und weiblicher Form!«, erwiderte Bernhard.

»Weiter. Lies weiter, was sich zugetragen hat. Ich spüre große Zuneigung zu dieser Frau.«

»Pandora, die schöne Frau, ein Geschenk für die Menschen soll sie sein. Doch wem und wie sie überreichen? Epimetheus, der ›Rückschauende‹, der sich den Menschen ebenso wie sein Bruder Prometheus verbunden fühlt, tritt auf den Plan. Epimetheus ist zum

Lernen aus dem, was er erfährt, verdammt. Er weiß nichts vom Ziel der Schöpfung, er kann ihren Sinn nicht schauen, so wie dies sein Bruder tut. Wie nahe steht er den unwissenden Menschen, die eben erst in ihre irdische Existenz berufen werden und wie verbunden bleibt er für alle Zeit der Schöpfung, da er bereit ist, aus dem Geschehen des Übels zu lernen.«

»Damit beginnt die Tragik unseres Seins«, warf Stefan ein.

Bernhard nickte und las weiter. »Diesem Epimetheus, der den Willen der Schöpfung erfüllen soll, überbringt Hermes die Pandora samt ihrer verschlossenen Amphore. Die liebreizende Frau findet den Gefallen des Rückschauenden und nachträglich Denkenden. Wie könnte dies auch nicht der Fall sein? Epimetheus ist ein Mann. Bewundernd ruhen die Blicke der Menschen auf Pandora und sie genießt diese Blicke.«

Bernhard nahm einen großen Schluck aus seinem Glas. Der Augenblick sollte zelebriert sein. Als stünde die Entscheidung über die Zukunft des Menschen noch einmal zur Disposition, verfiel seine Stimme in einen feierlichen Tonfall. Ihm schien, als läge es nun an ihm, den weiteren Weg des Menschen zu bestimmen.

»›Dies sendet dir Zeus‹, spricht Pandora, während sie auf Epimetheus zuschreitet, und überreicht ihm die gut verschlossene Amphore. Betört vom Anblick und dem grazilen Gang der Jungfrau, seinem Begehren ganz hingegeben, empfängt der Rückschauende das Geschenk. Dass ihm sein vorausschauender Bruder einst verbat, Geschenke des Zeus entgegenzunehmen, entschwand aus seinem Sinn. Mit einem Lächeln ergreift er das Gefäß und sucht in den Augen der Pandora nach Zuneigung für sich zu lesen. Pandora erwidert sein Lächeln und öffnet die Amphore.«

»Das wars dann«, meldete sich Stefan. »Nun gibt es kein Zurück mehr!«

»Scharenweise entfleuchen die unheildrohenden Übel dem Behältnis. Stolz schaut Pandora auf das Geschehen und lässt sie alle entkommen. Epimetheus begreift nicht, was dies bedeutet. Die Jungfrau schließt das Gefäß und allein die Hoffnung, die zuunterst liegt, bleibt gefangen.

Gleich schwarzen Vögeln durchschwärmen hunderterlei Übel die Lüfte, breiten sich aus und bevölkern die Menschenwelt, dass es kein Entweichen vor ihrem Wirken gibt. Vorbei ist es mit der Alleinherrschaft von Frieden und Eintracht, vorbei mit Verständigung und

Harmonie, wie Prometheus die Welt für den Menschen vorsah. Die Zwietracht, der Streit, die Eifersucht, der Neid, Missgunst, Sorge, Härte, Strenge, Geiz, Ohnmacht sowie vielerlei weitere Übel – in ihrer Zahl so groß, dass niemand ihr Wirken zu überschauen vermag – kommen nun hinzu.

Dies suchte Prometheus zu vermeiden. Edel und gut soll seine Schöpfung sein! Er will zugleich in einem Schritt das Ziel der Menschwerdung erreichen und nicht den langen, schwierigen Weg voll Mühsal den Menschen übergeben. Aber Zeus durchkreuzt diesen Plan und schafft den Menschen in einem letzten Akt in einer Weise, dass er sich nie in Zufriedenheit und Glück genüge. Leid und Unglück sollen von jetzt an zum irdischen Dasein des Menschen gehören. Zeus weiß: Stattet er den Menschen mit den Übeln aus, dann muss ihr Schöpfer Prometheus dieses ebenso erdulden. Auch dem Sohn des Iapetos ist bestimmt, das Wesen von Schmerz und Leid zu erkennen.«

Erschöpft hielt Bernhard inne. Er legte das Blatt zur Seite, als hätte er seinen Teil getan und wollte es nun der Menschheit überlassen, ihren Weg zu finden. Stefan schaute müde. Er sah die schwarzen Vögel vor seinen Augen schwirren und sein Blick suchte Hilfe.

»Die Menschheit besitzt nun zweierlei Natur«, unterbrach Bernhard das Schweigen. Er sprach aus, was sein Herz bewegte. »Die Menschheit besteht aus zwei verschiedenartigen Geschlechtern. Dies ist eine Gabe der Götterwelt, die sich seit den ersten Tagen in das Weibliche und Männliche aufgeteilt hat. Auch die Übel kennt die geistige Welt der Götter schon lange. Mit der Erschaffung der Polarität kamen sie in die Welt. Jedoch dies genügt den großen Mächten nicht! Denn sie können nicht werten, was um sie geschieht. Jede Tat und jede Kraft hat in ihren Augen die gleiche Berechtigung. Die Zwietracht zeigt sich gleichberechtigt neben der Eintracht. Die Gottheiten ringen miteinander. Sie bewegen die Welt und bleiben unsterblich. Ob ihre Kraft aus dem Tartaros wirkt oder vom Olymp, ob sie die Weite des Ozeans oder des Himmels beschreiben, sie sind Teil des Ringens. Setzen sie Nachkommen in die Welt, so zeigt sich ein neuer Aspekt des Ganzen, doch was ist, bleibt in Ewigkeit. Sie kämpfen um Einfluss, aber nie um ihr Überleben. Anderes gilt für die Menschen: Sie leiden an den Übeln, sie suchen das Heil. Das Weibliche und das Männliche stoßen sich ab und streben zugleich zueinander. Sie unterliegen dem Zwang der Fortpflanzung, soll die Menschheit fortbestehen. Mit dem Erscheinen der Pandora werden die Menschen geboren! Sie erschaffen sich aus sich selbst und dieses Motiv wird sie leiten. Erringe die Herrschaft über dich selbst!, ruft ihnen Zeus zu. Ich bin und du, Mensch, sollst werden! In deinem Werden erkenne, wer du bist und mit dir wird auch mir gewahr, wer ich bin. Du musst sterben, Mensch, so wie du geboren wirst. Die Zeit ändert ihre Qualität. Haben wir Götter die Zeit erschaffen, so sollst du dich ihr unterwerfen, um sie am Ende zu besiegen. Mit Pandora bist du, Mensch, in die Unfreiheit deines Schicksals geworfen.«

»Leider«, ergänzte Stefan. »Leider. Ach, hätten wir nicht derart viel von Epimetheus und mehr von Prometheus, dann wüssten wir, wohin uns dieser Weg führt. Dann würden wir nicht in vielfältiger Weise streiten, uns nicht hintergehen. Dann litten wir nicht solchermaßen an dieser Welt. All die Missverständnisse zwischen uns Menschen verschwänden ...«

»Ach, hätten wir mehr von Epimetheus und wüssten nichts von eigenen Zielen wie Prometheus«, entgegnete Bernhard. »Dann wären wir im Einklang mit der Schöpfung und strebten nicht ihr entgegen.«

Die Freunde schauten sich an und lachten.

»Aus der Jungfrau soll die Mutter werden«, sprach Stefan gedankenverloren weiter. »Die Mater, die dem Materialismus frönt. Sie zieht das Geistige vollständig in die Erde. Ein Gleichnis der Gaia ist sie, die die Vermählung mit dem Himmel sucht. Anmutige Jungfrau ist sie, um den Geist zu verführen. Mutter ist sie, um Fruchtbarkeit und Entwicklung auf Erden zu erzwingen. Die Menschheit steht im Bann der Mater oder sie ist nicht! Der Mensch muss der Fruchtbarkeit und damit der Entwicklung dienen, sobald die Frau ins Sein kommt. Der Geist begattet die Materie.«

»Wie sehr du recht hast!«, stimmte Bernhard zu. Er dachte an Britta, die Zeit, als sie sich kennengelernt hatten, die Geburt der Kinder ... »Oft denke ich, wie schön es früher mit Britta und mir war. Heute existieren Verletzungen, die sich nicht klären lassen und manchmal weiß ich wirklich nicht, was ich machen soll«, sprach er zu Stefan.

»Steht weiterhin so viel zwischen euch?«, fragte sein Freund.

»In vielem verstehen wir uns richtig gut«, warf Bernhard ein, auch um seine schmerzhaften Gefühle zu vertreiben. »Aber Britta ist oft dermaßen aufgebracht. Schon bei einer Kleinigkeit wird sie richtig sauer. Ich versuche so vorsichtig wie irgend möglich mit ihr zu sein. Aber ein tiefer Ärger steckt in ihr …«

»Du meinst schon, dass du ihr wichtig bist?«

»Ja. Wir gehören zusammen. Ich denke oft an früher, als Britta zufrieden und glücklich wirkte. Ich weiß jedoch nicht, wie wir wieder dahin kommen können.«

»Wichtig ist, dass ihr zusammengehört. Das wird sich schon wieder finden«, versuchte Stefan seinen Freund zu beruhigen. »Erzähl, was noch mit Prometheus geschehen ist. Du sagtest, Zeus möchte ihn strafen und er muss selbst erfahren, wie das Dasein der Menschen beschaffen ist.« Stefan wollte nicht in schwere Gedanken verfallen.

»Okay. Du hast wahrscheinlich Recht. Mit Britta wird es schon wieder gut werden. Also dann zu Prometheus.«

»Prometheus! Welche besondere, uns Menschen faszinierende Figur. Er weiß vom Ziel der Schöpfung. Er will den Menschen seine Erkenntnis schenken. Allein indem er in der Weise handelt, dem Menschen aus freien Stücken zu geben, dessen dieser bedarf, lässt er den Erdenbürger ohnmächtig, abhängig und unvollkommen. Will der Mensch seiner selbst Herr sein, muss er die Erkenntnis eigenständig erringen! Der Mensch muss das Leid, das Übel und die Unfreiheit erfahren, um nach Glück und Freiheit zu streben und diese am Ende zu erlangen. Prometheus, du musst Schweres erleiden, um diese Wahrheit selbst zu erkennen! In diesem Erleben hast du dich mit der Ordnung des Zeus zu versöhnen! Denn dies vollbringst du noch für den Menschen, du gehst ihm voran und lernst wahrhaft im Leiden.«

»Das klingt ja zutiefst tragisch«, meldete sich Stefan.

»Ist es auch! Die alten Griechen wussten von der Tragödie und dass sich erfüllt, was im Menschen liegt. Diesem bleibt allein die Erkenntnis über sein Schicksal, nicht dessen Veränderung! Er wächst an dem, das er erlebt. Dabei werden Zweifel zu Vertrauen, Habgier zu Großzügigkeit, Angst zu Mut, Neid zu Gunst, Hochmut zu Erhabenheit, Täuschung zu Wahrheit … Dieses Ringen hat nun begonnen! Die Tragödie ist eröffnet!«

»Also dann berichte von Prometheus.«

Bernhard kramte erneut in seinen Unterlagen und zog schließlich ein eng beschriebenes Blatt hervor, auf dem es nur so von Korrekturen und Streichungen wimmelte. Er musste langsam lesen, um seinen Aufschrieb zu entziffern.

»Prometheus erfährt die Ohnmacht, seiner Bestimmung ausgeliefert zu sein! Er, der so sehr seiner Mächtigkeit vertraut. Als der Sohn des Iatepos versucht, Zeus bei der Wahl der Opfergabe zu hintergehen, hat der Herrscher des Olymp erkannt: Der Vorausdenkende möchte die Menschen bevormunden und nicht sich selbst ausliefern. Prometheus meint, eine bessere Ordnung als die bestehende erschaffen zu sollen. Zorn steigt im großen Kroniden auf, denn er weiß, unselbstständige Menschen wären zu nichts nutze, außer vielleicht zu einer netten Unterhaltung. Aber hierfür werden sie nicht benötigt. Zeus erkennt, ihr Schöpfer, Prometheus, hat selbst den Weg der Menschen durch das Leid zu erfahren, um dessen Wert zu erkennen. So schickt er den Geschöpfen nicht nur die Pandora, die zur Mutter werden muss, soll die Menschheit Bestand haben, sowie die Übel aus ihrer Amphore, sondern wendet sich dem Vorausdenkendem selbst zu, um ihn zu belehren.«

Bernhard holte tief Luft, kniff die Augen zusammen, um sein Geschriebenes mühsam zu entziffern, und fuhr dann fort.

»Kratos und Bia, die Gottheiten des Zwanges und der Gewalt, ruft Zeus aus dem Tartaros. Sie stürzen hervor und packen Prometheus. Gegen diese Kräfte ist jeder Widerstand vergeblich. Sie schleppen ihn nach Osten in die steinigen Einöden des Kaukasus. Hephaistos wird herbeigeholt und muss den Sohn des Iatepos dort mit gewaltigen Eisenringen an den Felsen heften. Lerne, Vorausdenkender, Ohnmacht und Gefangenschaft kennen, lerne, was die Menschen zu durchleben haben, spricht das Schicksal zum in Eisen Gefangenen. So hängt der Unglückliche an Händen, Brust, Schultern, Beinen und Füßen gefesselt und den Naturgewalten von Wind und Wetter ausgesetzt an der kargen Felswand. In seiner Pein ruft er zur großen Allmutter Gaia, zu dem Sonnengott Helios, der weiterhin den Himmel umkreist, und dem großen, unendlichen Meeresstrom, dass sie sein Leid bezeugen. Doch er bleibt gefangen! Es hat sich zu erfüllen, was die Bestimmung verlangt!

Zeus, der Kronide, und Prometheus, der Sohn des Iatepos, kämpfen um das Schicksal der Menschen. Ungebrochen von seinem Unglück beschwört der Vorausdenkende Zeus, die Menschen nicht zu verfolgen oder gar zu vernichten, denn diese Befürchtung bewegt sein Herz. Er droht dem Herrscher des Olymp mit dem Ende seiner Herrschaft, wie es seinem Vater Kronos widerfuhr, wenn er die Menschen vernichte. Prometheus fürchtet um seine Geschöpfe und Zeus fürchtet um seine Herrschaft und die Ordnung der Welt.«

Bernhard schaute eine Weile schweigend auf seine Unterlagen, bevor er fortfuhr.

»›Einer sterblichen Menschenmutter Kind allein kann dich und die Deinen auf der sonnigen Höhe des Olymp retten‹, ruft Prometheus seinem Peiniger zu. ›Kein Gott ist hierzu imstande. Drachenfüßige Giganten werden gegen eure Wohnstätte anrennen – wohl dir, wenn es dann noch Menschen gibt und unter ihnen den einen Helden, den du benötigst.‹

Gleichwohl Zeus vermehrt die Qualen seines Opfers, um ihn zum freien Sprechen zu bringen und auf diese Weise zu erfahren, was seine Herrschaft bedroht. Prometheus schweigt. Also sendet der große Donnerer seinen Adler Aithon hinab, der den Leib des Unglückseligen mit seinem starken Schnabel aufreißt und die Leber des Unglückseligen frisst. Doch jede Nacht wächst sie nach, damit sich am darauffolgenden Tag die Qual wiederhole. Blut tropft in einem fort den Felsen hinab. Für den Sohn des Iatepos gibt es kein Entrinnen, denn er kennt nicht das Sterben. Am Tag erfährt er das Leid und in der Nacht die Heilung. Sein Blick auf das Weltgeschehen wandelt sich, weil er sich im Rhythmus von Tag und Nacht wandelt. Erlösung scheint fern, denn nur wenn ein Unsterblicher Zeus um die Gnade des Sterbens bittet, sich zum Menschsein bekennt, dann würde Prometheus wieder seine Freiheit erlangen, sagt das Orakel.«

»Das Menschsein soll in seinem Wert erkannt werden«, warf Stefan aufgeregt ein. »Der Mensch muss die Taten vollbringen, die das Schicksal von ihm verlangt. Es ist tiefstes Leid, das Prometheus widerfährt. In aller Dramatik wird dies geschildert, um es dem Hörer zu veranschaulichen, ihm ein Bild des Schmerzes zu vermitteln. Der Vorausschauende leidet ebenso wie der im Nachhinein Verstehende. Das Wissen um das Schöpfungsziel verschont ihn nicht. Jedoch in der Nacht, im Tod, erfolgt die Heilung. Wenn ein Unsterblicher diese Heilung sucht, dann ist dem Weltgeschehen die Erlösung bewusst. Welche große Bewusstseinsentwicklung, die Prometheus durch sein Leiden in die Welt setzen kann!«

»Vielleicht. Jedenfalls handelt das Geschehen, welches Prometheus erleidet, stets auch vom Menschen«, antwortete Bernhard bemüht nüchtern. Er wollte nicht zeigen, wie sehr ihn das Leiden des Prometheus bewegte. Er nahm wieder das Blatt zur Hand und las weiter.

»Es erfüllt sich, was sich erfüllen soll. Herakles, der Halbgott, Sohn des Zeus und der sterblichen Königin von Tiryns, Alkmene, befreit den am Felsen Leidenden. Mitleid war in die Welt eingezogen, ein Drang nach Gerechtigkeit wurde geboren und Herakles folgt diesem Verlangen. Das Übel wird als Übel erkannt, die Erlösung als Erlösung!«

»Halt, stopp mal kurz!«, unterbrach Stefan. »Herakles, da musst du ein wenig mehr zu erzählen.«

Bernhard legte das Blatt zur Seite.

Herakles und die Bestimmung des Menschen

»Der Weg des Menschen soll zur Freiheit führen. Dies ist ihm bestimmt«, ertönt es in schönem Dreiklang aus den Kehlen der Moiren.

»Schau ich in die Vergangenheit und wie der Lebensfaden sich spann, dann lässt sich erkennen, wohin der Weg führte – zur Freiheit«, spricht die grauhaarige Schicksalsgöttin.

»Bemesse ich den Augenblick, dann wäge ich den Ertrag an diesem Ziel«, spricht die Zweite.

»In der Zukunft eröffnet sich die Unsterblichkeit. Denn dies ist bestimmt«, spricht mit zarter Stimme die Jüngste.

»Ja, Herakles, welch großer Held!«, meinte Bernhard in einem nachdenklichen Tonfall. »Er lernt seine Begrenzungen, seine Furcht, seine Begierden – sich selbst – zu überwinden. Er schreitet voran, wie sein Vater Zeus es verlangt und gewinnt Freiheit. Die Heldentaten des Herakles entstammen seinem geistigen Wachstum bei der Überwindung aller inneren Grenzen. Am Ende benötigt er die Sterblichkeit nicht mehr.«

Bernhard suchte nach einem weiteren Schriftstück in seinen Unterlagen.

»Mit der Erschaffung des Menschen hat Herakles nichts zu tun, denn er wurde als Sohn einer Sterblichen geboren, allerdings ist sein Handeln als Vorbild und Wegbereiter für die Menschheit von wirklich unübersehbarer Bedeutung. Dieser Sohn des Zeus rettet Prometheus, weil er selbst ein Geläuterter ist. Als er auf einer seiner zahlreichen Fahrten den Kaukasus durchquert, begegnet er dem gepeinigten, an die Felswand geketteten Nachkommen des Iapetos und der Adler stößt just hinab, um mit seinem scharfen Schnabel die Leber des Gefangenen zu zerreißen. Da packt den edlen Herakles tiefste Empörung. Er spannt seinen Bogen und durchbohrt den Vogel mit einem wohl gezielten Pfeil. Hierauf zerbricht er die eisernen Fesseln des Angeketteten und hilft Prometheus, der über die Maßen viel zu durchleiden hatte, hinab von seinem steinernen Ort des Schmerzes.

Kaum haben sich Herakles und Prometheus auf den Weg gemacht, um die unwirtliche Bergwelt zu verlassen, versperrt ihnen der wutentbrannte Göttervater Zeus den Weg und droht sie zu zerschmettern. Da tritt der Vorausdenkende einen Schritt zurück, hebt die Hand und spricht zum großen Gott: ›Zähme dich, Sohn des Kronos, und bewahre deine Blitze, denn du wirst ihrer bedürfen, wenn die Giganten sich erheben und gegen dich anstürmen. Schone den, der mich befreite, auch wenn er gegen dein Gesetz handelte. Denn er ist es, der deine Herrschaft retten wird.‹ Zeus hält inne in seiner Wut, denn er vertraut den Worten dessen, der vorauszudenken vermag. So gelingt die Rettung des Prometheus!«

»Berichte noch mehr darüber, warum Herakles Prometheus rettete.«

»Lass mich zum Anfang schauen, denn Herakles sollte man von seinem Ursprung her verstehen«, meinte Bernhard und nahm ein weiteres Blatt zur Hand, um hieraus vorzutragen.

»Herakles genießt beste Erziehung am Hofe des Königs von Tirynis, seinem Ziehvater und dem Gatten seiner Mutter Alkmene, der Geliebten des Zeus. Gleichwohl verführt sein aufbrausendes Wesen den Jüngling zu unseligen Taten, sodass ihn der König, damit er sich besinne, zum kargen Leben in die Wildnis des Gebirges schickt. Eines Tages, als Herakles durch die einsame und steinige Berglandschaft streift, erfasst ihn mit bestimmender Macht die Frage nach dem Ziel seines irdischen Seins. In diesem Augenblick erscheint es ihm unabdingbar, eine Antwort darauf finden zu müssen, welchen Weg er für das künftige Sein einschlagen soll.

Dann plötzlich, vollständig in Gedanken versunken, sieht er den Blick in die Ferne gerichtet, zwei hochgewachsene Frauengestalten auf sich zukommen. Sie nähern sich schnellen Schritts. Gerade wollen sie ihn erreichen, da rennt die eine voraus. Zugleich richtet sie – noch außer Atem – das Wort an den jungen Helden.

›Herakles‹, spricht sie. ›Ich erkenne, du stehst am Scheideweg und befindest dich auf der Suche, wie du dein Leben gestalten sollst. Ich will dir beistehen. Denn wählst du mich, so führe ich dich auf eine bequeme, prunkvolle Straße hin zur Erfüllung deiner Wünsche und Begehren. Das Harte und Schwere im Leben sollst du nicht kosten, sondern dich am Schönen erfreuen. Ohne Mühe kannst du genießen und im weichen Lager träumen. An nichts wird es dir fehlen, fällt deine Wahl auf mich.‹

Voller Erstaunen blickt Herakles auf die Frau. ›Wer bist du?‹, fragt er sie. ›Meine Freunde nennen mich Glückseligkeit‹, antwortet sie.

Kaum sind diese Worte gesprochen, da erreicht das zweite Weib den Jüngling und sie wendet sich ebenso mit wohl gewählten Worten an ihn. ›Auch ich sehe, du stehst am Scheideweg‹, erhebt sie ihre Stimme, ›und deshalb komme ich zu dir. Ich kenne deine Eltern und deine Gaben und ich weiß, dass du Meister in allem Guten und Erhabenen werden kannst. Doch wisse, dass der Weg, den ich dir zeige, steinig, steil und von dornigem Gestrüpp überwuchert ist! Denn was edel und von wahrhaftem Wert ist, schenken die Götter den Menschen nicht. Das musst du ihnen unter Mühen und großer Anstrengung entreißen! Willst du, dass die Götter dir gnädig sind, musst du sie verehren. Willst du, dass die Menschen dich lieben, musst du ihnen dienen und sie unterstützen. Willst du Nachfolger, so musst du vorangehen, willst du ernten, so musst du säen. Willst du ein göttliches Ziel erreichen, so übe dich in Geduld! Dieses Leben biete ich dir – entscheide dich dafür und du wirst wahres Glück erfahren.‹

Diese Worte finden mit großer Kraft das Herz des Herakles. ›Dein Name ist die Tugend!‹, spricht sein Mund zum Weib gewandt. Er erkennt seine Bestimmung. ›Dich will ich wählen und verehren. Nichts soll mich hiervon abhalten!‹ Und im selben Augenblick, als er diese Worte spricht, entschwinden die beiden Gestalten.«

»Und was bedeutet dies für das weitere Leben?«, fragte Stefan.

»Herakles werden durch das Schicksal zwölf Prüfungen auferlegt, an denen er wachsen soll.«
»Also wie bei allen Menschen. Sie müssen an den Herausforderungen wachsen und sich selbst befreien.«
Bernhard nickte zustimmend und drehte das Blatt um, damit er nun von den Taten des großen Helden berichten konnte.
»Mit jeder Aufgabe, die Herakles meistert, gewinnt er an Fähigkeit hinzu, begibt sich auf einen Weg, frei und ein Gott zu werden – ein Herrscher über sich selbst. Für die gesamte Menschheit vollbringt er seine Taten. Die weise Athene begleitet den Helden und voller Wohlwollen schaut sie auf sein Handeln. Wie ein Richter befindet sie über das Erreichte. So spricht sie zu ihm auf halbem Wege nach Vollbringung der fünften Prüfung: ›Du hast nicht zu fordern, du hast zu verzichten, willst du Unsterblichkeit erlangen! Was du tust, hast du für alle Menschen zu tun, nicht für dich allein, sonst wirst du schuldig und musst es büßen.‹«
»Welche Tat hatte er zu vollbringen«, fragte Stefan, »um solche Größe zu erlangen?«
Bernhard suchte die Stelle in seinen Unterlagen und begann vorzulesen.
»Die fünfte Aufgabe scheint eines Helden und Halbgottes wenig würdig: Er soll den Viehhof des Königs Augeias ausmisten! Dieser König besitzt gewaltige Viehherden, die wohl umzäunt vor den Toren seines Palastes weiden. Ein unendlicher Berg Mist hat sich im Laufe der Jahre aufgehäuft. Diesen soll Herakles in einem einzigen Tag hinausschaffen. Eine Aufgabe, die sowohl übermenschliche Kräfte erfordert als auch die Schmach unreiner Arbeit mit sich bringt!
Doch der edle Krieger tritt vor Augeias und bietet ihm seine Dienste zur vollständigen Reinigung der Stallungen innerhalb eines Tages an. Der König schaut verwundert ob dieses Angebots des fremden Helden, fragt sich, was diesen wohl bewege und welch Eigennutz der Fremde sich versprechen mag. Er möchte ihm das hilfreiche Unterfangen noch mehr ans Herz legen und spricht: ›Sollte es dir gelingen, meinen Stall und Hof in einem Tag von allem Mist zu säubern, dann sollst du den zehnten Teil meines Viehs erhalten. Allerdings, gelingt dir dies nicht, so magst du ohne Lohn von dannen ziehen.‹ Herakles stimmt der Bedingung zu und macht sich daran, sein Vorhaben in die Tat umzusetzen. Er vollbringt es

auf seine Weise: Zuerst entfernt er in Teilen die Umzäunung. Dann leitet er zwei Flüsse, die unweit vorbeiströmen, um, sodass deren Wasser das gesamte Gelände mit einem großen Schwall vom Mist reinigt. Die Aufgabe ist gelöst.

Indes Augeias, der jederzeit auf seinen Vorteil schaut, steht nicht zu seinem Wort. Der König meint, zu einfach war vollbracht und der Kraft des Wassers zu verdanken, was der fremde Held getan. Herakles muss ohne Lohn weiterziehen. Er tut dies in Würde! Denn Athene untersagt ihm, gegen den Wortbruch seines Schuldners aufzubegehren. Vielmehr spricht sie zu ihrem Freund: ›Heil dir, Herakles, du hast den Mist aus dem Viehhof des Augeias und ebenso dein Empfinden von dem Unreinen befreit. Ohne Makel wird künftig sein, was dein Herz gebiert, und himmlisches Licht wird deine Brust durchströmen! Lerne nun desgleichen, nie wieder Lohn zu fordern oder anzunehmen!‹ «

»Welch schönes Gleichnis für den Dienst am Nächsten, der zugleich die eigene Entwicklung fördert!«, warf Stefan ein. »Und mit welcher Aufgabe findet das Unternehmen der zwölf Herausforderungen seinen Abschluss? Da bin ich wirklich neugierig drauf.«

»Auch das kann ich dir vorlesen. Gewaltiges soll Herakles leisten: Kerberos, den Höllenhund, gilt es aus der Unterwelt ans Licht zu bringen!«

Stefan schaute mit neugierigen Augen auf seinen Freund.

»Kerberos besitzt drei Köpfe und aus ihren Rachen fließt giftiger Geifer. Zischende Schlangen bilden das Haar an Haupt und Rücken. Herakles begibt sich auf den Peloponnes nach der Stadt Tainaros, wo sich der Eingang zum Hades befindet. Hermes, der Götterbote und Geleiter der Seelen nach dem Tod, gesellt sich zu ihm, um ihn in die Tiefe zu führen. Die Erde erzittert! Hades, der schreckliche und mächtige Gott des Totenreichs, vor dessen Anblick jeder Sterbliche erbleicht, öffnet ihnen die Tore und vernimmt mit Erstaunen das Ansinnen, welches der große Held in kargen Worten vorträgt. Doch den Weg zum Höllenhund will der Gott nicht freigeben. Der schreckliche Herr des Schattenreiches verbleibt auf der Schwelle und verwehrt den Eintritt zur Welt der Verstorbenen. Da ergreift Herakles einen Bogen und durchbohrt mit einem Pfeilschuss die Schulter des mächtigen Herrschers. ›Gib mir den Höllenhund Kerberos heraus‹, fordert er mit fester Stimme von Hades. Dieser zögert, sieht sich verwundet und erkennt, welche schicksalhafte

Bedeutung dem Verlangen zugrunde liegt. Die Götter respektieren das Schicksal! So stellt der Gott der Unterwelt nur eine Bedingung, bevor er zur Seite tritt. ›Du musst aus eigener Kraft und waffenlos das Tier bezwingen. Ist dir Erfolg geschenkt, dann nehme die Bestimmung ihren Lauf!‹

Herakles legt Keule und Bogen ab. Er macht sich auf zu Kerberos, der an der Mündung des Flusses Acheron kauert. Schauriges Bellen, welches in den Hallen der Unterwelt in tausend Echos sich wiederfindet, empfängt den Helden. Ein furchtbarer Kampf zwischen dem tollwütigem Hund und dem Helden, der sich nun fast am Ziel wähnt, entbrennt. Der Höllenhund verbeißt sich in das Löwenfell, welches Herakles beschützt! In diesem Getümmel umschließt der Sohn des Zeus mit kräftigen Armen die drei Köpfe und drückt die Kehlen zu. Schließlich schwindet Kerberos das Bewusstsein und Herakles schleppt ihn in die Oberwelt. Noch einmal bäumt sich der Höllenhund auf. Giftigen Geifer speit er in die Welt. Doch Herakles gelingt es, ihn zu fesseln. Der Held hat auf seinem Weg zur Freiheit gesiegt!«

Bernhard machte eine Pause.

»Und was wird nun aus Kerberos? Bleibt er gar in der oberen Welt?«

»Nein. Dies ist nicht der Platz für ihn. Herakles bringt ihn zunächst vor den König Eurystheus, der ihm diese und alle vorhergehenden Aufgaben stellte. Das Verlangen des Königs liegt in der Vernichtung seines Rivalen Herakles und genau hierdurch führt er ihn zur Befreiung aus eigener Kraft. Er sieht, wenn auch mit Unwillen, nun ist gleichfalls die zwölfte Aufgabe und damit alles, was er fordern kann, erfüllt. Seine Macht über den Helden findet ihr Ende und Herakles kann zum Abschluss bringen, was von ihm gefordert. Er weiß, Kerberos gehört in die Unterwelt. Ohne ihn existierte die Trennung der Reiche der Sterblichen und Gestorbenen, über die der Höllenhund wacht, nicht mehr. Dies darf nicht sein. Die Toten müssen ihren Weg durch das dunkle Reich nehmen, von dort auf das irdische Dasein schauen, um sich zu erkennen. Kehrten sie zurück, ohne an Erkenntnis gewonnen zu haben, die Entwicklung der Menschheit fände nicht statt. So steigt Herakles ein weiteres Mal hinab zum Gott Hades und bringt den Kerberos zurück zu dem Ort, an dem der Höllenhund dem Weltengang dient. Doch für sich selbst hat Herakles die Sterblichkeit überwunden.

Zum Abschluss der zwölften Aufgabe, dem Kampf mit dem Höllenhund Kerberos, begrüßt ihn Athene voller Freude: ›Heil dir, Herakles! Ich bringe dir Gruß und Botschaft von Zeus, unserem Vater! Du hast die letzte Stufe erreicht, nun bist du unsterblich wie wir, die Götter. Wen der Wächter der Unterwelt nicht schreckt, der wohnt selig im Leibe, und kein Tod kann ihn mehr erschrecken. Des Lichtes Fülle senkt sich in ihn ein. Lebe wohl, Herakles, und nutze die Zeit, die dir auf Erden noch zugemessen ist.‹ Mit diesen Worten entschwindet die Tochter des Zeus.

Denn wer den Kerberos nicht mehr fürchtet, der kann sich frei zwischen den Welten bewegen. Er bedarf nicht mehr des Zwangs, im Hades auf sich und die Taten des vergangenen irdischen Seins zu schauen. Er besitzt diesen klaren Blick nun für alle Zeit! Er hat sich vollendet!«

Bernhard schwieg. Noch einmal gingen ihm die Taten des Herakles durch den Kopf. Dann wandte er sich an seinen Freund.

»Verstehst du nun, warum die Rettung des Prometheus, des großen Menschenfreundes, auf dem Weg des Helden liegt?«

»Fass es noch mal in deine Worte«, bittet Stefan.

»Herakles weist den Menschen den Weg, Herr ihrer selbst, das heißt frei und zu Göttern zu werden – höchstes Bewusstsein zu erlangen. Prometheus soll bei diesem Unterfangen den Menschen Helfer sein. Der große Held muss diesen Freund und Erschaffer der Menschheit befreien. Gerade jetzt, als dieser Titan Leid und in gleicher Weise Heilung erfahren hat. Den Weg der Erlösung soll nun der Sohn des Ipeatos den Menschen weisen. Prometheus hat sich in seinem Leiden mit dem Weltenschicksal, der Ordnung des Zeus, versöhnt. Er strebt nicht mehr zu anderen, eigenen Zielen. Den Menschen kann er dies nun lehren.

In Herakles verwirklicht sich der Mensch und weil dieser notwendige Schritt der Menschheitsentwicklung stattfindet, kann auch die Herrschaft des Zeus bestehen bleiben, denn durch dieses Geschehen zeigt sich, dass die Ordnung des Göttervaters der Erkenntnis und dem unsterblichen Bewusstsein dient. Wie bei einer Wette muss Zeus beweisen, dass unter seiner Herrschaft der Mensch zur höchsten Stufe, zur Perfektion, gedeiht. Die Giganten, die Gaia in den Kampf schickt, weil sie an der Fähigkeit ihres Enkels zweifelt, ihrer Idee des Wachstums Geltung zu verschaffen, scheitern bei ihrem Umsturzversuch, weil ein Mensch sich wahrhaftig auf seinem Weg zur Göttlichkeit befindet.«

Stefan nickte zustimmend. »Erzähl noch ein wenig mehr von den zwölf Aufgaben des Herakles und welche neue Stufen des Seins er durch ihre Bewältigung erlangt.«

»Gerne. Das habe ich mir aufgeschrieben. Also wie kommt es zu den zwölf Aufgaben und welche Taten verlangen sie?«

Bernhard kramte erneut in seinen Unterlagen.

»Herakles ist von Zeus bestimmt, als König von Mykenai zu herrschen. Doch Hera verhindert mit List den Aufstieg ihres Feindes – Frucht einer außerehelichen Liebschaft ihres Gatten – und Eurystheus besteigt an seiner statt den Thron. Ihm, der den Halbgott als Rivalen fürchtet, hat Herakles von nun an zu dienen, denn das Orakel von Delphi weissagt: ›O Herakles, du Liebling der olympischen Götter, geh zu Eurystheus und diene ihm. Fürchte nicht seine Willkür, denn diesem König ist es bestimmt, dir Aufgaben aufzutragen. Jede von ihnen, wenn du sie vollbringst, ist dir eine Stufe zur Unsterblichkeit. Hast du die letzte geleistet, bist du den Himmlischen gleich!‹

Herakles folgt dieser Weissagung und stellt sich dem, was ihm aufgetragen wird. Die erste Aufgabe lautet: In Argolis haust der Nemeische Löwe. Ein Untier, gefürchtet und bestaunt in seiner Wildheit und unbändigen Kraft. Diesen soll Herakles töten und sein Fell abziehen. Der junge Held, als er hiervon erfährt, wirft Bogen und Köcher über die Schulter, nimmt seine Keule, gefertigt aus dem Stamm eines wilden Olivenbaums, in die Hand und macht sich auf zur Tat. Nach einigen Tagen erreicht der Jüngling das Land von Nemea, in dem der Löwe sein Zuhause hat. Die Menschen dieser Landschaft wagen sich kaum aus ihren Gehöften, so beängstigend erscheint ihnen das Untier. Das Vieh steht tagaus tagein im geschützten Stall.

Herakles durchstreift Wiesen, Felder und Wälder und außer Einsamkeit kann er nichts finden. Dann am Abend, als es dämmert, sieht er in der Ferne das starke Tier auf dem Weg in seine Höhle einen schmalen Wechsel im Wald nehmen. Es ist satt. Das Blut seiner letzten Speise tropft ihm vom Kinn und immer wieder leckt seine Zunge nach den Resten der Mahlzeit. Herakles lässt den Löwen näher herankommen, spannt mit aller Kraft seinen Bogen und schießt dem Tier genau zwischen die Rippen. Doch dieses hebt nur das blutige Maul und richtet seine furchtgebietenden Augen hin zum Busch, der den Halbgott verbirgt. Der Pfeil ist, ohne die kleinste Verletzung zu hinterlassen, vom undurchdringlichen Fell abgeprallt. Noch einmal versucht Herakles mit dem Pfeil den Löwen zu erlegen. Auch der zweite Schuss vermag die Haut nicht einmal zu ritzen. Vielmehr springt das Tier mit wütendem Knurren und gesträubter Mähne auf seinen Feind zu und will ihn zerreißen. Herakles wirft Bogen und Köcher von sich, packt mit beiden Händen die Keule und lässt diese mit all seiner Kraft auf den Nacken des Angreifers niedersausen. Das Untier wankt. Herakles springt auf den Rücken des Löwen, umklammert mit beiden Armen den Hals und würgt seinen Gegner bis zum Ersticken.

Erschöpft bestaunt der Sohn des Zeus das nun tot vor ihm liegende Tier. Voller Ehrfurcht betrachtet er dessen Größe und Kraft, der er fast unterlegen war. Dann macht er sich daran, dem Löwen das Fell abzuziehen. Es bedarf äußerster Anstrengung, das Vorhaben zu vollenden und der Jüngling erkennt, dass diese Haut ihm in Zukunft eine undurchdringliche Rüstung sein wird. Der mächtige Kopf seines toten Gegners soll ihm als Helm dienen und das aufgerissene Maul sein Gesicht umrahmen.«

»Wow«, warf Stefan ein. »Und dann erscheint Athene.«

»Genau so ist es. Die weise Göttin spricht ihr Urteil. Im strahlenden Licht erscheint sie vor dem erschöpften Helden und tut ihm kund: ›Heil dir, Herakles, du hast Mut bewiesen und ihn mit dieser Tat zu höchster Blüte vollendet. Dieser zu neuer Größe gewachsene Mut wird dich niemals verlassen und dir allzeit zu Diensten sein. Selbst bist du zum Löwen geworden und mit Recht trägst du das Fell.‹

Mit diesen Worten entschwindet Athene.«

»Herakles ist bereit für große Taten, scheint mir«, sagte Stefan. »Lies weiter. Was hat er noch erreicht?«

»Wie du gehört hast, verkündet Athene ihrem Halbbruder Herakles nach jeder vollbrachten Tat, was deren Erfüllung für seine Entwicklung bedeutet. Ich nenne dir einige weitere Beispiele in der Reihenfolge des Geschehens, die zeigen, wohin die Bewältigung der zwölf Aufgaben den Helden trägt. Das habe ich mir notiert.«

Bernhard suchte wieder in seinen Unterlagen.

»Ich beginne mit der zweiten Arbeit: Herakles sollte die neunköpfige Schlange, die Lernaiische Hydra, ein Furcht einflößendes

Ungeheuer, erlegen. Auch das gelingt ihm, und wieder erscheint Athene: ›Heil dir, Herakles, das Böse, das seine Schlangenhäupter aus allen Dingen erhebt, hast du besiegt! Die Lüge, welche unsere Welt verfinstert, wurde vom Licht deines Geistes erkannt und im Feuer verbrannt.‹ Herakles wird von nun an allein von der Wahrheit geleitet. Nach diesen beiden ersten Taten sind ihm Kraft und Wahrheit eigen!

Der dritte Auftrag lautet, Herakles soll die Kerynitische Hirschkuh einfangen – ein herrliches Tier von unglaublicher Schnelligkeit mit goldenem Geweih. Ein ganzes Jahr muss er sie verfolgen – durch das Dickicht der Wälder, über Berg und Tal – bis ihm der Fang gelingt. Da spricht die schöne Athene: ›Nach dieser Jagd gehorchen dir Herz und Lunge für immer. Dein Wille lenkt ihren göttlichen Gang. So bist du im eigenen Leibe ein mächtigerer Herr als mancher König in seinem Reich.‹ Zunehmend wächst die Herrschaft des Herakles über sich selbst, wie es die Bestimmung in der Ordnung des Zeus verlangt. Doch weiter, denn kaum ist eine Aufgabe erfüllt, steht die nächste an.

Es gilt, den Erymantischen Eber, ein stachelborstiges Wildschwein, welches die Gegend um den Berg Erymanthos verwüstet, zu bezwingen und lebendig in seine Gewalt zu bringen. Nach einer langen wechselvollen Jagd soll dies gelingen. Und wieder spricht die Göttin der Weisheit ihr Urteil: ›Du hast den alten Grunzer und Wühler vom Berge Erymanthos überwunden und mit ihm zugleich alle niederen Lüste und Begierden. Erklimme du Stufe nach Stufe, bis die Reiche der Götter sich dir öffnen‹, lautet ihre Verkündigung. In Wahrheit und Selbstbestimmung strebt Herakles zum Höheren!

Rastlos muss der Held weiter seine Taten vollbringen. Vom Ausmisten des Stalls des Augeias war bereits die Rede. Nun soll er die Stymphalischen Vögel verjagen, ungeheure Raubtiere mit eisernen Flügeln, Schnäbeln und Krallen. Wie wertet Athene diese Tat? Sie spricht: ›Heil dir, Herakles, für diese Tat beschenken dich die Himmlischen mit der Kraft des freien Gedankens.‹ Der Held nähert sich der Göttlichkeit und genau dies wird gleichfalls durch die nächste Aufgabe deutlich. Er ist beauftragt, den Kretischen Stier zu bändigen und erstaunlich, was nun die Göttin verkündet. ›Heil dir, Herakles, mit dem Sieg über den rasenden Stier hast du neue Freiheit errungen! Frei bist du von den Banden der Sippe und des Volkes! Deine Kraft entstammt nicht mehr aus dem Blute der Ahnen, sondern allein aus dir selbst, der dir eigenen Seele!‹ Herakles begründet sich selbst!«

»Großartig«, meinte Stefan. «Welcher entscheidende Schritt. Herakles ist frei von dem, was ihn durch seine Ahnen, seine Sippe und sein Volk bestimmt! Damit wird er wahrhaft Individuum! Einen Weg, den er der Menschheit vorausgeht und ihr weist!»

«Und es geht weiter. All das, was er bewältigt, gilt für jeden Menschen, ja für die Menschheit, damit sie ihre Freiheit erlangt. Noch kurz, was weiter folgt: Es ist ihm auferlegt, die unzähmbaren Stuten des Diomedes zu bändigen. Und ist dies geschehen, verkündet Athene: ›Die Pferde des Diomedes hast du überwältigt – von nun an wirst du die wildesten Rosse zu bändigen vermögen und jedes mit besonderem Zügel lenken, nämlich deine Gedanken, deine Gefühle und deinen Willen.‹

Am Anfang der Taten des Herakles stand, dass er sich ganz der Wahrheit verschreibt. Dann folgt die Reinigung des Körpers, der Einsatz für die Menschheit und schließlich die neue, selbstbestimmte Ausrichtung auf seine Seele sowie die Herrschaft über Gefühle und Gedanken.« Bernhard legte eine Pause ein. Stefan hatte konzentriert zugehört.

»Ich blättere ein wenig. Ich denke, ganz Wesentliches habe ich vorgelesen. Nun zur zehnten Tat, der Herbeischaffung der Rinder des Riesen Geryones. Athene in ihrer klaren Sicht erkennt, welche Stufen der Sohn des Zeus hierdurch erringt. ›Du hast Antaios und Geryones, die beiden Riesen, besiegt – du hast dich damit selber aus den Banden der Erde und des Leibes befreit. Die beiden Mächte, die tief im Menschen wirken, dass er Hunger und Durst verspürt und manch anderen dumpfen Trieb, dir müssen sie fortan gehorchen und dienen. In hellem Licht strahlt dein Wesen und selbst ein Gott kann dir nicht feindlich entgegentreten, ohne selbst Schaden zu erleiden!‹

Damit bleibt noch die die vollkommene Hinwendung zum Höheren und Ganzen, indem der Halbgott dem hundertköpfigen Drachen drei goldene Äpfel entreißt. Was meint die kluge Athene hierzu? ›Du hast alle Selbstsucht in dir zu Selbstlosigkeit verwandelt. Einst kommt der Tag, da werden goldene Früchte in jedes Menschen Garten reifen! Ein Schritt noch trennt dich vom Himmel. Schreite ihn getrost, auch wenn er dich durch die schreckliche Todesnacht führt!‹ So vollendet Herakles sich selbst und dies gelingt ihm, indem er für andere seine Taten vollbringt. Er dient. Der Lohn, der ihm zufällt, den fordert und erwartet Herakles nicht. Dies zu beachten ist von allergrößter Bedeutung.«

Bernhard schwieg. Stefan schaute ihn an und nickte.

»Jetzt ist es rund«, sprach Stefan schließlich. »Ich habe verstanden, welchen Weg der Mensch zu gehen hat. Nicht jeder wird als Held geboren, aber jeder steht vor – für ihn – großen Aufgaben und macht sich auf den Weg, diese zu bewältigen. Der Kampf findet im Menschen statt und zeigt sich dann in seinem Tun. Es klingt so edel, was Herakles vollbringt, doch es ist ebenso unser Alltag. Der Eber, den er besiegt, sind seine Begierden, die Pythia zu überwältigen bedeutet, die Lüge zu überwinden, die goldenen Äpfel stehen für Abwendung von der Selbstsucht. All das kennen wir Menschen nur zu gut und das Begehren und Verlangen erfahren wir fortlaufend. Es begründet die Konflikte, spiegelt unsere Ängste …«

»So ist es«, erwiderte Bernhard ganz sachlich. Er wollte sich nicht von Schwärmerei übermannen lassen. Was die Mythen schildern, war ihm nüchterne Wirklichkeit. »Lass mich noch einen Gedanken ergänzen. Wie du gesagt hast, es geht um die innere Entwicklung des Menschen, seine Irrtümer, Ängste oder Selbstsucht … Indessen, so wie ich die Mythen verstehe, schildern sie ebenfalls, dass diese Entwicklung an einer Auseinandersetzung mit dem Äußeren geschieht – also nicht wie im Traum, wie in der Götterwelt, sondern als irdischer Mensch. Für die Seele kann die Wirklichkeit nur die sein, die sie erlebt. In der Begegnung, im Kampf mit den harten materiellen Tatsachen entwickelt sich das Menschsein, das Verständnis und Bewusstsein. In der Traumwelt kann nur das Erlebte erneut betrachtet werden, jedoch es kommt keine Erfahrung hinzu, kein neues Bild. Vorhandene Bilder werden anders kombiniert, mehr aber nicht. Verstehst du, was ich meine?«

Bernhard schaute Stefan fragend an. Dieser nickte zustimmend.

Bernhard stockte. Dann fuhr er leise fort. »Die Teilung in Mann und Frau durch Pandora hat im Innersten des Menschseins Polarität begründet. Der Mann erscheint als derjenige, der sich mehr der äußeren Welt zuwendet, diese bearbeitet und erklärt. Die Frau richtet ihr Erleben mehr auf das Innere. Sie führt der Seele zu, was an Neuem sich zeigt.«

»So wird es zumindest in den Mythen geschildert«, sagte Stefan.
»Dann bleibt da noch eine Frage. Herakles ist ein Mann. Welche Rolle spielen Frauen bei der Entwicklung des Menschen?«

»Da muss ich mehr in meine innere Wirklichkeit schauen. Das ganze Thema der Mythen beinhaltet das innere Erleben des Menschen, nicht ein als objektiv bezeichnetes äußeres Geschehen. Wir sind immer Lehrlinge im Verständnis der Mythen, weil sie fordern, uns selbst zu entdecken.

Ich denke es gibt einige Hinweise für Antworten auf deine Frage. Zuerst: Der Name Herakles lässt sich als ›der durch die Göttin Hera Berühmte‹ übersetzen. Hera fordert ihn von Kindheit an zu großen Taten heraus. Dies, weil sie ihn als Ausdruck der Treulosigkeit ihres Gatten verfolgt.

Als Herakles noch ein kleines Kind ist, schickt sie zwei Schlangen zum schlafenden Knaben, die ihn erdrosseln sollen. Bereits in diesen jungen Jahren zeigt er seine Stärke und die göttliche Bestimmung, die ihm innewohnen, und erwürgt die Echsen, als sie versuchen ihn zu umschlingen. Herakles erweist sich allen Bedrohungen, denen die Göttin ihn aussetzt, gewachsen.

Zwar möchte Hera ebenfalls, dass der Mensch stark und wehrhaft ist, doch als Rahmen und Schutzraum seiner Fruchtbarkeit hat sie die Familie erkoren. In der Familie seines Stiefvaters, des Königs von Tiryns, wächst der Held auf und zugleich entwächst er ihr. Denn es ist Athene, die ihn durch seine Aufgaben begleitet – eine unabhängige, nicht an die Familie gebundene Göttin. Herakles wird Herr seiner selbst jenseits aller familiären Bindungen. Und das, um zurück auf deine Frage zu kommen, bedeutet für die Frau: Ihre Eigenständigkeit kann und wird im Weltgeschehen über die alleinige Stellung in der Familie hinauswachsen. Hera bindet die Frau an das Weibliche und begrenzt sie somit. Auch diese Grenze kann fallen.«

»Du meinst, wir erleben heute einiges von diesem Prozess?«

»Ja. Neues kommt in unsere Welt, wenn der Bezug der Menschen zur Familie sich wandelt. Doch wohin uns das führt? Ich weiß es nicht. Was es für unsere Kinder bedeutet? Nur eines scheint mir sicher: Mann und Frau müssen sich neu in der Welt verstehen. Es ist nicht ausschließlich die Familie, die ihre Bedeutung bestimmt, wie es die große Göttin Hera möchte. Athene vertritt die Moderne. Hera und Athene müssen durch uns Menschen neu aushandeln, wie wir unser Leben gestalten.«

Bernhard schaute nachdenklich. Dann sprach er mit leiser Stimme. »Ich denke gerade an die Aufgabe, welche Herakles bei den Amazonen zu bestehen hat. Diese neunte Aufgabe habe ich bisher unterschlagen. Sie kommt mir vor wie aus einer anderen Zeit. Die Amazonen sind ein kriegerisches Frauenvolk. Sie kämpfen zu Pferde mit der Doppelaxt. Die Völker in ihrer Nachbarschaft fürchten ihre Kampfeskraft. Eine Königin steht diesem Volk vor. Männer werden in den Überlieferungen nicht erwähnt.«

»Das wirft wieder ein neues Bild auf die Frau«, bemerkte Stefan. »Andererseits, in den Göttinnen Athene und Artemis finden wir auch diese Eigenschaften.«

Bernhard nickte. »Ja«, meinte er schließlich. »So können die Frauen wohl ebenfalls sein.«

»Was für eine Aufgabe muss Herakles bei den Amazonen bestehen?«

»Ares, der Kriegsgott, hat Hippolyta, der Königin der Amazonen, einen kostbaren Gürtel geschenkt, den sie zum Zeichen ihrer göttlichen Herrscherwürde als kriegerische Fürstin stets um ihre Hüfte trägt. Da der Gürtel eine Gabe des Ares ist, lässt sich vermuten, dass es sich hierbei um einen Waffengürtel handelt. Herakles, der große Held, soll ihn der Herrscherin entreißen. Der Sohn des Zeus scharrt tapfere Gefährten um sich und sie machen sich auf in das Amazonenland am Schwarzen Meer.«

Bernhard schaute Stefan fragend an.

»Du erwartest nun einen harten Kampf des Herakles gegen diese kriegserprobten Frauen?«

Stefan nickte.

»Der Mythos berichtet zunächst anderes. Herakles landet bei den Amazonen und die Königin empfängt ihn. Er trägt sein Anliegen und Begehren vor. Doch nicht Feindseligkeit beantwortet sein anmaßendes Ansinnen. Vielmehr der Anblick des Helden stimmt die Königin versöhnlich. Sie spricht zu ihm mit großer Weisheit: ›Wen die Gunst der Götter so sichtbar umgibt, wen die Götter derart erhöhen, wie könnte ich ihm auch den größten Wunsch verweigern. Folge mir in den Palast und ich will dir den Gürtel überreichen.‹ Hippolyta ist bereit, ihren ›Waffengurt‹ abzulegen und dem Sohn des Zeus zu übergeben. Es scheint, als sähe sie ein neues Zeitalter hereinbrechen und erkenne in Herakles die große Aufgabe der Menschheit. Zu dessen Gelingen möchte sie beitragen.

Doch Hera greift ein. Herakles bleibt ihr als lebendiger Ausdruck des Ehebruchs ihres Gatten zuwider. So einfach soll er ihr nicht davonkommen. In den Amazonen erkennt sie Verbündete ihres weiblichen Herrschaftsanspruchs. In Gestalt einer tapferen Amazone tritt sie vor die Frauen und wiegelt sie auf: ›Ihr Mädchen, seid ihr blind!‹, ruft sie den Umstehenden zu. ›Greift zu den Waffen! Dieser Mann im Löwenfell führt Böses im Schilde. Unsere Königin will er uns rauben. Sie und wir sollen gedemütigt und zum Gespött aller Völker werden. Er soll unsere Kraft spüren und sterben.‹

Die Amazonen eilen zu ihren Pferden. Ein mörderischer Kampf entbrennt. Eins mit den Körpern der Pferde stürzen sich die tapferen Frauen in den Kampf. Der Tod schreckt sie nicht. Die Kriegerinnen schwingen die Streitaxt und lassen sie kraftvoll auf die Eindringlinge niederfahren. Umzingelt von den kampferprobten Amazonen geraten die Fremden in große Not. Kaum können sie den Angriffen widerstehen. Indes Herakles, der Held, weiß Rat. Hilft nicht rohe Gewalt, so doch die List. Er bringt Melanippe, die Schwester der Königin und Anführerin des Aufstands, in seine Gewalt. ›Stellt den Kampf ein oder ich töte eure Anführerin!‹, ruft er den wilden Frauen zu. Der Kampf ruht. Feindselig umringen die Kriegerinnen Herakles. Gleichwohl wagen sie es nicht, die Axt zum Schlag zu heben. ›Dieser Frau soll kein Leid geschehen, händigt ihr uns den Gürtel aus und lasst uns in Frieden ziehen‹, spricht der Sohn des Göttervaters.

Die Amazonen weichen ein wenig zurück.

›Weder eure Königin noch ihre Schwester werden Schaden finden, wenn dieser Handel vonstattengeht‹, ruft Herakles den Frauen zu.

Ein zustimmendes Raunen erfüllt die Luft. Der Pakt gilt. So endet dieser Kampf! Die Amazonen müssen sich geschlagen geben. Das Blutvergießen findet ein Ende. Herakles besteht die Prüfung.«

Bernhard ließ die Worte nachklingen. Er wollte nicht versuchen, mit dem Verstand zu erklären, was dieses Geschehen zu bedeuten hatte. Nein, der Mythos sollte ungestört den Zugang zur Seele finden. Auch Stefan spürte die große Kraft des Geschehens. Doch eins beschäftigte ihn noch: »Was verkündet Athene dem Helden als Gewinn, nachdem er diese Prüfung ebenfalls bestanden hat?«

»›Heil, dir Herakles!‹ spricht die Göttin. ›Du hast den Gürtel der Hippolytas gewonnen. Nun leg ihn um deine Hüften. Er hält deine Kräfte zusammen. Niemals wirst du schwach werden, niemals wird sich deine Kraft zersplittern. Gesammelt trittst du der Welt entgegen. Keusch und rein bewahrt sich dein Gemüt!‹ Damit endet der Kampf der Amazonen.«

Bernhard wirkte erschöpft. Es war ihm nicht bewusst, aber diese Erzählung hatte ihn Kraft gekostet. Sein Verstand konnte der Schilderung des Geschehens nicht folgen und seine Gefühle schwankten zwischen Mitgefühl für die tapferen Frauen und Anerkennung für den großen Helden, der davor stand, sein Menschsein zu erlösen. Auch Stefan schwieg und nahm einen Schluck aus dem Bierglas.

»Mir kommt noch eine Idee zu den tapferen Amazonen«, meldete sich Stefan nach einer Weile. »Es scheint mir, als schildere dieser Kampf ein letztes Aufbäumen, bevor Frau und Mann sich unterschiedlichen Aufgaben zum Erreichen des Schöpfungsziels zuwenden. Beide Geschlechter suchen den Weg, der ihrer von den Göttern gegebenen Begabung am meisten entspricht.«

Bernhard nickte. »Kann gut sein«, meinte er schließlich.

Wieder schwiegen die beiden Freunde.

»Das war Herakles?«, sprach Stefan nach einer längeren Pause in einem fragenden Tonfall. »Der Mensch, der sich zum Gott wandelte. Der tugendhafte Held.« Stefan schaute nachdenklich. Dann richtete er sich auf und wandte sich erneut an Bernhard: »Zurück zu Prometheus. Du hast damit geendet, dass der Vorausdenkende durch den eigenen Schmerz Übel und Erlösung erkennt. Wie geht der Text weiter?«

Bernhard nahm sein Blatt, welches er auf die Seite gelegt hatte, zur Hand.

»Ich erläutere weiterhin, warum das Leiden des Sohnes des Iatepos zu Erkenntnis führt und der Adler hierbei von Bedeutung ist. Also, ich lese weiter.«

Bernhard suchte die richtige Stelle für den Einstieg. »Der Adler, der Vogel, der vom Bewusstsein weiß, hilft, dieses in der Welt wachsen zu lassen, als er in einem fort den Vorausschauenden verletzt und die Leber frisst. Erkenne dich, lautet die Botschaft an den Gepeinigten. Erkenne dich in dem, das dir widerfährt. Erkenne dich in der Heilung. Es ist gut, geboren zu werden und zu sterben! Dies sollst du wissen. Prometheus lernt in seinem Leid, den Wert der Ordnung des Zeus zu verstehen. Er versöhnt sich mit dem Herrscher.

Und Herakles führt sein Werk der Befreiung, nachdem er dem Vorausdenkenden vom Felsen geholfen hat, zu Ende. Den Kentauren Cheiron bringt er vor Zeus. Cheiron, ein Unsterblicher und Halbbruder des großen Donnerers, ist ebenso ein Leidender. Verletzt durch eine unheilbare Wunde, die er sich entweder selbst aus Unachtsamkeit oder die ihm Herakles durch ein Versehen beigebracht hat, ersehnt er das Ende seiner Qual. Er wählt den Tod als Erlösung, indem er auf seine Unsterblichkeit verzichtet, und bewirkt so die endgültige Befreiung des Prometheus.«

Stefan schaute gespannt, was nun noch folgen würde.

»So erfährt Prometheus die Rettung durch Zuwendung und Liebe des Herakles und die Annahme der Sterblichkeit durch Cheiron. Dies steht am Ende seines Leidens, nachdem er den Wert der Heilung in jeder Nacht erfahren durfte. Dies soll dem Menschen Beispiel sein. Zugleich hat die Menschheit auch ihren ›falschen‹ Förderer verloren, der sie vor allem Leid verschonen wollte. Nun, da er dieses selbst erfahren hat, erkennt er den Weg der Entwicklung.«

Bernhard legte das Blatt zur Seite. »Was meinst du dazu?«, fragte er Stefan nachdenklich.

Stefan hörte kaum das Anliegen seines Freundes. Zu sehr drängten ihn eigene Fragen.

»Bernhard, was mich interessiert ist, wie die Menschen jener Zeit, die mit diesen Mythen lebten, das Geschehen der Schöpfung gesehen haben. Sagst du etwas dazu?«

Bernhard dachte nach. »Ja und Nein. Es gibt den Mythos des Prometheus, der Erschaffung der Menschheit und der schönen Pandora samt ihrer Übel in vielfachen Variationen. Es existieren wenige und zudem unvollständige Überlieferungen, Fragmente, und was fehlt, wissen wir nicht. Doch offensichtlich rangen die Menschen mit ihren Mythen. Das scheint mir sicher. Indem sie dies taten, kämpften sie mit sich selbst, ihrer Freude und ihrem Leid, ihrem Wissen und Unwissen. Der Mythos spricht zur Seele, nicht zum Verstand. Der Verstand folgt langsam und verlangt zu verstehen, was dem Menschen geschieht.«

»Und lässt du den Menschen aus diesen alten Tagen direkt sprechen?«

Bernhard suchte wieder in seinen Papieren. »Also Folgendes habe ich dazu geschrieben:

Zeus selbst führt uns zu des Pfades Weisheit:
Leid ist Lehre
ewiglich ist dieses Wort.
Statt Schmerz vergessenden Schlafes rieselt die Qual zum Herzen
und widerstrebend werden wir klüger;
Gewaltsam führen die Götter die Ruder
und verleihen uns so die Weisheit.

Diese Verse hat uns der Tragödiendichter Aischylos hinterlassen. Er beschreibt unseren Menschenweg zu himmlischer Weisheit. Der Weg führt über das Leid und Zeus bestimmt dies! Wir sind gezwungen, klüger zu werden. Aichylos erwähnt ebenso den Schlaf – wie ich denke, in Analogie zum Tod –, der uns den Schmerz vergessen macht.«

»Ich glaube, wir müssen uns vor schneller Wertung hüten«, meinte Stefan mit einem Gedankensprung. »Die Mythen sollen die Psyche erfassen. Qualen besitzen Größe ... Und was mir noch wichtig erscheint: Das Leid ist eine Möglichkeit, die eintreten kann, wenn der Mensch dem Irrtum verfällt. Sich zu irren liegt in der Freiheit seines Denkens und Handelns. Von Prometheus stammt unsere Fähigkeit, aus einer Vorstellung von der Zukunft eigene Ziele zu setzen. Das Leid zeigt dem Menschen, wenn er sich anders verhalten sollte und lässt ihn danach streben, das Unglück zu überwinden, indem er sich in Harmonie mit der höheren Ordnung begibt. Den Weg hat jeder für sich zu finden. Er muss immer hin zum Göttlichen führen. Der Mensch besitzt die Verantwortung für sich selbst und sein Verhalten. Die Übel sind kein Selbstzweck, sondern wie Wegweiser oder Hinweisgeber. Handle in anderer Weise, schau auf dein Tun, sagen sie uns.«

Bernhard nickte zustimmend und kramte erneut in seinen Papieren. »Am Anfang will Prometheus den Menschen helfen und sie lehren, die Wirklichkeit durch die ihnen verliehenen Eigenschaften zur Weltbeherrschung zu erkennen, um so handeln zu können, dass der Mensch nicht leiden muss«, meinte er dann. «Zeus weiß, dies darf nicht sein. Die Menschen sollen nicht von ihrer Erschaffung an alleswissende Vorausdenkende sein, denn dann läge nicht die Fähigkeit zur Entwicklung in ihnen. In eigenem Leid erkennt auch Prometheus diese Wahrheit. Mit seiner Gefangenschaft und seiner Befreiung vom Felsen des Kaukasus öffnet er in der geistigen Welt den Weg der Menschen und versöhnt sich zugleich damit. An anderer Stelle schreibt der große Dichter Aischylos:

> Mit einem Wort erfahre alles in eins gefasst:
> Was Menschen wissen, von Prometheus haben sie es.«

»Prometheus hat den Menschen gelehrt, was er lehren konnte: am Ende durch das Beispiel seiner Befreiung von den Fesseln und der Qual. Doch er zeigt uns in gleicher Weise, dass am Anfang unser noch ganz in Irrtümern gefangenes Wollen steht. Es ist ein Weg, von dem er uns erzählt, der sich aus der Einheit entfernt, um die Einheit selbst in eigener Handlungsfähigkeit zu erringen«, meinte Stefan.

»Zu den Übeln gehören Absonderung, Zweifel, Zwist, Zwietracht, Trennung, und diese bringt die Frau ins Dasein, die schöne Pandora, indem durch sie nun zweierlei Menschen existieren. Fruchtbar sollen die Übel wirken, indem der Mensch an ihrer Überwindung wächst. Wie Prometheus im Kaukasus fühlen wir uns an die Materie gefesselt und arbeiten an unserer Befreiung«, ergänzte Bernhard.

Wieder trat ein Augenblick der Stille ein.

»Die Übel herrschen zwischen uns Menschen. Das ist leider so.«

Beide schwiegen. Bernhard hatte, während sie über Trennung und Pandora diskutierten, an seine Frau denken müssen. Es drängte ihn, mit Stefan über Britta zu sprechen.

»Britta ist mir total wichtig und ich denke, ich bin es ihr ebenfalls. Trotzdem gibt es so viele Schwierigkeiten zwischen uns. Sie verhält sich, als wäre ich ihr egal. Sie ignoriert mich einfach«, durchbrach Bernhard schließlich sein bisheriges Schweigen.

Nach diesen Worten schaute er Stefan an – fast erstaunt darüber, was er gesagt hatte – und eine gewisse Erleichterung durchströmte ihn, nun seine Gefühle offenbart zu haben. Die Augen, die zuvor traurig in die Welt geschaut hatten, blickten wieder lebhafter.

»Weißt du, eigentlich geht es uns ganz gut, auch wenn ich Britta oft nicht verstehe ... Christoph gestorben ist, meine Eltern leiden. Es geht uns auch gut ... «, suchte Bernhard seine Gefühle wieder zu beruhigen.

Stefan lächelte. »Die Schönheit der Tragödie, die uns versprochen ist. Wie oft fühle ich mich klein und verletzlich und will es nicht sein, leide an meiner Unfähigkeit, mich den Herausforderungen des Lebens zu stellen. Wie schwierig kann es sein, sich mit anderen

Menschen zu verstehen, mit der eigenen Frau, den Eltern ... wie sehr können sie einen verletzen! Unsere Ängste, die Befürchtungen: Was könnte uns geschehen, uns zerstören, gefährden, erniedrigen, missachten? Die Büchse der Pandora hat uns zugeschüttet damit, was wir alles erlösen sollen. Wir müssen wachsen, nicht die Götter! Durch unser Erleben kommt Bewusstsein in die Welt! Einen Sinn sollen wir erkennen!«, meinte er nach einer Weile des Nachdenkens.

»Noch mal zu Britta«, begann Bernhard von Neuem. »Ich habe manchmal den Eindruck, sie lebt vollkommen in ihrer Welt. Ich erreiche sie nicht!«

»Was meinst du damit?«, fragte Stefan.

»Ich habe das Gefühl, sie macht mich für alles verantwortlich, das ihr nicht passt. Ich weiß nicht, warum sie gegen mich kämpft. Sie will nicht mit mir darüber sprechen. Wenn ich sie in den Arm nehme, dann schiebt sie mich sofort weg.«

»Und du siehst keine Möglichkeit, mit ihr zu reden?«

Bernhard nickte traurig.

»So wie du das erzählst, kommt es mir vor, als wäre sie vollkommen in sich gefangen«, warf Stefan ein. »Ihre Wirklichkeit besteht nur daraus, wie sie sich fühlt. Sie möchte überhaupt nichts anderes zur Kenntnis nehmen. Das ist verdammt schwierig für dich.«

Bernhard blickte zustimmend auf seinen Freund. Er sah sich verstanden, und das tat ihm gut. »Was kann ich machen?«, wandte er sich an Stefan.

»Vielleicht musst du ihr mehr zeigen, was du empfindest – in einer Weise, dass sie es nicht übersehen kann. Wenn du ihr Verhalten einfach hinnimmst, sieht sie keinen Anlass für eine Änderung. Ich glaube, sie versteht überhaupt nicht, dass du leidest – will es auch nicht sehen. Sie empfindet vielmehr, dass du an ihrem Leiden Schuld bist! Sie meint, ihr gebühre Mitleid und nicht dir!«

Stefan schaute mit ernstem Ausdruck. »Wir haben über all das ja schon gesprochen, als ich voll im Stress mit der Scheidung war. Es ist vertrackt.«

»Und wie soll ich das machen? Mich mit ihr streiten?«

»Jedenfalls musst du sie dazu bringen, auch deine Gefühle zu beachten, nicht allein ihre. Wenn du dich wie ein Mann verhältst und versuchst, alles stark und schweigsam zu tragen, dann näherst du dich eher einem Herzinfarkt als einer Lösung deiner Probleme mit Britta.«

»Du hast wahrscheinlich recht. Aber ich bin ein Mann. Wenn ich voller Emotion meinen Seelenzustand zeigen könnte, vielleicht würde Britta mich besser verstehen. Andererseits, einen Mann, der sich so verhält, will sie ja auch nicht ... Britta hat kein Interesse zu sehen, was ich für sie tue, wie wichtig sie mir ist ...«

»Ja. Sie möchte überhaupt nicht damit konfrontiert werden, dass die Dinge anders sein könnten, als sie sie empfindet«, warf Stefan ein.

»Ja, aber warum nicht?«, fragte Bernhard in einem resignierten Tonfall.

»Das scheint ihr gefährlich. Dann begegnet sie dem, wovor sie Angst hat.«

»Dann muss man doch darüber reden!«

»Auch, wenn es gefährlich erscheint? Du erwartest einiges! Die eigene Sicht auf die Welt zu verlassen ist schwierig. Eben noch hast du diese Erkenntnis in der griechischen Mythologie beschworen. Sich zu verändern und die eigenen Fehler zu sehen schmerzt. Dazu müssen wir gezwungen werden. Wer will schon aus seiner Traumwelt, und wäre sie noch so voller Irrtümern und Illusionen, geweckt werden? Das Aufwachen ist hart, macht Angst und schmerzt.«

Bernhard nickte. Seine Gedanken waren bei Britta.

»Mit Pandora ist die Polarität Teil des Menschen selbst geworden«, fuhr Stefan fort. »Ebenso existiert aber auch ein Gegensatz zwischen dem inneren Erleben des Menschen und den äußeren Tatsachen. In den griechischen Mythen können wir kraftvoll erkennen, wie sich das innere Erleben des Menschen in einer Begegnung mit äußeren Tatsachen wandeln muss. Und in der griechischen Geschichte oder desgleichen in der Entwicklung der Philosophie lässt sich feststellen, wie die Menschen diese Herausforderung bewältigen. Sie lernen, die äußere Welt zu verstehen und zu beherrschen, weil dies geschehen muss! Ein Menschenschritt, den weiterhin jeder von uns zu leisten hat. Er ist Grundlage unserer Kultur. Das gilt ebenso für die Beziehung zwischen den Menschen. Der andere ist uns Außenwelt und mühsam verstehen wir ihn in der Auseinandersetzung ein wenig mehr.«

»Wann finden wir eine Lösung?«

Bernhard dachte an Britta und Verzweiflung stieg wieder in ihm auf. Was Stefan zur Polarität zwischen Mann und Frau, dem inneren Erleben und seiner Konfrontation mit dem äußeren irdischen Geschehen erzählt hatte, war richtig. Doch was bedeutete dies für ihn und Britta, fragte er sich.

»Alles benötigt seine Zeit«, fuhr Stefan mit ruhiger Stimme fort. »Du kannst Britta nicht zwingen, sich zu öffnen. Sie will nichts ändern, weil sie große Angst davor hat. Sie ist mit sich beschäftigt, lebt, was in ihr ist. Solange sie diese Perspektive behält, wird sie sich dir gegenüber immer im Recht fühlen. Sie kann dir jegliche Schuld geben, so wie sie die Welt sieht. Das hilft ihr, die Angst auszuhalten.«

»Will sie denn ewig steckenbleiben?«

»Wohl kaum. Du musst dir überlegen, was du für dich machen kannst. Versuche, ihr mehr zu zeigen, was dich bewegt. Auch auf die Gefahr hin, dass sie dich für gemein und egoistisch hält. Du musst ein Risiko eingehen.«

Bernhard schmerzten die Worte seines Freundes. Andererseits, Stefan hatte recht: Er musste klarer zum Ausdruck bringen, was ihn bewegte.

»In den Mythen entwickelt sich das Geschehen so selbstverständlich. Aber wir erkennen ebenfalls, es ist fordernd und hart. Unsere Seele versteht das. Unser Verstand bleibt ratlos.«

»So ist es«, stimmte Bernhard zu.

»Unser Inneres ist zerrissen«, fuhr Stefan fort. »Und in unserem Inneren liegt die Wahrheit aller Erfahrungen. Doch wollen wir bewusst darauf schauen, bedarf es des Äußeren. Darum sollen wir die Wirklichkeit auch begreifen. Deshalb beschäftigen wir uns mit Tatsachen.«

Bernhard schaute zu Stefan. »Dann muss ich mit Mut vorwärtsschreiten«, sagte er leicht zweifelnd.

Die beiden Freunde waren in ihren Gedanken. Da meldete sich Bernhard wieder. Ihm war ein neuer Gedanke gekommen, als er über Britta nachdachte. Seine Schmerzen, die Trauer und Verzweiflung hingen mit der Liebe zusammen, die er für Britta empfand. Doch verstand er, was Liebe ist, fragte er sich.

»Ich habe so oft gehört, Liebe sei die stärkste Kraft im Universum. Was meinst du dazu?«, wandte er sich, von neuem Interesse bewegt, an Stefan.

Dieser reagierte erstaunt auf den Themenwechsel, der aus Bernhards Gefühlswelt erwachsen war. Zugleich versuchte er aufzunehmen, was ihm sein Freund mitteilte.

»Als Physiker sehe ich im Gebrauch der Worte Kraft und Energie in diesem Zusammenhang mit Liebe natürlich eine große Herausforderung. Kraft bedeutet für mich, dass eine Wechselwirkung, also ein Aufeinander-Einwirken von Systemen, Teilchen, Körpern und Feldern existiert. Wir Wissenschaftler gehen von vier fundamentalen Wechselwirkungen aus, mit denen sich alle in der Physik bekannten Prozesse beschreiben lassen. Und nun sprechen die Menschen ebenso von der Liebe als Kraft oder Wechselwirkung. Was ist damit gemeint?, frage ich mich.«

Liebe ist ein schwieriges Feld und Stefan wollte sich nicht in Emotionen verstricken. Ganz nüchtern versuchte er, Erkenntnis zu gewinnen. Bernhard folgte ihm gerne in diesem Bemühen. Auch er wollte wieder Herr seiner Gefühle sein.

»Gut. Wir Menschen empfinden Liebe ganz klar als Kraft und Wechselwirkung zwischen uns. Wir beobachten, was Liebe bewirkt und welche Stärke sie besitzt. Liebe muss etwas ganz Grundlegendes sein, denn wir Menschen sind heftig davon eingenommen. Und noch etwas: Der Begriff Energie geht auf das altgriechische Wort ›energeia‹ im Sinne von lebendiger Wirklichkeit und Wirksamkeit zurück beziehungsweise auf den Gebrauch dieses Begriffs durch Aristoteles. Er hat festgestellt, dass außer dem, was ist, und dem, was nicht ist, noch etwas Drittes existiert: Das, was werden kann oder wird! Insofern kommen wir zurück zu den Wurzeln, wenn wir von Liebe als Energie sprechen, die gestaltet.«

Bernhards Gedanken wirbelten durcheinander. Er suchte mit seinem Verstand zu fassen, um was es sich bei der Liebe handelte.

»Liebe ist mehr, sie bewegt das Weltgeschehen. Sie kommt mir vor wie das Zugrundeliegende, welches zwischen Getrenntem existiert, damit dieses wieder zusammenfindet. Verstehst du, was ich meine? Wir Menschen sind voneinander getrennt, wir Menschen sind von der Schöpfung getrennt, von den Göttern. Während des Vorgangs der Trennung wurde eine Energie begründet, die nun als Liebe nach Vereinigung strebt! Der Mensch ist in das Weibliche und Männliche getrennt und möchte wieder komplett werden. Die Schöpfung ist in Himmel und Erde geschieden und strebt danach, eins zu sein.«

»Dann wäre Liebe eine grundlegende Wechselwirkung hinter allem«, warf Stefan ein. »Sie ist die entscheidende Kraft des Lebens, von der sich weitere Kräfte – eben auch die in der Physik benannten – ableiten. Alle Kräfte stehen im Kontext mit der Trennung, beziehungsweise Vereinigung. Eine schöne Idee, dass zur Vereinigung strebende Energie im Ursprung Liebe ist. Diese Erkenntnis verankert Geist und Materie im gleichen Ursprung und überwindet die Dualität. Wir müssen in uns selbst die Vereinigung schaffen! Dies ist unsere vornehmste Aufgabe als Mensch. Und«, fuhr Stefan fort, »vielleicht kann man sagen, dass es Energie allein deshalb gibt, weil Leben existiert. Im Leben ruht das Mögliche! Leben wandelt sich und bleibt doch Leben – nie kann es enden. Liebe ist die Kraft, die im Prozess der Trennung entsteht und sich als Streben nach Vereinigung von Leben zeigt.

Noch etwas«, meinte Stefan nach einer kurzen Pause. »Auf unserer Erde zeigt sich das Leben, welches den gesamten Kosmos gestaltet, in seiner den irdischen Bedingungen angepassten Form. Das Leben ist nicht auf der Erde entstanden, sondern hat sich hier entsprechend den irdischen Gegebenheiten entwickelt. Wenn wir auf diese Weise auf die Wirklichkeit schauen, dann lässt sich erklären, warum auf der Erde Leben existiert. Ansonsten ist die Tatsache irdischen Lebens nach allen Regeln der Wahrscheinlichkeit fast ausgeschlossen. Wir Menschen sind Teil und Ausdruck des kosmischen Lebens!« Stefan schaute mit einem leicht ironischen Ausdruck zu seinem Freund und fuhr dann fort: »Die Menschen schauen ziemlich egozentrisch und engstirnig auf das Geschehen im Universum – die heutigen Naturwissenschaftler sind davon nicht ausgenommen. Jedenfalls zu meinen, nur weil es auf der Erde Leben gibt, wäre dieses auch hier entstanden, zeugt schon von einer Begrenzung des eigenen Denkens auf das von Anbeginn an Vertraute.«

Die Freunde schauten einander an. Stefan erfreute die im Gespräch mit Bernhard gewonnene Erkenntnis, auch wenn diese mehr Ahnung als Gewissheit in sich barg.

»Und was ist mit unserem Willen?«, fragte Bernhard. »Wir Menschen besitzen einen eigenen Willen. Zeigt sich in ihm unsere Fähigkeit zur Trennung? Speist sein Wirken die Trennung? Stellt er so etwas wie Trennungsenergie dar, die investiert wird, um das Ganze auseinanderzubringen? Es bedarf einer ungeheuer starken Kraft, die Einheit zu sprengen. All diese Energie wird dann Teil der Liebe!«

Bernhard überlegte. »Mir scheint«, meinte er mit leiser Stimme, »als schaffe die Trennung eine Selbstständigkeit und damit die Voraussetzung sowie Notwendigkeit zur Entwicklung. Das Neue aus der Abspaltung geboren kann und soll ein Ganzes werden. Der einzelne Mensch zeigt sich – anders als bei anderen Lebensformen – wie eine eigene Art mit individueller Intelligenz und Entwicklungsmöglichkeit.« Bernhard fühlte Schwere in seinem Herzen und sprach langsam weiter. »Damit aus dem in dieser Weise Neugeborenen das Eigene und Selbstständige zur Vollkommenheit wächst, bedarf es der Liebe! Sie versöhnt den Menschen mit den Gegensätzen in sich. Wir Menschen – jeder Einzelne – müssen in Liebe eingebettet sein, die uns zur eigenen Vollständigkeit geleitet.«

Die Freunde schauten sich nachdenklich an. Ihnen war bewusst, wie sehr sie mit ihren Gedanken in das Unbekannte zu schauen versuchten.

»So kann es sein. Wille und Liebe sind Tatsachen dieser Welt, ebenso wie die Gravitation oder der Elektromagnetismus. Wir müssen die ganze Wirklichkeit betrachten«, stimmte Stefan zu.

»Ist das die Aufgabe, die Teile und dann das Ganze zu verstehen, zu der uns die Herrschaft des Zeus drängt? Werden wir auf diese Weise Herr unserer selbst? Machen wir deshalb die Erfahrungen mit der Realität auf dieser Erde, um zu begreifen, wie das Universum erschaffen ist? Wir sollen die Wirklichkeit sehen und uns Bereich für Bereich erarbeiten. Unser Bewusstsein soll wachsen«, brachte Bernhard ein, was ihm in Gedankenfetzen wild durch den Kopf ging.

»Ja. Es mag nun eine Epoche ihren Anfang gefunden haben, in der der Mensch eine weitere Stufe eigenständiger und zugleich vollständiger wird. Nicht durch die Vereinigung mit dem anderen Menschen, sondern durch das eigene Wachstum zur Ganzheit! So wie Herakles!«, führte Stefan die Gedanken seines Freundes fort.

»Noch mal zu Britta und mir«, meinte Bernhard in einem nachdenklichen Ton. »Die Kraft der Liebe zieht uns an. So empfinde ich das jedenfalls und denke, es gilt genauso für Britta, selbst wenn sie es in letzter Zeit vielleicht in anderer Weise sehen möchte. Wir besitzen eine gemeinsame Aufgabe, die uns verbindet. Wir sollen uns daran entwickeln und lernen.«

Stefan hörte seinem Freund aufmerksam zu und fragte dann nach. »Und was für eine Aufgabe ist das? Wo kommt sie her?«

»Ich weiß nicht. Vielleicht gefällt dir der Begriff Seele nicht, jedenfalls empfinde ich es so, dass unsere Seelen sich suchen.«

»Nach dem, was wir behauptet haben, ergibt das schon Sinn«, überlegte Stefan laut. »Das Leben entwickelt unser Bewusstsein über viele irdische Existenzen. Dann liegen die Ursachen für eure Liebe in dem Verstand verborgenem Geschehen aus alten Zeiten.«

»Ja, so kommt es mir vor«, stimmte Bernhard zu. »So mag es sein.«

Die Freunde schwiegen, dann fuhr Bernhard fort. »Die Anziehung existiert, ob wir es wollen oder nicht. Wir können uns sträuben, ihr zu folgen, trotzdem ist sie da. Wir mögen uns dagegen stemmen, anderen Wünschen folgen und doch bleibt, was wir tun, aufeinander bezogen – berührt uns, verletzt oder beglückt uns.«

»Ein gutes Schlusswort für heute«, sagte Stefan. »Ich denke, es wird Zeit für mich nach Hause zu gehen. Lass uns zahlen.«

Stefan und Bernhard liebten diese Gedankenspiele. Kein Thema sollte ausgelassen werden, um zu den tiefsten Gründen des Menschseins vorzudringen. Dies schenkte ihnen das Gefühl von Weite und Freiheit. Die Welt ist derart großartig und umfassend, wir Menschen besitzen so viele Eigenschaften, dachten sie und wollten sich nur zu gerne auf die Wirklichkeit des Potenziellen einlassen.

Die beiden Freunde schauten sich erschöpft an. Für heute war das Mögliche diskutiert. Sie hatten über Prometheus und seinen Erretter, Britta, die Liebe und die Kräfte der Physik gesprochen und waren dabei ein wenig dem mühsamen Erkenntnispfad des Herakles gefolgt. Aus der Distanz betrachtet scheint es einfach, den dornigen, fordernden Pfad der Selbstüberwindung zu wählen. Aber selbst vor die Wahl gestellt – täglich in unterschiedlichsten Situationen –, sucht der Mensch den bequemen Weg.

Nun war es genug. Nachdenklich gingen die beiden Freunde an diesem Abend auseinander.

Klärung

»**W**ünsche dürfen scheitern«, verkünden die Schicksalsgöttinnen.
»Denn selten möchte der Mensch aus freien Stücken die Mühsal auf sich nehmen, sich selbst zu erarbeiten, was es zu erkennen gilt!«

»Dies bereitet großen Schmerz«, spricht die älteste Göttin mit Anteilnahme, weil sie auf das Geschehene schaut.

»Nur so wird die Erkenntnis dem Menschen eigen«, meint die Zweitälteste ganz im Moment verhaftet.

»Schaut in die Tiefe eures Seins. Schaut, an was Kronos euch unausweichlich bindet! Was dort ruht, will bewusst werden. Nichts ging verloren! Ihr habt es nur vergessen. Nicht Opfer seid ihr, sondern aus euch Handelnde in vielen irdischen Leben«, verkündet die Göttin, die der Jugend zugehört.

Die Göttinnen schweigen kurz im Angesicht der Größe ihrer Botschaft.

»Um über die Harmonie zu wissen, muss die Disharmonie erfahren werden. Um den eigenen Wert zu erkennen, bedarf es des Erlebens der Wertlosigkeit«, sprechen die Moiren im Chor.

Der Besuch bei Karin

Vor Tagesanbruch machten sich Bernhard und seine Eltern nach Österreich auf. Charlotte und Hanns Krüger waren es gewohnt früh aufzustehen und Bernhards Wecker klingelte am Tag der Reise um fünf Uhr. Zeitig verließ er die Wohnung und fuhr durch die noch leeren Straßen Kölns, musste bei Rot an Kreuzungen halten, an denen kaum ein Fahrzeug fuhr, um schließlich die Wohnung seiner Eltern im Bergischen Land zu erreichen. Charlotte und Hanns erwarteten ihren Sohn bereits an der Haustür. Das wenige Gepäck wurde verstaut und sie machten sich zu dritt auf die lange Fahrt. Als die Sonne dämmerte, befanden sie sich bereits eine gute Weile auf der Autobahn.

Bernhards Vater wollte während der Fahrt keine Pausen einlegen, ihn irritierten die lauten Raststätten. Wenn Bernhard ihn fragte, ob er einen Augenblick die Beine vertreten wolle, verneinte er und meinte, sich im Auto wohler zu fühlen. Charlotte Krüger hoffte, möglichst bald bei Karin anzukommen, da sie die lange Fahrt als Belastung für ihren Mann ansah und zugleich das Zusammentreffen mit Alexander herbeisehnte. So fuhr Bernhard bis auf einen Tankstopp die gesamte Strecke ohne weiteren Zwischenhalt.

Die Reise verlief schweigsam. Hanns Krüger schaute ein wenig ängstlich aus dem Fenster. Ihn störten die Hektik und der Lärm der Autobahn. Charlotte Krüger sorgte sich, denn um die Gesundheit ihres Mannes war es nicht zum Besten gestellt. Also machte sie nur ab und an eine kleine Bemerkung, fragte, ob Essen und Trinken gewünscht waren, während ihr Mann recht angespannt neben ihr saß und Bernhard seinen Gedanken nachhing.

Bernhard verspürte seit einigen Tagen eine innere Unruhe. Er wusste nicht so recht weshalb und konnte seine Gefühle nicht einordnen. Natürlich beschäftigt es mich, Karin und Alexander zu sehen, sagte er sich. Doch mir scheint es, als hätte mein Gefühlsdurcheinander noch andere Ursachen, die ich nicht kenne.

Erinnerungen an Christoph wurden wach, während Bernhard auf den dahinfließenden Verkehr schaute. Eine große Leere erfasste ihn, wenn er daran dachte, dass Christoph seinen Platz als Sohn, Bruder, Ehemann und Vater nicht mehr ausfüllen konnte. Bernhard war davon ausgegangen, in den vergangenen Monaten seinen Frieden mit dem Tod von Christoph gemacht zu haben, doch nun erfasste ihn Trauer. Er freute sich auf Karin, er freute sich auf Alexander und andererseits, es fehlte etwas. Ab und an schaute Bernhard in den Rückspiegel und sah dort seine alt gewordenen Eltern. Er wollte nicht, dass sich seine traurigen Gedanken auf sie übertrugen und zugleich wusste er, dass sie das Gleiche wie er empfanden.

Selten in seinem Leben hatte sich Bernhard solch einer verwirrten Gefühlswelt ausgesetzt gesehen. Er spürte: Christophs Tod hatte seine Eltern tief erschüttert und er konnte ihnen diesen Verlust nicht ersetzen, so gerne er das auch getan hätte. Der Wegzug von Karin mit Alexander vergrößerte die Lücke, die Christoph hinterlassen hatte. Es schien, als wäre nichts außer der Erinnerung geblieben. Seine Familie war auseinandergefallen, empfand Bernhard. Seine Mutter, sein Vater, jeder neigte sich seiner Art zu empfinden zu, blieb allein mit der Trauer, auch wenn sie fürsorglich und liebevoll aufeinander achteten. Bernhards Körper erstarrte in der Begegnung mit diesen Gefühlen, während er das Auto über die Straße steuerte. Der Nacken, ja der ganze Rücken verkrampften, sogar das Atmen fiel ihm schwer. Finster schien die Welt. Bernhard fühlte sich in Düsternis gefangen. Kilometer um Kilometer legte das Auto zurück und nur ganz allmählich entkam er der drückenden Last der Gefühle.

Fast hatten sie München erreicht, da erhellte sich sein Empfinden ein wenig. Bernhard kamen Gabriel, Helena und Britta in den Sinn. Heute Morgen hatte er kurz in die Schlafzimmer geschaut und der Anblick der friedlich schlafenden Kinder schenkte ihm Freude und Sicherheit. Britta war mit ihm in der Frühe aufgestanden und bereitete das Frühstück zu, was ihn überraschte. Zur Verabschiedung hatte sie ihm einen freundlichen Kuss auf den Mund gegeben, der wie er meinte, von Herzen kam. Bereits am Tag zuvor war sie ihm ganz zugewandt gewesen, wie er dies seit langer Zeit nicht mehr gespürt hatte. Hoffnung erfüllte ihn, dass ihre distanzierte und abwehrende Haltung ihm gegenüber ein Ende finden könnte.

Nun saß Bernhard am Steuer seines Autos, hatte Zeit zum Nachdenken und das Geschehen der letzten Jahre beschäftigte ihn. Britta ist derart launisch. Es gilt nur, was sie fühlt und will. Sie lebt sich aus und meint, dies wäre ihr gutes Recht. Ich soll immer ihr Befinden berücksichtigen. Meine Gefühle haben für sie überhaupt keine Bedeutung. Warum zeigt Britta nicht das geringste Interesse an dem, was mir wichtig ist? Wenn ich über die griechische Mythologie spreche, macht sie ein gelangweiltes Gesicht oder geht einfach aus dem Zimmer. Das war früher anders. Vor Kurzem, als wir Besuch hatten, ist sie einfach unter einem Vorwand in der Küche verschwunden, als das Gespräch auf meine Vorträge kam. Niemals würde sie mich darin bestärken, meinen Interessen zu folgen, oder ein wenig Anerkennung zeigen. Offensichtlich fühlt sie sich zurückgesetzt, sobald mir eine Bedeutung zukommt. Zugleich erzählt sie kaum etwas über ihr Tanzen. Ich muss geradezu insistieren, um ein wenig davon zu erfahren. Sie möchte ihr Erleben nicht mit mir teilen. Manchmal scheint es mir, als empfände sie mich als lästiges Übel. Jede kleine kritische Anmerkung versteht Britta als verletzende Kritik. Sofort meint sie, ich will sie klein machen und gemein zu ihr sein. Sie ist tief gekränkt, wenn sie sich nicht in das richtige Licht gesetzt sieht.

Die Auflistung der Klagen wurde immer länger. Bernhard spürte, dass Groll und Wut in ihm aufstiegen. Noch nie hatte er sich dermaßen offen und anklagend Rechenschaft über sein Verhältnis zu Britta abgelegt.

Wann hat das eigentlich angefangen, dass sich Britta von mir abgewandt hat?, überlegte Bernhard. Ich muss versuchen, besser zu verstehen, was da geschehen ist! Ein starker Impuls, größere Klarheit zu gewinnen, erfasste ihn. Heute Morgen wirkte Britta ganz gelöst. Das erinnerte mich an früher, als sie bemüht war, dass Harmonie zwischen uns herrscht. Da zeigte sie mir ihre ganze Zuneigung und Liebe – begehrte mich auch. Wir haben viele erfüllende Stunden im Bett miteinander verbracht. Dass sie heute jedem körperlichen Kontakt aus dem Weg geht – was ist die Ursache dafür?

Bernhard grübelte noch eine Weile, dann schob er die Gedanken wieder zur Seite. Er wich vor der Idee zurück, eine Konfrontation mit Britta zu riskieren. Er befürchtete, einen heftigen Gefühlsausbruch bei seiner Frau auszulösen, wenn er seine Gefühle aussprach. Er meinte, sie würde eine offene Aussprache als Vorwurf auffassen, es könnte sie verletzen und möglicherweise sei es falsch, sich hart ihr gegenüber zu zeigen. Oft klagte Britta über die Gefühllosigkeit von Männern und Bernhard hörte dabei auch einen Vorwurf gegen sich heraus. Er wünschte sich nichts mehr als Klarheit.

Erschöpft von der Autofahrt kamen sie schließlich am Nachmittag bei Karin an, wo sie bereits erwartet wurden. Die Sonne stand tief am Horizont. Alexander hatte den ganzen Tag nach der Oma gefragt. Stolz präsentierte er sogleich seine Geburtstagsgeschenke und nahm die Großeltern voller Vertrauen vollständig für sich in Beschlag. Charlotte liefen einige Tränen die Wangen hinab, als sie ihren Enkel in die Arme schloss. Ihn zu halten fühlte sich wundervoll und traurig zugleich an. Sie spürte, wie sehr ihr Sohn fehlte, wie gerne sie Christoph in den Arm genommen und seine Stimme gehört hätte, und stand fassungslos vor der Erkenntnis, dies würde niemals wieder möglich sein. Zugleich war ihr Herz mit Liebe für Alexander erfüllt.

Hanns Krüger stand daneben, streichelte den Kopf des Kindes und seine Augen blickten in die Ferne. Warum lebe ich und mein Sohn nicht, fragte er sich. Er spürte nicht bewusst den Schmerz, als sein Herz sich verkrampfte, zu weit war sein Geist in die Ferne geflohen.

Bernhard hatte Karin in den Arm genommen. Auch in ihrem Gesicht erkannte er eine tiefe Traurigkeit, die sie nicht zeigen wollte. Im ersten Augenblick der Begrüßung bedauerte sie, dass nun die Eltern von Christoph gekommen waren und hierdurch die leicht verheilten Wunden wieder aufbrachen. Um mit diesen Gefühlen nicht konfrontiert zu werden, hatte sie Deutschland verlassen. Tapfer schluckte sie den Schmerz hinunter, ein freundliches Lächeln erschien auf ihrem Gesicht. Charlotte und Hanns hatten kaum einen Blick dafür, zu sehr waren sie mit sich beschäftigt. Hingegen beobachtete Bernhard Karin genau und streichelte zart ihre Schulter. Angesichts der überwältigenden Gefühle versuchte er stark zu sein. Er sah sich verantwortlich für seine Eltern, Karin und in gleicher Weise für seinen Neffen.

Karin hatte ein kleines Abendessen vorbereitet. Indes wollten sich Christophs Eltern zuerst Alexander zuwenden. So saßen Karin und Bernhard am gedeckten Tisch und beobachteten Alexander und wie er es vollbrachte, Freude in das Geschehen zu bringen. Beim anschließenden kleinen Imbiss wurde wenig gesprochen. Alle Aufmerksamkeit richtete sich weiterhin auf Alexander. Kurz darauf machten sich Bernhard und seine Eltern auf den Weg zum angrenzenden Hotel und wurden dort von Karins Eltern begrüßt. Der Empfang war freundlich, allerdings auch ein wenig steif. Natürlich bestanden Karins Eltern darauf, dass der Aufenthalt im Hotel eine Einladung sei. Zugleich entschuldigten sie sich, dass sie sich kaum Zeit für ihre Gäste nehmen konnten, weil das Hotel ihre Anwesenheit erforderte. Charlotte und Hanns zeigten hierfür Verständnis. Nur zu gut kannten sie die Belastung durch Bäckerei, Konditorei und Café.

Charlotte und Hanns legten sich am frühen Abend schlafen. Das zeitige Zubettgehen entsprach seit Jahrzehnten ihrem Lebensrhythmus. Immer hatten sie früh aufstehen müssen. Die Nacht verlief unruhig. Hanns wälzte sich im Bett hin und her. Die fremde Umgebung verstärkte sein Gefühl der Verlorenheit. Charlotte fiel in einen sehr leichten Schlaf, aus dem sie durch die heftigen Bewegungen ihres Mannes immer wieder herausgerissen wurde. Dann dachte sie an ihren Enkel, gleichfalls an ihren Sohn und die Gefühle nahmen sie ganz ein.

Bernhard schaute am Abend bei Karin vorbei. Sie hatte Alexander zu Bett gebracht. Beide freuten sich, direkt miteinander sprechen zu können. Karin erzählte von ihrem Leben in Österreich, von Alexander und natürlich von Christoph.

»Er fehlt mir sehr«, meinte sie. »Selbst wenn ich ihn bei mir spüre und meine, es geht ihm gut, wie gerne würde ich seine Stimme hören, sein Lachen, in seine Augen schauen ...«

Karins Stimme klang sehnsuchtsvoll. »Jeden Tag denke ich an ihn. Es gab eine Zeit, da war ein wenig Groll in meinem Herzen. Er hat mir, insbesondere finanziell, ein absolutes Chaos hinterlassen. Er hat mir die Wahrheit verschwiegen. Ich weiß, er besaß seine Macken und Fehler. Andererseits, ich liebe ihn und er liebt mich. Wie tapfer er seine Erkrankung überstanden hat. Immer versuchte er, mich in der schweren Zeit aufzumuntern. Gut, Christoph machte sich auch selbst etwas vor, was den Krankheitsverlauf anbelangt, aber stets wollte er für mich da sein.«

»Ich denke auch oft an ihn«, erwiderte Bernhard. »Sein Tod war ein brutaler Schlag für meine Eltern. Seitdem sind sie richtig alt geworden. Sie tun mir leid. Aber ich denke ebenso an die schönen Tage, die ich zusammen mit meinem Bruder verbracht habe. Seine hochfliegenden Pläne, seine Begeisterung für das Unmögliche ... Manchmal zweifelte ich an seinem Realitätssinn, ich weiß, aber er kannte nicht die starren Grenzen, in die sich die meisten Menschen einsperren. Dass Alexander nun auf dieser Welt ist, wie schön!«

Karin nickte. »In Alexander erkenne ich ihn vielfach. Er hat die gleichen Augen mit dem leicht träumerischen Blick, die schönen zarten Hände.«

»Es war und ist Liebe, die dich mit Christoph verbindet«, sagte Bernhard. »Wenn ich die Paare, die ich kenne, betrachte, dann ist zwischen dir und Christoph immer etwas ganz Besonderes gewesen. Wenn ich an euch denke, dann versuche ich zu verstehen, was Liebe ausmacht und gleichfalls, warum sich zwei Menschen finden.«

Seine Stimmung wurde sentimental, wenn er an die innige Liebe dachte, die er so leidenschaftlich im Leben suchte.

»Weißt du, Karin«, fuhr er fort, »ich habe es früher für selbstverständlich gehalten, dass Menschen allein wegen der Liebe eine Beziehung eingehen. Nun ist mir klarer geworden, dass die Motive hierfür vielfältig und vollkommen verschiedenartig sind. Die Liebe ist nur eines unter vielen und jeder Mensch versteht etwas anderes darunter. Bei dir und Christoph habe ich gesehen, dass sie im Mittelpunkt stand.«

Karin schaute ihren Gesprächspartner offen an. Sie wollte wissen, wie Bernhard zu dieser Überzeugung gekommen war. Und Bernhard nahm ihren auffordernden Blick auf.

»Karin, mein Eindruck ist, du und Christoph wolltet wirklich von Herzen, dass es dem anderen gut geht, dass er glücklich ist. Du hast recht: Christoph war nicht immer ehrlich zu dir, er hat sich und anderen etwas vorgemacht, wollte oft die Wirklichkeit nicht sehen. Aber es sollte dir gut gehen. Er fühlte die starke Verbindung zu dir. Ich glaube, das ist Liebe.«

Bernhard dachte an die düsteren Gefühle und Gedanken, die ihn während der Fahrt hierher bewegt hatten. Er wollte das Gespräch nicht darauf bringen.

Da wandte sich Karin an ihn. »Bernhard, wie ist es denn mit Britta und dir? Du scheinst nicht so glücklich zu sein.«

Bernhard schaute zu Boden und nickte zustimmend mit dem Kopf. Dieses Thema mit Karin zu besprechen war ihm unangenehm. Es gab ihm den Geschmack, gescheitert zu sein, von Britta abgelehnt zu werden und als Mann zu versagen. Deshalb zögerte er zu antworten. »Wir leben ziemlich aneinander vorbei«, sagte er schließlich. »Britta ist mir gegenüber kühl ... Es ist fast Ablehnung, die ich von ihr spüre oder ... als würde sie mich bekämpfen. Sie will mit mir nicht darüber sprechen, was sie wirklich bewegt. Es heißt ja immer, Frauen würden gerne über Probleme reden. Das erfahre ich vollkommen anders.«

In Karin entstand ein Bild, dass Britta sich zunehmend aus der Beziehung mit ihrem Mann zurückgezogen hatte. Sie spürte, Britta suchte anderes im Leben – auch einen anderen Mann oder zumindest die Liaison mit einem Mann. Sie wunderte sich, wie wenig Bernhard wahrnahm, welche Gefühle in Britta wohl lebendig waren. Wie naiv betrachten Männer oft ihre Beziehung und meinen, sich allein an äußeren Tatsachen oder Aussagen orientieren zu sollen, dachte sie. Zugleich wollte sie Bernhard nicht weiter verunsichern. Außerdem, sagte sie sich, ist es nur ein Gefühl, das ich habe, welches mir sagt, dass Britta im Leben nach der Bestätigung durch andere Männer verlangt. Ich sollte mich nicht mit Verdächtigungen in eine andere Beziehung einmischen, auch wenn ich bei Britta schon öfters dieses Gefühl hatte, überlegte Karin. Bernhard benötigt auf alle Fälle mehr Klarheit. Diese zu erlangen sollte ich ihm helfen und ich habe eine Idee dazu.

»Ich weiß von einer wunderbaren Frau, Frau Hermann-Schmitt, die dir vielleicht helfen kann«, richtete sie das Wort an ihren Schwager. »Durch Zufall habe ich sie kennengelernt. Sie hat mich dabei unterstützt, mehr Frieden mit dem Tod von Christoph zu finden. Willst du mal mit ihr sprechen?«

»Erzähl mir ein wenig mehr.«

»Ich habe sie beim Arztbesuch kennengelernt – eine Routineuntersuchung von Alexander. Sie saß mit ihrer schon etwas älteren Tochter mit im Wartezimmer und wir sind ins Gespräch gekommen. Ihre Tochter hat sich für Alexander interessiert und ein wenig mit ihm gespielt. Sie erzählte mir über osteopathische Behandlungen von kleinen Kindern und dass sie selbst solche Behandlungen durchführt. Das klang ausgesprochen interessant. Es ging auch um die Frage, wie Alexander die Herausforderung durch den Tod von Christoph gut meistern kann.«

Karin schaute traurig und Tränen befeuchteten ihre Augen. »Dann sprachen wir über mich. Ich wollte das Gespräch fortsetzen und habe einen Behandlungstermin bei ihr ausgemacht.«

»Und wie war das?«, fragte Bernhard neugierig.

»Kurz vor dem Termin ereignete sich ein mich tief bewegendes Erlebnis. Ich saß in meinem Garten, Alexander hielt gerade seinen Mittagsschlaf, als eine hübsche kleine Meise neben mir auf der Bank landete und dort ganz ruhig verweilte. Lange betrachtete ich den Vogel. Er rührte sich nicht und ich dachte schon, er wäre vielleicht krank. Meine rechte Hand lag ganz dicht bei ihm und aus einem Impuls heraus umfasste ich ihn. Ganz erstaunlich, was da geschah und doch es kam mir auch selbstverständlich vor. Was sollte ich nun mit dem kleinen Vogel in meiner Hand machen? Zärtlich setzte ich ihn auf meine linke offene Handfläche und er blieb dort. Von der gesamten Situation ging eine große, mich bezaubernde Wirkung aus. Ich saß ruhig auf der Bank, der Vogel auf meiner Hand. So verging die Zeit.

Schließlich bewegte ich meine rechte Hand hin zu meinem Kopf und die Meise flog davon. Das schien mir wie eine Befreiung. Eine Befreiung von den unverständlichen Gefühlen in mir, eine Erleichterung, dass das kleine Tier gesund ist und das Leben weitergeht. Eine Welle der Liebe und zugleich auch Nervosität erfassten mich und ich bemerkte, wie sich in mir ein Gedanke bildete: Das ist eine Botschaft von Christoph! Er hat sich mir in diesem Vogel gezeigt. Ein schönes und verwirrendes Gefühl durchströmte mich. Ich konnte nicht sitzen bleiben und lief durch den Garten, riss ein wenig Unkraut aus, zupfte an den Blumen, bis ich mich beruhigt hatte.«

Karin schaute nachdenklich. Ihre Stimme hatte einen weichen Klang erhalten. Bernhard spürte eine tiefe Freude, als er diese Begebenheit vernahm.

»Diese Geschichte erzählte ich Frau Hermann-Schmitt. Sie war absolut bei mir. Sie sprach wenig und hörte zu. Christoph spürte ich anwesend. Ich hatte mir vorgestellt, eine osteopathische Behandlung wäre nur auf den Körper bezogen, aber dies war nicht der Fall. Frau Hermann-Schmitt hat wohl ihre ganz eigene Art. Bei mir ging es um Gefühle. Sie besitzt eine Ausbildung als Physiotherapeutin sowie Osteopathin und arbeitet oft auf eine völlig andere, sehr persönliche, ja spirituelle Weise.«

»Für dich war das richtig gut?«

»Ja. Und anschließend sprachen wir über Christoph. Sie berichtete mir von ihm – seinem geistigen Wesen. Besonders beeindruckte mich, was sie über seine letzten Tage vor dem Tod mitteilte. Christoph konnte zwischen seinem Sein im physischen Körper und einer rein geistigen Ebene wechseln. Manchmal befand er sich sogar zur selben Zeit an beiden Orten. Der entscheidende Unterschied zwischen diesen Dimensionen war, dass er im Körper oft schreckliche Schmerzen hatte und sich eingesperrt fühlte, während er auf der geistigen Ebene vollkommen frei von sämtlichen weltlichen Problemen zu sein schien und keinerlei Leid verspürte. Er wusste sich von hilfreichen Seelen begleitet und unterstützt und sprach gedanklich mit ihnen. Ein vollkommen befreites Bewusstsein nahm ihn dann ein. Er sah seinen Körper, der nicht mehr lange existieren würde, und konnte selbst entscheiden, nun den Weg in die geistige Welt anzutreten – zu sterben. Er spürte durchaus die Sorge um mich, um Alexander, seine Eltern, dich. Er wollte alles ihm noch mögliche tun, damit es uns gut ging. Dies zu hören, es schien mir in jeder Weise richtig und hat mir viel Kraft geschenkt«, meinte Karin.

Bernhards Blick ging in die Ferne. Er stellte sich vor, wie der Geist seines Bruders frei seinen Weg nahm.

»Eine Idee hiervon wollte mir Christoph durch die kleine Meise vermitteln, meinte Frau Hermann-Schmitt. Ich soll auf den Augenblick und die Schönheit des irdischen Lebens schauen, will mir Christoph durch die Begegnung mit dem Vogel sagen. Ich besitze einen eigenen Willen, der dem zustimmen kann. Dies ist von allergrößter Bedeutung. Der Wille des Menschen kann sich ein geistiges Ziel setzen. Beruht dieses auf wahrer Erkenntnis, bewegt es den

Menschen hin zur direkten Erfüllung der Schöpfung. Ich soll Christoph voller Liebe in meinem Herzen tragen, so wie es früher war, als er neben mir weilte und voller Freude lachte, als er mich streichelte oder sich um mich sorgte.«

Karin schaute auf.

»Dann noch etwas besonders Wichtiges: Als Christoph schwer krank war, da waren ihm unsere Gebete, die guten Gedanken, die Liebe von unermesslichem Wert, um die Kraft zu haben, all das Leid zu ertragen. Dafür möchte er uns danken. Und bitte, glaubt an die Liebe, sagt er uns. All das hat mir Frau Hermann-Schmitt berichtet und es schenkt mir großen Halt.«

»Dann warst du noch weitere Male mit Frau Hermann-Schmitt zusammen?«

»Ja. Ich war nun mehrfach bei ihr. Ich finde Frieden, wenn ich dort bin. Der Tod von Christoph ist ein großer Einschnitt. Dass ich jetzt allein bin, Alexander keinen Vater hat … es ist schwer!«

Es entstand ein Augenblick der Stille.

»Ich dachte, es wäre auch für dich eine Möglichkeit, bei Frau Hermann-Schmitt vorbeizuschauen. Ich könnte mir vorstellen, dass sie dir helfen kann, den Knoten, vor dem zu stehst, langsam zu lösen.«

»Du meinst, so kurzfristig ist es möglich, einen Termin zu bekommen?« Bernhard zögerte.

»Ich kann es versuchen. Wenn du willst.«

Der Kranich

Charlotte und Hanns brachen am frühen Nachmittag zusammen mit Karin und Alexander zu einem Ausflug auf. Bernhard besuchte währenddessen Frau Hermann-Schmitt.

Sie behandelte ihre Klienten in einem umgebauten Bauwagen, der neben einer kleinen ländlichen Straße eines dünn besiedelten Vororts gegenüber ihrem Wohnhaus am Rande einer Weide aufgestellt war. Bernhard erinnerte die Szenerie an fahrendes Volk, weissagende alte Frauen, Handlesen, Kartenlesen … Er parkte sein Auto am Straßenrand und ging auf den Bauwagen zu. In schönem hellen Braun hob sich das Gefährt von der Umgebung ab. Einige wenige Stufen führten zur Eingangstür, an die er klopfte. Eine Frau mit langen dunklen Haaren, wohl so um die fünfundvierzig Jahre alt, öffnete und bat ihn herein. Bernhard spürte Vertrauen. Eine warme Atmosphäre herrschte im Inneren des Wagens. In der Ecke brannte ein eiserner Holzofen. An einer kleinen Sitzgruppe nahm er Platz. Was ihm auffiel, waren die vielen Federn, die an der Wand angebracht waren. Jedes Exemplar zeichnete eine besondere Eigenart aus. Es wunderte ihn, dass Karin nichts davon erzählt hatte, da gerade der Vogel wesentlicher Teil ihrer Treffen in diesem Wagen gewesen war. Frau Hermann-Schmitt bot ihm eine Tasse Lavendeltee an. Schnell kam das Gespräch auf seine Beziehung zu Britta.

»Sie wollen mehr Klarheit«, fragte schließlich Frau Hermann-Schmitt, nachdem sie sich eine Weile unterhalten hatten.

»Ja. Es muss sich eine Lösung finden. Vielleicht ist Klarheit der erste Schritt hierzu.«

»Ihnen sind die Federn aufgefallen?«, fragte Frau Hermann-Schmitt.

»Ja.«

»Gefällt Ihnen die große graue Feder, dort am Fenster?«

Bernhard zögerte. Diese Feder löste zwiespältige Gefühle in ihm aus. Ein wenig schreckte er zurück.

»Schon«, antwortete er. »Sie sieht ausgesprochen beeindruckend aus.«

»Es ist die Feder eines Kranichs.«

Bernhard horchte auf. Den Kranichen wurde im alten Griechenland eine besondere Bedeutung zugesprochen. Die Priester lasen aus den Flugformationen der Kraniche. Diese Vögel galten als Symbol der Wachsamkeit. In der griechischen Mythologie waren sie Apollon, dem Gott des Lichts, zugeordnet, ebenso Hermes, dem Überbringer des Göttlichen und der Gottheit des Frühlings sowie Demeter, der Göttin der Fruchtbarkeit. Als er sich hieran erinnerte, erfüllte Freude sein Herz. Noch nie hatte er eine Kranichfeder gesehen. Dieser stolze Vogel sprach ihn an.

»Dann legen Sie sich bitte auf die Liege.«

Am Ende des Wagens stand eine Behandlungsliege. Bernhard legte sich dort auf den Rücken und bedeckte seine Beine mit einer Decke. Mit ganz leichten Berührungen wandte sich Frau Hermann-Schmitt Bernhard zu, der die Augen geschlossen hielt. Er spürte die Hände der Behandlerin und tauchte in seine innere Welt ein.

Ein stolzer, schöner Vogel – ein königlicher Kranich, der Anerkennung fordert – wurde vor seinem geistigen Auge sichtbar und sprach zu ihm.
»Ich bin ein Tier der Sonne. Ich folge ihrem Lauf. Ich suche Helligkeit und Klarheit. Das Verdecken ist mir zuwider. Licht und Erkenntnis sollen die Düsternis vertreiben. Auf das Versteckte, Verdeckte, Verdunkelte darf Licht fallen.«
»Folgen Sie Ihren Gedanken«, hörte Bernhard die Stimme von Frau Hermann-Schmitt. »Schauen Sie auf das Licht.«
Bernhard wandte sich wieder dem stolzen Vogel zu, der fortfuhr, zu ihm zu sprechen.
»Aus dem in der Düsternis Liegendem, worauf ihr Menschen eure Aufmerksamkeit nicht richten wollt, erwächst fruchtbar das Lebensgeschehen, wenn es sichtbar wird! Hier helfe ich, damit ihr Klarheit und Erkenntnis erlangt. Licht fällt auf die Tat, dafür steht Apollon. Der Mensch nimmt seine Handlung zur Kenntnis, was Hermes befördert. Und das eigene Leben gedeiht, da es mehr Helligkeit erhält, so wie es Demeter möchte. Das Leben gewinnt an Weite und Freiheit. Verbergen zu müssen bringt eine große Unfreiheit mit sich. Nicht hinschauen zu dürfen schafft eine große Enge.«
Bernhard spürte eine sanfte Berührung auf seiner Stirn. Er meinte, mit ausgebreiteten Schwingen über die Landschaft zu segeln und auf das Geschehen unter sich zu schauen; der Sonne zu folgen; in ihren Strahlen zu existieren. Weite, Freiheit, Licht bestimmten das eigene Sein. Die Sonne beleuchtete die Welt. Eine Hand von Frau Hermann-Schmitt lag nun in seinem Nacken. Ein weiter Raum schien sich zwischen den Händen auf der Stirn und im Nacken auszubreiten.
»Freiheit und Weisheit liegen in mir«, wandte sich der Kranich wieder Bernhard zu. »Wir Vögel besitzen eine besondere Beziehung zum Thema Familie. Wenn du Schwierigkeiten in der Familie und Partnerschaft hast, kann ich dir eine Hilfe sein.«
Bernhard horchte auf. Ein wenig krampfte sein Herz zusammen. Eine Hand berührte seine linke Brust und Wärme durchströmte seinen Oberkörper.
»Bedenke jedoch stets, es geht darum, dich selbst zu entdecken. Hab keine Angst, dich zu verlieren, weil du Neues suchst. Der Weg führt zur Freiheit. In deiner Familie liegt vieles in der Düsternis. Was willst du nicht sehen und erkennen?«

Wieder erschrak Bernhard über die Worte des Kranichs. Doch erneut ließ ihn die Hand auf seiner Brust Vertrauen fassen. Er wollte weiter nachzufragen, was der Vogel genau meinte, indes der Kontakt zum Kranich verlor sich. In Wellen durchströmte Wärme seinen Körper. Vom Scheitel bis in die Fußspitzen floss ein steter Strom. Die Zeit verging und Bernhard lebte den Augenblick. Ruhe und Gelassenheit stellten sich ein und erneut schien ihm, als gleite er im freien Flug über die Erde. Die Luft ist mein Element; sie trägt mich schwerelos; mein Blick reicht weit, ging es ihm durch den Kopf. Betrachte das Geschehene ohne Furcht und Illusion genau, wie es ist, sprach er zu sich selbst.

»Die Gefühle sind wie die Taten«, hörte er nun erneut den Kranich sprechen. »Schau auf sie. Um Erkenntnis zu gewinnen, musst du dich aus ihrer Vereinnahmung befreien. In ihnen sammelt sich deine Erfahrung. Lass Licht auf die Gefühle fallen, dann erkennst du ihren Gehalt. Gefühle sind wichtig, um der Welt zu begegnen. Ich helfe dir, einen klaren Blick auf sie zu haben.«

»Achten Sie auf das, was Sie fühlen«, war die Stimme von Frau Hermann-Schmitt aus dem Hintergrund zu vernehmen.

Ein mächtiges Empfinden von Freiheit erfüllte Bernhard.

»Ihr müsst sehen, dass ihr alles auf dieser Welt durch euch selbst erlebt«, sprach der Kranich. »Ihr betrachtet die Handlungen, Gefühle, Gedanken und Erkenntnisse anderer immer durch euch selbst. Dies dient eurer Seele.«

Langsam bahnten sich die vernommenen Worte ihren Weg zu Bernhards Bewusstsein. Ganz ruhig lag er auf der Liege und ließ geschehen, was auch immer ihm begegnete. Als er das Wort Seele vernahm, stockte er. Das Gespräch über Christoph, welches er mit Karin geführt hatte, kam ihm in den Sinn. Er wollte mehr hierzu erfahren. Noch glitt er zusammen mit dem großen Vogel über das Land.

»Kranich. Der Tod ist etwas, was wir meist ins Dunkle stellen und nicht wahrnehmen wollen. Hilfst du uns, mehr Erkenntnis in das Thema Tod zu bringen?«

Der Kranich schaute zu seinem Begleiter. »Beim Sterben löst sich euer materieller Körper auf. Er verliert all seine wunderbaren Funktionen. Ein Anlass zum Trauern, ein Verlust! Euer Leib ist nicht mehr. Dieses Geschehen nehmt ihr von außen wahr, wenn ein

Mensch stirbt. Von jetzt an kann der Mensch nicht mehr mit seinem Körper handeln!«

»Aber der Mensch existiert noch?«, fragte Bernhard mit einem ängstlichen Unterton nach.

»Der Mensch mit diesem Leib existiert nicht mehr. Von ihm müsst ihr Abschied nehmen. Dies sollt ihr bewusst sehen. Diesen gestorbenen Menschen könnt ihr nicht mehr in den Arm nehmen, mit ihm könnt ihr nicht mehr lachen ... Er kann euch nicht mehr trösten, aber auch nicht kränken. Dies ist vorbei!«

»Aber das Geistige bleibt?«, versuchte Bernhard, sich zu vergewissern.

»Was den Körper in seiner Funktion zusammenhielt, dies löst sich. Es wird nicht mehr benötigt. Es findet einen neuen Platz. Dies dauert seine Zeit. Die Empfindungen des Körpers verlieren sich, die Sinnesorgane überliefern keine Erfahrungen mehr. Soweit betrifft das Sterben alle Menschen. Was weiterhin geschieht, unterscheidet sich von Mensch zu Mensch. Der Unterschied kann bedeutsam sein. Er reicht von der Existenz des Geistigen des Menschen in gleißender Helligkeit bis hin zu einer in absoluter Dunkelheit, von großer Begrenzung und Enge bis zur Freiheit und Weite. Suche keine fertigen Antworten, sondern bleibe für das offen, was immer geschehen mag. Hilf den Verstorbenen durch deine Zuwendung.«

Bernhard dachte weiterhin an Christoph. Er wollte ihm helfen. Er spürte die Hand von Frau Hermann-Schmitt auf seinem Brustkorb und wie sich die Lunge weitete.

»Ehre die Toten!«, sprach der Kranich. »Sei empfindsam dafür, wenn sie dich suchen und deiner Zuwendung bedürfen. Sag offen und ehrlich, wie du zu ihnen stehst.

Ich verstehe, dass ihr Menschen Angst vor dem Tod habt. Doch bedenkt, dass euer geistiges Wesen meist lange vor dem irdischen Tod das Jenseits erkundet. Beachtet dies bei euren Mitmenschen und bei euch. Bestärkt eure Mitmenschen, vom Jenseits zu berichten und erzählt selbst.«

Bernhard sah vor seinem geistigen Auge, wie der Kranich stolz über das Land schritt. Und dann: Mit weit geöffneten Schwingen glitt er wieder in der Luft. Gemeinsam mit dem Vogel segelte Bernhard in seiner Wahrnehmung hoch im Himmel und schaute hinab auf das Erdgeschehen. Mit Gleichmut betrachtete er das Kommende.

»Bleiben Sie ganz bei sich«, vernahm Bernhard wieder die Stimme der Behandlerin. »Es ist alles in Ordnung.«

Wohlbehagen breitete sich in Bernhards Körper aus.

Lautlos, getragen vom Aufwind, glitten der Vogel und Bernhard hoch im Himmel über die Erde. Die Zeit schien nicht zu vergehen. Er genoss das Sein. Dann wechselte das Bild. Die Beziehung zum Kranich verlor sich. Ein helles Licht zeigte sich am Horizont – viel heller und größer als die Sonne. Bernhard sah sich auf einer Wiese stehen, die sich unendlich hin zum Licht auszudehnen schien. Er sah, wie sich Menschenwesen einzeln oder in Gruppen hin zum Leuchten bewegten. Neben sich erkannte Bernhard Britta. Hand in Hand schritten sie voran. Ein wenig ließ sich Britta von ihm ziehen, doch zugleich achtete sie darauf, dass kein größerer Abstand zwischen ihnen entstand. Bernhard betrachtete dieses Bild, als er wieder die Stimme von Frau Hermann-Schmitt hörte.

»Ruhen Sie sich noch ein wenig aus.«

Die Tür des Bauwagens fiel zu. Frau Hermann-Schmitt hatte den Raum verlassen. Bernhard lag auf der Liege und fand allmählich zurück in das Geschehen, welches ihn umgab. Langsam öffnete er die Augen und betrachtete die Umgebung. Sein Blick streifte die graue Feder des Kranichs. Danke, weiser Vogel, sprach er in Gedanken. Eine große Liebe verband ihn mit dem Tier.

Nach einer Weile betrat Frau Hermann-Schmitt wieder den Wagen. Erfüllt von dem soeben Erlebten hatte Bernhard an der Sitzecke Platz genommen.

»Wie geht es Ihnen?«, wollte die Behandlerin wissen.

Bernhard berichtete von seinem Erleben. Er erzählte von seiner Begegnung mit dem Licht und der Weite, welche sich mit dem Kranich verband, den Einsichten zum Tod und natürlich von den Worten, die er zu seiner Familie vernommen hatte. Das Gespräch wandte sich der Gemeinschaft von Britta und Bernhard zu.

»In Beziehungen befinden wir uns in so vielen widerstreitenden Gedanken und Gefühlen, dass es fast immer heißt, mehr Klarheit zu gewinnen«, meinte Frau Hermann-Schmitt. »Schauen Sie bewusst, was das Leben bringt, dann wird es Ihnen mehr zeigen.«

»Und wie ist Ihre Meinung zu meiner Ehe? Hat sie noch eine Chance?«

»Mit konkreten Voraussagen bin ich zurückhaltend. Es mögen Bilder in mir sein, andererseits wollen sich die Zukunft und damit das Leben entwickeln und nicht im Voraus betrachtet werden. Jeder Mensch muss diesen Prozess in sich wachsen lassen.«

Bernhard schaute ein wenig enttäuscht. Er hatte sich eine konkrete Aussage erhofft. Doch nun wurde ihm bedeutet, dass er selbst zu erkunden hatte, was in seinem Leben geschah. Versuchen Sie, mit wachem Blick auf das zu schauen, was geschieht.«

Frau Hermann-Schmitt ließ eine kurze Pause eintreten.

»Orakel erzählen, was geschehen wird, und doch wird das Gemeinte erst verständlich, wenn es eintritt. Dann ist das im Orakel Gehörte von großer Hilfe. Denn was geschehen ist, erhält nun Erklärung und Sinn und hierdurch kann es besser angenommen werden. Der Mensch versöhnt sich leichter mit dem, was ihm widerfahren ist. Unsere Träume sind ebensolche Wegweiser.«

»Einverstanden«, erwiderte Bernhard.

»Ich will Ihnen noch ein paar konkrete Gedanken mitgeben: Zu lieben bedeutet, Trennung aufzuheben. Liebe ist Verbindung. Je tiefer die Verbindung besteht, desto umfassender existiert Liebe.«

Bernhard freute sich, eine derart klare Aussage zu hören. Beschäftigte ihn doch intensiv, was unter Liebe zu verstehen ist.

»Besteht solch eine Verbindung zwischen zwei Menschen, dann zeigt sich das im Leben«, fuhr seine Gesprächspartnerin fort. »Natürlich wünschen wir uns, dass dies in Zuneigung, Zärtlichkeit oder Verständnis seinen Ausdruck findet. So stellen wir Menschen uns erfüllte Liebe vor. Andererseits steht die Verbindung meist unter dem Einfluss vielfach widersprüchlicher und ungelöster Gefühle. Das bedeutet dann, dass Streit, Macht, Betrug, Demütigung oder Verletzung die Begegnung mitbestimmen. Die Sehnsucht nach der Harmonie besteht, aber unerfüllte Gefühle lassen uns anderes leben.«

Bernhard schluckte. Er wusste, was er hörte, war richtig. Seine Erfahrungen bestätigten dies. »Sie meinen, hinter jeder Beziehung zwischen Menschen steht Liebe?«

»Wenn wir Liebe als Aufhebung der Trennung verstehen, ja. Wenn wir Liebe allein als die Verbindung in Harmonie und Glück sehen, nein. Was ich erkenne ist, dass hinter Gewalt und Streit tief im Menschen gleichfalls Liebe wirkt, denn diese sind in gleicher Weise aus der Sehnsucht geboren, die Trennung zu überwinden. Wie das Lebensgeschehen auf den einzelnen Menschen wirkt, hängt davon ab, welche Wirklichkeit für ihn wichtig ist, was er als ›wahr‹ nimmt – den Streit oder die Zugehörigkeit.«

»Aber wir Menschen sind uns selbst ausgeliefert! Wir können nicht wählen. Wenn ich den Hass wahrnehme, dann gilt dieser für mich und nicht die zugrundeliegende Verbundenheit!«

Bernhard fühlte sich überfordert. Wie sollte er es hinbekommen, dass die Gefühle von Verständigung und Harmonie seine Beziehung zu Britta bestimmten? Er wusste sich keinen Rat.

»Deshalb ist zu leben, was in uns besteht. Gemeinsam können wir an einem Rahmen arbeiten, der nicht der Gewalt und dem Streit die alleinige Herrschaft überlässt. Hierfür besitzen wir einen Willen. Er kann unserem Leben eine Richtung geben – auch die Richtung zu mehr Verständnis unserer Mitmenschen. Bedenken Sie: Der Willen ist eine mächtige Kraft. Er kann dem Irrtum dienen, aber ebenso der Erkenntnis entwachsen. Entstammt er der Erkenntnis, dann führt der Wille den Menschen hin zu seinem Ziel. Diesen Weg zu gehen erfordert Großes und wir Menschen können uns nur Schritt für Schritt unserer Bestimmung nähern. Doch zurück zum Konkreten: Ihre Frau und Sie stehen in einer engen Verbindung. Das kann ich sehen, und das sagt ebenso das Bild, in dem sie Hand in Hand zum Licht schreiten. Sie sind füreinander von großer Bedeutung und Wichtiges ist zwischen ihnen zu klären.«

Frau Hermann-Schmitt suchte nach den richtigen Worten.

»Denken Sie daran, dass zwischen Ihnen und Ihrer Frau eine tiefe Liebe existiert, was auch immer das Geschehen mit sich bringt. Und zeigen Sie ihr, was Sie bewegt. Dann helfen Sie sich selbst und ihr. Natürlich tragen sie beide Konflikte in sich – auch grundlegende Konflikte miteinander. Diese gilt es zu lösen und Sie können das wollen. Das ist Ihre Aufgabe«

Frau Hermann-Schmitt schaute nachdenklich und redete dann in einem eindringlichen Ton langsam und leise weiter.

»Lassen Sie mich noch einmal betonen: Sie sind mit ihrer Frau tief verbunden. Wahrhaftiger als viele andere Menschen, die ihr Leben miteinander verbringen. Denn bei den Menschen existieren durchaus unterschiedliche Beweggründe, warum als Paar das Dasein geteilt wird. Das Zusammensein besitzt genauso seine praktischen und kulturell bestimmten Seiten. Es geht ebenso um Konventionen, Status, materielle oder häusliche Versorgung, familiär-soziale Einbindung, Kinder, die Verfügbarkeit von sexuellen Begegnungen, innere Leere, die gefüllt sein will, Ausweichen vor einer anderen wahrhaft wichtigen Beziehung, unrealistische Träume und Wünsche ... «

Frau Hermann-Schmitt zögerte einen Moment und sprach dann mit eindringlicher Stimme. »Leider werden Wege zur Überwindung der Distanz zwischen den Menschen oftmals mit Macht, Gewalt und Verletzung beschritten. Die Verbindung soll erzwungen, das Gegenüber unterworfen werden und eine Beziehung sich ganz nach eigenen Interessen, Wünschen und Grenzen richten. Nur das Eigene findet Beachtung!«

Wieder stockten die Worte. Die Behandlerin sah zur Kranichfeder hin, während sie weitersprach. »Seien Sie dankbar, dass es bei Ihrer Ehe ganz wesentlich um eine wichtige Beziehung zwischen ihnen geht. Das birgt umfassende Entwicklungsmöglichkeiten in sich. Ein Ausgleich findet zwischen Ihnen und Ihrer Frau statt, der Unerfülltes erlöst und heilt. Wir Menschen leiden schmerzhaft unter der Wahrnehmung, nicht zu erhalten, dessen wir bedürfen. Ein Gefühl, welches der Trennung entstammt. In jeder Verbindung, die wir leben, können wir dieses Gefühl in Richtung Glück wandeln. Wenn wir spüren, einen anderen Menschen zu lieben, dann bedeutet dies, dass wir die Distanz zu ihm verringern möchten. Mit großer Kraft zieht es uns zur Vereinigung.«

»Während der Behandlung habe ich einen Ausgleich in mir gespürt«, nahm Bernhard den Gedanken auf. »Es schien mir, als kämen meine rechte und linke Seite stärker in Einklang.« Bernhard zögerte, bevor er weitersprach. »Als fände eine Versöhnung zwischen dem Empfinden, Spüren und dem Erleben mit dem Handeln und Tun statt. Wie eine Aufforderung, beide Bereiche gleichwertiger zu sehen.«

»Sehr schön. Konzentrieren Sie sich auf die Welt des Erlebens. Männer orientieren sich von ihrer Natur aus gerne am Tun und Gestalten der Welt. Das ist sicher wichtig und gibt dem Leben bedeutende Impulse. Doch ebenso soll der Mensch beachten, was in ihm geschieht.«

Bernhard dachte nach. »Sich in dieser Weise zu verhalten entspricht nicht der Idee von Männlichkeit«, meinte er dann.

»Sie sollen den Impuls zum Gestalten der Welt nicht verringern. Erweitern Sie Ihre Wirklichkeit um die Beachtung des Erlebens. Werden Sie vollständiger und unabhängiger. Nicht nur die Rolle der Frauen verändert sich und gewinnt in der heutigen Zeit an Weite, was die Frau freier macht. Auch die Männer können in unserer Kultur, in dieser Menschheitsepoche, vollständiger werden. Dazu gehört es, die eigenen Gefühle und das innere Erleben zu beachten und dieses als wichtig anzunehmen.«

»Sie meinen, die Gesellschaft oder die Familie zwingen den Mann nicht mehr so grundlegend, sein Handeln nach außen zu betonen? Er kann sich stärker der inneren Wirklichkeit zuwenden?«

»Ja. Dies scheint mir möglich zu sein. Und für Ihre Beziehung ist das von entscheidender Bedeutung. Überlassen Sie Ihre Gefühle nicht Ihrer Frau.«

»Meine Frau mag meine Gefühle verstehen, aber ist nicht mein Anwalt, sie zu vertreten?«, fragte Bernhard, um sich zu vergewissern. »Ich muss für meine Gefühle schon selbst einstehen«, ergänzte er noch. »Sonst nutzt meine Frau meine Gefühle für sich.«

»Machen Sie sich nicht zu viele Gedanken. Leben Sie die Wahrnehmung Ihrer inneren Welt und drücken Sie das aus. Nehmen Sie sich diesen Raum und freuen Sie sich daran.

Bedenken Sie: Zwei Menschen finden zusammen, weil sie miteinander die Aufgabe haben, das Trennende zu überwinden. Auf welche Art die Begegnung stattfindet, kann dabei vollkommen unterschiedlich sein. Wenn Sie über diese Tatsache wissen, vielleicht gelingt es Ihnen, nicht allzu belastend in Streit und Gewalt zu fallen. Denn auch diese sind nur eine Form, sich zu finden. Ihr Bewusstsein über das Geschehen ist entscheidend dafür, wie Sie es leben. Das tiefste Verlangen des Menschen liegt darin, sich zu begegnen, das heißt zu lieben. Und doch existieren zugleich zahlreiche Vorstellungen, wie dies zu geschehen hat. Schauen Sie darauf, wie Ihnen das Verlangen entgegenkommt und Sie aus sich selbst die Form gebären, es zu leben. Sie sind stark und in gutem Einklang mit sich selbst. Beziehen Sie sich hierauf. Und bedenken Sie ebenso: Menschen haben auch Angst vor der Begegnung, sich zu zeigen und erkannt zu werden. Sehen Sie dies gleichfalls beim anderen.«

Frau Hermann-Schmitt erhob sich und ging zu dem kleinen Schränkchen, welches an der Wand befestigt war. Sie öffnete die Tür und holte eine Flasche heraus.

»Ich fülle Ihnen ein wenig von dieser Wildrosenessenz ab, die ich zubereitet habe. In ihr können Sie der Kraft dieser wunderbaren Pflanze begegnen.« Mit diesen Worten ließ sie ein wenig der Flüssigkeit in ein kleines leeres Fläschchen tropfen. »Wenn Sie sich an die Liebe zu Ihrer Frau erinnern möchten, dann riechen Sie an dieser Essenz.« Sie übergab das Gläschen Bernhard.

Hiermit fand das Zusammentreffen mit Frau Hermann-Schmitt ein Ende. Als sie sich bereits verabschiedet hatten und Bernhard sich gerade wegdrehte, um den Ort zu verlassen, wandte sich Frau Hermann-Schmitt noch mal an ihn. »Vielleicht hilft Ihnen irgendwann die Erkenntnis: Nur auf Täterebene kann man heilen!«

Bernhard machte sich auf den Heimweg, die letzten Worte klangen nach, doch ihren Sinn konnte er nicht erfassen.

Zwischenzeitlich waren seine Eltern, Karin und Alexander von ihrem Ausflug beim kleinen Streichelzoo in der Nähe zurückgekehrt. Zwar zeigte sich das Wetter durchaus noch kalt, aber Alexander war gut eingepackt. Er hatte sich voller Faszination die Tiere angeschaut, war auch einmal von einer Ziege umgerannt worden, was sein Interesse jedoch nicht minderte. Charlotte begleitete ihren Enkel bei jedem Schritt, erklärte ihm, um was für Tiere es sich handelte und ermutigte Alexander, sich ihnen zu nähern. Die Hühner pickten seine Körner auf, die er ihnen entgegenwarf, die Kaninchen mümmelten das Heu, welches er mitgebracht hatte, und Alexander lachte über das Treiben um ihn herum. Hanns hatte auf einer Bank Platz genommen, genoss die zu dieser Jahreszeit noch schwachen Sonnenstrahlen und betrachtete das Geschehen. Was seit langer Zeit nicht mehr der Fall gewesen war, er entspannte sich. Karin spürte die große Liebe ihrer Schwiegereltern für ihren Sohn. Sie hielt sich im Hintergrund, wenn es sie auch freute, dass Alexander immer wieder seine Mama suchte.

Zufrieden waren sie nach Hause gekommen und saßen nun im Wohnzimmer bei einer Tasse Kaffee. Bernhard wollte mit seinen Eltern noch in einem Restaurant zu Abend essen. Deshalb verabschiedeten sie sich bald und verabredeten für den nächsten Nachmittag ein erneutes Treffen. Charlotte erzählte während des Essens ganz erfüllt von den Erlebnissen des Tages. Auch Hanns zeigte sich für seine Verhältnisse ungewohnt gesprächig. Zwar fiel der Name Christoph nicht, gleichwohl schien er anwesend – doch an diesem Abend weniger mit Schmerz und Sehnsucht, sondern versöhnt dank Alexander. Bernhard brachte seine Eltern ins Hotel, wo sie frühzeitig zu Bett gingen. Er selbst machte noch einen kleinen Spaziergang und dachte über die Ereignisse des Tages nach. Morgen wollte er in aller Frühe Karin anrufen und sich mit ihr zu zweit treffen, bevor es übermorgen bereits wieder zurückging. Alexander sollte am kommenden Vormittag drei Stunden in seiner Kindergruppe verbringen.

Karin und Bernhard hatten sich für einen gemeinsamen Spaziergang am Ufer des kleinen Flusses, der ganz in der Nähe seinen Weg durch die Natur nahm, verabredet. Karin erzählte vom Streichelzoo. Es freute sie, dass ihre Schwiegereltern durch Alexander so viel Freude erlebten. Bernhard berichtete von seiner Zeit bei Frau Hermann-Schmitt und wie überrascht er über die Art der Behandlung gewesen war. Er spürte das Bedürfnis, über sein Verständnis, ein Mann zu sein, zu sprechen. Während der Nacht war ihm dieses Thema immer wieder durch den Kopf gegangen. Ihn beschäftigte gleichfalls, was er zur Liebe gehört hatte. Er wollte Karins Meinung hierzu hören.

»Wollen die Menschen überhaupt die Trennung aufheben?«, fragte er Karin, nachdem er vom Gespräch mit Frau Hermann-Schmitt berichtet hatte.

Bei dieser Frage zuckte Karin innerlich zusammen. Wie sehr wünschte sie sich Christoph an ihre Seite! Sie schluckte und versuchte, sachlich zu antworten.

»Wie meinst du das?«, wollte sie wissen, auch um ein wenig Zeit für eine Antwort zu gewinnen.

»Nun ja ...«, antwortete Bernhard. » ... es ist verdammt schwierig, den anderen zu beachten, wenn du mit dir beschäftigt bist.«

»Ja, wenn du dich selbst nicht wahrnehmen willst, weil es für dich zu peinigend ist, dann findest du ebenso wenig Zugang zum anderen. Du siehst dann im Wesentlichen den Menschen in ihm, der dir helfen soll – und zwar genau in der Weise, wie du es für richtig hältst. Nicht mehr!«

»Ich denke, Britta sucht oft die Distanz zu mir, weil sie ganz selbstständig sein möchte. Warum will sie das? Hast du eine Idee dazu?« Bernhard sprach nun ganz direkt über das, was ihn bewegte.

»Kann schon sein, dass Britta ganz besonders auf ihre Selbstständigkeit bedacht ist«, antwortete Karin. »Denk auch mal an dich. Du schaust immer auf Britta. Mit was kämpfst du?«

Als Bernhard diese Worte hörte, erinnerte er sich daran, was Frau Hermann-Schmitt ihm mitgeteilt hatte. Er sollte seine Seite des Fühlens, des inneren Erlebens stärker beachten.

»Du hast vollkommen recht, Karin. Ich habe das erst jetzt entdeckt, wie sehr ich nur einer Seite von mir meine Aufmerksamkeit widme. Ich bin ein Mann. Ich möchte gestalten, stark sein. Das steckt ganz grundlegend in mir. Darüber vernachlässige ich es, mich der Welt des Fühlens hinzugeben. Dieser Seite schenke ich wenig Bedeutung.«

»Warum das?«, fragte Karin ein wenig überrascht. »Du bist doch ein gefühlvoller Mann.«

»Ja. Mag sein. Zugleich bin ich aber nur zufrieden, wenn ich mich nach außen richte, etwas bewege.«

Bernhard stockte. Es schien ihm schwierig in Worten auszudrücken, was er in sich wahrnahm. Andererseits strebte er danach, in klaren und verständlichen Worten sprechen.

»Karin. Wie soll ich dir das erklären? Gefallen dir nicht auch Männer besser, die wissen, was sie wollen? Die nicht in irgendein Gezeter verfallen, wenn sie innerlich etwas bewegt, sondern nach einer Lösung suchen?«

Karin spürte, was Bernhard meinte. »Ja, das ist richtig. Und du siehst diese zwei Seiten des inneren Erlebens und des äußeren Gestaltens als unvereinbar?«

»Ich weiß nicht. Geht denn beides? Kannst du denn beides?«

Karin schwieg. Eine kurze Pause trat ein. Dann ergriff Bernhard wieder das Wort.

»Frau Hermann-Schmitt meinte, jede Beziehung zwischen Menschen habe das Ziel, eine Trennung zu überwinden. Wie die Menschen das versuchen, ob in Harmonie oder mit Gewalt, das ändert nichts an dieser Tatsache.«

Karin nickte zustimmend, während Bernhard weitersprach.

»Was mir dazu eingefallen ist: Zwischen den einzelnen Menschen besteht eine sehr unterschiedliche Anziehung. Und wenn sie stark ist und wir uns sehr die Verbindung mit dem anderen wünschen, dann nennen wir dies Liebe.«

Bernhard schaute fragend zu seiner Gesprächspartnerin. Er hoffte, sie würde seine Gedanken verstehen.

»Sprich weiter«, meinte Karin. »Ich höre dir gerne zu.«

Diese Worte ermutigten Bernhard. Karin wiederum empfand das Gesagte als ein wenig zu abstrakt, aber sie wusste, dass Bernhard auf diese Weise die Welt betrachtete und war durchaus neugierig zu hören, was er dachte.

»Mit Liebe wollen wir unsere Unvollständigkeit aufheben«, fuhr Bernhard fort. »Wenn wir einen Menschen treffen, mit dem dies besonders gut möglich ist, entbrennt unsere Liebe heftig und bestimmt all unser Fühlen und Denken.«

Wieder schaute Bernhard auf Karin und diesmal antwortete sie ihm. »Die Liebe kann auch ganz zart sein und muss sich erst entfalten, so habe ich das mit Christoph empfunden. Erst im Laufe der Jahre habe ich entdeckt, wie grundsätzlich und tief die Liebe zwischen mir und Christoph ist. Ich denke, ihm war das schon zuvor klar. Vielleicht hatte ich Angst, mich darin zu verlieren.« Karin überlegte. »Das habe ich oft bei Frauen gesehen, dass in ihnen Angst vor einer alles umfassenden Liebe existiert, so sehr sie sich auch nach dieser sehnen. Sie verlören dann ihre Selbstständigkeit – befürchten sie zumindest. Ihr Leben wäre dann vollständig dieser Liebe gewidmet. Kann sein, dass ich ebenfalls diese Angst hatte. Aber unsere Liebe schenkte mir größte Erfüllung. Das weiß ich jetzt!«

Bernhard schaute lebhaft, als er diese Worte hörte. »Ich kann sehr gut verstehen, was du meinst«, sagte er schließlich.

Beide schauten nachdenklich. Dann ergriff Bernhard wieder das Wort.

»Manche Menschen suchen sich auch Beziehungen, in denen Liebe keine große Bedeutung besitzt. Vielleicht gerade, weil für sie ihre Eigenständigkeit, der eigene Wille, die eigenen Interessen, Wünsche und Ängste der Bezugspunkt sind. Dann dient die Beziehung zum Beispiel allein dazu, Kinder zu haben, versorgt zu sein oder einer allgemeinen Vorstellung zu entsprechen. Das ist auch legitim, finde ich.«

»Ja. Finde ich auch okay. Die Menschen müssen oder dürfen selbst entscheiden. Es ist doch keinesfalls so, dass alle die hingebungsvolle Liebe suchen. Keinesfalls!«

»Es existieren viele Arten des Zusammenlebens«, stimmte Bernhard zu. »Manche Menschen sind vollkommen auf sich selbst fixiert. Es geht ihnen primär darum, Anerkennung von jemand anderen zu erhalten. Es kommt mir so vor, als suchten sie allein den Zustand geliebt und begehrt zu werden. Aber richtig verstehe ich das nicht. Weißt du, was ich meine?«

Karin dachte nach. »Ich denke schon«, sagte sie schließlich. »Ich habe oft mitbekommen, dass sich Freundinnen von mir mit Passion der Illusion der Verliebtheit hingaben. Ich muss da nur an Angie denken. Das Begehren, die Komplimente, die Bewunderung von Männern haben ihr derart gefallen, das Gefühl, welches es bei ihr auslöste, erlebte sie als überwältigend schön, dass sie es als eigene Liebe für den anderen sehen wollte. Das muss Liebe sein!, meinte sie. Ein Blick in den Spiegel zeigte ihr in solchen Momenten einen wahrhaft schönen und liebenswerten Menschen.«

Karin schaute zu Bernhard, der ihr interessiert zuhörte.

»Auch der jeweilige Mann wurde in ein positives Licht gerückt«, fuhr Karin fort, »denn seine Zuneigung scheint umso wertvoller, je attraktiver er gesehen wird. Es besteht ein großes Verlangen nach seiner Zuneigung. Das kann bis zur Abhängigkeit gehen. Und dies wird Liebe genannt.«

»Und ist es das nicht?«, wandte Bernhard in einem fragenden Tonfall ein.

»Das ist keine Liebe! Das ist eine Not.«

»Aber jeder von uns kennt das – möchte diese Zuwendung!«

»Bestimmt. Trotzdem müssen wir lernen, genauer in uns hineinzuhören. Was verbindet mich mit dem anderen Menschen? Geht es allein darum, für einen anderen wichtig zu sein?«

»Anderseits, zusammen dieses Verlangen zu leben, kann gleichfalls eine tiefe Verbindung schaffen.«

»Was ich beobachtet habe, ist etwas anderes«, erwiderte Karin. »Der Freund war für Angie in einer solchen Beziehung austauschbar. Auf das erste Hoch folgte eine große Ernüchterung einschließlich tiefer Enttäuschung und die Verantwortung hierfür wurde dem Mann gegeben. Die Schuld lag beim Partner. Er gab nicht mehr das, was das vermeintliche Gefühl von ›Liebe‹ auslöste. Die Komplimente wurden weniger und verloren gleichfalls an Wert. Die Attraktivität des Freundes verringerte sich im Laufe der Zeit. Dem Gefühl der Verliebtheit wurde die Substanz entzogen …«

»Siehst du das nicht ein wenig zu negativ?«, warf Bernhard ein.

»Vielleicht zu sehr schwarz-weiß. Da hast du recht. Wahrscheinlich gehört diese Illusion von Liebe in jede Beziehung. Andererseits haben mich das Erleben mit Christoph, seine Krankheit und sein Tod kompromissloser gemacht. Ich habe erfahren, wie wichtig Liebe tatsächlich ist. Ich ahne, was sie bedeutet.«

Karin musste einen Moment innehalten. Tiefe Gefühle wurden durch dieses Gespräch berührt. »Ich denke, es ist wichtig, dass wir solche Verliebtheit von wirklicher Verbindung und gemeinsamer Aufgabe im Leben unterscheiden. Denn sich auf die Liebe einzulassen fordert uns über die Maßen. Wir können und sollen das, was es von uns fordert, nur leisten, wenn es wahrhaft um unsere gemeinsame Aufgabe geht.«

Bernhard sah sich durch die Äußerungen von Karin leicht überfordert. Wie soll ein Mensch in seiner bunten Gefühlswelt all dies unterscheiden, fragte er sich.

»Du verlangst eine Menge von den Menschen«, meinte er mit leiser Stimme.

»Nein. So meine ich das nicht. Ich will sagen, dass es einiges zu lernen gibt und es gut für uns ist, genau darauf zu achten, was uns im Leben geschieht. Die Freundinnen, die ich meine, und ebenso die Männer, mit denen sie zusammen waren, haben sich ja auch entwickelt – manche mehr, manche weniger ... Manchmal hätte ich richtig Lust gehabt, die Angelika kräftig zu schütteln, ihr zuzurufen: Wach auf! Du liebst diesen Mann überhaupt nicht! In drei Monaten wirst du über ihn klagen. Du liebst dein Gefühl der Verliebtheit, welches allein daraus entsteht, dass er dich bewundert und begehrt. Angie hat nie etwas gelernt – bis heute nicht. Die Männer sind für sie nach Ende der Beziehung alle Gefühlsverbrecher. Vielleicht habe ich zu sehr an sie gedacht, als ich vorhin so schwarz-weiß auf die Welt geschaut habe.«

Karin sah erschöpft aus.

»Jetzt verstehe ich, was du meinst. Da kann ich auch von Kumpels erzählen. Sie wollten eine Freundin, um eine Freundin zu haben, mit der sie sich zeigen konnten und damit die Freunde sagten, er habe eine hübsche Freundin; damit die anderen dachten, er sei ein toller Typ; damit sie selbst jemand waren ...«

»Ja. Genau so meine ich das. Aber ich bleibe dabei: Es existieren genauso andere Menschen, mit denen wir wahrhaftiger verbunden sind, die nicht austauschbar sind, mit denen uns eine gemeinsame Aufgabe im Leben verbindet! Ich möchte den Mut besitzen, diese Beziehungen zu leben, auch wenn ich Angst davor habe. Denn sie lassen mich wachsen. Es gibt eine Bestimmung im irdischen Dasein, davon bin ich fest überzeugt, die sich nur mit bestimmten Menschen erfüllen lässt. Tief sind wir mit diesem Partner verbunden und gemeinsam müssen wir an unseren Aufgaben arbeiten. Das bedeutet Liebe! Auf diese Herausforderung und Verbindung sollten wir versuchen uns einzulassen.«

Das Gespräch verstummte. Beide waren in ihren Gedanken. Schließlich meldete sich Bernhard.

»Ich habe das nie mitgemacht.«

»Was hast du nicht mitgemacht?«

»Ich hab das nie geglaubt, dass ich durch die Bewunderung anderer ein wertvoller Mensch bin. Das hat für mich nie gestimmt. Ich werde kein anderer, nur weil mich jemand so oder so sieht.«

»Du lebst eben stark in deiner eigenen Welt. Ich weiß. Das gefällt mir auch an dir.«

Wortlos gingen sie nebeneinander.

»Lass uns hier den Weg zurück nehmen«, unterbrach Karin das Schweigen.

Sie machten sich auf den Rückweg und das Gespräch drehte sich jetzt mehr um das alltägliche Leben. Nur noch einmal kam Bernhard auf das zuvor Besprochene zurück.

»Was ist eigentlich mit der Macht«, fragte er Karin. »Angie und deine anderen Freundinnen wollten doch auch Macht über die Männer?«

Bernhard spürte, wie er sich gegen diesen Machtanspruch einer Frau sträubte.

»Sicher«, entgegnete Karin. »Sie suchten die Macht und Kontrolle. Nur hierdurch meinten sie erhalten zu können, dessen sie so unbedingt bedurften.«

»Und …«, Bernhard zögerte, »… was bedeutet das für die Liebe, wie du sie siehst? Ich höre dir zu.«

»Macht hindert uns daran, die Wirklichkeit zu erkennen, wenn es uns gelingt, sie nach unseren Interessen und Wünschen zu gestalten.«

»Wie meinst du das?«

»Angie ist es immer eine Zeitlang gelungen, die Männer so zu beeinflussen …«

»Du meinst zu manipulieren!«

»Ja, so kann man das auch nennen. Jedenfalls haben sich die Männer verhalten, wie sie es wollte.«

»Und das hat verhindert, dass Angie die Wirklichkeit, wie ihre Freunde sind, erkennt – meinst du?«, warf Bernhard ein.
»Genau. Und wenn sich die Beziehung dann anders entwickelte, als sie es wünschte, lag das immer an den Männern. Ihre eigene Rolle konnte sie nie erkennen, nie Verantwortung dafür übernehmen.«
»Macht lähmt uns«, meinte Bernhard.
Damit war das Thema Mann und Frau für diesen Vormittag endgültig beendet. Karin und Bernhard verlangte es nach leichteren Themen.

Am Nachmittag trafen sich Charlotte und Hanns Krüger ein weiteres Mal mit Alexander. Den ganzen Vormittag hatten sie sich auf diese Begegnung gefreut. Wieder stand ein gemeinsamer Ausflug an. Mit dem Auto brachte Bernhard die Familie in die Berge zum Schlittenfahren. Es war der erste Schnee, den Alexander bewusst erlebte. Karin musste ihm immer wieder die Handschuhe anziehen, denn ihn faszinierten die glitzernden weißen Kristalle und er wollte ihn möglichst lange in den bloßen Händen halten. Schließlich verstand er, dass Schnee kalt ist und die Hände mit der Zeit durch die Kälte schmerzen. Ein kleiner Hügel diente für seine ersten Erfahrungen mit dem Schlitten.
Es war für Bernhard erstaunlich zu beobachten, welche tiefe Freude und Erleichterung Charlotte und Hanns durch das Zusammensein mit ihrem Enkelkind erfuhren. Ein Teil der Last durch Christophs Tod schien von ihnen abzufallen. Später im Gasthaus, in dem sie noch eine kurze Rast einlegten, wirkten alle gelöst und glücklich. Hanns Krüger nahm ebenfalls aufgeschlossen am Gespräch teil.
Karin hatte den Eindruck, Christoph wäre bei diesem Treffen mit anwesend und er ermuntere alle, das Leben zu genießen. Es schien ihr, als wolle er die Aufmerksamkeit auf das Schöne lenken und Vertrauen in das Dasein wecken. In Gedanken dankte sie ihm dafür. Sie lachte über die Albernheiten ihres Sohnes und fühlte sich ganz im Geschehen aufgehoben. Bernhard blieb ihr der große Bruder, der sie beschützen würde, wenn es notwendig war.
Am nächst
en Morgen machten sich Charlotte, Hanns und Bernhard Krüger auf den Weg nach Hause. Alexander sorgte durch seine offene Art

dafür, dass sich alle voller Zuversicht auf das nächste Zusammentreffen freuten. Es sollte der Geburtstag von Charlotte sein.

Diesmal legten sie auf der langen Fahrt, obwohl sie erst spät losgefahren waren, Pausen ein. Auch Hanns genoss das Mittagessen in einem kleinen Gasthaus abseits der Autobahn. Spät am Abend trafen sie im Bergischen Land ein. Charlotte und Hanns hatten kein einziges Mal über die Länge der Fahrt oder die späte Stunde ihrer Ankunft geklagt. Bernhard hielt sich nicht lange bei seinen Eltern auf, sondern machte sich bald auf den Weg zu sich nach Hause. Britta empfing ihren Mann freundlich. Sie brühte ihm noch schnell einen Tee auf, dann wechselten sie ein paar Worte und legten sich schlafen, denn beide hatten am kommenden Morgen Unterricht.

Britta und die Freiheit

»Was tobt in dir, Britta, und möchte erfahren werden?«, fragen die Moiren.

»Lerne aus dem Blick auf das Geschehen«, ermahnt die Älteste.

»Vertraue dir auch in der Dunkelheit. Denn du bist es, die mit großer Macht eine Antwort sucht. Deshalb trübst du deinen Blick und verhärtest das Herz«, spricht die Göttin, die mitten im Leben steht, mit Anteilnahme.

»Es gibt noch so viel, was gelebt sein will«, meint die Jüngste.

»Freiheit – welch geheimnisvolles Wort! Es verspricht Unermessliches. Allzeit geht es um die Frage, was dich, Mensch, im Inneren bewegt. Lerne dies zu erkennen. Auf diese Weise gewinnst du Freiheit!«, verkünden die Schicksalsgöttinnen.

Als Britta am Tag, an dem Bernhard zu Karin und Alexander fuhr, morgens hörte, wie die Haustür hinter ihrem Mann ins Schloss fiel, erfasste sie eine aufgeregte Vorfreude. Nun standen ihr drei lange Tage und Nächte bevor, in denen sie sich ganz Sebastian zuwenden konnte. Dies sollte eine glückliche und erfüllte Zeit werden, sagte sie sich. Helena und Gabriel würden heute nach der Schule mit dem Bus zu ihren Großeltern fahren und dort das Wochenende verbringen. Sie fühlte sich frei! Wie überwältigend waren ihre Sehnsucht nach Freiheit und ihr Verlangen nach einem Mann, der nur für sie auf dieser Welt lebte! Sie lag im Bett, schaute zum Fenster, hinter dem das Licht der Straße matt leuchtete, und malte sich aus, was die kommenden Tage bringen mochten.

Sebastian und sie würden sich in der Tanzschule treffen, ausgehen, vielleicht im Kino einen Film anschauen und dann konnten sie ihre Liebe hier im Bett genießen. Ein warmer Schauer durchlief ihren Körper. Wohlig streckte sie sich unter der Bettdecke. Wie schön war es, sich vorzustellen, Sebastian läge neben ihr. Er würde sie streicheln, zärtlich Koseworte flüstern, ganz im Begehren nach ihr aufgehen. Sie meinte, seinen Körper zu spüren, wie er sich mit ihrem vereinigte. Jede Regung von ihr würde seine Beachtung finden. Nur für seine Geliebte hätte er Augen und Ohren und sie würde ihn verwöhnen. Britta meinte den Geruch von Sebastian in sich aufzunehmen. Welch schöner Mann, dachte sie. Die schlanken Beine, der grazile Körper. Lust stieg in ihr auf.

Sie schaute sehnsüchtig zum Fenster. Es würde noch eine Weile dauern, bis es hell wurde. Der Winter zeigte sich dunkel und kalt. Sie wollte noch ein wenig unter der warmen Decke liegen bleiben und träumen. Das Frühstück für die Kinder konnte sie in wenigen Minuten zubereiten. Sie durfte sich Zeit lassen.

Sebastian gibt mir, was mir zusteht, sprach sie zu sich selbst. Es wird der Tag kommen, an dem wir zusammenleben. Sobald die Tochter von Sebastian etwas größer ist, können wir zusammenziehen. Dann sind Helena und Gabriel fast erwachsen. Alles geht seinen richtigen Gang. Bis es soweit ist, werde ich jeden Augenblick mit meinem Geliebten genießen. Dazu besitze ich das Recht! Darauf warte ich schon lange genug. Bernhard jedenfalls unterdrückt mich. Er ist im Grunde ein Tyrann, auch wenn er das zu verbergen versucht. Gut, die Beziehung mit ihm hat auch seine angenehme und praktische Seite. Bernhard trug inzwischen den deutlich größeren Teil zum Familieneinkommen bei. Britta hatte ihr Deputat an der Schule stark reduziert. Sie wollte mehr Zeit für das Tanzen haben. Zudem schien es ihr verlockend, sich nicht jeden Morgen sofort auf den Weg zur Arbeit machen zu müssen und öfters abends Zeit für Treffen mit ihren Freundinnen zu haben. Ihr stand im Leben anderes als Stress und Beanspruchung zu, sagte sie sich. Ihre Interessen sollten Raum einnehmen können, da war sie sich sicher.

Natürlich plagte sie ab und an ein schlechtes Gewissen Bernhard gegenüber. Aber diese Bedenken konnten das Gefühl der Verliebtheit nicht verdrängen. Es schien ihr mächtig und wahrhaftig. Sebastian schenkte sie ihre Liebe, mit ihm teilte sie ihre Sexualität und dafür erhielt sie reichen Lohn.

Was Britta sich nicht eingestehen wollte: In der Tiefe ihrer Seele suchte sie Bernhards Liebe und Anerkennung. Ihre größte Angst bestand darin, von Bernhard zurückgewiesen zu werden, wenn sie sich in ihrer ganzen Verletzlichkeit und Bedürftigkeit zeigte. Denn im Grunde fühlte sie sich nicht liebenswert und glaubte, nur wenn sie die Kontrolle behielt, würden die Männer – ja alle anderen Menschen – sie anerkennen. Doch auch Mut ruhte in ihrem Herzen. Britta ließ sich auf das Drama des Lebens ein.

In ihrem Inneren existierte die Erkenntnis, die sie sich niemals eingestehen würde, dass Sebastian sie nicht wirklich liebte und keinesfalls für ihr Wohl eintreten würde. Sie spürte die Not, aus der heraus er sich ihr zugewandt hatte. Doch hierdurch besaß sie Macht über ihn. Bernhard gestand ihr diese Position der Macht nicht zu.

Zudem, sollte Sebastian sich je von ihr abwenden, das konnte sie nicht wahrhaft verletzen. Sie achtete ihn im Grunde nicht. Ein Mann, der seine Frau betrog, die ein kleines Kind von ihm hatte, würde nie ihre Achtung erlangen. Zugleich suchte sie genau den Mann, dem sie sich moralisch überlegen fühlte.

Dass Sebastian zugleich als Inhaber der Tanzschule nach außen eine gute Figur machte, ergänzte in idealer Weise ihre Wunschvorstellung. Britta wollte ihre Träume nicht an einer harten Realität prüfen. Es fühlte sich einfach zu gut an, sich vorzustellen, in Liebe das Leben mit Sebastian zu teilen, mit ihm zusammen zu wohnen, jeden Tag sein Begehren und seine Bewunderung zu spüren. Sie erlaubte sich diese Träume, die ihr zu versprechen schienen, glücklich zu sein. Dieses Spiel wollte sie spielen!

Einmal hatte ihr Bernhard von Poseidon, dem Gott des Meeres, erzählt. Daran erinnerte sie sich in diesem Augenblick, als sie behaglich im Bett lag. In der Welt von Poseidon stand das innere Erleben im Mittelpunkt des Seins. Nichts musste verstanden werden, sondern der Mensch sah sich mit allem verbunden. Er schwamm mit im großen Strom des Lebens und die Wirklichkeit zeigte sich in der Weise, wie er sie empfand. Eine Traumwelt, die keine Sicht von außen kennt. Und, fragte sie sich, warum durfte das Leben nicht gleichfalls banal, oberflächlich und unverbindlich sein? Bernhard besaß kein Recht, Zugang zu ihrem tiefsten Empfinden zu verlangen, ihre Angst und Verzweiflung zu berühren. Er zwang sie durch seine Suche nach der Wahrheit dazu, sich von ihm abzuwenden.

Männer wie Bernhard sind unendlich kompliziert, dachte Britta. Nie soll für sie die Welt so sein und bleiben, wie sie erlebt wird. Ihnen fehlt der Zugang zu dem, was sie fühlen. Immer wollen sie verstehen.

An diesem Vormittag musste Britta noch drei Stunden Unterricht halten. Danach aß sie in einem Café eine Kleinigkeit und machte sich auf zur Tanzschule. Zwar dauerte es noch ein wenig, bis ihre Arbeit mit der Tanzgruppe begann, aber sie wollte Sebastian sehen. Natürlich hatten sie bereits besprochen, dass diese drei Tage frei zu Brittas Verfügung standen. Ihr Geliebter hatte versichert, alles zu unternehmen, damit sie möglichst viel Zeit miteinander verbringen konnten.

Sie traf Sebastian im Büro an. Er telefonierte und grüßte sie, während er weitersprach. Sie setzte sich auf einen Stuhl. Sebastian unterbrach kurz sein Telefonat, hielt die Hand vor die Muschel und meinte zu ihr, er käme gleich in den Tanzsaal. Also verließ Britta das Büro und begab sich in den Übungsraum. Sie überprüfte die Musikanlage, legte die CD bereit, die sie heute abspielen wollte, und setzte sich dann auf den Boden. Es dauerte seine Zeit, bis ihr Geliebter erschien. Nun bedeckte ein Lächeln sein Gesicht, als er auf Britta zukam, sie in den Arm nahm und lange küsste.

»Ich freue mich so«, meinte Britta. »Wir sehen uns, wenn ich mit der Gruppe fertig bin. Ich kann ja heute etwas früher aufhören.«

Britta schaute erwartungsvoll auf Sebastian. Dieser hielt sie weiterhin in den Armen. Dann ließ er sie plötzlich los, als sie hörten, dass die Tür zur Tanzschule aufging. Beide schauten zum Gang.

»Ich muss zum Büro«, sagte Sebastian. »Ich habe noch ein wichtiges Gespräch. Lass dir Zeit mit der Gruppe. Ich hab leider viel zu tun.«

Sebastian drückte kurz Brittas Hand und ging zur Tür. Britta schaute ihm ein wenig enttäuscht nach. Sie hatte gehofft, er hätte sich den Nachmittag nur für sie freigehalten. Zugleich entschuldigte sie ihn. Er war ein viel beschäftigter Mann und wahrscheinlich ließ sich der Termin nicht auf einen anderen Tag verlegen.

Wieder setzte sie sich auf den Boden, träumte ein wenig vor sich hin und spürte, wie die freudige Erwartung zurückkam. Sie nutzte den freien Augenblick, um auf dem Handy Helena und Gabriel anzurufen und sich zu vergewissern, dass beide schon bei ihren Eltern angekommen waren. Schließlich spielte sie die Choreografie durch, die sie heute üben wollte. Begleitet von der Musik tanzte sie die einzelnen Figuren und betrachtete sich dabei in der großen Spiegelwand. Noch einmal ging sie hinaus in den Flur, um zu horchen, ob Sebastian immer noch beschäftigt war. Stimmen kamen ihr aus dem Büro entgegen, sodass sie umdrehte und wieder im Tanzsaal Platz nahm. Als sie dort stand, leicht verschwitzt vom Tanzen, überlegte sie kurz, Bernhard anzurufen und sich zu erkundigen, ob die Fahrt gut verlaufen wäre. Sie verwarf den Gedanken wieder. Überhaupt fragte sie sich, warum sie derart oft an Bernhard dachte. Warum habe ich das Gefühl, ich tue ihm Unrecht?, überlegte sie. Ich brauche meine Freiheit, ich darf glücklich sein, vergewisserte sie sich. Mehr wollte sie nicht wahrnehmen.

Draußen fing es bereits zu dämmern an, als die Teilnehmer ihrer Gruppe eintrafen. Es wurden intensive zwei Stunden, in denen sie mit Erfolg die neuen Figuren einstudierten. Heute spürte Britta große Freude daran vorzutanzen, wie sie sich die Umsetzung ihrer Ideen vorstellte. Sie meinte, fast schwerelos über das Parkett zu schweben. Wie im Flug ging die Zeit vorüber. Als alle Teilnehmer gegangen waren, schaute Britta nach Sebastian. Er saß vor einigen Papieren an seinem Schreibtisch.

»Gib mir zehn Minuten«, meinte er. »Ich muss noch ein Telefonat führen.«

Britta ging zurück in den Umkleideraum, duschte und begann sich anzuziehen. Sie war nur halb bekleidet, als Sebastian eintrat, auf sie zuging, sie in den Arm nahm und küsste. Sie spürte sein Begehren und doch: Für den Verlauf des heutigen Abends hatte sie andere Vorstellungen. Mit einem Lachen entzog sie sich seiner Umarmung.

»Lass mich mich erstmal zu Ende anziehen«, sprach sie und schlüpfte geschickt in ihre Hose. Sebastian war enttäuscht. Er wollte Sex mit Britta und am liebsten sofort. Dass sich Britta dem entzog, kränkte ihn. Doch er musste dies akzeptieren.

»Was machen wir denn heute Abend«, sprach Britta in einem unverfänglichen Ton zu ihm. »Sollen wir etwas essen gehen oder ins Kino oder beides?«

Eigentlich wollte Sebastian mit Britta schlafen. Weder Essen noch Kino interessierten ihn wirklich. Andererseits musste er sich wohl darauf einlassen.

»Ich lasse dir die Wahl«, antwortete er in einem großzügigen Tonfall. »Allerdings ...«, er legte eine kurze Pause ein, »... ich kann nicht allzu spät nach Hause kommen. Erika kennt meine Arbeitszeiten und Termine. Sie hat immer einen Blick darauf. Ich hab ihr gesagt, dass ich heute noch eine spätere Verabredung mit einem Geschäftspartner habe. Trotzdem, es darf nicht allzu lange dauern. Tut mir leid, aber da ist ja auch Anna ...«

Nun war es an Britta, enttäuscht zu schauen. Aber sie wollte sich das nicht anmerken lassen. Okay, Sebastian hatte eine Familie. Das war halt so und natürlich sollte seine Frau nicht mitbekommen, dass er mit ihr zusammen war. Das würde in einer Katastrophe enden. Wahrscheinlich musste sie sich dann einen neuen Raum für den Tanzunterricht suchen und, was sie besonders schreckte, möglicherweise würde Bernhard von ihrer Liebschaft etwas erfahren. Das durfte auf keinen Fall eintreten.

»Dann lass uns etwas essen gehen. Ich habe großen Hunger.« Britta lächelte. Sie hatte ihre Gefühle wieder im Griff. Die Situation ist halt schwierig, sprach sie zu sich selbst. Trotzdem, es soll ein schönes Wochenende werden.

»Ich lade dich zum Sushi ein«, erwiderte Sebastian.

Sebastian war froh, dass es nicht zu einer offenen Auseinandersetzung darüber gekommen war, dass er wenig Zeit hatte. Er wusste, dass Britta sich ungeheuer auf das gemeinsame Wochenende freute. Natürlich hätte er Erika von einem Kongress oder Tagung erzählen können, weshalb er über die Tage weg sein musste. Aber er traute ihr zu, dass sie seine Angaben aufs Genaueste überprüfte. Dieses Risiko wollte er nicht eingehen. Zudem wuchs in ihm das Gefühl, sich gegen eine allzu umfassende Vereinnahmung durch Britta wehren zu müssen. Sie hatte mit solchem Nachdruck darauf bestanden, dass die kommenden Tage für sie reserviert sein sollten, dass er richtig erschrocken war. Der Vorschlag mit dem Sushi schien ihm für heute eine gute Lösung. Das dauerte nicht allzu lange und er wollte durchaus noch im Bett Zeit mit Britta verbringen.

Also machten sie sich auf den Weg. Das Restaurant lag nur einen Katzensprung entfernt. Bei Britta stellte sich wieder Freude ein und Sebastian bemühte sich, sich von seiner charmantesten

Seite zu zeigen. Sie lachten viel. Britta trank ein wenig zu viel Alkohol und hatte einen ordentlichen Schwips, als sie bei ihr im Haus eintrafen. Trotzdem achtete sie strikt darauf, sich mit Sebastian möglichst leise und unauffällig zu verhalten. Die Nachbarn sollten von seinem Besuch nichts mitbekommen. Als sie die Tür hinter sich geschlossen hatten, fiel sie ihrem Liebhaber um den Hals. Sie wollte seinen Körper spüren und Sebastian erwiderte ihr Drängen. Doch Britta vergaß nicht, sorgfältig die Gardinen und Jalousien zu schließen, bevor sie sich gänzlich auf das Liebesspiel einließ.

Nach einer Weile wurde Sebastian unruhig. Er suchte die Gelegenheit, das Haus zu verlassen, denn er wusste, Erika wartete auf ihn.

»Es ist unglaublich schön mit dir«, sprach er leise zu Britta.

Sie lächelte glücklich.

»Du bist eine wunderbare Frau. Warum haben wir uns nur so spät kennengelernt? Britta, ich liebe dich, deine schönen Augen, die wunderbaren Beine, dein Lachen ...«

Sebastian schaute Britta schmachtend an. »Ich bin dein dir ganz ergebener Sklave, dir verfallen.«

Brittas Herz schlug heftig angesichts dieser Worte. Solch einen Mann wünschte sie sich.

»Ich liebe dich auch«, sprach sie.

»Wir müssen vorsichtig mit unserer Liebe umgehen«, sagte Sebastian. »Sie ist so wertvoll! Niemand soll sie gefährden.«

Er legte sich zurück und sein Kopf ruhte auf ihrem Bauch.

»Wir sehen uns morgen wieder, Geliebte. Jetzt ist es spät und auch, wenn ich möchte, dass diese Augenblicke nie vergehen, die Welt ist grausam und erzwingt ein Ende.«

Sebastian setzte sich auf. Er bewunderte selbst seine soeben gesprochenen Sätze. Waren ihm diese nicht in wunderbarer Weise gelungen?, lobte er sich. Dann stand er auf und ging ins Bad.

Britta schloss die Augen. Welch schöne Worte, welch perfekter Mann – ihr Mann. Sie träumte. Nach einigen Minuten kam Sebastian wieder in den Schlafraum. Er hatte sich bereits angezogen.

»Wir sehen uns morgen um drei im Tanzstudio?«, fragte er.

Britta nickte. Sie küssten sich. Sebastian strich ihr sanft über die Haare, dann ging er in Richtung Eingangstür.

»Lass das Außenlicht aus«, rief ihm Britta nach.

Sie hörte das Klicken der Tür und streckte ihren Körper im Bett. »Sebastian, ich liebe dich«, sprach sie halblaut. Sie meinte, glücklich zu sein und schloss die Augen. Ihre Hand fuhr über das noch warme Laken, auf dem eben noch ihr Geliebter gelegen hatte. Schade, dass er nicht mehr Zeit hat. Er will immer Sex, ging es ihr durch den Kopf. Auch gut, das kann ich ihm geben, antwortete sie sich selbst. Seine Frau gibt ihm das nicht. Dann legte sich Britta auf die Seite und war kurz darauf in einen tiefen Schlaf gefallen.

Am nächsten Morgen wachte sie früh auf. Es war jetzt Mitte Februar, ein grauer, regnerischer Tag. Sie fühlte sich einsam. Das Haus machte einen verlassenen Eindruck. Es fehlten ihr die Kinder. Noch war es zu früh, sie anzurufen. Wenn Helena und Gabriel bei ihren Großeltern übernachteten, dann standen sie meist erst spät auf. Gabriel verabredete sich häufig am Abend mit Freunden und kam erst am Morgen zurück. Helena schlief auch ohne besonderen Anlass gerne bis in den Vormittag. Alles Dinge, die wir nie gedurft hätten, ging es Britta durch den Kopf. Ihre Mutter bereitete nach dem Aufstehen ihren Enkeln das Frühstück und sorgte dafür, alle Wünsche genau zu erfüllen. Wie hat sich meine Mutter verändert und wie gut hätte es mir getan, solche Fürsorge und Liebe zu spüren! Britta empfand ein klein wenig Eifersucht auf ihre Kinder. Sicher, sie gönnte es ihnen, solchermaßen verwöhnt zu werden, jedoch es gab ihr gleichfalls einen Stich ins Herz, dass sie dies nie hatte selbst erleben dürfen.

Ihr Vater war ebenso für die Enkel da, was für seine Kinder nie der Fall gewesen war. Herbert Herzog hatte sein Arbeitsleben tatsächlich hinter sich gelassen. Natürlich, wenn im Fernsehen oder in der Zeitung über die Landesregierung berichtet wurde, musste er das kommentieren und hierbei klarstellen, über welches Insiderwissen er verfügte. »Ach, der Maier, von ihm habe ich noch nie etwas gehalten. Das ist wieder mal ein vollkommen unausgereifter Vorschlag. Da wird er mit dem MP« – vom Ministerpräsidenten sprach er im Insiderjargon stets als MP – »noch Ärger kriegen.« Auf solch eine Weise bezog er Stellung und erwartete anerkennende Blicke.

Doch in seiner gesamten Haltung war er merklich weicher geworden. Er nahm sich nun Zeit für seine Enkel und diskutierte gerne mit Gabriel über Politik. Dabei hörte er sich die Meinung seines Enkels mit Achtung an. Gabriel zeigte große Freude an diesen Unterhaltungen. Ihm war weiterhin ein rebellischer Geist eigen, der

Verhältnisse nie ohne sie zu hinterfragen hinnahm. Wenn ihm sein Opa geduldig erklärte, wie politische Entscheidungen zustande kamen, welche Interessen und Machtfaktoren zu berücksichtigen seien, dann versöhnte ihn das mit dem Geschehen. Seine Vorstellung, dass sich durch die Politik das Leben der Menschen zum Guten ändern sollte, spiegelte sich an der Realität und er gewann an Einsicht, was gesellschaftliche Entwicklung bestimmte.

Isolde Herzog zeigte sich weiterhin ganz vernarrt in Helena. Voller Verständnis und Wohlwollen schaute sie auf ihre Enkelin. Gerne ging sie mit ihr shoppen und geduldig stöberte sie in den Läden. Zwar äußerte sie ihre Vorstellungen von Geschmack und Wertbeständigkeit, ließ sich dann gleichwohl leicht von Helena überreden, doch etwas in ihren Augen Unnötiges oder dem modischen Augenblick Geschuldetes zu wählen – und zu bezahlen. Mit leicht schlechtem Gewissen trat sie anschließend ihrer Tochter gegenüber und verteidigte Helena für deren Wünsche und die getätigten Einkäufe. »Sie ist noch so jung und Geschmack entwickelt sich erst mit den Jahren«, sagte sie dann. Britta hatte einmal geantwortet, dass sie als Kind auch gerne vieles gehabt hätte und nie erhalten hatte, weil es als unnötiger Schnickschnack bezeichnet wurde. Isolde Herzog hatte betreten weggeschaut und »Ich weiß ...« geantwortet.

Nun frühstückte Britta alleine in den leeren Zimmern des Hauses, dachte an ihre Kinder und ihre Eltern und spürte, dass ihr etwas fehlte. Das Wetter zeigte sich unwirtlich, nasskalt und trüb. Die Tage waren kurz und das Licht erhellte sie kaum. Britta schob ihre leicht depressive Stimmung auf die Jahreszeit. Ihr fehlten Wärme und Sonne. Sie wunderte sich, dass sich Bernhard bisher nicht gemeldet hatte und meinte, es wäre eigentlich Zeit dafür.

Die enge Beziehung ihres Mannes zu Karin hatte sie von Anfang an mit einem leichten Misstrauen betrachtet. Die besondere Qualität war ihr sofort aufgefallen und sie fühlte sich ausgeschlossen. Sie mochte Karin durchaus, allerdings hatte sich nie eine Freundschaft entwickelt. In der schwierigen Zeit nach dem Tod von Christoph war sie oft bei Karin gewesen, hatte ihr mit Alexander geholfen. Allein eine richtige Vertrautheit wollte sich nicht ergeben. Sie war sich sicher, dass sich ihr Mann eine Frau wie Karin wünschte und in ihr entstand ebenso der Gedanke, dass es für ihn wohl ein zufriedeneres Leben als mit ihr bedeuten würde. Sie mochte dieses Gefühl nicht, welches sich mit dem Gedanken einstellte, andererseits war sie ehrlich genug, sich einzugestehen, dass sie es Bernhard im Leben schwierig machte. Kurz überlegte sie, Bernhard eine SMS zu schreiben. Sie verwarf den Gedanken wieder. Ich benötige ihn nicht, sagte sie sich. Er soll sich melden.

Somit entschloss sich Britta, Sarah anzurufen. Die Schwester meldete sich sofort. Auch sie war früh aufgestanden. Martin, ihr Freund, lag noch im Bett.

»Ich kann nicht laut sprechen«, meinte Sarah. »Martin schläft noch. Wir waren gestern bis spät aus, bei Freunden – hatten großen Spaß. Martin kann wirklich überaus witzig sein. Er unterhält die ganze Gesellschaft.«

Sarah war noch vollständig mit der vergangenen Nacht beschäftigt. Dann erinnerte sie sich, dass Britta ihr erzählt hatte, dass sie dieses Wochenende mit Sebastian verbringen wollte.

»Ist Sebastian bei dir?«, fragte Sarah.

»Nein. Er ist zu Hause.«

Britta schwankte zwischen der Stimmung, dass sie sich einsam fühlte und dem Impuls, ihrer Schwester den Eindruck zu geben, wie toll es sei, das Wochenende ausschließlich für Sebastian zur Verfügung zu haben. Schließlich siegte ihr Gefühl der Verlorenheit.

»Er kommt von seiner Frau nicht los. Sie bestimmt total über ihn. Und dann Anna, seine Tochter. Manchmal erscheint mir das alles sinnlos. Ich weiß, dass ich ihm viel bedeute. Er zeigt mir das. Aber warum muss alles immer derart kompliziert sein?«

»Wart ihr gestern nicht zusammen?«

»Doch. Und es war auch total schön. Er hat mir seine Liebe gezeigt. Wenn ich dann alleine am Morgen aufwache ... das fühlt sich leer an. Ich hätte gerne mit ihm im Bett gefrühstückt – nur wir zwei – und wir hätten über unsere Zukunft sprechen können. Das wäre richtig schön gewesen.«

»Er liebt dich, Britta. Er will mit dir sein«, versuchte Sarah ihre Schwester aufzumuntern.

Das Telefonat zog sich eine gute Stunde hin, bis Martin aufwachte. Britta war ihrer Schwester dankbar, dass sie ihr Mut machte und half, diese Zeit der Einsamkeit zu füllen.

Zur Mittagszeit fuhr Britta in die Tanzschule. Als sie eintrat und sah, dass im Büro Licht brannte, freute sie sich ungemein. Sebastian war schon da und wartete auf sie. Gemeinsam machten sie einen kleinen Spaziergang durch die Stadt, standen Hand in Hand vor

Schaufenstern und sprachen wie ein vertrautes Ehepaar miteinander. Britta beobachtete die Passanten, die sicher bemerkten, dass sie und Sebastian zusammengehörten.

Gefühle großer Not schlummerten hinter ihrer Fassade. Leere, Dunkelheit und Verzweiflung drängten in ihr Bewusstsein und es bedurfte einer beachtlichen Kraftanstrengung, dies unter Kontrolle zu halten. Es tat ihr gut, dass Sebastian bei ihr war und das Gefühl vermittelte, alles wäre in guter Ordnung.

Sebastian drängte ein wenig, bald zur Tanzschule zurückzukommen. Er musste wieder nach Hause. Zudem wollte er Sex mit Britta haben und sie verbrachten eine intime Stunde in dem kleinen Übungsraum auf den dort ausgelegten Gymnastikmatten.

Britta nahm sich nach dem Treffen mit Sebastian etwas Zeit zum Einkaufen in der Stadt. Sie schaute nach kleinen Überraschungen, die Helena und Gabriel Freude machen würden. Für sich fand sie ein schickes Kleid und dazu passende Schuhe. Als sie gegen Abend wieder zu Hause eintraf, rief sie Bernhard an. Sie sprachen lange miteinander – über Alexander, Karin und seine Eltern. Britta mochte Charlotte und Hanns und es freute sie ehrlich, dass beide in der Anwesenheit von Alexander neuen Lebensmut schöpften.

Am Sonntagnachmittag trafen sich Britta und Sebastian kurz zu einem Kaffee. Um diese Uhrzeit ging Sebastian gewöhnlich ins Fitnessstudio. Heute nutzte er den Termin, um sich mit seiner Geliebten zu treffen. Britta entschädigte dieses kurze Zusammensein für die langen Stunden des Wartens. Gemeinsam im Café zu sitzen, sich über Alltägliches zu unterhalten und ein Gefühl der Vertrautheit zu spüren, schenkte ihr die Sicherheit, dass Sebastian zu ihr stand und allein widrige Umstände ein Leben zu zweit verhinderten. Am Vormittag hatte Sebastian einen Ausflug mit der Familie unternommen. Er erzählte ein wenig davon und es tat Britta im Herzen weh, als sie spürte, dass sie mit dieser Welt keine Verbindung besaß.

Britta war traurig, als sie zu Hause ankam. Helena und Gabriel würden erst am Montagnachmittag kommen. Sie beschäftigte sich mit Hausarbeiten, bereitete ein wenig Unterricht vor, korrigierte eine Klassenarbeit und wartete auf Bernhard. Die Zeit verging. Der Fernseher lief und Britta versuchte, sich ganz dem Film über den englischen König Heinrich VIII zu widmen.

Schließlich hörte sie das Garagentor aufgehen, vernahm, wie das Auto einparkte und das Licht vor der Haustür anging. Sie wartete auf das Geräusch der sich öffnenden Eingangstür. Es war ehrliche Freude, als Britta am Abend ihren Mann begrüßte.

Hestia und Demeter

»Heimat, welch vielversprechendes Sehnsuchtswort«, spricht die grauhaarige Schicksalsgöttin.
»Ihr habt sie aus eurem Sein verbannt«, ergänzt die Zweitälteste mit traurigem Klang.
»Und sucht sie immerfort«, erhebt die Jüngste die Stimme.
»Lasst die Götter in euer Herz und die Heimat ist gewonnen«, erklingt es zum Ohr dessen, der zuzuhören weiß. »Erkennt Hestia und Demeter!«, spricht leise die Mittlere.
»Bernhard, vergewissere dich deiner selbst, dann lässt sich das Schicksal tragen«, verkünden die drei Moiren.

Bernhard freute der herzliche Empfang durch Britta. Ihm schien es, als wäre ein Hindernis aus dem Weg geräumt worden, das schon viel zu lange wie ein Bremskeil den Fortgang seines Lebens hinderte. Er wusste zwar nicht, welches, aber das Dasein wirkte auf einmal leichter.

Auch Britta fühlte sich Bernhard gegenüber offener. Am Tag seiner Rückkehr hatte sie Zeit zur Besinnung gefunden und sich vorgenommen, in der Familie für eine harmonische Stimmung zu sorgen. Selbst wenn sie sich möglicherweise in der Zukunft von ihrem Mann trennen würde, was sie durchaus für denkbar hielt, konnte doch die gemeinsame Zeit friedvoll verlaufen. Ich sollte mich nicht solchermaßen von Bernhard eingeengt sehen, sondern mir einfach meine Freiheit nehmen, die ich benötige, sagte sie sich. Ich muss ebenso lernen zu akzeptieren, dass Sebastian weniger Zeit für mich hat, als ich mir dies wünsche. Gleichwohl möchte ich, dass wir demnächst wieder ein gemeinsames Wochenende verbringen. Ich werde dies mit Sebastian planen.

Am Nachmittag kamen Helena und Gabriel nach Hause. Das Wochenende bei den Großeltern hatte ihnen Freude gemacht. Beide waren froh, in diesen Tagen keinerlei kritischen Blicken oder erzieherischen Anmerkungen ausgesetzt gewesen zu sein. Sie mussten nicht im Haushalt helfen oder sich rechtfertigen, wie sie ihren Tag verbrachten, und hatten zugleich mit Isolde und Herbert zwei fürsorgliche Partner.

Bernhard hatten die Begegnung mit Frau Hermann-Schmitt und das Erleben des Kranichs ein tiefes Gefühl der Verbundenheit geschenkt. Es existierten Augenblicke, da schien die Trennung zu den Menschen, Tieren, Pflanzen, der Erde und dem gesamten Kosmos wie aufgehoben. Es drängte ihn, diese Gefühle der Zusammengehörigkeit mit den Menschen und dem Weltgeschehen zum Thema seines Vortrags über die großen olympischen Göttinnen Hestia und Demeter, den er vorbereitete, zu machen. Er wollte versuchen zu fassen, was ihn solchermaßen einnahm.

Hestia, die Hüterin des häuslichen Feuers und Altars, und Demeter, die Bewahrerin der irdischen Vegetation, beide Töchter von Kronos und Rhea, sie zeigen, wie allumfassend der Mensch zur Schöpfung gehört. Und durch diese Göttinnen wird ebenso deutlich, dass die Menschheit im Laufe ihrer Entwicklung lernt, sich die Welt anzueignen und darüber die Wirklichkeit in das Göttlich-Sakrale und das Menschlich-Profane zu teilen. Eine künstliche Teilung – da war Bernhard sich sicher –, die als notwendiger Schritt auf dem Weg des Menschen, sein eigener Herrscher zu werden, lag.

Jeder Mensch geht diesen Weg, sagte sich Bernhard. Ob Christoph, seine Eltern, Karin, Britta oder ich – wir gestalten unsere Welt aus uns heraus. Wir lernen aus den Erfahrungen, leiden an unseren Irrtümern, suchen nach Freiheit und Glück. Wie war Herakles prophezeit worden: Es ist ein entbehrungsreicher, steiniger Pfad, den der Mensch zu beschreiten hat.

Bernhard Johannes Krüger war ein Mensch, der sich in seine Welt der Mythen begab, wenn ihn etwas tief beschäftigte. Er sah in Hestia und Demeter zwei Gottheiten, die in großer Harmonie über die häusliche und natürliche Umwelt des Menschen wachen. Sie betten die Menschheit in das grundlegende Lebensfeld und stellen ihr Wirken dabei nie in den Vordergrund. Sie suchen nicht das Schauspiel der Gefühle, das Drama des Lebens, sondern den Einklang. Bernhard sehnte sich nach dem Ausdruck dieser großen Göttinnen. Er vermisste ihr Wirken in seinem Leben. Sich auf Hestia und Demeter zu besinnen bedeutete für ihn, sich des eigenen Lebensrahmens zu vergewissern. Genau dies benötigte er!

Im Wandel der Verehrung der großen Göttinnen, die sich mit der Entwicklung von Zivilisation und Kultur vollzog, meinte er zu erkennen, wie sich der Prozess der Menschwerdung über eine Trennung der Wirklichkeit in das Sakrale und Profane verwirklichte. Dies wollte er genauer verstehen, um sich selbst zu erkennen und verstörende Erfahrungen der Abgeschiedenheit einzuordnen.

Hestia, diese vornehme und zurückhaltende Erscheinung, die würdevoll ihren Platz im Olymp einnimmt: Nie stellt sie sich in den Vordergrund und ist andererseits allumfassend anwesend. Sie ist die Hüterin des Herdfeuers. Ihr werden die Neugeborenen empfohlen und hierdurch in die Hausgemeinschaft aufgenommen. Der häusliche Herd steht für den Mittelpunkt des menschlichen Wohnraums und ist Ort des Kults. Ernst schaut die Göttin auf die Welt; keusch führt sie ihr Leben; gewissenhaft erfüllt sie ihre Pflicht.

»Ich schenke euch den Schutzraum für eure Existenz«, spricht sie zu den Menschen. »An erster Stelle stehe ich, wenn ihr euer Leben auf Erden gestaltet. Mir gebührt das Gedenken und Opfer, wenn ihr euch in das irdische Dasein begebt – jeden Tag. Denn ich gebe euch euer Zuhause! Ohne mich wäre Einsamkeit euer Los.«

Inschriften an Orten ihrer Verehrung berichten von der großen Göttin in höchster Lobpreisung:

»Hestia reicht den Göttern bei ihren Mahlzeiten Speise und Trank,
sie unterhält das blühende Feuer der Heimatstadt;
liebste Göttin, Blüte des Weltalls, ewiges Feuer, Göttin,
die du auf dem Herdaltar den Feuerbrand unterhältst,
der vom Himmel stammt.«

In dieser Weise verehren sie die Menschen! Diese Göttin elementaren Seins, sie verschwindet, während die Zivilisation voranschreitet, im Bewusstsein der Völker. Die Menschen machen sich selbst zu Herren ihres Hauses und Herdes. Der Hausaltar rückt an den Rand der Wahrnehmung und wird sakral. Er verliert das Alltägliche im gleichen Maße, wie das Herdfeuer profan wird und allein der Macht und dem Wirken der Menschen unterworfen scheint.

Welch großer Irrtum!, möchte Bernhard dieser modernen Weltsicht entgegenschleudern. Jeder Augenblick, jede Handlung des Menschen bleibt zu jeder Zeit tief in der Idee der Schöpfung verankert. Der Mensch hat die Realität in seiner Vorstellung in das

Profane und Sakrale getrennt, doch die Welt bleibt von den Ideen der Menschen unberührt unteilbar. Der Mensch hat sich seine Wirklichkeit erschaffen aus dem, das er zu beherrschen vorgibt, dessen Gesetze und Grundlagen er zu verstehen meint und zu lenken versucht. Dem stellt er das Unverstandene und nicht Beherrschbare gegenüber, welches er nun als sakral benennt. Für den heutigen Menschen gilt nur noch das Profane als tatsächlich, da nur dieses seiner Gestaltung unterworfen zu sein scheint. Darüber sieht er sich als Herrn der Welt, der gleichfalls über sich selbst bestimmt.

Ein hoher Preis! Dies möchte Bernhard verdeutlichen, wenn er von Hestia berichtet. Solch ein Vorgehen, mag der Mensch meinen, schenkt ihm Sicherheit und Weltverständnis, er handele vernünftig auf festem Grund. Aber seine Wirklichkeit ist eng und begrenzt auf das ihm vermeintlich Bekannte. Gilt doch allein dieses als wahr. Wie dumm ist diese Vorstellung, wie erfüllt von Irrtum und zugleich notwendig. Und Hestia: Ihr Altar im Haus wird darüber zu Beiwerk. Eine kleine Reminiszenz an vergangene Tage. Dabei birgt diese Göttin unendliche Weite und Größe. Sie verankert das alltägliche Sein in der Schöpfung, in der grundlegenden Idee, warum der Mensch ist und Zivilisation hervorbringt.

»Ehre dein Haus und den Herd, denn diese bergen den Ausdruck göttlicher Bestimmung«, sprach Hestia in gewählten Worten zu Bernhard. »Der Kosmos ist durch und durch beseelt und gänzlich lebendig. Er ist, wie ihr seid und ihr seid, wie er ist! Das soll der Mensch verstehen, um sich selbst zu erkennen. Unabhängig davon, ob ihr darüber wisst, bleibt ihr in jedem Tun und Augenblick in die Schöpfung eingebunden.«

»Auch dann, wenn wir Herr unserer selbst geworden sind? Über uns selbst bestimmen?«, fragte Bernhard.

»Gerade dann! Denn Herr über sich selbst zu sein gelingt allein durch das Erkennen seiner selbst. Auch wir Götter haben uns noch nicht selbst erkannt und benötigen hierfür euch Menschen. Allerdings kann ich dir sagen: Wenn du dich und die Schöpfung verstehst, dann folgst du ihr – nur ihr –, weil du wahrnimmst, ihr zugehörig zu sein. Du weißt in diesem Augenblick von deiner Aufgabe in ihr und dein Streben liegt in der Erfüllung der Schöpfung. Aus eigenem Willen folgst du, wie die große Idee es verlangt, und nie wirst du anders entscheiden. Dein Wille und der Wille der Schöpfung haben sich gefunden. Jedoch solange du in der Entwicklung zu diesem Ziel in deiner Unvollkommenheit gefangen bist – und es handelt sich um eine Gefangenschaft, so wahr mein Vater der große Herrscher Kronos ist, der dich in diesem Prozess hält –, wirst du aus eigenem Willen so manches versuchen, was verletzt und voller Schmerz auf einen Irrtum verweist.«

»So verschwindest du große Göttin aus unserer Wahrnehmung. Wir sollten dich verehren, uns auf dich beziehen, doch es scheint uns, als hättest du uns verlassen. Wir irren durch die Welt, ja durch unser eigenes Haus und suchen die Heimat, den Herd und das Feuer voller falscher Vorstellung. In den alten Tagen sahen sich die Menschen vollständig mit dir im Einklang. Denn wo du regierst, ist des Menschen Zuhause! Unvorstellbar wäre den Alten unsere Wirklichkeit gewesen, die dich von uns abspaltet. Ganz warst du mit dem Feuer, dem Altar, dem Herd im Haus oder Tempel verbunden. Die Menschen spürten dein Wirken in jedem Augenblick!«

»Ich habe den Olymp verlassen, Bernhard, als die Kultur mich in das Sakrale verbannte. Du weißt hiervon. Der große Gott Dionysos trat an meine Stelle, dem die Kraft innewohnt, das Bestehende zu erschüttern, was mir nicht eigen ist. Friedlich übergab ich ihm meinen Platz unter den höchsten Göttern. Ich muss nicht im Vordergrund stehen. Zu grundlegend bin ich für die Menschen – und stehe in Wahrheit an erster Stelle –, als dass ich Verehrung erwarten müsste. Sollen die Menschen sich der Ekstase widmen, die die Fesseln sprengt, und von der Freiheit ahnen. Das schenkt ihnen Dionysos, der seinen Platz im Olymp gefunden hat.«

»Große Hestia, wie hat Homer für dich gedichtet:
Zeus aber gab dir die herrliche Ehre, mitten im Hause zu thronen
und dich von Opfern zu nähren.
So bist du hoch gefeiert in allen Tempeln der Götter,
giltst als würdigste Göttin bei allen sterblichen Menschen.«

In dieser Weise wollte Bernhard in seinem Vortrag diese Gottheit ehren und in das Bewusstsein der Menschen rufen, ebenso wie Demeter, die Bewahrerin der fruchtbaren Pflanzenwelt. In vielfältiger Gestalt zeigt sich diese Göttin auf der Erde. Als Gebieterin über das Gedeihen der Vegetation, als Mutter und Weise, die die Menschen mit den Früchten der Erde, dem Getreide, versorgt und als Gestalterin der Jahreszeiten durch ihre Tochter Persephone.

»Das Leben soll reifen, ihr Menschen sollt reifen«, spricht Demeter mit Anmut und Stärke. »Schaut freundlich auf euer Dasein, ihr Menschen, sucht das Wachstum und die Veränderung. Macht euch diese zu eigen. Kultiviert die Böden in friedvollem Miteinander, erntet den Ertrag, den euch eure Mutter Erde schenkt. Lebt in der Gemeinschaft als Gleichgesinnte, die ihr alle nach eurer Vollendung sucht!«

»Schöne, stolze Göttin«, sprach Bernhard zu ihr. »In dir gründet sich unser Dasein auf Erden. Deine Kraft schenkt uns Früchte. Nie sollen wir dich vergessen!«

»Und doch müsst ihr mich vergessen, gerade weil ich euch erlaube zu sein.«

»Erkläre mir diese Worte.«

»Ihr Menschen schwingt euch auf, die Natur und ihr Gedeihen selbst zu gestalten. Dies ist der Plan. Ihr lernt, für euch zu sorgen und das Land zu bebauen. Darüber vergesst ihr, unter welcher Macht ihr und die gesamte Natur stehen. Ihr vergesst mich in Gänze, eingenommen von euch selbst, von eigener Überschätzung und fehlender Erkenntnis. Ihr macht euch die Welt klein, damit sie eurer geringen Erkenntnis entspricht und lernt dann an euren Irrtümern. Nur auf diesem Wege werdet ihr wahrhaft Herr eurer selbst, weil ihr selbst erkennt. Also tilgt ihr mich aus eurem Bewusstsein und meint, die Natur gehorche den kleinen Gesetzmäßigkeiten, die euch zugänglich sind, um damit euch selbst im Scheitern zu zwingen, Größeres zu lernen.«

»Harte Worte, ehrliche Worte, Angst machende Worte, Vertrauen schenkende Worte. Es wird uns gelingen, verkündest du. Es ist ein schwieriger Weg, sagst du.«

»Es ist Einweihung in die Mysterien des Seins, die ich euch schenke. Denn durch mich erlebt ihr das Wachstum in den Zyklen der Zeit – in der Entfaltung und vollen Blüte, im Zurückweichen und in der Dunkelheit. Dies alles dient euch und nichts geht verloren. Dessen seid gewiss! Ich selbst kenne die Verzweiflung und das unsägliche Leid. Als ich meine Tochter Persephone verloren zu haben schien – ein Verlust, der meinem Dasein den Sinn raubte. Tief in die Krise stürzte mich das Geschehen, voller Schmerz und Aussichtslosigkeit schien es mir. Jede Pflicht wies ich von mir und allein der Drang, meine Tochter zu finden und mit ihr wieder verbunden zu sein, bewegte mein Herz. Du kennst den Mythos.«

»Ich kenne diese tragische Begebenheit. Der große Gott Hades, dein Bruder, sucht für sein Wirken die Verbindung zur Welt der Lebenden, die das irdische Sein gestalten. Eine Frau an seiner Seite soll das Dasein im Dunkeln seines Reiches mit ihm teilen und ihn in lebendiger Beziehung zur Welt des Lichts halten.

Deine Tochter Persephone, voller Anmut und Schönheit, erweckt sein Verlangen. Diese Tochter, mit der du dich eins fühlst, die du mit Zeus ihrem Vater in die Welt gesetzt hast, er raubt sie dir. Verschluckt von den Gründen des Universums hinterlässt ihr Verlust in dir unsägliche Leere. Alle Freude und aller Sinn weichen aus deinem Sein, als die geliebte Tochter fehlt. So sehr vermisst du sie, dass deine Kraft versiegt, die Pflanzen zu wachsen aufhören und keine Früchte mehr tragen. Der Tod muss das zu erwartende Schicksal all dessen, das auf der Erde noch gedeiht, werden. Denn du willst wie Persephone den Hades betreten! Die Liebe zum Erblühen und Gedeihen scheinen zu fehlen. Da packt sogar die Götter Furcht. Auch Zeus, deinen Bruder, der zuvor Hades in seiner Wahl von Persephone jegliche Unterstützung hat zukommen lassen, durchfährt ein Schreck, und sie beraten sich, fassen einen Plan, treffen mit Hades eine Vereinbarung: Zwei Drittel des Jahres soll Persephone auf Erden, das andere Drittel in der Unterwelt verbringen. Und als deine Tochter wieder die Erde betritt, da ist dein Glück vollkommen, die Erde ergrünt und erblüht, die Früchte sprießen ...«

»Ja, auf diese Weise hat es sich zugetragen und dieses Erleben hat der Welt unendlich vielfältige Erkenntnis geschenkt! Das Sterben und Vergehen steht nun neben dem Wachstum, der Tod neben dem Leben! Persephone, meine geliebte Tochter, verbindet beide Seiten und dies – höre mir genau zu! – dies macht die Erde wahrhaft fruchtbar, denn nun lassen sich die Fruchtbarkeit selbst und ihr stetes Wirken erkennen. Hades ist mein großer Verbündeter. In seinem Reich schaut ihr Menschen auf eure Erdenexistenz, versteht, was ihr in der Lage seid zu erfassen, und mit frischer Kraft beginnt euer irdisches Sein erneut. Ihr selbst gestaltet die Natur, pflügt den Acker, sät das Korn und erntet. Ihr tut dies mit meiner Kraft, die immer wirkt. Und wenn ihr mich darüber vergesst, so lernt ihr doch in eurem Tun, wer ich bin.«

»Welch vollendete Schöpfung. Wie schwierig und schön, leidvoll und glücklich. Danke, große Göttin, für deine Worte. Sie erschrecken mich und sie schenken mir in gleicher Weise Trost.«

»So wie ich Verzweiflung und Trost, Leid und Glück erfahren habe. Fürchtet euch nicht vor dem Tod. Das Reifen und Welken, das Wachsen und Sterben, die Ruhepause im Hades dient allein dazu, Neues zu erwecken. Ihr nehmt Abschied von Vertrautem, von Hoffnungen, Wünschen und Ideen, um mit eben diesen in neuem Gewand die Erde abermals zu betreten. Hierin besteht das Mysterium der irdischen Zyklen. Meine Tochter Persephone ging als junge, verführerische Frühlingsgöttin und kam zurück als erfahrene, reife Frau – reich an tiefgründigen Geschenken. Meine eigentliche Gabe ist dies: Geht durch den tiefsten Schmerz der Dunkelheit und kommt wieder in Freude am Leben im Licht.«

»Große, schöne, weise, herrschaftliche Göttin. Deine bedeutendste Kultstätte liegt in Eleusis, an jenem Ort, an dem sich der Eingang zur Unterwelt befindet.«

»In Eleusis erfolgte in vollendetem Kult die Einweihung der Menschen in das Vergehen und Werden, in das Sterben und die Wiedergeburt. Mit Hades stehe ich über meine Tochter im steten Kontakt. In neuer Gestalt kam sie zurück aus der Unterwelt. Ihre Rückkehr wurde in der irdischen Welt als die neue Geburt allen Lebens gefeiert. Die Menschen, die an diesen rituellen Festlichkeiten teilnahmen, sie mussten schweigen vor den Unwissenden. Denn sie erlebten ihre eigene erneute Geburt und das Wissen hierüber bedarf der Bewahrung in großer Weisheit, soll es fruchtbar sein. In der kleinen Welt des eigenen Wollens der auf sich und ihr materielles Wohl gerichteten Menschen findet sich hierfür kein Platz. Und noch etwas gilt es zu beachten: Persephone aß in der Unterwelt die Kerne des Granatapfels, der Samen war gelegt, aus dem das Werdende erblüht. Dies bestimmte sie, für alle Zeit gleichfalls im Hades zu weilen, dem Ort, in dem der Samen für irdisches Sein erschaffen wird – und sei es nur ein Drittel jedes Jahres.«

»Demeter, diese Geschichte mit dem Granatapfel und dem Samen, den Persephone speiste, die Nahrung der Unterwelt, aus der das Leben sprießen kann, erinnert mich an andere Berichte vom Paradies. Nun hörte ich auch von einem Kind, dem du das Dasein schenkst, welches den Menschen Erlösung verspricht und in Eleusis Verehrung erfuhr.«

»Wurden die Rituale zu meiner Ehre in Eleusis zelebriert, dann handelten sie gleichfalls von der Ankunft meines göttlichen Kindes, Demetrios, dem Erretter der Menschheit. Mehr kann ich dir hierzu nicht mitteilen, denn gerade diese Erkenntnis, die hiermit verbunden ist, sollt ihr jeder für sich selbst erlangen.«

»Demeter, du hast mir vermittelt, dass wir Menschen uns selbst an deine Stelle begeben. Wir meinen, in eigenem Namen und aus eigener Kraft deine Aufgabe zu erfüllen. Dies verurteilt uns zum Handeln in Irrtümern, zu Leid und Not. So muss es wohl sein. Wir leeren den Götterhimmel, setzen uns an seine Stelle und unsere Hoffnung ruht auf dem einen Erretter, der uns lehrt, die Schöpfung zu verstehen und im Einklang mit ihr zu handeln. Dies bedeutet zu lieben, die Aufspaltung in uns, zwischen dir und uns, zwischen den Göttern und uns, die Ursünde der Trennung aufzuheben. Dann kann uns der Erlöser berühren, seid ihr Götter wieder bei uns und wissen wir von der unendlichen Größe der Schöpfung. Indem wir dich suchen, wird die Natur wahrhaft lebendig und großartige Schönheit, Hoffnung und Vertrauen erfassen unser Herz.«

Bernhard schreckte aus seinen Gedanken auf. Das tiefe Gefühl der Verbundenheit hatte ihn in die Welt seiner Träume, in die andere Wirklichkeit entführt, die ihm Kraft und Zuversicht schenkte. Er sah sich in die großen Fügungen des Weltgeschehens eingebunden. Was ihm geschah, der Tod von Christoph, das Aufwachsen seiner Kinder oder die Beziehung mit Britta folgten einer Bestimmung, die er Schritt für Schritt zu erfahren hatte.

Bernhard machte sich daran, den Vortrag in Gedankenabschnitte zu strukturieren. Er arbeitete bis spät in die Nacht.

Die Aufdeckung

»*Jedes Thema besitzt auf Erden zwei Seiten. Nur hierdurch lässt es sich erkennen!*« Mit monotoner Stimme wiederholen die Moiren in einem fort diese beiden Sätze. Dann unterbricht die Schicksalsgöttin, die dem Augenblick verpflichtet ist und ihn wägt, den gleichförmigen Klang.

»*Jetzt ist es Zeit, aus dem Erfahrenen zu lernen*«, spricht sie mit klarer Stimme.

»*Schaut auf das Vergangene*«, ergreift die Älteste das Wort. »*Um sich des eigenen Wertes zu vergewissern, schaut auf die Wertlosigkeit. Um den Einklang zu verstehen, betrachtet die Disharmonie!*«

»*Und dann strebt zur Zukunft*«, ergänzt die Jüngste.

»*Stets seid euch eurer Bestimmung sicher*«, erheben die Schicksalsgöttinnen im Chor ihre Stimme.

Brittas Gedanken drehten sich in den letzten Wochen in einem fort um die Frage, wie sich mehr Ordnung in ihr Dasein bringen ließe. Wie können meine Wünsche zu ihrem Recht kommen, ohne dass dies einen existenziellen Konflikt mit sich bringt, fragte sie sich. Gabriel und Helena sollen in einem fürsorglichen Umfeld aufwachsen. Ich benötige innere Zufriedenheit, damit ich meinen Kindern diese Familie bieten kann, sagte sie sich. Es muss die Möglichkeit geben, dass ich mit Bernhard friedlich und respektvoll zusammenlebe und sich zugleich meine Wünsche und Bedürfnisse erfüllen. Sie wollte versuchen, ein glückliches Familienleben und ebenso eine erfüllte Liebesbeziehung mit Sebastian zu führen. Das, meinte sie, könnte ihrem Leben Stabilität und Glück schenken.

Natürlich stellte dieses Vorhaben mehr die Konstruktion einer äußeren Fassade als eine echte Lösung dar. Andererseits entsprach das der Art, wie Britta die Welt verstand. Zum einen suchte sie die in ihr widerstreitenden Kräfte in einer Tragödie gegeneinander antreten zu lassen. Zum anderen schreckte sie davor zurück, wahrhaftigen Zugang zu den zugrundliegenden Gründen ihrer Bedrängnis zu finden.

Trotz der akuten Konflikte in Britta gestaltete sich das Familienleben in den kommenden Wochen weitgehend harmonisch. Britta wandte sich ihrem Mann zu, achtete darauf, dass die Mahlzeiten miteinander eingenommen wurden und sie gemeinsame Zeit für kleine Unternehmungen wie einen Ausflug oder Kinobesuch fanden. Sie wirkte zufrieden, ja oft fröhlich. Bernhard freute sich über diese Entwicklung. Zwar hielt seine Frau immer noch strikt körperliche Distanz zu ihm, aber er hoffte, dass in der Zukunft sich ihre Haltung auch in dieser Beziehung ändern würde.

Von Sebastian forderte Britta mehr Verbindlichkeit. Sie diskutierte wiederholt mit ihm, dass sie einige Tage nur für sich verbringen sollten. Ihr Geliebter sollte zeigen, dass sein Interesse an ihr ehrlich gemeint war. Zwar trafen sie sich regelmäßig in der Tanzschule, doch Britta wollte ein klares Bekenntnis. In diesen Tagen telefonierte Britta häufig mit ihrer Schwester Sarah. Es standen viele Entscheidungen an und sie benötigte Unterstützung.

»Sarah, was meinst du dazu?«, fragte Britta ihre Schwester am Telefon. »Es ist oft derart schwierig, die richtige Entscheidung zu treffen. Bernhard meint, ich soll dem Leben mehr vertrauen. Auf was kann ich vertrauen? Und Sebastian erzählt, dass seine Mutter immer sagt, alles wird gut. Dies sei ein Mut schenkendes Lebensmotto, meint er, an welchem wir uns orientieren sollten. Seine Mutter sei damit gut gefahren.«

»Klar, immer musst du entscheiden. Die Männer werden dir nicht helfen. Sie haben nur kluge Sprüche!«, erwiderte Sarah. »Edelbert meinte auch immer, schlauer als alle anderen zu sein. Gemacht hat er nichts. Leere Worte. Wir Frauen können uns nur auf uns selber verlassen.«

»Ich muss dafür sorgen, dass Gabriel und Helena ein harmonisches Zuhause haben. Bernhard sieht überhaupt nicht, was das alles bedeutet.« Brittas Worte bekamen einen entschlossenen Ausdruck. »Ich will glücklich sein. Und Sebastian ist wichtig für mich. Doch er ist nicht frei. Was soll ich tun? Ich möchte Zeit für Sebastian haben.«

»Du hast jedes Recht dazu, dir Zeit für Sebastian zu nehmen. Deine Kinder benötigen eine zufriedene Mutter. Ich habe gerade einen Artikel gelesen, dass es für die Ehe gut ist, wenn die Partner ihre Wünsche leben und nicht frustriert aufeinander schauen. Außerdem sind Helena und Gabriel schon ziemlich groß. Gabriel ist bald erwachsen. Du musst auch an dich denken. Was kommt, wenn die Kinder aus dem Haus sind?«

Britta nickte zustimmend, obschon ihre Schwester dies nicht sehen konnte.

»Du hast ja recht. Bald werde ich fünfzig. Andererseits ist es mit Sebastian keinesfalls nur einfach. Er lässt Erika viel zu sehr über sich bestimmen. Er könnte ihr auch mal Grenzen setzen. Seine Interessen einfach durchsetzen. Das tut er nicht.«

»Ja, Männer sind oft wie Kinder. Selbst bei Martin ist das so. Dann hängt er an meinem Rockzipfel. Neulich hat er mich bestimmt zum zehnten Mal gefragt, ob er bei der Arbeit ein bestimmtes Projekt übernehmen soll. Was fragt er mich das? Er soll seinem Chef klar sagen, was er will. Wenn er ein neues Auto kauft, da soll er mich fragen. Das betrifft mich. Er wollte unbedingt einen Jaguar. Bis ich ihm das ausreden konnte. Ein BWM ist doch viel schöner. Als ich ihm das gesagt habe, hat er unheimlich rumgemacht.«

»Sebastian hängt ja immer noch an seiner Mutter. Er besucht sie mehrfach die Woche. Gut, sie ist eine alte Frau und lebt allein. Ihr Mann ist vor über zehn Jahren gestorben. Ich verstehe schon, dass sich Sebastian um sie kümmert. Aber er verbringt mehr Zeit mit seiner Mutter als mit mir. Da hat er nie ein Problem Erika gegenüber. Wenn seine Mutter anruft, dass sie Hilfe braucht, ist er sofort bei ihr. Dann kauft er für sie ein oder bringt sie zum Arzt. Sebastian ist total fürsorglich. Das finde ich gut an ihm. Andererseits denke ich manchmal, wenn er sich Ratschläge bei seiner Mutter holt: Etwas selbstständiger könnte er schon sein.«

»Und wie sieht es jetzt mit eurem Wochenendausflug aus?«, fragte Sarah.

»Er hat zugestimmt. Wir verbringen zwei Tage zusammen. Ich freue mich total.«

Britta berichtete ihrer Schwester von dem geplanten Ausflug in die kleine Ferienstadt in der Eifel. Dort fand ein Kongress des Verbandes der privaten Tanzschulen statt. Am Freitag früh wollten sie losfahren und erst am Samstagabend zurückkommen.

»Und wie sieht es mit Bernhard aus? Wird er nie misstrauisch?«

»Ach, mit Bernhard läuft es gerade ziemlich gut. Ich fühle mich ihm gegenüber entspannt wie lange nicht mehr. Wir machen einiges zusammen. Ich habe mir vorgenommen, ein möglichst harmonisches Verhältnis zu ihm zu haben. Auch wenn er mich begrenzt. Das bin ich den Kindern schuldig. Ich will ja, dass es ihm gut geht, selbst wenn mich das Kraft kostet. Und, was das Beste ist: Bernhard hat an dem Freitag ebenfalls einen Vortrag – am Abend irgendwo in der Gegend. Damit ist er total beschäftigt. Gleich nach der Arbeit fährt er dorthin und kommt erst spät in der Nacht zurück. Ich hab ihm vom Kongress erzählt. Er hat nichts weiter dazu gefragt. Es wird so schön mit Sebastian werden!«

Das Telefonat zog sich noch lange hin. Britta war für die Unterstützung ihrer Schwester dankbar. Nächste Woche würde sie mit Sebastian für zwei Tage verreisen.

In den folgenden Tagen war Britta bester Laune. Auch damit Bernhard keinesfalls misstrauisch werden sollte, zeigte sie sich ihm gegenüber zugewandt. Bernhard freute sich über die gute Stimmung. Vielleicht beginnen wir, unsere Schwierigkeiten zu überwinden, hoffte er. Möglicherweise wird das Verhältnis zwischen Britta und mir wieder so wie vor vielen Jahren. Zugleich befand er sich intensiv in seiner Vorstellungswelt und in Kontakt mit den Ideen über Demeter und Hestia. In Gedanken begleitete ihn stets der geplante Vortrag. Immer wieder durchdachte er seine Argumente.

Bernhard hatte für seinen Vortrag herausgearbeitet, wie sehr die Menschen, indem sie sich selbst die Zuständigkeit zusprachen, den Kontakt zu einer höheren Bestimmung ihres Seins verloren. Vertrauen in das Leben und seinen Sinn zu spüren wurden ein zunehmend schwieriges Unterfangen. Die Dynamik der Erschaffung einer profanen Wirklichkeit, die von einer kaum beachteten sakralen Welt nur noch flankiert war, entleerte die Welt ihrer Bedeutung. Der Mensch sah sich auf sich selbst verwiesen. An ihm lag es, für seinen Lebensunterhalt, sein Glück und sein Gedeihen zu sorgen. Keine höhere Macht sorgte für ihn. Diese Überzeugung hatte sich tief bei den Menschen eingegraben. Sie litten an dem fehlenden Vertrauen in das Weltgeschehen, leugneten das Schicksal und sahen sich der steten Herausforderung zum richtigen Handeln ausgesetzt. Diese Erkenntnis berührte Bernhard ungemein. Seit dem Tod von Christoph war ihm anschaulich bewusst geworden, wie umfassend die Schöpfung das Leben regiert. Seine Götterwelt erklärte diese Wahrnehmung und schenkte ihm Vertrauen. Mit Freude sah er dem Vortrag entgegen.

Früh am Freitagmorgen trafen sich Britta und Sebastian in der Tanzschule. Es schien ein schöner Tag anzubrechen, nur wenige Wolken zeigten sich am Himmel und ein milder Wind streifte durch die Straßen der Stadt. Britta war froh, sich nun zum Ausflug aufzumachen.

Am Vorabend war es zu einer unangenehmen Diskussion mit Bernhard gekommen. Sie hatte beim Frühstück eine Liste der Teilnehmer des Kongresses auf dem Tisch liegen gelassen. Bernhard betrachtete diese Liste, ob aus Interesse oder bereits mit Misstrauen, sie wusste es nicht, und entdeckte den Namen von Sebastian Keller.

Als Bernhard den Namen des Tanzschulinhabers las, stutzte er. Er hatte sich zuvor keinerlei Gedanken darüber gemacht, dass er ebenfalls beim Kongress anwesend sein konnte. Ein Gefühl meldete sich, das ihn aufschreckte. Er bemerkte, wie sich sein Körper verspannte. Er wollte Britta nicht mit Misstrauen Unrecht tun, sich ebenso wenig durch falsche Verdächtigungen lächerlich machen, dennoch ... Er stellte Fragen und bemühte sich, seine innere

Erregung, die ihn selbst verwunderte, nicht nach außen bemerkbar werden zu lassen. Irgendetwas stimmte hier nicht, spürte er in seinem Inneren. Er erkundigte sich, welches die Themen der Tagung waren, was seine Frau daran interessierte, in welchem Hotel sie übernachten würde und viele weitere Details, in der Hoffnung für sich ein klareres Bild zu gewinnen. Bernhard fragte auch, warum sie nicht zusammen mit Herrn Keller zum Kongress fahre. Sie habe ihm doch des Öfteren erzählt, wie gut sie in der Tanzschule kooperierten.

Es gelang Britta, ihren Mann zu beruhigen. Sie spielte jegliche Bedeutung von Herrn Kellers Anwesenheit beim Kongress herunter und verstieg sich sogar zu der Behauptung, dass es ihr unangenehm sei, dass er ebenfalls an der Tagung teilnahm, da sie das gute geschäftliche Verhältnis nicht in Richtung eines persönlicheren Kontakts verändern wollte. Sie warf ein, dass sie gehört habe, Herr Keller wäre Vater einer kleinen Tochter, sei mit seiner jungen Frau ausgesprochen glücklich und normalerweise habe er deshalb auch keine Zeit für solche Unternehmungen. Seine Teilnahme überrasche sie ebenso wie Bernhard.

Bernhard wollte ihr glauben. Er konnte sich keinesfalls vorstellen, dass ihn seine Frau derart belog. Sicherlich ist mein Misstrauen unbegründet, ja absurd, und ich sollte nicht Britta verdächtigen, nur weil sich bei mir eigentümliche, unverständliche Gefühle melden, sagte er sich, nahm seine Frau in den Arm, was sie in diesem Augenblick duldete, und verabschiedete sich zur Arbeit.

Bernhard fragte sich, warum dermaßen plötzlich Misstrauen gegenüber Britta in ihm aufgekommen war und wie dies auf seine Frau gewirkt haben mochte. Jedenfalls hatte sie es gespürt, da war er sich sicher, und sollte sie tatsächlich je die Absicht gehabt haben, mit Herrn Keller einen persönlichen oder gar intimen Kontakt zu suchen, würde seine Reaktion sie wohl davor zurückschrecken lassen. Dieser Gedanke beruhigte ihn.

Britta und Sebastian machten sich auf den Weg. Das wenige Gepäck war schnell im Wagen von Sebastian verstaut. Britta hatte ihr Auto auf dem Parkplatz der Tanzschule stehen gelassen. So fuhren sie durch den dichten Kölner Morgenverkehr.

Britta erzählte, dass Bernhard misstrauisch geworden sei. Sie berichtete von der Liste, über die sie diskutiert hatten. Sie war wütend auf ihren Mann. Wieder schränkte er sie ein. Sie vermied es zwar, ihre Wut zu zeigen, doch es brodelte in ihr. Warum musste Bernhard ihr immer die Freude verderben? Als Sebastian ihr von der steten Kontrolle durch Erika berichtete, der er unterworfen war, nahm sie dies als Ausdruck der Solidarität. Sie sah sich mit ihrem Geliebten in diesem Punkt verbunden und sie beide befanden sich in einer überaus ähnlichen Situation.

Die weitere Fahrt verlief angenehm. Sie sprachen über das Tanzen, machten Pläne für neue Aufführungen und fanden sich in den Themen, die sie gemeinsam interessierten. Im Hotel angekommen brachten sie nur schnell ihr Gepäck ins Zimmer und gingen dann zu Fuß zum Kongresszentrum. Die Zeit verging wie im Fluge. Ein gemeinsames Mittagessen wurde eingenommen. Britta genoss es, dass Sebastian sie in den privaten Gesprächen als seine Partnerin vorstellte. Genau so sollte es sein!

Nach Beendigung des offiziellen Programms wollten sie essen gehen. Insbesondere Britta bestand darauf, ein gutes Restaurant zu suchen und das Zusammensein auf diese Weise zu feiern. Sie ließen sich ein teures Menü kommen, dazu einen erlesenen Wein, und verbrachten die Zeit im angeregten Gespräch. Für beide war die belastende Situation mit ihren Ehepartnern in den Hintergrund getreten. Sie lachten und schmiedeten Zukunftspläne. Britta achtete darauf, dass sie sich Zeit nahmen. Ihr war bewusst, wie sehr ihr Geliebter sich wünschte, das Bett mit ihr zu teilen. Er darf ruhig ein wenig warten, sagte sie sich. So wurde es fast 22 Uhr, als sie sich auf den Weg zum Hotel machten.

Bernhard war mittags von der Schule nach Hause gekommen. Er bereitete sich ein kleines Mittagessen und schaute anschließend seine Notizen durch. Er freute sich auf den Vortrag.

Weiterhin beschäftigte ihn das Gespräch mit Britta. Er wusste zwar nicht, was es bedeutete und ob es eine Aufforderung zum Handeln belnhaltete, aber er spürte, wie die Idee, Britta könnte ein Verhältnis mit Sebastian Keller eingegangen sein, in ihm arbeitete. Ihm war zudem aufgefallen, dass der Kongress nur vierzig Kilometer entfernt von dem Ort stattfand, an dem er seinen Vortrag halten würde ... Diese Nähe schien ihm ebenfalls ein besonderer Hinweis, den er nicht einzuordnen wusste. Am frühen Nachmittag machte er sich auf. Es herrschte starker Verkehr am Freitag, sodass er nur stockend vorankam. Während er sich langsam über Landstraßen bewegte, hörte er Radio und schließlich erreichte er sein Ziel, an dem er freundlich empfangen wurde. Ein kleiner Saal für Vortrag und Diskussion war vorbereitet. Alles machte einen hellen und ansprechenden Eindruck. Das Publikum nahm aufmerksam teil und die anschließende Diskussion gestaltete sich lebhaft. Bernhard war zufrieden mit dem Verlauf. Kurz unterhielt er sich anschließend mit dem Veranstalter, bevor er sich auf den Rückweg machte.

Als er im Auto saß, dachte er an Britta und die Idee nahm Gestalt an, die vierzig Kilometer zu ihrem Hotel zu fahren. Er schaute auf die Uhr. Gegen zehn könnte er dort sein, sagte er sich. Spontan entschloss er sich hierzu. Während er den Wagen lenkte, überlegte er nicht, was er dort wollte.

Erst als er vor dem Hotel parkte und in die Nacht schaute, packte ihn Unsicherheit. Sollte er nun das Hotel betreten und nach dem Zimmer von Britta fragen? Wäre es besser, sie zuvor kurz auf dem Handy anrufen?, fragte er sich. Was wollte er eigentlich hier? Britta soll keinesfalls denken, ich spioniere ihr hinterher, nach der Diskussion, die wir gestern früh geführt haben, ging es ihm durch den Kopf. Also blieb er ratlos im Fahrzeug sitzen. Wie durch einen Nebel schaute er auf das Hotel, das auf der Straßenseite gegenüber lag. Gut zehn Minuten vergingen und er wollte schon wieder wegfahren, da hörte er in einiger Entfernung Schritte und Lachen. Es war das Lachen von Britta und es kam näher. Er erkannte im Licht der Straßenlaternen die Silhouette seiner Frau – und dass ein Mann den Arm um sie gelegt hatte. Unwirklich erschien ihm diese Szene. Wie gelähmt verharrte er im Auto. Es musste wahr sein, was er sah und hörte. Britta und Sebastian Keller kamen ihm auf der gegenüberliegenden Straßenseite entgegen. Sie waren bester Laune. Britta wandte sich Sebastian Keller zu und gab ihm einen Kuss. Das Herz von Bernhard fühlte sich schwer an. Fast hatten sie den Eingang des Hotels erreicht. Da öffnete Bernhard die Autotür.

»Britta«, rief er mit lauter Stimme. Er wunderte sich selbst, wie durchdringend und kräftig seine Stimme klang.

Britta drehte sich augenblicklich zu ihm um. Sie schob Sebastian beiseite. Ihr Herz schlug bis zum Hals. Die Knie wurden ihr weich. Sebastian blieb, als wenn ihn das Geschehen nicht betreffen würde, neben Britta stehen.

»Britta«, wiederholte Bernhard nun etwas leiser und ging einige Schritte auf sie zu.

»Was gibt es?«, fragte seine Frau in großer Verwirrung. »Spionierst du mir nach?«
Bernhard drehte sich um. Diese Worte hatten ihn tief getroffen. Jedes weitere schien ihm sinnlos. Er wollte hier weg. Er wollte alleine sein. Wie eine große Welle überfluteten ihn seine Gefühle. Ein klarer Gedanke ließ sich nicht fassen. Einsam fuhr er durch die Nacht, erreichte Köln, ihr Zuhause, betrat das Haus, bereitete sich einen Tee, machte den Fernseher an und wartete. Schließlich ging er zu Bett. In dieser Nacht wälzte er sich schlaflos hin und her. Am frühen Morgen versuchte er, für Helena und Gabriel wie gewohnt Vater zu sein. Er bereitete ihnen ein Frühstück, ließ dieses, da beide noch schliefen, auf dem Küchentisch stehen und machte sich auf zu einem langen Spaziergang. Das zarte Licht der gerade am Horizont aufsteigenden Sonne begrüßte ihn. Die frische Luft der Nacht begleitete ihn. Er setzte Schritt vor Schritt – ziellos und suchend.

Britta blickte dem Auto ihres Mannes nach. Sie beobachtete die roten Rücklichter, bis sie hinter einer Kurve verschwanden. Erleichterung und Leere stellten sich ein, überlagert von dem Impuls, nun handeln zu müssen. Sebastian verharrte wie unbeteiligt neben ihr.
»Lass uns reingehen«, sagte sie schließlich.
Sebastian folgte ihr. Britta wollte keine Schwäche zeigen. Es galt, die Form zu wahren. Im Zimmer angekommen, nahm sie im Sessel Platz. Sitzen zu können tat gut. Sebastian blieb regungslos wie eine Statue neben ihr im Zimmer stehen. Heftig wirbelten Gefühle und Gedanken in ihm. Für ihn ging es nicht um Britta, sondern um sein Leben, seine Familie, Erika und Anna.
»Ich muss fahren«, sagte er schließlich nach einer längeren Pause gemeinsamen Schweigens mit monotoner Stimme. Seine Worte wirkten wie an ihn selbst gerichtet. Er schaute Britta nicht an, während er sprach. »Wer weiß, was dein Mann unternimmt? Ich muss bei Erika sein, bevor sie irgendetwas erfährt.«
Sebastian achtete nicht auf Britta. Große Furcht hatte ihn gepackt: Erika könnte von seiner Affäre erfahren. Die Reisetasche stand noch unangetastet auf der Ablage. Sebastian griff danach.
»Tut mir leid«, wandte er sich mit ausdruckslosem Gesicht an Britta. »Ich habe ein kleines Kind. Ich möchte meine Tochter aufwachsen sehen. Erika würde mich rausschmeißen, wenn sie von uns erfährt.«

Er gab Britta einen flüchtigen Kuss auf den Mund und öffnete die Zimmertür. Britta blickte kurz in seine leicht geweiteten und doch trübe wirkenden Augen, bevor sie vernahm, wie sich die Tür leise hinter ihm schloss. Nun war sie alleine. Weiterhin saß sie im Sessel. Was sollte sie tun? Schließlich ging sie duschen, nahm eine Schlaftablette und legte sich ins Bett.

Sebastian fuhr schnell. Er überlegte, welche Geschichte er seiner Frau bezüglich der Umstände seiner früheren Heimkehr erzählen sollte. Sie musste glaubwürdig sein und alle Eventualitäten der weiteren Entwicklung beachten. In wilder Folge ging er in Gedanken durch, welches wohl die beste Version wäre. Er würde Erika mitteilen, dass der Kongress ziemlich langweilig gewesen sei, das Wesentliche bereits am Freitag besprochen worden war und er bis in den späten Abend alle interessanten persönlichen Unterhaltungen geführt hatte; er sich deshalb entschlossen habe, den Samstag lieber mit der Familie zu verbringen. Sollte sich Bernhard irgendwie einmischen, dann könnte er ihn als krankhaft eifersüchtig bezeichnen, als einen Menschen, der seiner Frau ständig nachspioniert und der eine an sich unverfängliche Situation freundlicher Nähe auf einer öffentlichen Straße zwischen ihm und Britta missverstehen wollte. Er hatte sich von Britta vor dem Hotel nur verabschiedet und sie deshalb umarmt. So ließe sich die Geschichte plausibel darstellen. Diese Version beruhigte ihn. Dann überlegte er, dass es gut wäre, wenn Erika mitbekam, dass seine Reisetasche noch nicht ausgepackt worden war. Er wollte sie erst mal in der Wohnung stehen lassen. Dies könnte seine Argumentation stützen. Als Sebastian zuhause eintraf, schlief Erika bereits. Kurz schilderte er die Situation und legte sich dann neben sie ins Bett. Erika war ein wenig verwundert, aber auch erfreut über die Anwesenheit ihres Mannes.

Nachdem Britta am Morgen ein wenig gefrühstückt hatte, überlegte sie ihr weiteres Vorgehen. Sie hatte dank der Schlaftablette die Nacht in relativer Ruhe verbracht. Britta wollte die Kontrolle über das weitere Geschehen behalten und hierfür musste sie wissen, was Bernhard plante. Also rief sie ihn auf dem Handy an.

»Bernhard, wir sollten miteinander reden«, so begann sie das Gespräch.

»Ja«, antwortete ihr Mann. Er war unterwegs durch die Straßen in ihrer Wohngegend.

»Ich bin alleine hier. Sebastian Keller ist gestern Abend vom Kongress zu seiner Familie zurückgefahren. Zwischen uns ist nichts«, fuhr Britta fort, als Bernhard schwieg. Mit diesen Worten wollte sie ihren Mann beruhigen und gleichfalls sich selbst. Bernhard blieb weiterhin stumm. Also sprach sie weiter.

»Lass uns morgen in Ruhe über alles reden. Ich komme heute Abend nach Hause.«

»Ist gut«, sagte Bernhard. Er fühlte sich keinesfalls in der Stimmung, Weiteres mit seiner Frau zu besprechen.

»Wir sollten die Kinder nicht in unsere Probleme reinziehen«, meinte Britta noch.

»Ja.«

»Dann sehen wir uns heute Abend.«

Britta legte auf. Bernhard spürte eine gewisse Erleichterung, dass sich seine Frau gemeldet hatte. Die Ehe mit ihm schien ihr noch wichtig zu sein. Allerdings glaubte er nicht, was Britta sagte, dass sie und Sebastian Keller keine Liebesbeziehung hätten. Er war fest entschlossen, nicht mehr derart leichtgläubig wie zuvor die Worte seiner Frau als wahr anzusehen.

Britta ließ sich im Hotel eine Bus- und Zugverbindung nach Köln heraussuchen und machte sich auf den Weg. Es verwunderte sie, wie initiativ sie war. Sie bemerkte überdies mit Erstaunen, dass Sebastian in ihren Gedanken und Gefühlen kaum eine Rolle spielte und allein die Suche nach einer Lösung für die schwierige Situation mit Bernhard sie beschäftigte. Keinesfalls sollte ihr Mann den gesamten Umfang ihres Doppellebens erfahren. Hierfür wollte sie sich einsetzen. Vielleicht würden sie sich für eine Weile trennen, ging es ihr durch den Kopf.

Am Nachmittag traf sie zu Hause ein. Bernhard saß mit den Kindern im Wohnzimmer. Sie spielten Karten. Die Situation gestaltete sich wie normaler Alltag. Alle begrüßten sie. Sie packte ihre Tasche aus und aß eine Kleinigkeit in der Küche. Britta schlug nach einiger Überlegung ihrem Mann in einem möglichst unverfänglichen Ton vor, gemeinsam ins Kino zu gehen. Sie verabschiedeten sich von Helena und Gabriel.

»Wohin?«, fragte Bernhard kurz angebunden, nachdem sich die Tür hinter ihnen geschlossen hatte.

»Lass uns ins Café Loriot gehen.«

Sie setzten sich ins Auto.

»Wir müssen ruhig miteinander sprechen«, meinte Britta. »Es war nicht mal eine kurze Affäre. Trotzdem, wir sollten über unsere Zukunft sprechen.« Sie hatte eingesehen, dass es zwecklos war, ihr Verhältnis mit Sebastian komplett zu leugnen.

Bernhard nickte. Ihm fehlten die Worte. Er wusste nicht, wie er mit der Situation umgehen sollte. Er zweifelte nicht daran, dass Britta mit Sebastian Keller schon länger ein Liebesverhältnis hatte. Andererseits: Seine Frau würde alles leugnen. Es tat furchtbar weh, die Wahrheit zu wissen. Mühsam bewahrte er Haltung. Traurigkeit, tiefe Traurigkeit hatte ihn erfasst. Darüber war sein anfänglicher Zorn vollkommen verschwunden. Die weitere Fahrt verlief schweigsam.

Als sie im Café Platz genommen hatten, ergriff wieder Britta das Wort. »Wir müssen an die Kinder denken«, sagte sie. »Sie sollen nicht unter unseren Problemen leiden.«

Bernhard nickte. Er spürte hinter ihrem Satz, dass seine Frau mit ihm zusammenbleiben wollte. Doch nicht nur die Traurigkeit, sondern auch die Verletzung saß tief.

»Hat der Sebastian Keller nicht eine kleine Tochter? Findest du es nicht schäbig, dass er seine Frau betrügt?«, meinte er schließlich.

»Lassen wir Sebastian aus dem Spiel«, erwiderte Britta in einem strengen Tonfall. Sie fühlte sich durch die Bemerkung ihres Mannes herabgesetzt. Genau dieses Gefühl wollte sie nicht. Bernhard sollte sie nicht missachten, egal was geschehen war.

»Ich verstehe nicht, wie du einen Mann gut finden kannst, der seine Familie im Stich lässt.«

»Wir sollten über uns reden. Ich denke, wir müssen versuchen, ganz in Ruhe zu klären, was wir wollen und für die Kinder in der nächsten Zeit genauso eine Familie wie bisher sein.«

Britta fürchtete sich vor einem Gefühlsausbruch ihres Mannes und versuchte, die Unterhaltung möglichst sachlich zu halten. In einem Anflug von Ehrlichkeit fuhr sie fort.

»Gut, ich hatte ein kurzes Verhältnis mit Sebastian. Aber es war nichts Ernstes. Es war nicht gegen dich gerichtet.«

Mehr wollte sie nicht erklären. Eine große Furcht hatte sie erfasst. Zutiefst verwirrt waren ihre Gefühle.

Bernhard spürte Misstrauen den Worten seiner Frau gegenüber. Es schien ihm, als verberge sie Geheimnisse vor ihm. Er wollte nicht naiv ihren Worten Glauben schenken. Vom heutigen Tag an weiß ich, dass Britta mir nicht die Wahrheit sagen will und wird, machte er sich schmerzlich bewusst. Wut stieg in ihm auf.

Britta erklärte, dass ihr Verhältnis mit Sebastian zu Ende sei. Ihr großes Bemühen bestand darin, nicht den Boden unter den Füßen zu verlieren. Hierfür musste sie alle Gefühle abwehren, mit denen sie sich durch Bernhard konfrontiert sah. Daneben bestand für Britta keine Möglichkeit, ihrem Mann zu sagen, dass ihr leid täte, wie sie sich ihm gegenüber verhalten hatte. Obgleich sie dies fühlte, lähmte sie die Angst vor eigener Schuld.

Bernhard wiederum fühlte sich von seinen Gefühlen überrollt. Er wusste nicht, was er denken sollte. Immer noch sah er sich dafür verantwortlich, dass es seiner Frau gut ging. So blieben sie zusammen, ohne zu einer Klärung zu kommen.

In den nächsten Tagen besprach Bernhard mit seinem Freund Stefan die nun entstandene Lage. Stefan sah die Situation weitaus kritischer. Er glaubte nicht an eine kleine Affäre. Er meinte, Britta würde sicher weitere Liebschaften vor ihm verbergen. Die Distanzierung, die Britta in den vergangenen Jahren gegenüber ihm vollzogen hatte, sei für ihn ein untrügliches Indiz.

Dieser Verdacht schien Bernhard vollkommen berechtigt, andererseits wusste er nicht, wie er die Wahrheit erfahren konnte. Ihm kamen Situationen aus der Vergangenheit in den Sinn. Konrad fiel ihm ein, der Referendar, den Britta betreut und von dem sie erzählt hatte. Warum sollte Britta nicht auch mit ihm eine Liebesbeziehung gehabt haben? Die Ungewissheit verunsicherte ihn. Er dachte an Brittas damaliges Verhalten, ihre häufige Abwesenheit über Nacht, die Art, wie sie sich ihm gegenüber verhalten hatte ... Bernhard zweifelte! Dann später die zahlreichen Wochenendausflüge und Tanzworkshops, die seine Frau unternommen hatte. Die fröhliche Stimmung, mit der Britta meist von solchen Aufenthalten zurückgekommen war: All dies sah er nun in einem anderen Licht.

Er sprach Britta auf seinen Verdacht an. Sie leugnete alles. Die Erregung, mit der sie dies tat, bestätigte ihn wiederum in seinen Vermutungen. Warum hat sie sich körperlich von mir abgewandt?, fragte er sich. Da existiert bestimmt ein Zusammenhang zu ihren Beziehungen zu anderen Männern.

Bernhard blickte nun in vollkommen anderer Weise auf seine Ehe. Er spürte weiterhin die große Bindung an seine Frau, schaute zugleich auf ihr Doppelleben und empfand, dass es für Britta keine große Bedeutung besaß, ob sie ihn verletzte. In solchen düsteren, traurigen Augenblicken nahmen die Zweifel überhand und er glaubte nicht mehr an die Liebe von Britta, fühlte sich ausgenutzt und naiv. Britta verschob jegliche Klärung, die er anstrebte, in die Zukunft. Sie meinte, ihre Gefühle müssten sich zuerst beruhigen. Dann später könnten sie vielleicht mit einer Paartherapie beginnen. Ihre Schwester Sarah bestätige sie in dieser Haltung.

Also suchte Bernhard einen Ausweg für sich. Er beschloss, alleine eine Reise nach Griechenland zu unternehmen, um einen neuen Blick auf seine Situation zu gewinnen.

In diesen einsamen Tagen dachte er oft daran, was Frau Hermann-Schmitt ihm mitgeteilt hatte: dass die Menschen sich über Verletzung suchen und berühren. Ich spüre die tiefe Verbindung zu Britta, aber kann ich damit leben, dass sie mich belügt und betrügt, fragte er sich. Ein großer Schmerz stieg in ihm auf. Er wünschte sich ein Löwenfell, wie es Herakles besaß, das ihn in gleicher Weise sicher beschützte. Wenn Britta sich wenigstens entschuldigen würde, wenn sie eingestehen würde, dass es mir gegenüber nicht recht war, wie sie gehandelt hat, vielleicht könnte ich leichter mit den Verletzungen umgehen, überlegte er. Zugleich bin ich dankbar, mehr Klarheit erhalten zu haben, musste er sich eingestehen. Um diese Klarheit habe ich gebeten und in ihrem Namen bin ich dem Kranich begegnet. Zu lange wollte ich die Wirklichkeit nicht sehen, nicht erkennen, wer Britta in allen ihren Facetten ist. Nun ist es an mir, mit der Wahrheit zu leben und meine Gefühle zu versöhnen. Ich liebe Britta, ich bin tief verletzt durch sie und ich misstraue ihr. Britta ist nicht bereit und wohl ebenso wenig in der Lage, offen mit mir zu sprechen. Wenn ich daran denke, dass sie sich mir stets dann freundlich zugewandt hat, wenn sie ihre Lügen verdecken wollte, dann spüre ich unsäglichen Schmerz und Misstrauen. Ich habe Britta über all die Jahre falsch gesehen. Viele ihrer Ängste und Wünsche blieben mir verborgen. Nun verstehe ich mehr von ihr.

Ihm fiel ein, was Frau Hermann-Schmitt gesagt hatte: »Nur auf Täterebene kann man heilen.« Was der Satz meint, ist schwer zu begreifen, ging es ihm durch den Kopf. Doch schaut ein Mensch auf das Geschehen mit der Haltung, allein Opfer zu sein, verzichtet er darauf, Zuständigkeit für sich zu übernehmen. Ihm geschieht durch andere. Er macht sich klein. Erst durch die Wahrnehmung seiner Verantwortung wächst ebenso seine Größe.

Mit ihrem Handeln, das nun unübersehbar geworden ist, hat sich Britta gezeigt. Nun kann sie sich selbst in ihren Taten erkennen und lernen, ihre Gefühle zu verstehen. Dies ist ein notwendiger Schritt zur Entwicklung und zur Heilung. So ist der Stand!, sprach Bernhard traurig zu sich.

In diesem selbstbezogenen Moment kam Bernhard das Fläschchen mit der Wildrosenessenz in den Sinn, das ihm Frau Hermann-Schmitt zum Abschied überreicht hatte. Vielleicht kann mir dies in meiner Traurigkeit helfen, dachte er. Er ging in sein Arbeitszimmer, kramte das Gläschen hervor, setzte sich in den Sessel, öffnete den Verschluss und roch ausgiebig den Rosenduft, der ganz fein und zart aufstieg. Liebe erfüllte sein Herz und Bilder der Zusammengehörigkeit stiegen in ihm auf: höhere Kräfte, starke Kräfte, die über das Individuelle hinausgehen. Zwei Pole, die sich mit großer Macht anziehen – das Männliche und das Weibliche, archaisch, absolut, fordernd, verlangend.

»Die Rose gewährt dem Menschen unendlich viel«, hörte er eine Stimme aus der Tiefe seiner Seele zu sich sprechen. »Sie beschenkt ihn, wenn die Zeit gekommen ist. Sie bringt euch an euer Ziel. Betrachtet die Rose voller Vertrauen. Sie vollendet den Menschen! Habt keine Angst, sondern erfüllt euch damit. Seid sicher: Wenn ihr der Rose begegnet, dann geht es um euch!«

»Ihr Menschen, die ihr meine Schönheit mit romantischen Gefühlen betrachtet: Ich bin etwas Wahres, etwas Reales. Ich bin keine Illusion. Ich bin kein Traum. Ich bin Wirklichkeit. Fordernde, verlangende Wirklichkeit!«, vernahm Bernhard die Rose. »Gerne betrachtet ihr mich distanziert aus der Ferne. Ihr denkt, wie schön ich bin, wenn andere Menschen in meiner Kraft zu leben scheinen. Ihr schmachtet, ihr seufzt. Doch, wenn ihr wahrhaftig diesen Pfad der Rosenkraft beschreitet, bin ich eine unendliche Herausforderung. Ihr müsst euch wandeln. Ihr müsst wachsen. Alle anderen Ziele, die so wichtig erscheinen, sie verlieren an Wert!

Große Kräfte sorgen für Spannung und Unruhe in euch. Die Liebe will erlebt und erfahren werden. Jede Faser eures Körpers, jedes Gefühl, jeder Gedanke wird von mir erfüllt. Dann rate ich euch: Ergebt euch in eure Bestimmung! Zeigt die Liebe! Ich bin für alle Menschen da!«

Gebannt lauschte Bernhard dem, was er in seinem Inneren vernahm.

»Das Weibliche ist für das Männliche und das Männliche für das Weibliche nicht erreichbar! Indes: Es ist von betörender Verlockung! Es kann nicht erreicht werden, es sei denn, die Liebe erlaubt, dass die Pole miteinander verschmelzen. Dazu müssen zwei Menschen bereit und reif sein. Der Weg, den sie dann gemeinsam gehen, ist nicht romantisch, sondern ehrlich, kraftvoll und lebendig! Ein wahrhaftiger Ausdruck der gelebten Seelenbegegnung. Zwei Menschen, die sich beschenken! Deshalb bedarf es nie der Macht oder des Besitzes. Der Rosenpfad ist stets ein Geschenk an den anderen.«

Bernhard schloss das Fläschchen und stellte es auf den Tisch. Wie schön und ehrlich die Rose spricht, dachte er. Er holte sich Papier und einen Stift aus dem Schreibtisch und notierte, was sein Herz durchflutete.

> Sie blüht in schöner Anmut
> und strahlt in heller Sonne,
> lässt niemand voller Gleichmut,
> die Rose, welche Wonne.
>
> Sie weiß von unserer Hoffnung.
> Sie weiß von unserer Suche.
> Erzählt uns von Vollendung,
> vom wahren Liebesrufe.
>
> Und wäre nicht gegeben,
> was tief in ihr geborgen.
> Zur Liebe gäbs kein Streben
> nicht heute und nicht morgen.

Zufrieden und ein wenig verwirrt von der kräftigen, neuen Erfahrung lehnte sich Bernhard zurück. Ja, er suchte tief in sich diese Liebe. Sein Leben war darauf ausgerichtet und zugleich spürte er Zweifel. Frau Hermann-Schmitt hat mir diese Flasche mit der Bemerkung überreicht, dass sie mich an meine Liebe zu Britta erinnert. Sie möchte, dass ich mit Hoffnung auf das Dasein schaue, überlegte er. Ich will es versuchen!

Bernhard nahm in sich eine große Sehnsucht nach Vertrauen in das Leben wahr. Er wollte glauben, dass bei allem Leid, welches das Leben mit sich bringt, es ihm diente und er in der Schöpfung aufgehoben wäre. Er dachte an Hestia, die sein Heim beschützte, ihm Heimat versprach, und an Demeter, die ihn mit den Früchten der Natur versorgte. Die Verbindung zu den Göttern wollte er halten. Es ist sinnlos, Britta vorzuwerfen, dass sie ist, wie sie ist, gestand er sich ein. Ich will und soll meine Frau in ihrer ganzen Vielfalt, ihren Widersprüchen, Wünschen und Ängsten, in ihrem Lebensthema erfahren. Sie lebt ihr Leben, ihre Nöte und Freude, und mit diesen bin ich verbunden. Ich muss auf mich schauen, meinen Frieden machen, lernen und mich wandeln.

Es vergingen einige Wochen, in denen Britta und Bernhard ihren bekannten Alltag lebten. Die Situation zwischen ihnen blieb angespannt.

Bernhard plante seine Reise nach Griechenland, die er zu Pfingsten antreten wollte. Er sehnte sich danach, in seine innere Wirklichkeit, die eng mit der griechischen Götterwelt verbunden war, einzutauchen. Dies zu tun schenkte ihm Lebendigkeit. Im Götterhimmel fand er Antworten! Er suchte Abstand von den Verstrickungen mit seiner Frau und wollte seine Enttäuschung, seine Verletzung und seine Demütigung bewusst anschauen. Wie ein Schutzschild hatte er in den zurückliegenden Jahren sein Verständnis, als Mann stets stark zu sein – respektiert zu werden, keine Probleme zu haben, keine Niederlagen zu kennen und für alles eine Lösung zu wissen – vor sich gestellt. Nun war dieses Schild unübersehbar brüchig geworden. Sehnsucht und Traurigkeit zeigten sich, Gefühle, die schon lange in ihm angeklopft hatten und die er geleugnet hatte. Während Bernhard hierüber nachdachte und zugleich die Liste mit den Sachen, die er auf seine Reise mitnehmen wollte, in der Hand hielt, hörte er eine innere Stimme zu sich sprechen.

»Bernhard«, sprach sie. »Jeder Mensch erhält Aufgaben in seinem Leben! Es sind nicht die Aufgaben, die er sich als Erdenbewohner wünscht. Nein! Es sind schwierige, fordernde Themen, die sich ihm stellen. Der Mensch muss sie leben, an ihnen arbeiten und Schritt für Schritt lösen. Mit jedem Schritt ihrer Bewältigung erringt er mehr und mehr die Herrschaft über sich selbst. Denk an Herakles! Sein Wandel ist ein Ergebnis der Selbstüberwindung!«

Bernhard nickte in Gedanken zustimmend. Als er von den zwölf Aufgaben des Herakles gelesen hatte, schien ihm ihre Bewältigung für den Helden vollkommen selbstverständlich. Hatte sich dieser doch für den dornigen, staubigen Pfad entschieden. So überwältigend bedrohlich die Herausforderungen auch beschrieben wurden, er würde sie meistern, war sich Bernhard sicher gewesen. Nun stand er selbst vor der Forderung der Selbstüberwindung. Spürte in sich siebenköpfige Drachen, eiserne Vögel, übermächtige Riesen, die er niemals besiegen könnte – und doch sollte er genau dies versuchen.

»Höre weiter, Bernhard! Sieh den Wert des Erdendaseins auf diese Weise – soweit es dir möglich ist. Dann gewinnst du an Lebenssinn, was Freude und Glück bedeutet.«

Große Traurigkeit stieg in Bernhard auf. Er wollte dem zustimmen, was er in seinem Inneren vernahm. Zugleich überschwemmte ihn eine Welle der Trauer.

»So viele Wünsche sind nicht wahr geworden. Ich wollte Brittas Liebe, ihr Vertrauen, ihre Treue und auch ihr Begehren nach mir. Sie sollte mich als Mensch, als Mann annehmen ... und jetzt? All das ist gescheitert, und das schmerzt unendlich! Was soll ich machen? Kann ich mit diesem Schmerz existieren?«

»Tief in ihrem Herzen liebt dich Britta«, sprach die innere Stimme. »Vertraue dem und vertraue dir. Das Leben hat dir größere, wichtigere Aufgaben gegeben, als deine Wünsche zu leben.«

»Aber es fühlt sich wie Zerstörung an!«

»Richtig. Doch darüber wirst du ebenfalls entdecken, dass das, was du wahrhaft bist, nicht zerstört werden kann.«

»Es tut furchtbar weh! Ich hätte so gerne die Liebe von Britta gespürt!«

»Zweifle und verzweifle nicht! Schau auf den Augenblick. Denk an dein Lebensziel: Harmonie und Liebe. Denk an die Götter, die du suchst. Wohlbefinden kann dir Erholung schenken, Kraft für Neues. Gleichwohl ist Behagen in Zufriedenheit nie das Ziel. Auf Dauer macht es träge. Glück entsteht aus Erkenntnis, Wachstum und Entwicklung.«

Während Bernhard diesen inneren Dialog führte, saß er in der Küche am Tisch und schaute durch das Fenster nach draußen auf die ergrünte Natur. In den letzten Wochen hatte sich das Wetter von seiner schönsten Seite gezeigt: milde und sonnige Frühlingstage ließen die Pflanzenwelt sprießen und erblühen. Dieses äußere Gedeihen stand im Gegensatz zu Bernhards Empfinden und schien sich wie eine Forderung an ihn zu wenden, auch die Schönheit des Augenblicks wahrzunehmen. Eine ganze Weile saß Bernhard noch still und ließ das innere Erleben auf sich wirken. Dann erhob er sich, um weiter seinen Rucksack für die anstehende Reise zu packen.

Bernhard nahm seine Socken aus der Schrankschublade. Um den Olymp zu besteigen, was er vorhatte, benötigte er eine gute Wanderausrüstung. Ganz von seinen Gefühlen eingenommen suchte er nach passenden Oberteilen. Schließlich nahm er gedankenverloren auf dem Boden Platz. Was ist mit uns Männern los?, fragte er sich. Welche Verletzungen tragen wir in uns? Sicher, wir kämpfen darum, dass uns die Frau annimmt. Aber das ist nicht unser einziger Kampf. Die männliche Verletzung ist gleichfalls eine Kriegsverletzung. Wie ausdrücklich wurde im antiken Griechenland der Krieger verehrt! Welche lebensgefährlichen Kämpfe musste ein Mann durchstehen! Als wie selbstverständlich wurde es angesehen, dass der Mann diese Herausforderung mutig und voller Hingabe ertrug.

Bilder stiegen in Bernhard auf: In seiner inneren Wahrnehmung sah er einen jungen Mann von vielleicht einundzwanzig Jahren – ein Schwert in der rechten, ein Schild in der linken Hand. Dieser Jüngling schwitzt in der Wärme seiner Metallrüstung, die von außen durch die Sonne und von innen durch seinen vor Anstrengung keuchenden Körper erhitzt wird. Ein Fußsoldat, der sich im Gefecht Mann gegen Mann behaupten muss. Tapfer sucht er den Kampf, bietet seinen Körper, ja sein Leben für die Erfüllung dieser Aufgabe.

Da – mitten im lauten Gefecht – trifft den Krieger ein Schwertstreich des Gegners. Er sackt nieder. Seine Kameraden stürmen ihn nicht beachtend weiter voran. Verletzt bleibt der Soldat auf der Erde liegen. Ein tiefer Schnitt durchzieht die linke Gesichtshälfte. Der Helm konnte dies nicht verhindern. Noch lebt der Körper des tapferen Schwertkämpfers. Einsam und zugleich gefasst sieht er die Kriegskameraden in der Ferne entschwinden. Der Lärm des Kampfgetümmels wird leiser. Der Kämpfer möchte aufstehen, den Kameraden folgen … Doch zu schwach hierfür bricht er zusammen. Helles, rotes Blut läuft langsam das Gesicht herab. Sein Kopf dröhnt im dumpfen Rhythmus und scheint wie von einer dämonischen Faust umklammert. Der Soldat ist dazu verurteilt, hier in der Hitze der Sonnenstrahlen auf der bloßen Erde niedergestreckt zu liegen und darauf zu warten, welches Schicksal ihm bestimmt ist.

Die Schlacht ist siegreich geschlagen. Kameraden tragen den halb Bewusstlosen und von Schmerzen Betäubten ins Feldlager. Er wird versorgt, gepflegt ... Immer wieder übermannt den verwundeten Soldaten Bewusstlosigkeit. Die Wunde entzündet sich rot, schwillt an und schmerzt. Der Kiefer wurde zerschnitten. Blanke Knochen ragen durch das roh geöffnete Fleisch.

Es dauert einige Tage, dann stirbt der verwundete Leib. Man begräbt und ehrt den tapferen Krieger. Für sein Volk, seinen König, seine Familie kämpfte er, verwundete und tötete den Feind, wurde selbst verletzt und starb den Heldentod. Man empfiehlt ihn der Fürsorge der Götter als Opfer im sieg- und ruhmreichen Feldzug.

Was war dies für ein Leben?, fragte sich Bernhard, der weiterhin auf dem Boden ruhte und den Haufen Kleidung betrachtete, den er zusammengesucht hatte. Vielleicht handelte es sich um den Sohn einer gut gestellten Familie, ausgebildet für den Kampf, der nun in seine erste Schlacht zog. In seinem Leben geht es darum, Krieg zu führen und kein Zweifel an dem Sinn dieses Tuns regt sich im Krieger. Seine Heimat ist ein griechischer Stadtstaat. Hier wurde er zum Soldaten ausgebildet. Kampf und Kriegsführung sind ihm Freude. Er fühlt sich stark und spürt sich im Einklang damit, das Leben dem Streit mit Waffen zu widmen.

Existiert in diesem Mann der Blick auf die durch ihn Verletzten oder Getöteten? Mit der Lanze sucht er den Gegner zu durchbohren, er trachtet danach, das Schwert tief in den Körper des Feindes zu rammen – zuzustoßen, zu verletzen und zu töten. Diejenigen, die er trifft, sind wie er Krieger.

Es soll Frieden sein, sprach Bernhard zu sich selbst. Diese Verletzung durch den Krieg trägt der Mann in sich.

In Britta stritten sich zwiespältige Gefühle, wenn sie an die bevorstehende Reise von Bernhard dachte: Erleichterung darüber, dass nun die direkte Konfrontation ruhen würde, und zugleich eine abgrundtiefe Angst, wohin dieses Auseinandergehen führen mochte.

Bilder ihrer Liebhaber kamen ihr in den Sinn. Wenn ich mich verliebte, dann nicht in den Mann, sondern in das, was ich in ihm weckte: sein Begehren, seine Zuwendung – ja, auch seine Ohnmacht. Und zugleich verachtete ich diese. Ich benötige Leidenschaft, Atemlosigkeit und außergewöhnliche Umstände ... Sie schenken mir das Gefühl, wichtig zu sein. Sie geben mir Wert! Selten hatte Britta derart ehrlich auf sich selbst geschaut. Ich bedarf der Anerkennung durch einen begehrenswerten und attraktiven Mann. Zugleich: Ich bin eifersüchtig auf das, was ihm gelingt.

Britta spürte Erwartungen – wie aus den Urgründen der Menschheit – an die Mutter, die die Familie zusammenhält, ihre Kinder aufzieht und versorgt, was ihr Last und ebenso Lebensziel zu sein schien.

Sie fragte sich, was in den vergangenen Jahren wirklich Bedeutung besessen hatte, und dann dachte sie an Helena, Gabriel und Bernhard. Wie soll ich meinen Frieden finden mit all dem, was ich falsch gemacht habe? Verstehe ich mich? Darf ich sein, wie ich bin?

Dies ist die Welt, in die die Götter, diese Urkräfte des Lebens, den Menschen stellen. Zeus verlangt, dass der Mensch wächst. In zwei Geschlechtern, Mann und Frau, hat er ihn erschaffen – in eine stete Herausforderung, Gegensätze zu verstehen und wieder zu vereinen wurde die Menschheit geworfen. Hera, gewährt den Menschen den festen Rahmen von Ehe und Familie, einen Schutz, in dem sie sich entwickeln können, um eigenständig zu werden. Aphrodite entfacht in den Menschen die Leidenschaft und Liebe füreinander, so heftig wie Ares den Kampf. Dank Ares und der Härte, dem Streben sowie der Durchsetzungsfähigkeit, die er dem Leben verleiht, überwinden die Menschen den Widerstand der Materie. Athene und Artemis geben ihre Weisheit und die auf die Zukunft gerichtete Klugheit hinzu, mit der sich die Technik und Kunstfertigkeit des Hephaistos paart. Demeter schenkt die Frucht der Natur im Zyklus der Jahreszeiten zum Wohle der Menschen, Apollon die Verbindung zur Sonne und Hestia die Heimat am sicheren Herd. Der Götterbote Hermes verbindet den Menschen in einen Dialog mit den Kräften des Lebens. Bleibt von den olympischen Göttern noch Poseidon, dieser geheimnisvolle Lenker der unbewussten Kräfte, der das Gefühl in steter Bewegung hält.

Die Herrschaft des Zeus und der Hera, die auf dem Olymp thronen, zeigt sich eingebettet in die durch ihre Eltern, Rhea und Kronos, erschaffene Welt. In ihrer Bestimmung lernte die Zeit zu laufen; erkannte die Wirklichkeit den Wechsel der Generationen. Die Idee der Abspaltung und Polarität breitete sich durch das Wirken dieser Gottheiten unaufhaltsam aus, um dann durch ihre Söhne und Töchter in einer neuen Epoche zur alles gestaltenden Kraft zu werden. Unter der Herrschaft von Rhea und Kronos lebte der Mensch noch im Einklang mit den Göttern, existierte für ihn ein goldenes Zeitalter ohne Leid und Mühsal.

Rhea, Kronos und ihre Geschwister entstammen einer Schöpfung durch die Urahnen irdischen Seins, Gaia und Uranos. Diese Gottheiten allen Anfangs teilten die Welt in Erde und Himmel. Gaia schenkt dem Leben einen Körper aus fester Materie, Grenzen und klare Konturen, die allem, was ist und geschieht, Widerstand entgegensetzen. Unter Schmerzen hat sich Uranos, der Sternenhimmel, von Gaia, seiner Erzeugerin und Gattin, getrennt und den Raum zwischen Himmel und Erde, die Sterne und Planeten für die Entfaltung seiner Kinder erschaffen.

Die Reise zum Weltinnenraum

»*Erkenne dich selbst*«, *singen die Moiren mit zarten Stimmen.*

»In dir selbst kannst du deine Größe und deinen Wert schauen. Was weißt du von dir? Deine Seele trägt die Erfahrung vielfacher irdischer Existenzen. Vertraue hierauf«, fordert die grauhaarige Schicksalsgöttin.

»Du bist Teil der Götterwelt, des Himmels, der Erde, des unendlichen Meeresstroms und der dunklen Unterwelt. Lass dies zu Bewusstsein werden. Du bist aufgehoben in dieser Welt«, spricht die Göttin des Augenblicks.

»Schau zu den Sternen! Lass sie dir Heimat sein.« Dies sind die Worte der Jüngsten.

»Erkunde die Seele«, erklingt es im Chor.

Die Welle

Diese zurückliegenden Jahre mit all ihren Freuden und Schmerzen, Verstrickungen und dem Wandel sind in Bernhard wieder lebendig geworden, während er im blau schimmernden Meer schwimmt. Er lässt sich auf dem Rücken liegend im Wasser treiben und erinnert sich an das vergangene Geschehen, seinen langen Weg, der ihn nun hierher in jene kleine Ortschaft am Fuße des Olympgebirges führte. Hell scheint die Sonne und ihre Strahlen brechen sich glitzernd auf der Wasseroberfläche. Bernhard muss die Augen zusammenkneifen, will er in die Ferne schauen.

Das tiefe Grollen, welches Bernhard wahrnahm, ist verklungen. Wie ein Signal weckte es ihn. Er ahnt eine tiefere Bedeutung und sein Empfinden schwankt zwischen Erwartung und Furcht. Als wäre er aus einem Traum erwacht, betrachtet Bernhard die Umgebung. Es scheint ihm, als bewege sich das Wasser vom Ufer weg und lasse ihn hin zu den Fischerbooten driften, die gleichmäßig schaukelnd vor der Küste bei einer Sandbank ankern. Er spürt sandigen Boden unter den Füßen und einen Sog, der ihn ins offene Meer zieht. Bernhard stemmt seine Beine gegen die stärker werdende Strömung. Sein Blick geht zum Gipfel des Olymp, der im Hintergrund aufragt, den Sonnenschirmen am Strand und den dahinter liegenden Hotels. Er muss sich an der Ankerkette eines Fischerbootes festhalten, um nicht weiter ins offene Meer gezogen zu werden.

Bernhard verwundert das Geschehen und zugleich erstaunt ihn auch die fehlende Beachtung, mit der er die ungewöhnlichen Vorgänge betrachtet. Er muss sich geradezu wecken, um Anteil zu nehmen. Warum zieht sich das Meer zurück?, fragt er sich dann. Was mag dies bedeuten? Ein wenig Furcht erfasst ihn! Soll ich an Bord des Fischerbootes klettern? Noch zögert er, verunsichert über das, was sich ereignet. Die Oberfläche des Meeres liegt ruhig vor ihm und zugleich strömt das Wasser machtvoll weg vom Land! Der Himmel – blau und unendlich. Die Götter! Er fühlt sich ihnen nahe.

Uranos, der Urvater unserer Welt, kommt Bernhard in den Sinn. Der große alte Gott, der Schöpfer des Sternenhimmels, war er der Begründer des Grollens?

Plötzliche und völlig überraschende Veränderung kündigt Uranos an. Ein Raum für Neues tut sich auf! Bernhard denkt an die alten Mythen. Gaia, die Erde, steht an ihrem Anfang. Sie trägt im Angesicht ihrer Bestimmung, was Teil ihrer selbst war, nach außen. Sie kann nicht anders als fruchtbar sein. So beginnt der Mythos. Gaia gebiert, was dunkel in ihr wohnt: den Sternenhimmel, Uranos, damit er erstrahle und die Welt gestalte. Und Uranos zeigt sich als Gleichnis der Erde selbst. Gerade geboren liegt er auf Gaia – bedeckt sie ganz. Er weilt bei seiner Erschafferin, um ihrem Schöpfungsauftrag zu dienen. Erde und Himmel sind fest vereint und Uranos ergießt sich in einem fort in Gaias Schoß, zeugt das neue Sein, das nun ihrer Vereinigung entspringen soll. Verzweifelt sucht Gaia zu gebären, was in ihr gewachsen ist. Es will nicht gelingen, solange der Himmel sie eng bedeckt. Es fehlt der Raum für das Werdende, die Zeit für sein weiteres Wachstum.

Während Bernhard tief in seine Welt der Mythen eintaucht, sich fest an die Ankerkette klammert und der Strom des Wassers an ihm zieht, meint er, geradezu körperlich zu spüren, wie sich in Gaia Leben entwickelt und sie dieses mit aller Macht in die Welt zu bringen sucht. Doch ihr fehlt der Raum. Sie muss sich gegen diese Beengung wehren, denkt Bernhard. Sie muss einen Weg finden, um ihre Kinder, die Titanen, Kylopen und Hekatoncheiren, die im Dunkeln ihres Körpers hausen, in die Freiheit zu entlassen.

Gaia beschwört ihre ungeborenen Kinder, gegen ihren Vater zu rebellieren, sich gegen die Begrenzung zu stellen und sie zu sprengen. Doch allein Kronos, der Titan, schreitet zur Tat. Mit der Sichel aus weißem Stahl, die ihm Gaia übergibt, in der rechten Hand packt er mit der linken das Geschlecht seines Vaters und mit einem kräftigen Schnitt trennt er es ab.

Bernhard stöhnt innerlich auf, als ihm dieses Bild vor Augen tritt. Er vergisst den Strom, der ihn ins offene Meer zu ziehen sucht während sich die Beine mit Kraft stemmen Beine in den Sand. Er will aus seinem Wachtraum entfliehen, gleichwohl gelingt es ihm nicht. Solch eine Tat muss Konsequenzen nach sich ziehen. Empörung steigt in ihm auf, als sich die Fortsetzung der Geschichte in seinem inneren Erleben formt.

Voller Schmerz bäumt sich Uranos auf. Er flieht fort vom Ort des erlittenen Unheils, der Erde, hin zum äußersten Rand der Wirklichkeit und begründet in diesem Tun den fernen Sternenhimmel. Nun ist der freie Raum geschöpft – etwas, das zuvor undenkbar war. Gaia gebiert ihre Kinder in diese soeben erschaffene Welt. Eine neue Zeit bricht an und Kronos, der Rebell gegen seinen Vater, wird ihr Herrscher. Uranos hat gezeugt, was durch ihn in die Welt zu bringen war. Der Generationenwechsel wurde begründet. Die Zeit lernte zu laufen. Die Polarität ist erschaffen: Himmel und Erde stehen sich getrennt und voller Spannung gegenüber. Materie und Geist wurden Gegensätze, die einander in gegenseitiger Anziehung rufen.

Viel später werden die Menschen ihren Platz als Wesen der Erde, die ebenso vom Himmel stammen und zu ihm streben, einnehmen. Dann gelten für sie die Gegebenheiten von Raum, Zeit, Herrschaft, Rebellion, Freiheit, Fruchtbarkeit, Wachstum und Entwicklung. Der Sternenhimmel steht über ihnen und erinnert sie an den Ursprung ihrer Herkunft. Sie sind Kinder der Erde und des Himmels.

Bernhard schreckt aus seinen Gedanken auf: Der Sog ins offene Meer hat an Kraft zugenommen. Seine Hände umklammern weiterhin die Ankerkette, die vom kräftigen Zug des Fischerboots, welches zum offenen Meer strebt, schräg aus dem Wasser ragt. Angst erfasst ihn!

Er steht auf der Sandbank im Meer, die vor wenigen Minuten noch weit unter ihm lag. Sein Körper ist angespannt. Da plötzlich wie aus dem Nichts sieht er sie heranrollen – majestätisch erhaben, unaufhaltsam und ohne Erbarmen. In Kürze wird mich die Welle erfassen, von den Beinen reißen und mit dem aufgewühlten Meer forttragen, schießt es ihm durch den Kopf. Jede Anstrengung, dass dies nicht geschehe, wird vergeblich sein. Die Welle nähert sich mit großer Kraft. Ich kann nicht ausweichen – nicht fliehen gegen den Sog des Wassers. Die gewaltige Woge wird mich erfassen!

Bernhards Gedanken und Gefühle wirbeln durcheinander, so wie es seinem Körper in Kürze geschehen wird, wenn das sich aufbäumende Meer ihn erfasst. Hoch türmt sich das Wasser vor ihm auf, als die Dünung sich an der Sandbank erhebt und über ihm zusammenstürzt. Die Brandung schleift ihn über den Meeresboden. Fast aus Einsicht heraus und ohne Panik gibt er sich dem Geschehen hin. Bernhards Körper wird mit Macht zum Strand getragen. Er verliert das Bewusstsein. Schließlich lässt ihn das Wasser mitten auf der Uferstraße, zu der es sich den Weg bahnte, liegen. Noch ein wenig weiter dringen die Ausläufer der Welle in das Innere des Landes vor, um sich dort zu verlaufen. Ihre Kraft hat ein Ende gefunden.

Die Sandbank schützte das Land, indem sie die mächtige Woge brach. Allmählich ziehen sich die Wasser vom Land zurück. Es tritt Ruhe ein! Noch einige etwas kleinere Wellen erreichen das Ufer und umspielen Bernhards leblos auf der Straße liegenden Körper. Es ist vorbei! Die Sonne scheint. Eine leichte, erfrischende Brise weht vom Meer.

Bernhards Seele betrachtet das Geschehen. Wie in einem seiner Träume nimmt er daran teil und noch einmal ziehen die Bilder dessen, was sich zutrug, in einem Schauspiel von Fragen und Antworten vorbei: Warum wagte ich mich raus in das Meer?, fragt Bernhard sich. Ich wollte diese Kräfte spüren, gibt er sich zur Antwort. Zuerst zieht das Wasser mich zu sich hin, sodass ich mich gegen den Sog stemme und nicht mehr schwimmen kann. Dann rollt die Welle heran. Wenn ein Mensch dort steht, wo die Woge sich bricht, wird er unwiderstehlich mitgetragen. Es war meine Bestimmung, dass ich diesen Ort suchte, als die Dünung sich vor mir als Mauer aufbaute und dann direkt auf mich niederstürzte. Ich konnte nicht unter ihr wegtauchen. Ich konnte nicht vor ihr weglaufen. Ich konnte nur warten, dass sie mich mit sich fortnimmt. Nun ist Ruhe eingekehrt! Ich betrachte das Geschehen und erkenne, dass andere Menschen gleichfalls vom Meer ans Land gespült wurden – überall an der weiten Küste. Manche trugen nur Schürfwunden davon, sie ringen noch nach Luft und blicken verwundert oder gehen wankend aus dem Wasser in Richtung Strand. Andere sitzen am Ufer auf dem Sand und schauen hin zur See – erstaunt über das, was ihnen geschah, und zugleich wie neu erschaffen. Einzelne sind voller Panik, wieder andere von Hingabe gekennzeichnet. Jeder reagiert auf seine Weise.

Wir Menschen, die von diesem Geschehen erfasst wurden, wir gehören zusammen. Wir schauen uns an und wissen, ohne ein Wort wechseln zu müssen, was ein jeder soeben erfahren hat. Nach diesem Erleben sieht unsere Welt anders aus! Voller Hochachtung schaue ich auf die große Macht des Meeres. Auf diese Weise »träumt« Bernhard. Seine Seele erfährt, während sein Leib reglos auf der Erde ruht, den Sinn dessen, was ihm geschah.

Menschen eilen herbei, umringen den leblosen Körper. Sie versuchen zu helfen. Ein Mann kniet neben Bernhard und beginnt mit der Wiederbelebung. Kurz öffnet Bernhard die Augen, dann versinkt er erneut in die Welt des anderen Bewusstseins. Seine Augen bleiben geschlossen. Unsägliche Erschöpfung lähmt jeden Impuls. Er möchte weiter in der Welt seines inneren Erlebens weilen!

Ein Rettungswagen transportiert Bernhard ins Krankenhaus. Er liegt auf der Intensivstation, versorgt von Maschinen. Die Ärzte haben ihn in ein künstliches Koma versetzt. Apparate überwachen seine Körperfunktionen. Die Ärzte bemühen sich um seine Gesundheit. Sie wissen nicht, ob und wie lange sein Herz aufhörte zu schlagen.

Bernhard lebt in seinen Bildern und seine Seele macht tiefe Erfahrungen: Wasser, Weiblichkeit, Mütterlichkeit. Entscheidungen sind zu treffen. Das sagt ihm die innere Wirklichkeit. Zerstörerische Wellen und Wut durchziehen sein Erleben und geben dann Raum für Ruhe, Frieden und Gelassenheit. Im Irdischen nicht gelebte Gefühle, wie eine Flut breiten sie sich aus und wollen beachtet sein. Losgelassen vom großen Meer der Emotionen benetzen sie die Erde. Die Kraft des Lebens zeigt sich, das Vergehen und die neue Geburt. Der ewig währende Rhythmus gestaltet das Sein.

Die Nachrichten in Griechenland und Europa, die Zeitungen, das Radio, Fernsehen und Internet berichten von einem Tsunami. Dessen Auslöser lag in einem kleineren Erdbeben mit dem Zentrum an der türkischen Mittelmeerküste. In relativ geringer Tiefe senkte sich mit plötzlicher Gewalt der Meeresboden. Mit hoher Geschwindigkeit breitete sich die hierdurch ausgelöste Erdbebenwoge über das Meer aus. Der Schaden, den der Tsunami an den umliegenden Küsten anrichtete, hielt sich in Grenzen. Doch dort, wo die Welle sich durch den ansteigenden Meeresboden auftürmte, traf das Wasser mit beträchtlicher Zerstörungswut auf das Land. Bernhard hatte sich genau an solch einem gefährlichen Ort aufgehalten. Die Sandbank unter dem Meeresabschnitt, in dem er schwamm, ließ die Woge über ihm brechen. Er wurde von ihren gegen das Land flutenden Ausläufern bis an die Küste geschleift.

Die Ärzte möchten kein Risiko eingehen. Sie halten Bernhard weiterhin im Koma. Bernhard Johannes Krüger ist der verunglückte Tourist mittleren Alters, dessen Nationalität und Herkunft vorerst unbekannt bleiben.

Bernhard lebt in seiner Welt, in einer anderen Wirklichkeit der Seele und des Traums. So vieles zeigt sich ihm und gilt es zu betrachten. Das Geschehen der vergangenen Jahre zog an ihm vorbei, da schwamm er im Meer und wusste nichts über die mit großer Kraft und Geschwindigkeit heranrauschende Welle. Die große Woge erfasste ihn, wirbelte seinen Körper mit Macht durch das Wasser, er verlor das Bewusstsein. Während sein Körper leblos am Ufer lag, schaute seine Seele auf dieses Geschehen. Nun wird sein Körper im Krankenhaus versorgt. Eine Reise in die andere Welt nimmt seinen Anfang.

Bernhards Seele findet sich in einer Düsternis wieder. Wohin soll der Weg führen?, fragt sich das Seelenwesen. Was ist meine Bestimmung? Warum fehlt mir das Licht? Dann wechselt die Szene: Von einem Wirbel erfasst geht es in kreisender Bewegung hinab zur Erde. Grau, wie unter einem Schleier, der den Blick in die Weite nicht zulässt, zeigt sich die Welt. Ein Sturm, dessen Kraft die Schwere der Materie kaum widerstehen kann, empfängt die Seele. Ein Orkan mischt wütend Erde und Luft, drückt die Gräser zum Boden, zerzaust die Büsche und beugt die Bäume.

Die Menschen können sich angesichts des Unwetters im Freien kaum aufrecht halten. Sie müssen Schutz suchen. Eine Hütte in einer steppenartigen Landschaft gelegen bietet ihnen Zuflucht. Ziegen und Schafe lagern zusammengekauert in den Stallungen. Mitten im Toben der Elemente, in der Weite des Hochtals und geschützt von den festen Steinen und rohen Brettern des kleinen Gebäudes soll an diesem späten Nachmittag ein Kind geboren werden.

Es erblickt das Licht der Welt im Nordwesten Makedoniens in einem Tal umgeben von Bergen, an dessen Hängen Eichen, Buchen und Kiefern gedeihen. Der Wind rüttelt heftig und ohne Unterlass an den hölzernen Gebäudeteilen, pfeift kräftig zwischen den Ritzen, während die werdende Mutter in den Wehen liegt, die wie mächtige Wogen ihren Körper durchströmen. In diese Kraft fordernde Welt soll ein neuer Mensch treten. Einige Frauen, Verwandte und Freundinnen, haben sich bei der Gebärenden eingefunden. Sie unterstützen sie und die Geburt des Kindes. Mit einer heftigen Wehe wird der kleine Kopf des Neugeborenen mit seinem feuchten, schwarzen Haarschopf aus dem Körper seiner Mutter gepresst. Eine weitere Wehe und es landet auf einer weichen Decke aus Schafswolle. Fürsorgliche Hände nehmen sich seiner an. Die Nabelschnur wird durchtrennt; das Kind findet seinen Platz auf Bauch und Brust seiner Mutter. Alles ist gut, gleichwohl draußen die Naturgewalten toben. Später werden Nabelschnur und Plazenta in der Erde vergraben. In dieser Hütte, umgeben von den Ziegen und Schafen – kräftigen Tieren mit dickem Fell – wächst das Kind auf.

Ich bin dieser neugeborene Junge, bemerkt Bernhard, während die Bilder vorbeiziehen. Meine Mutter sorgt hingebungsvoll für mich. Ich lerne die Welt der Hirten und Ackerbauern, der einfachen Behausungen, der hohen Berge und weiten Landschaften kennen.

Nun bin ich ein wenig mehr als drei Jahre alt. Der Winter zeigt sich kalt. Ich wage es kaum, ins Freie zu treten. Wolle, Filz und Felle umgeben mich. Auch dieser lange Winter geht vorbei. Sonne erwärmt uns und das weite Land.

Ein weiser Mann, ein Verwandter meiner Mutter, ein Seher, weilt in den letzten Monaten des Öfteren bei uns. Ich nenne ihn Onkel. Er wacht über mich, er beschützt mich, das spüre ich. Die wärmenden Strahlen der Sonne halten Einzug. Der Schnee taut. Erste Flächen der braunen Grasnarbe werden zwischen weißen Schneeflächen sichtbar. Fleckig wie das Fell eines Luchses präsentiert sich die Landschaft. Die Schafe und Ziegen zupfen an den vertrockneten Halmen, die sich ihnen nun offen darbieten.

An einem freundlichen Morgen, meine Geschwister achten nicht auf mich, meine Eltern halten sich bei den Tieren auf, verlasse ich den Platz vor der Hütte. Nicht weit entfernt den Hang hinab glitzert die mit einer dünnen Eisschicht bedeckte Oberfläche des Sees, aus dem die Erwachsenen und größeren Kinder an einer Wasserstelle das lebenswichtige Nass schöpfen. Im frühen Herbst weilte ich oft mit am Ufer, wenn sich die Gefäße mit Wasser füllten. Meine Hände hielt ich dann in das kühle Gewässer, blickte auf die von kleinen Wellen bewegte Oberfläche, in der sich der Himmel spiegelte; sah die Wolken ihren Weg nehmen und die Sonne im Widerschein funkeln. Daran kann ich mich erinnern. Jetzt, da die Tage zunehmend wärmer werden, liegt der See noch unter einer Eisschicht verborgen. Ein ausgetretener Pfad führt hin zum Wasserloch.

Ich möchte probieren, Wasser zu schöpfen. Zur Wasserstelle mache ich mich auf und folge dem kleinen Trampelpfad. Niemand beachtet mein Weggehen. Es scheint mir, als sähe ich, als ich vor der glitzernden Eisfläche stehe und das leichte Glucksen in der Tiefe der geöffneten Schöpfstelle vernehme, in diesem Leben zum ersten Mal Wasser in seiner wahren Gestalt – geheimnisvoll dunkel und verlockend schillernd. Sein gleichmäßiges Plätschern scheint zu mir zu sprechen. Verführerisch lockt mich das Gesehene an. Ich will berühren, was ich dort betrachte.

Das Eis um das Schöpfloch, durchsichtig und glänzend, fasziniert mich. Mein rechter Fuß streckt sich hin zur glitzernden Oberfläche und dem geheimnisvoll plätschernden Nass. Ich berühre die glatte Oberfläche und rutsche hinab durch die dünnen Eisschollen hindurch in das Wasser, versinke und bin über die Maßen erstaunt, dass meine Füße keinen Halt finden. Ich tauche ganz unter, bis mich die noch trockene, flauschige, dicke Kleidung, der Filz und die Wolle, wie ein Rettungsanzug wieder nach oben tragen. Meine Arme strecken sich zum Himmel. Die Hände versuchen, sich instinktiv am Eis festzuklammern. Doch dieses zerbricht, ich spüre kaum die Kälte des Wassers, das nun die Kleidung durchdringt, und bin wie erstarrt. Was geschieht mir?, frage ich mich voller Unverständnis. Ich kann mich nicht erinnern, wie lange all dies dauert.

Da ergreift mich mein Onkel am Arm und zieht mich aus dem Wasser – genau in dem Augenblick, als ich das Bewusstsein verliere. Wie ein Schatten weilt er bei mir, denn er weiß, er soll auf mich achten. Mein Onkel sah mich zum Wasser gehen und er folgte mir. Er zieht mir die nassen Kleider aus und packt mich unter sein wärmendes Gewand an den nackten Leib und trägt mich zur Hütte.

In meinem Zustand der Bewusstlosigkeit höre ich ihn zu mir sprechen: »Ich will dir zeigen, dass ich dich retten kann«, so verstehe ich seine Worte. Auf Seelenebene sagt er zu mir: »Es geht nicht um dieses Ereignis, dass du hättest ertrinken können. Sondern du sollst sehen und lernen, dass ich dich retten kann! Du sollst verstehen, dass es Hilfe für dich gibt! Im Augenblick der Gefahr gibt es Rettung für dich!«

Mir ist es nicht möglich zu unterscheiden, was in der Realität des Wachbewusstseins und was in der Seelenwelt geschieht. Alles liegt in einem Dämmerlicht: das Durchbrechen der Eisdecke am Rand des Wasserlochs; das Gleiten in die Tiefe; das Fehlen des Halts; das weitere Sinken und Untertauchen. Die Hände fanden keinen Halt. Ich war dick angezogen, doch ohne Hilfe wäre ich in Kürze ertrunken. Der Seher hat mich – nass vom Eiswasser und halb erstarrt – zu sich genommen. Eine zweite Geburt sollte geschehen. Er trug mich zurück zu unserem Zuhause.

Meine Seele verstand: Ich kann gerettet werden! Eine tiefe Erfahrung. Rettung steht ab jenem Augenblick meines Lebens in Verbindung mit diesem weisen Mann. Für mich ist sie nun untrennbar mit ihm verknüpft. Er hat mir gesagt: »Wie durch ein Band, das uns füreinander einstehen lässt, sind wir aneinander gekoppelt. Diese Rettung soll dich lehren: Du bist in großer Gefahr gewesen zu sterben und zugleich in einem großen Versprechen, gerettet zu werden.«

Wenn ich hieran denke, sehe ich ein helles Licht. In mir reift das Bewusstsein, dass ich und der große Seher einander zugehören. Auch ich werde für ihn einstehen, wenn hierfür die Zeit kommt. Noch einmal erscheint das Wasserloch vor meinem geistigen Auge. Mein Kopf war bereits unter Wasser und Eis getaucht, meine Hände nach oben gestreckt, da, bevor ich endgültig untergehen konnte, packte er meinen Arm und zog mich heraus. Jetzt im Rückblick spüre ich auch die Kälte. Er nahm mich zu sich, und das begründet unsere Verbindung. Es wurde hell, als er mich herauszog. Mein Onkel brachte mich zur Mutter. Er wickelte mich in Decken. Durch dieses Erleben wurde aus mir ein ernstes Kind.

Lange liege ich auf meinem Lager in der Hütte – ohne Bewusstsein. Meinem Körper fehlt die Kraft. Ich suche Hilfe. Meine Seele reist in die geistige Welt. Sie will diese Wirklichkeit erkunden. Solange muss der Körper ruhen. Nur ab und an durchbrechen klare

Bilder meinen Dämmerzustand. Dann erblicke ich kurz meine Mutter oder begegne dem Onkel – erkenne seine braunen, liebevollen Augen, die voller Wärme auf mich herabschauen. Ich weiß nicht, wie lange dieser Zustand dauert. Dann beginne ich in kleinen Schlucken Kräutertee zu trinken – weiterhin ohne Bewusstsein. Oft weilt der kluge Seher bei mir. Wenn er kommt, sehe ich das helle Licht. Dämmernd erlebe ich, was um mich geschieht.

Reisen in die Weite des Himmels unternehme ich – große, schöne Reisen in Richtung Licht. Lange befinde ich mich in diesem Zustand. Ich liege dort und möchte nicht mehr in die irdische Wirklichkeit zurückkommen. Doch mein Onkel beseitigt den Nebel um mich und führt meine Seele zurück zum Körper. So kann ich die Augen öffnen – werde ein zweites Mal geboren. Das Licht bleibt bei mir! Ich bin ein anderer Mensch geworden.

Ich kann die Raben hören, die durch die Luft gleiten und auf der Erde tanzen und ihre Sprache verstehen. Weise Vögel. Ich werde erwachsen mit dem Bewusstsein, das Licht gesehen zu haben. Morgens sind die Tiere zu versorgen, ist Wasser zu holen … Vollständig verstehe ich nie, was geschah an jenem Tag, als mich das eisige Wasser derart verführerisch lockte.

Die Szene wechselt und Bernhard erkennt im traumartigen Geschehen nun seinen Onkel aus alten Tagen, der bequem auf einer Decke liegt – fast schwebt – und in einem dicken Buch liest. Freundlich schaut ihn der weise Mann an. Dies ist der Seher, der mich aus dem Wasserloch gerettet hat, versteht Bernhard.

Wie zur Bestätigung nickt der Weise leicht mit dem Kopf und spricht zu ihm: »Vor langer Zeit lebten wir gemeinsam in diesem Tal Makedoniens. Schon damals waren wir eng miteinander verbunden. Ich stehe dir zur Seite! Dieses gemeinsame Leben am Rande des Sees habe ich dir präsentiert, damit du Vertrauen gewinnst. Rettung ist da! Nun folge weiter dem, das sich dir zeigt. Du wirst den Urkräften des Seins begegnen, die du so überaus in deinen griechischen Gottheiten liebst. Sie führen dich in eine andere Wirklichkeit, als du sie als Mensch der Erde kennst. Ich begleite dich zur Welt der Götter, deren Wirken ich in früheren Tagen zu deuten suchte, damit die Menschen Frieden und Freiheit finden. All dies, dein Schicksal, steht im Buch des Lebens geschrieben. In diesem Buch liegt die Wahrheit über das gesamte Geschehen auf dieser Welt. Die heiligen Schriften der Menschen erhalten kleine Auszüge hieraus.«

Bernhard spürt großes Glück und Helligkeit hüllt ihn ein. Er liebt diesen alten, weisen Seher! Wie eine frohe Verheißung klingen seine Worte. Er fühlt sich bereit für Neues. Langsam lösen sich die Konturen des Bildes auf und doch tief in sich bewahrt er die Erscheinung des Helfers für immer. Bernhard lebt in seiner inneren Erfahrung. Die Reise geht weiter und sie soll ihn lehren.

Die Krankenschwester kontrolliert die angeschlossenen Maschinen. Herzfrequenz und Blutdruck befinden sich im normalen Bereich. Die Sauerstoffsättigung im Blut sollte etwas höher liegen. Nun kommt auch der zuständige Arzt hinzu – ein älterer Mann mit viel Erfahrung. Er betrachtet seinen Patienten, der sich in einer Langzeitnarkose befindet, und die vorliegenden Daten.

»Wir werden mehr Sauerstoff geben«, sagt er zur Krankenschwester.

Der Arzt gibt entsprechende Anweisungen. Mit einem zufriedenen Gefühl verlässt er anschließend den Raum. Für meinen Patienten ist gut gesorgt, denkt er. Ich könnte mir vorstellen, dass er sich vollständig erholt. Während er den Gang der Station entlang geht, beschäftigt ihn weiterhin die Idee einer zusätzlichen Sauerstoffversorgung seines Patienten. Ungewöhnlich, da die bisherige Behandlung exakt dem hierfür vorgesehenen Vorgehen entsprach und er dies nun ändert. Er legt sich keine Rechenschaft darüber ab, warum ihm in diesem Fall ein Abweichen vom Standard angebracht erscheint. Im Augenblick drosseln wir durch die Narkose die Funktion des Gehirns, überlegt der Arzt. Vielleicht sollte dieser Zustand nicht allzu lange anhalten und die Sedierung bald beendet werden. Heute Abend werde ich das anweisen, wenn sich der Zustand weiterhin stabil zeigt.

Bernhards Reise setzt sich fort. Er bemerkt in der Ferne einen kleinen, hellen, gelb scheinenden Punkt, der sich, schnell größer werdend, mit hoher Geschwindigkeit nähert. Eine lichte Gestalt fliegt aus den Weiten des Himmels herbei. Bernhard erkennt mit großer Freude: Es handelt sich um den Götterboten Hermes.

»Ich bin der Überbringer der Träume«, stellt sich Hermes ohne lange Umschweife vor. »Die Sterblichen können durch ihre Träume von den Göttern erfahren. Ich helfe dir ebenso, die Gedanken und das Handeln der Unsterblichen zu verstehen. Dies bedeutet, Einsicht und Verständnis in die Urgründe des Menschseins zu gewinnen und auf die Schönheit des Universums zu schauen. Dir soll Nutzen bringen, was ich zu übermitteln habe! Du sollst wahrhaft begreifen, was die Götter dir sagen! Mein Vater Zeus möchte dies!«

Mit großer Entschiedenheit trägt der Götterbote seine Worte vor. Bernhard soll wissen, was ihn erwartet. Hermes zeigt sich von jugendlicher Gestalt, bartlos, leicht bekleidet mit einem Umhang in hellgelber Farbe, den er locker um die Schulter geworfen trägt und der ihm kaum bis zur Mitte der Oberschenkel reicht. Seine Füße finden in mit kleinen Flügeln besetzten Sandalen Platz. All dies verleiht seiner Erscheinung Leichtigkeit. In der linken Hand trägt er einen goldenen Stab, an dem sich zwei Schlangen emporwinden. Die Blicke der Reptilien sind aufeinander gerichtet und treffen sich kurz unterhalb des Knaufs.

Hermes wirkt voller Tatendrang und freudig bewegt, seinen göttlichen Auftrag zu erfüllen. Reisen bereitet ihm größte Freude. Sein Umhang scheint noch im Fahrtwind zu wehen, auch wenn er still verweilt. Neugierig und gleichfalls ein wenig unruhig richten sich seine Augen auf Bernhard. Ihm ist eigen, in einem Augenblick die Lage vollkommen zu erfassen. Währenddessen schaut Bernhard nachdenklich auf den Götterboten und sucht herauszufinden, was er und sein Kommen bedeuten.

Hermes erfordert meine ganze Aufmerksamkeit, überlegt Bernhard und Gedankenfetzen schwirren ihm durch den Kopf. Schnell, beweglich, nicht fassbar: Dies mag den Menschen verwirren. Es geht darum, die Wirklichkeit zu verstehen! Der Geist weht, wo er will und überall. Wer oder was kann den Geist an die Erde binden? Erst diese Bindung erlaubt Erkenntnis. Hermes schenkt mir diese Verbindung! Nichts besteht von ihm unberührt. Nirgends verbleibt er länger. Alles soll umweht sein. Keine Grenzen. Keine Gesetze. Keine Moral. Unbegrenzt und überall. Keine Struktur hat Bestand! Alles muss möglich sein.

Hermes scheint die Gedanken seines Gegenübers lesen zu können, denn er antwortet in schnellen Worten: »Höre, Bernhard«, spricht er. »Mir begegnest du in der Welt deines inneren Erlebens. Du kennst sie, du bist geübt, dich in ihr aufzuhalten, und du hast gelernt, dir dabei deiner selbst bewusst zu sein. Dies zeichnet dich aus und hierdurch gewinnt mein Besuch seinen besonderen Wert.

Einst fehlte dieser inneren Wirklichkeit vollkommen die Gegenposition und damit das Schauen auf sie selbst. Ganz nahmen dich die

Gefühle ein, trugen dich durch dein Erleben und nie war es dir möglich, von außen hierauf zu schauen. Mitten im Strom dieses Geschehens warst du aufgenommen. Allein mit den Erfahrungen des irdischen Seins wurdest du, Seelenwesen, zu etwas wahrhaft Eigenem. Dies hat mein Vater Zeus in dieser Weise gewollt. Du verstehst dich nun als ›ich‹ – auch in der für dich anderen Welt – der eigentlichen Wirklichkeit. Großartig! Ich liebe, was hier geschieht, denn hiermit betrittst du als selbstbewusstes Wesen unsere Götterwelt! Du trägst nun das im Irdischen Gelernte, das nie wahrhaftig existierte, sondern immer allein Ausdruck des Geistigen war, zurück zu dir. Du bist ›ich‹ auch in dir geworden! Dies sei dir zum Beginn unseres Gesprächs mitgeteilt, denn es schenkt dir Gewissheit.«

Bernhard versucht sich mit aller Kraft zu konzentrieren. Nur durch höchste Aufmerksamkeit kann ich der Verwirrung widerstehen, sagt er sich. Der Götterbote sagt mir, dass ich mich in der Traumwelt aufhalte. Das ist wahr! Warum, kann ich nicht sagen. Ob ich schlafe? Dies mag sein, aber zugleich erinnere ich mich an eine große Welle, die mich erfasste. Dennoch: Zu dem Geschehen meines Tagesbewusstseins finde ich keinen Zugang. Doch ich weiß, dass ich erlebe!; dass ich bin! So will ich den Moment nutzen und versuchen zu erfahren.

»Kannst du, Hermes, mir und den Menschen dienen?«, fragt Bernhard sein Gegenüber.

»Ich fördere die Veränderung, die Entwicklung, um neu zu erforschen, neu zu bauen, Altes zu überwinden. Insoweit bin ich Heilung! Ihr Menschen mögt beklagen, dass eure Moral mich langweilt und eure Sehnsucht nach Beständigkeit mich provoziert. Andererseits diene ich euch für einen umfassenden Wandel.«

Der Götterbote schaut vollkommen konzentriert. Ihm scheint zu gefallen, dass seine Eigenart Interesse findet. Die Augen funkeln, als er fortfährt: »Ich selbst gebe keine Strukturen, bin unfähig, Gesetze, Regeln oder Moral zu erschaffen. Ich bin ein Bote. Es kann überaus hilfreich sein, mit meiner Unterstützung zu erkunden, was an Neuem notwendig ist.

Mich kümmert nicht, was ihr Schaden nennt, der bei jeder Erkundung entsteht, da alles Bestehende der Zerstörung unterliegt, will man es in seiner Zusammensetzung erfassen. Dieser Schaden ist für mich ohne Belang! Aber mich interessiert in besonderer Weise das Höhere, die Idee und Bestimmung, der Sinn sowie das Ziel allen Seins! Damit möchte ich, der Götterbote, eine Verbindung eingehen. So kann ich den Menschen Diener sein.

Meine Unterstützung zu nutzen bedarf jedoch eurer Reife: des Schöpfens aus einer tiefen Quelle, und einer Geisteshaltung unbedingter Aufmerksamkeit. Dann bin ich höchster Diener der Menschen.

Ich möchte alles berühren, aber nicht verweilen, mich nicht einfangen lassen. Allerdings kann ich mich, wenn es sich lohnt, weil ich einem großen Reichtum begegne, an eine Entwicklung binden.«

Bernhard fällt es schwer, dem Gedankenspiel des Götterboten zu folgen. Doch er spürt, Hermes hält sich bei ihm auf, weil dies für den eigenen weiteren Weg von großer Bedeutung ist. Nun erscheint auch der Seher aus dem Hochtal Makedoniens vor seinem Angesicht und Bernhard weiß, er soll und darf dem Gang des Geschehens vertrauen. Ich träume, sagt er sich, und es ist wichtig, was jetzt geschieht!

»Ich eröffne neue Perspektiven«, fährt Hermes fort und lässt Bernhard keine Zeit für weitere Gedanken. »Du vermagst zu erfahren, was dir unbekannt war, was du benötigst und schon lange gesucht hast, was dir für deine Entwicklung fehlt.«

Hermes kann mir dienen, erkennt Bernhard. Indes, ich muss bereit und reif dafür sein, mit dem Geist frei zu erfassen, was Teil des Neuen sein soll und eingebunden werden muss. Es besteht die Gefahr, mich zu verlieren in einer Leere der Unruhe und Zerstörung, auch dies spüre ich. Zugleich ruht dank meines Freundes und Helfers, des weisen Sehers, der weiterhin an meiner Seite steht, Vertrauen in mir.

In diesem Augenblick schrillt auf der Intensivstation ein Alarm. Der Herzschlag von Bernhard hat sich stark erhöht. Eine Krankenschwester eilt herbei und beobachtet das Geschehen. Der Herzschlag beruhigt sich wieder. Sie stellt den Alarm ab und geht aus dem Zimmer.

Hermes wirkt ein wenig unruhig. Stillstand ist ihm Graus. Er möchte erfinden, entdecken und jeden Winkel erkunden! Wut kann den Götterboten packen, sieht er sich begrenzt. Jedes Hindernis ist ihm Herausforderung. Mit leichtem Ärger in der Stimme wendet sich Hermes an Bernhard: »Nichts, was Menschen erschaffen, ist endgültig. Jede Wahrheit kann vergrößert werden. Jede Liebe kann vertieft werden,« spricht er in schnellen Worten, um dann fortzufahren. »Aufmerksamkeit! Darum geht es! Der Mensch benötigt einen Bezug zu seiner Bestimmung. Der Mensch soll sich auf sein Ziel hin entwickeln. Aufmerksamkeit fokussiert den Geist auf das, was wesentlich ist. Ich helfe dir, die Welt zu erkunden. Das heißt noch nicht, sie zu verstehen. Aber: Etwas Neues will beginnen. Neue Gedanken, die die Welt erklären. Nicht mehr suchen. Konzentrieren! In das Leben Vertrauen haben! Sicherheit spüren. Dich auf diese Weise mit der Bestimmung verbinden und dein Ziel erreichen. Kreativität. Voller Besonnenheit und Gewissheit.«

Hermes wirkt nun nachdenklich. Ein wenig Traurigkeit mischt sich in seine Stimme, als er fortfährt zu sprechen.

»Ihr Menschen, wie gerne wollt ihr im Besitz der Wahrheit sein. Welch fataler Irrtum zu meinen, die Wahrheit kennen – ja sie besitzen zu können. Ich jedenfalls kenne sie nicht! Ihr Menschen seid auf der Erde, um zu lernen. Wenn der Mensch glaubt, er wüsste alles, dann kann er nichts lernen und erstickt an dem, was er für Wahrheit hält. Nun ja. Es amüsiert mich, euch in diesem Glauben an die Allwissenheit zu sehen. Doch ich will nicht über euch urteilen. Mein Vater, Zeus, wird die Welt schon in richtiger Weise erschaffen haben.«

Hermes schaut nun voller Freude auf Bernhard. Der Anflug von Traurigkeit ist verflogen und seine anfängliche Unruhe einer Gelassenheit gewichen. Aus der Laune des Augenblicks heraus und mit einem leicht spöttischen Lächeln spricht Hermes in Reimen.

»Ich bin ein Gott, ich bin ein Wesen,
ich schenke Heilung und Genesen.

Ich zeige euch und lass erkennen,
mit neuem Namen euch benennen:
Wahrheit, die einst lag verborgen,
die Anlass gab für tausend Sorgen,
der ihr mit aller Kraft entronnen,
der ihr hofftet zu entkommen.

Verschlossen war sie für den Sinn,
doch nun geht dieser doch dorthin
und lässt begreifen, was hier liegt:
Die Wahrheit am Ende immer siegt!

So, jetzt ist es gut! Wir sollten den Augenblick nutzen! Du weißt, ich bin ein Psychopompos, ein Seelengeleiter, bei der Reise in die Unterwelt. Ich kann mich frei zwischen den verschiedenen Reichen dieser Welt bewegen.«

Hermes wirft einen schnellen Blick auf seinen Gesprächspartner, als wollte er sich vergewissern, dass dieser ihm folgen wird: »Lass uns aufbrechen in den Hades und die Unterwelt erforschen. Ein wahrhaft interessantes Reich. Dort gibt es allerhand zu schauen. Du wirst überrascht sein!«

Bernhard spürt den aufmunternden Blick seines Retters, des Sehers, und dies schenkt ihm Vertrauen. Er wird Hermes folgen.

Hades

Auf Bernhard wirkt das Wort »Hades« eher abschreckend als einladend. Auch würde er gerne eine kleine Verschnaufpause einlegen. Aber dies entspricht nicht der Absicht des Götterboten. Bernhard sieht sich wie von einer äußeren Kraft vorwärts bewegt und von Hermes zu einem neuen Ziel getragen. Dann verliert sich die Anwesenheit des Götterboten.

Auf sich allein gestellt weilt Bernhard nun auf der braunen, kargen Erdoberfläche und es scheint ihm, als versinke er in das Innere des Planeten. Der Halt des Bodens schwindet. Immer tiefer sinkt er und spürt: Das Wesentliche des irdischen Daseins liegt im Inneren der Erde, in ihrem Kern verborgen. In einer leichten Drehbewegung geht es abwärts – zum Urgrund irdischen Seins. Bernhard gibt sich der Kraft der Schwere hin, die ihn unwiderstehlich hinabdrückt. Der Untergrund scheint weich, ja fast flüssig. Und zu seinem Erstaunen verliert sich mit seiner Hingabe an die Abwärtsbewegung die Last, die er empfindet.

»Was geschieht hier?«, fragt Bernhard, vollkommen dem Geschehen ausgeliefert.

»Die Reise in die Tiefe nimmt dir die irdische Bürde, indem du dich ihr hingibst. Es existiert für dich keine Wahl! Wenn die Schwere dich nach unten drückt und der Untergrund sich wie geschmolzen nachgiebig zeigt, sinkst du in die Tiefe. Dies ist die größtmögliche Befreiung von Fron und Joch! Das Sinken zuzulassen, sich ihm hinzugeben, erlöst dich!«, vernimmt er in aller Klarheit eine sachlich klingende Stimme.

»So ist meine Furcht vor dem Hades unbegründet? Es erwarten mich nicht Schmerz und Leid?« Zögernd stellt Bernhard diese Fragen und möchte sich selbst mit seinen Worten Mut zusprechen. Ein wenig ängstlich schaut er auf die Umgebung. Undurchdringliche Dunkelheit umhüllt ihn.

Dann meint er, trotz des fehlenden Lichts schattenhafte Konturen wahrzunehmen, die zunehmend an Ausdruck gewinnen: Er erkennt den Gott der Unterwelt, Hades, – eine beeindruckende Erscheinung mit zottigem Haupthaar und wildem Bart. In der Hand hält der Bruder des Zeus als Zeichen seiner Herrschaft ein Zepter. Bernhard bemerkt, dass der mächtige Gott in einem vergoldeten vierspännigen Streitwagen Platz genommen hat, gezogen von schwarzen Rössern, die er mit goldenen Zügeln lenkt. Welch prachtvoller Anblick!, schießt es Bernhard durch den Kopf. Welche majestätische Erscheinung! Staunend und ergriffen betrachtet er, was er vor sich erblickt.

»Der Unsichtbare macht sich für dich sichtbar«, wendet sich Hades an Bernhard. »Er tut dies, weil es seinem Bruder Zeus gefällt, wie mir Hermes, sein kleiner, neugieriger Sohn, berichtet. Nun will ich dir auf deine Frage antworten: Der Mensch sträubt sich mit aller Kraft gegen das Sinken. Er möchte nicht in der Tiefe untergehen. Was ihn dort erwartet, ist ihm Bedrohung und die Unterwelt scheint in seiner Vorstellung der schlimmste Ort im All. Dies bestimmt das Denken und Fühlen des Menschen, wenn er spürt, dass das Leben ihn genau dorthin zieht.«

Die Stimme des Hades besitzt einen zugleich weichen und dröhnenden Klang. Wie durch ein Echo hallen die Worte wider und scheinen keinen Widerspruch zu dulden.

»Der Mensch verharrt in Gegenwehr«, fährt der Gott mit seiner Erklärung fort, »er fühlt sich ohnmächtig und was ihm geschieht, raubt ihm die Lebensfreude. So bestätigt sich in seinem Empfinden die alte Furcht vor der Unterwelt. In diesen Momenten der Angst weigert der Mensch sich, auf das zu schauen, was ihn bewegt. Zu groß ist seine Erwartung des Bösen und sie füllt jeden Bereich seines Erlebens aus. Jede Gemütsregung steht unter ihrer Herrschaft. Geschieht dies in dieser Weise, dann erlebt der Mensch in seinem

Sterben keine Befreiung. Die Last nimmt vielmehr unendlich zu, solange bis er ihr nachgibt oder unter ihr zerbricht.«

Wieder schrillen auf der Intensivstation die Alarmglocken. Die Krankenschwester eilt herbei. Der Blutdruck von Bernhard ist bedenklich abgesunken. Das Herz schlägt unregelmäßig. Allein die Beatmungsmaschine erschafft einen gleichförmigen Rhythmus. Die Pflegerin ruft nach dem Arzt. Dieser eilt herbei und betrachtet nachdenklich das Geschehen. Eine ernste Krise, der Patient könnte sterben, geht es dem Arzt durch den Kopf.

Ich möchte, dass er lebt!, meldet sich ein Gefühl, welches ihn in seiner Heftigkeit überrascht. Eine die ärztliche Erkenntnis missachtende Eingebung erfasst ihn: Es könnte sein, dass der Patient aus dem Koma aufwachen will. Die Lähmung durch die Narkose beunruhigt ihn. Welch verrückte Idee, spricht der Arzt zu sich. Wir haben den Patienten sediert, damit er Ruhe findet. Andererseits macht es auf mich den Eindruck, als führe genau dies zu seiner inneren Unruhe. Er schiebt die wirren Gedanken zur Seite und spricht beruhigende Worte zu Bernhard: »Machen Sie sich keine Sorgen! Haben Sie keine Angst! Sie sind hier in guter Obhut. Es kann nichts Schlimmes geschehen.«

Der Arzt wundert sich über die eigenen Worte. Zugleich sieht er mit Befriedigung, dass sich die am Monitor angezeigten Werte leicht verbessern. Noch eine Weile steht er am Krankenbett und vergisst für diesen Moment, welch umfangreiches Arbeitspensum für den heutigen Tag noch ansteht. Er widmet sich ganz seinem Patienten. Langsam findet der Herzschlag zu normaler Funktion. Der Blutdruck steigt wieder.

»Alles gut«, wendet sich der Arzt an die Krankenschwester und verlässt, einen letzten Blick auf Bernhard werfend, den Raum.

Hades' Augen leuchten und mit klarem Blick spricht er zu seinem Besucher. Bernhard ist überrascht, wie freundlich die Stimme des Gottes der Unterwelt nun klingt.

»Ich, Hades, fordere die grundlegende Veränderung. Dies geschehen zu lassen schafft Bewusstsein! Gebären und Sterben, Sterben und Gebären, aus der Tiefe, aus dem Unbewussten, in das Bewusstsein – dabei unterstütze ich dich und alle Menschen. Indem ihr euch in der Verwandlung neu erkennt, wachst ihr und werdet andere Menschenwesen. Dieser Wandlungsprozess ist machtvoll und stürzt euch immerfort in grundlegende Konflikte. Ihr seid ihm ausgeliefert!

Der Wille, sich zu erschaffen, kreiert die Wirklichkeit. Dieser Wille muss sterben, ihm gilt der Tod, und dies eröffnet den Raum für eine neue Schöpfung. Im Prozess des Sterbens wird bewusst, was zuvor im irdischen Sein entstanden ist. Beim Verlieren wird bewusst, was jetzt verloren geht und welcher Wille dies hervorgebracht hat. Das Erschaffen geschah, ohne dass das Menschenwesen bereits erkennen konnte, was entstand. Erst mit dem Vergehen kommt seine Bedeutung ins Bewusstsein.«

Vollkommen im Bann der eindringlichen Stimme und des Gesprochenen hört Bernhard die Worte des Hades.

»Das irdische Ziel ist die Vielfalt, das Werden und Vergehen. Daher findet im Materiellen das geistige Wesen der Erde seinen Ausdruck. Alles soll sich zeigen können! Ihr Menschen gehört zur Erde, unterliegt ihren Gesetzen und geht den Weg der Erde mit. Darüber erfährt die Seele Unglaubliches, das mit ihrer Wirklichkeit von Unendlichkeit, von Zeit- und Raumlosigkeit fast unvereinbar wirkt.«

Die Worte hallen im Raum, scheinen sich an unsichtbaren Wänden zu brechen und den Ort in seiner Ganzheit auszufüllen.

»Es geht nicht darum, dass der Mensch das irdische Sein durcheilt und hierdurch ein Ziel erreicht. Nein, spürt den Augenblick und dies versöhnt, nimmt Last, Druck und Angst von euch. Seht euch im Moment und lasst bewusst werden, was sich hierin ausdrückt und aus der Tiefe gehoben werden soll. Solange ihr der Erde zugehörig seid, erschreckt euch diese Entwicklung. Doch mit dem Eintritt in das menschliche Sein ist für euch endgültig der Punkt erreicht, es zu erleben. Eure Erfahrung ist der Wert! Wendet euch dieser mit eurer umfassenden Aufmerksamkeit zu.«

Der große Gott schweigt. Sein Blick ruht voller Wärme auf seinem Besucher.

Hades meint es gut mit mir, denkt Bernhard. Ich kann mich seiner Herrschaft anvertrauen. Wandel bringt immer Schmerzen mit sich. Gleichwohl, er birgt unbedingt das Neue in sich. Und der Gott der Unterwelt verspricht mir, dass das Neue Bewusstsein und Wachstum bedeutet. Trotzdem, mit Trauer schaue ich auf das Vergehen dessen, das mein zu sein schien.

Der große Gott betrachtet Bernhard voller Wohlwollen. Ihn, der sich selbst der Unsichtbare nennt, erfreut es, sich und seine Eigenart einem Menschen zeigen zu können. Mit voller Stimme fährt er fort zu sprechen: »Der Mensch trägt, wenn er mein Reich betritt, das, was er während seines irdischen Daseins erarbeitet hat, als schwere Last zurück zur Erde. Dieser Ertrag steht der Erde zu und muss ihr übergeben werden! Hierfür sinkt der Mensch in die Unterwelt hinab. Die Übergabe läutert ihn. Dann kehrt die Seele zurück zum Himmel und ist bereit für den nächsten irdischen Aufenthalt.«

Hades schaut nach diesen Sätzen entspannt und zufrieden. Mit den letzten Worten war seine Stimme leiser geworden, als verriete er ein Geheimnis.

Bernhard versteht, was er vernommen hat. Er erkennt, welch vielversprechende Botschaft in den Worten des Hades enthalten ist. Und trotzdem: Einsamkeit umfängt ihn. Zu lange bin ich alleine meinen Weg gegangen, spürt er voller Schmerz. Doch bevor er sich dem leidvollen Empfinden hingeben kann, taucht neben dem Unsichtbaren wieder der Götterbote auf. Hermes wendet sich augenblicklich Bernhard zu. Mit einer kleinen, zugleich respektvollen und freundlichen Handbewegung bittet er Hades kurz zu schweigen. Dieser hatte gerade angehoben, in seiner Rede fortzufahren. Doch stattdessen ertönt nun die helle Stimme des Sohnes des Zeus.

»Auf deinem Weg zum Ziele streben,
der Widerstand ist aufgegeben,
gesellen sich von fern und nah
Menschenseelen – was geschah –,
die ebenso am Rande standen,
sich just im Leben wiederfanden,
sich wehrten mit der ganzen Kraft,
die stand in ihrer eignen Macht,
um nicht zu sinken in das Sein.
Sie lassen sich jetzt freudig ein.

Trotz Dunkelheit euch raubt die Sicht,
erhellt ihr mit dem eignen Licht
die Welt, zu der ihr nun gehört,
deren Sein ihr jetzt mit Kraft beschwört.

Ihr macht euch Mut wie kleine Sterne
im All sich gegenseitig aus der Ferne,
tief beglückt, weil sie nun wissen,
niemals werden sie vermissen
das Licht in sich und in der Welt,
weil ins Bewusstsein sich nun stellt,
dass sie selbst sind dieses Licht
aus irdischer gereifter Sicht.

Was ich im Äußeren gesucht, als Gott bezeichnet
– weit weg gestellt,
ist in mir ebenso vorhanden, wie überall in dieser Welt.

Dies zu erfahren, welch ein Glück,
tiefste Freiheit kehrt zurück.
Gleichermaßen war zu lernen,
um Last und Schwere zu entfernen,
wie unausweichlich muss geschehen:
sich erst der Erlösung verloren zu sehen.

Nur das Gefängnis kann vorführen,
was Freiheit für das Leben heißt,
nur die Bedrohung in uns berühren
Licht und Liebe, die uns speist.

Zu sinken in die Tiefe, welch Grauen, welch Entsetzen.
Dann doch das Licht zu schauen, wird heilen – nicht verletzen!«

Mit stolzem Blick schaut Hermes auf Bernhard und erwartet Bewunderung für das in Reimen Vorgetragene zu finden.

»Danke, Hermes!« Bernhard ist zutiefst bewegt von den vernommenen Versen.

Freundlich lächelt der Angesprochene.

»Was ich im Äußeren gesucht, als Gott bezeichnet – weit weg gestellt, ist in mir ebenso vorhanden, wie überall in dieser Welt«, zitiert Bernhard den Götterboten.

»Komm weiter!«, fordert der Sohn des Zeus seinen Begleiter auf. »Halte dich nicht zu lange an diesem Ort und bei deinen Gedanken auf. Wandel ist das Zauberwort!«

Bernhard, ein wenig überrumpelt vom Tatendrang des Götterboten, blickt zustimmend hin zu Hermes. Immer in Bewegung sein und den Moment nutzen will dieser Gott, denkt er. Ich muss mich bemühen, an seiner Seite zu bleiben. So vieles kann ich durch ihn lernen! Er führt mich zu den Göttern. Er erfüllt in mir, was ich seit Jahren suche. Welch großer Augenblick!

»Nutze den Zeitpunkt«, ertönt die helle, klare Stimme.

Bernhard muss ihr folgen und auf der Stelle setzt sich die Reise fort. Ein Tor, ein einfaches hölzernes Halbrund mit weißem Stoff verkleidet, taucht vor ihnen auf. Gerade groß genug, dass ein Mensch hindurchgehen kann, scheint dieser Durchgang. Er verbindet die Bewusstseinsebenen des irdischen Seins und des Todes. Eine leicht überwindbare Trennung, wie es auf Bernhard den Eindruck macht. Er betrachtet das Tor und verharrt zögernd davor. Diese beiden Welten sind miteinander verbunden. Allein das Tor bildet den Übergang, spricht er zu sich selbst. Zwischen diesen zwei Reichen willentlich wechseln zu können begründet eine ungeheure Freiheit. Wie große Inseln in der Unendlichkeit liegen die Welten nebeneinander. Schaut man zur jeweils anderen, scheint diese sowohl fern als nah, sowohl klar erkennbar als im Nebel verhüllt, sowohl hell als auch dunkel. Bernhards Neugierde ist geweckt. Seine Furcht gehört der Vergangenheit an.

Ich schaue von der irdischen Wirklichkeit in das Jenseits, überlegt Bernhard. Dieses andere Reich gliedert sich in Höhe und Tiefe. Bernhard setzt einen Schritt unter den Torbogen. Mit diesem Schritt gewinnt der Durchgang, was für Bernhard zuvor nicht erkennbar war, an Länge und wird zu einem Tunnel, ausgekleidet mit weißem Stoff. Ein Tunnel der Besinnung!

Bernhards Empfinden verharrt, während er zugleich vorwärtsschreitet. Sein Blick ist auf sein inneres Erleben gerichtet. Die Zeit verliert sich im Augenblick. Das Durchschreiten des Tunnels scheint keine Dauer zu kennen!

Am Ende angekommen empfängt den Besucher überaus helles Licht. Es blendet nicht. Zu diesem Licht möchte ich gelangen und zugleich ist mir bewusst: Es lohnt sich, noch zu warten, bis ich dorthin komme und zunächst den Weg in die Tiefe zu wählen, spricht Bernhard zu sich selbst. Ihn freut es zu spüren, wie ihm Einsicht zufällt. Von meiner Position hier im Jenseits schaue ich nun auf das mir altbekannte Diesseits, versucht sich Bernhard zu orientieren. Die eben verlassene irdische Wirklichkeit schwebt in der Unendlichkeit – viel weiter weg, als ich vermutete. Ich erkenne, wie dort in der mir so vertrauten Welt die Helligkeit kommt und geht; wie die Dunkelheit kommt und geht. Dunkelheit und Helligkeit wechseln sich auf der Oberfläche der Erde ab. Im Jenseits, in dem ich mich nun aufhalte, findet sich die Helligkeit in der Höhe, die Dunkelheit in der Tiefe. Ich muss im Jenseits bleiben und es erfahren.

Der Weg führt weiter in die Tiefe. Unklarheit und Nebel umgeben Bernhard, während er hinabsinkt. Zunehmend wird es dunkler.

Ich sehe Feuer, die in der Dunkelheit als einzige Quelle von Licht und Wärme brennen. Feuer der Wandlung! Hier halten sich Menschenwesen auf, stellt der aufmerksame Besucher mit Erstaunen fest. Ich erkenne: Diese Menschenwesen leiden! Sie verstehen nicht, was ihnen geschieht. Sie wollen weg von diesem Ort und doch sind sie ehern an ihn gebunden! Sie spüren Einsamkeit, Verlorenheit, Trennung, Sinnlosigkeit, Ausgeliefertsein, Schmerz. Sie fühlen sich verurteilt!

»Dieses Erleben gebe ich euch im irdischen Sein«, ertönt die volle Stimme des Unsichtbaren in großer Klarheit. Gleichwohl Bernhard kann Hades weder erkennen noch besitzt er eine Vorstellung, aus welcher Richtung die Stimme kam. Es dauert seine Zeit, bis Echo und Widerhall sich verlieren.

Bernhard sucht weiterhin, den Gott der Unterwelt zu erblicken, aber Hades bleibt verborgen. Ich möchte diesen Menschenwesen helfen, mich ihnen zuwenden, denkt der einsame Besucher. Ihr Blick ist leer und verloren. Unverständnis! Hoffnungslosigkeit! Menschliche Zuwendung kann ihnen Hoffnung schenken. Sie sitzen in der Dunkelheit am Feuer. Ein Flehen um Hilfe geht von ihnen aus.

Ein Alarm lässt die Krankenschwester herbeieilen. Wiederum hat sich der Blutdruck bedenklich gesenkt. Soll ich den Arzt rufen?, fragt sie sich. Aber er meinte doch, dass alles gut ist ... Sie beobachtet das Geschehen und wendet sich mit freundlichen Worten an Bernhard: »Es ist gut. Wir schaffen das schon. Es braucht einfach seine Zeit. Vertrauen ist immer das Beste.«

Der Blutdruck des Patienten steigt wieder an. Das beruhigt die Krankenschwester. Sie will warten, bevor sie weitere Schritte unternimmt. Voller Mitgefühl betrachtet sie Bernhard. Sein Gesicht ist grau und wirkt zutiefst erschöpft. Die Helferin steht neben dem Bett.

Sie meint, eine kleine Bewegung der linken Hand wahrgenommen zu haben und notiert das Ereignis. Der Blutdruck liegt nun wieder oberhalb des unteren Grenzwerts, der den Alarm auslöste. Die Hand der Krankenschwester streicht über den Kopf ihres Patienten. Sie fühlt sich ihm verpflichtet.

»Bleibe bei den Menschenwesen am Feuer«, spricht Hades und Bernhard muss der Aufforderung folgen.

Der Augenblick dehnt sich aus zur Unendlichkeit. Dann erfasst Bernhard ein Impuls, nach oben hin zum Licht zu streben.

»Langsam«, ermahnt ihn die tiefe Stimme.

Bernhard spürt eine allumfassende Verbindung mit den Menschenwesen an den Feuerstätten.

»Das ist der Schlüssel zur Verwandlung. Bleibe in diesem Gefühl!«, hallt es aus der Leere des Raums.

Gemeinsam steigen wir hoch zum Licht, denkt Bernhard und eine große Sehnsucht hiernach erfüllt ihn.

»Würdige die Tiefe, die Dunkelheit, die Abspaltung!«, vernimmt er den Unsichtbaren.

Voller Bestimmtheit spricht dieser. Der Besucher kann und darf seiner Aufforderung nicht entgegenhandeln. Bernhard betrachtet die Menschenwesen am Feuer. Sie schauen ihn an und ein jeder erkennt im Blick des anderen die eigene Existenz.

»Der Aufstieg erfolgt von selbst. Nutze die Gelegenheit, in der Tiefe zu sein!«, verweist ihn die volle und warme Stimme des Gottes der Unterwelt.

Die Menschenwesen reichen sich die Hände und Bernhard wird in diese neue Verbindung eingeschlossen. Ein Gefühl der Wärme durchströmt alle im Kreis. Hier, wo wir uns aufhalten, liegt ein Urgrund menschlichen Seins, aus dem wir Menschen schöpfen, erkennt Bernhard in aller Deutlichkeit. Wir tragen seinen Ausdruck zum Licht. Ein Aufstieg zur Helligkeit erfolgt mit vielen Zwischenstufen. In diesen Zwischenreichen entfaltet sich, was der Urgrund in sich birgt. Ein großer Reichtum!

Hades verlässt die Unterwelt nicht, auch wenn er an einem anderen Ort zu weilen scheint, denn er bleibt immer Hades, denkt Bernhard und es ergreift ihn große Ehrfurcht. Dies ist eine Welt, aus der keine Menschenseele zu ihrem verlassenen irdischen Körper zurückkehrt. Es existiert kein Weg zurück! Wenn die Menschenseele in die Unterwelt eingeht, ist dies endgültig! Das Leben als dieser Mensch auf Erden ist mit dem Tod unumkehrbar vorbei. Unausweichlichkeit ist die Eigenschaft dieses Reiches und für jeden Menschen gilt: Es gibt kein Zurück!

»Kann der Mensch während seines irdischen Daseins in die Unterwelt schauen?«, wendet sich der bewegte Besucher mit fragender Stimme an den großen Gott.

Seine Neugier ist geweckt, trotz des ihn vollkommen einnehmenden Erlebens. Er möchte verstehen! Hermes kommt ihn in den Sinn und dass dieser ihn aufgefordert hat, jeden Augenblick zum Erkennen zu nutzen. Er blickt sich um, ob er seinen Seelenbegleiter irgendwo entdecken kann. Mit seiner aufgeweckten und zugewandten Art ist er ihm ans Herz gewachsen. In diesem Moment vermisst er den Götterboten. Wiederum ist allein die tiefe Stimme des Unsichtbaren zu hören.

»Ja, wie die Göttin Persephone, meine geliebte Frau, kann auch das Menschenwesen die Unterwelt schauen, während es auf der Erde im Besitz eines Menschenkörpers lebt. Doch es erfordert große Reife, hieraus Nutzen zu ziehen. Bedenke: Es bleibt ein Schauen und nicht der wahrhafte Wandel durch den Hades.«

»Was kann der Mensch aus diesem Blick auf die Unterwelt lernen?«

»In der Unterwelt existiert kein irdisches Wachsen und Gedeihen. Der Blick ist immer auf das Vergangene gerichtet! Was der Mensch auf Erden erfahren hat, steht nun zur Betrachtung an. Dies kann schmerzhaft und traurig sein; große Einsamkeit mag gegenwärtig werden. Die Unabänderlichkeit des vergangenen Geschehens steht vor dem Menschen – endgültig für die gewesene menschliche Existenz! Zutiefst erschreckend und mit Schuld beladen wird dies oft wahrgenommen.«

Die Stimme stockt. Wiederum ist ihr Klang mit den letzten Worten leiser geworden. Bernhard lauscht voller Aufmerksamkeit. Dann fährt der Unsichtbare fort in seiner Rede.

»Du darfst nicht in Zeit und Raum denken, wenn du auf das Geschehen nach dem irdischen Tod schaust. Die Menschenseele existiert nicht mehr in der Trennung des zeitlichen Nacheinanders und räumlichen Nebeneinanders. Vielmehr geht es um die Qualität des Seins, die nach dem Tod ist.«

»Zugleich mögen sich Teile des Menschenwesens weiterhin dem Geschehen auf Erden zuwenden oder zum Licht streben?«, fragt Bernhard. Er möchte verstehen. Immer noch ist sein Blick auf das irdische Menschsein bezogen.

»Ja. Doch wir sprechen nun allein über die Unterwelt«, fährt Hades mit Bestimmtheit fort. Bernhard nickt: »Also geht es um die Begegnung mit dem im irdischen Leben Ungelösten, die in der Unterwelt stattfindet?«

»So ist es! Die gemachten Erfahrungen rücken in den Fokus und das Ungelöste und Offene will beachtet werden! Die Begegnung hiermit ist für das Menschenwesen schmerzhaft, traurig, voller Einsamkeit – verstörend! Aber: Was geschieht, ist unausweichlich. Es muss erlebt werden!«

»Was ist mit Illusionen, Irrtümern, Verdrängung?«

»Im Hades geht es darum, einen Abschluss zu setzen, eine Art Bilanz zu ziehen. Dies bedeutet nicht, dass Klarheit, Erkenntnis oder Liebe anschießend regieren. Nein, Irrtümer, Illusionen und Verdrängung bleiben bestehen. Themen des vergangenen Lebens werden zur neuen Aufgabe und brennen in der Seele, drängen zur Lösung. Dies ist der Abschluss: Im Menschenwesen bildet sich das unwiderstehliche Verlangen, das Begonnene ganz unbedingt fortzuführen. Hier in der Unterwelt reift die Menschenseele, um anschließend in neuer Weise den Themen ihres Seins begegnen zu können. Diese werden in der nächsten Erdenexistenz vor sie gestellt.«

Bernhard erschrickt. Endgültig und unabänderlich scheint ihm, was Hades sagt. Jede Erfahrung auf Erden bleibt bewahrt und muss bis zur Lösung gelebt werden! Alles, was der Mensch derart gerne verdrängt hätte! Bernhard meint, die Pein zu spüren, welche die Konfrontation mit den offenen Lebensthemen, den Verletzungen anderer, den Verstrickungen in Lügen und Betrug auslöst. Wie Albträume in der Nacht erscheint dieses Geschehen. Ihm ist, als erfahre er mit großer Kraft, welch mächtiger innerer Drang nach Ausgleich aus dem Blick auf all die offenen Lebensthemen ausgelöst wird.

»Es ist ein Ort des Schmerzes?«, fragt er zaghaft mit schwacher Stimme.

»Ja. Der Schmerz macht darauf aufmerksam, dass nun ein neuer Weg gewählt werden sollte. Pein fordert Erkenntnis, denn sie bildet das Signal und den Antrieb, seine Ursache zu beseitigen. Unbehagen spürt der Mensch, wenn sich auflöst, was er an Vorstellungen von gut und richtig, notwendig, sinnvoll und wertvoll besitzt. Denn diese Vorstellungen dienen zumeist der eigenen Rechtfertigung. Diese wanken und stürzen. Das geschieht in meinem Reich.

Ich, Hades, lasse euch der Welt des Unwohlseins über euch selbst begegnen. Auch während ihr auf der Erde weilt, schenke ich euch etwas Einzigartiges und zugleich Zwingendes, damit ihr euer Dasein neu ausrichtet. Überzeugungen, die nicht mehr tragen, lösen sich auf. Loslassen – das Begrenzende, das einen sicheren Rahmen bot, verliert an Bedeutung. Die Schale bricht! Das bedeutet Schmerz, Einsamkeit und Trauer; Ratlosigkeit, Bodenlosigkeit, Verlorenheit. Der Mensch fühlt sich einer großen Macht vollkommen ausgeliefert. Unausweichlich ändert sich seine Welt. Es bedeutet wahrzunehmen, dass dies sein muss und zugleich nicht zu wissen, warum es geschieht und wohin das führt. Die Zerstörung des Altbekannten zu spüren, ohne das Neue, das schon existiert, erkennen zu können. Und doch: Es heißt, Freiheit zu gewinnen!

»So wirkst du gleichfalls auf uns, wenn wir als Menschen auf der Erde weilen?«

»Gewiss! Andererseits für euch bin ich der Unsichtbare. Der Hades bleibt unsichtbar, bis ihr ihn betretet! Doch er ist! Er wirkt! Er hält euch in seiner Kraft!«

Wiederum tritt eine Pause ein. Die Worte verhallen im Nichts, das sie zurückwirft. Bernhard erschaudert! Trotzdem, noch einmal siegt in ihm der Wissensdrang. Er möchte mehr erfahren. Den Worten des Gottes lauschen. Voll erklingt die Stimme des dunklen Bruders des Zeus.

»Meine Kraft zwingt den Menschen, auf das Wichtige seines Lebens zu schauen! Meist trifft dieser Zwang auf Widerstand und Ablehnung. Ich bestimme den Menschen dazu, sich neu auszurichten, das Geschehene in neuer Weise zu verstehen, Überzeugungen zu ändern und das meist abrupt.«

Die Sätze schwingen fordernd im Raum.

»Das Reich der Verstorbenen, das Totenreich, hier herrsche ich. Hier erhält Mutter Erde zurück, was sie dem Menschen gegeben hat und zusätzlich ihren ›Lohn‹. Das Menschsein dient dem Himmel und der Erde. Die Erde erlangt Bewusstsein, indem sie dem Leben irdische Körper zur Verfügung stellt.«

»Was erhält die Erde durch den Menschen?«

»Die Erde hat den Himmel von sich getrennt. Dadurch, dass sie den Lebewesen, die sie bevölkern, materielle Körper gibt, überwindet sie diese Abspaltung. Denn diese Wesen entstammen in ihrem Kern dem Sternenhimmel und streben zu ihm. Über den Menschen begegnet Gaia ihrem Gemahl aus alten Tagen, Uranos, dem Sternenhimmel. Kommt das Menschenwesen in die Unterwelt, erhält die Erde, was der Mensch an irdischem Bewusstsein erworben hat. Der Mensch dient der Erde.«

Der Besucher sieht sich reich beschenkt. Die Gedanken sprudeln in ihm wild durcheinander. Er möchte diese mitteilen und weiter fragen: »Die Begegnung mit der Unterwelt, zu der du, Hades, den Menschen führst, bedeutet, ein besonderes Miteinander mit der Erde einzugehen«, beginnt Bernhard zu sprechen. »Das Menschenwesen betritt den Schoß der Erde und bringt hier den Ertrag des Erdendaseins dar. Verstehe ich das so richtig?«

»Ja. Dafür stehe ich, der Gott der Unterwelt.«

In Bernhard melden sich neue Gedanken und er möchte wissen, was Hades dazu meint. »Menschenkulturen kennen Rituale in Höhlen, die dem Erdinneren zugewandt sind«, beginnt er zu sprechen. »Die Düsternis wird gesucht, um der Erde zu dienen. Der Erdenkörper des Menschen, wird an diesen Orten überbracht. Die Erde gebiert die irdischen Lebewesen und am Ende ihres Daseinszyklus finden sie zu ihr zurück. Der Mensch ist diesem Geschehen vollkommen ausgeliefert.«

»Mit dem Betreten der Unterwelt dient das Menschenwesen der Erde, bringt den Ertrag seiner Menschenexistenz zurück zu der Gebärenden, wie es dies später ebenso für den Himmel macht«, bestätigt Hades. »Es ist dabei Gefühlen von Schmerz, Trauer und Einsamkeit unterworfen.«

Die Stimme des Unsichtbaren wird lebhafter. »Wenn sich der Mensch seiner Verbundenheit mit der Erde bewusst ist, nimmt er gleichfalls an der Freude ihrer Entwicklung und ihres Wachsens teil! Dann schenkt ihm die Begegnung mit der Dunkelheit der Unterwelt Glück. Hier findet er einen Ort der Reifung. Wie das Samenkorn muss sich das Menschenwesen im Schoß der Erde finden, um seine Kräfte zu entfalten, zum Himmel wachsen zu können, wie es ihm bestimmt ist. Es besinnt sich auf dieses Streben und füllt es mit Reinheit. Scheinbar hat es dabei nur den Himmel im Blick. Doch es wächst durch die Kraft der Erde, denn zu ihr streben zugleich die Wurzeln. Die Erde gebiert den Menschen!«

Bernhard wird bewusst: Der Totenkult vieler Kulturen weiß von der Bedeutung der Erde, und dass sich das Menschenwesen nach dem Tod der Erde gegenüber in der Pflicht befindet. Ihr steht ein Teil des Ertrags unserer Menschenexistenz zu! Wird der Erde dieses übergeben, dann wird das eigene Leben wieder frei, hin zum Sternenhimmel zu streben. Denn, was der Erde zusteht, ist irdisch und auf sie gerichtet. Von dieser Ausrichtung auf das Materielle muss der Mensch sich befreien, will er weiterhin an der großen Hochzeit von Erde und Himmel teilhaben, den Göttern dienen und selbst zur Vollkommenheit wachsen.

»Großer Gott, was genau geben wir Menschen der Erde? Ich erkenne in der Unterwelt große Düsternis. Ich verliere mich darin.«

»Während des Erdenlebens verbindet der Mensch Himmel und Erde. In ihm findet eine Vermählung statt. Danach sehnt sich die Erde. Sie ist getrennt und strebt nach Vereinigung. Diese kann sie durch die Existenz der irdischen Lebewesen erfahren.«

»So verweist du, Hades, auf einen unbedingten Dienst, den wir Menschen für die Erde zu vollbringen haben. Und diesen Dienst zu verrichten wandelt uns – umso stärker, je bewusster wir ihn leisten. Menschsein bedeutet, sich mit der Erde zu verbinden. Dies ermöglicht uns tiefste Erfahrung unserer selbst. Zugleich wirft diese Verbindung das Menschsein in das Dunkle.«

»Zur Dunkelheit: Sie ist euch existenzielle Erfahrung. Bereitet euch darauf vor, der Dunkelheit zu begegnen. Immer wollt ihr zum Lichte streben. Vergesst darüber nicht den Reichtum der Dunkelheit.«

Plötzlich taucht Hermes wieder auf und seine Stimme ertönt:

»Zum Lichte ist des Menschen Streben.
Im Lichte will der Mensch stets leben.
Die Dunkelheit erweckt sein Grauen,
hierhin mag er sich kaum getrauen.

Ihm fehlt der Mut, sie aufzusuchen.
Er überhört ihr lautes Rufen,
wendet ab den Blick mit Schmerz,
spürt Trauer tief in seinem Herz.

Wie einsam ist es doch im Dunkeln.
Nicht Sterne in der Ferne funkeln.
Nur sich selbst scheint's dort zu geben.
Verloren ist des Menschen Leben.

Gleichwohl der Mensch, er muss sich zeigen
der Düsternis; den Kopf verneigen
vor ihrer Größe, ihrer Macht,
die immerfort ihn auch bewacht.

Die Kraft des Menschen sie in ihm weckt,
was die Schöpfung tief bezweckt,
ihm Wachstum und Gedeihen schenkt
und alle Menschenschritte lenkt.«

Hades schaut ein wenig ärgerlich. Die Unterbrechung durch den Götterboten erscheint ihm respektlos. Außerdem besteht von seiner Seite kein großes Bedürfnis nach Reimen. Er will trotzdem auf die Worte von Hermes eingehen.

»Es gibt Lebensabschnitte, die ihr Menschen nur beenden könnt, wenn der Ertrag der Erde übergeben wird. Erst dann ist eine Weiterentwicklung möglich. Sonst erdrückt euch die Bürde. Nach eurem irdischen Tod ist dies stets der Fall, aber auch während eures Erdendaseins mag es notwendig werden. Ich, Hades, helfe euch. Nähert euch der Düsternis und dient in Pein, mit Trauer und in Einsamkeit der Erde, wenn es euch bestimmt ist. Kann dies geschehen, ist das ein großer Schritt zu Freiheit und Versöhnung. Diese gehören dann euch!«

Hermes steht immer noch neben Bernhard. Mit seinen neugierigen Augen schaut er ihn an. »So ist es im Hades«, wendet er sich an den Besucher. »Ein düsteres und zugleich schönes Reich. Hades hat dir mitgeteilt, was mitzuteilen war. Wenigen ist vergönnt, dem Unsichtbaren von Angesicht zu Angesicht gegenüberzustehen. Nun heißt es auf zu neuen Taten!«

Bernhard blickt mit Erstaunen auf den Götterboten. Es soll schon wieder weitergehen?, denkt er. Wie kann ich verstehen, was mir geschieht, wenn ich die Welt durcheile?

»Danke, Hades«, ruft Bernhard laut. »Danke, großer Gott für all das, was ich sehen durfte. Ich werde dich ehren!«

Bernhard meint, weit aus der Ferne ein freundliches, tiefes Lachen zu vernehmen. Er lauscht aufmerksam, ob Hades zu ihm spricht. Doch das Lachen verliert sich.

»Danke, Hades«, flüstert er leise und wendet sich dann an seinen Begleiter: »Hermes, ich bitte dich, lass mich das Totenreich noch ein wenig betrachten!«

Bernhard zögert. Er bemerkt, wie ihn weiterhin vollkommene Dunkelheit umgibt. Die Menschenseelen am Feuer sind verschwunden, der Unsichtbare wieder unsichtbar.

»Darf ich dir noch eine Frage stellen?«, wendet er sich vorsichtig an den Sohn des Zeus.

»Ja. Stell deine Frage«, ertönt sofort mit heller Stimme die Antwort.

»Hermes, das Reich, welches ich betreten habe, es scheint von kosmischer Willenskraft durchwoben – magisch und unbändig. Wir Menschen werden, wenn wir die Unterwelt betreten, gezwungen, ehrlich auf uns zu schauen. Wie wir zuvor für uns die Welt gebaut haben, zählt nicht mehr. Alles kommt wahrhaftig vor unsere Wahrnehmung. Was im irdischen Sein keinen Abschluss fand – unsere Verstrickungen, Verwicklungen und Schuld – ruft nach Ausgleich und brennt in uns, damit wir diesen im nächsten Erdenleben suchen. Hades zerstört die eigenen falschen Bilder von uns und unseren Taten, an denen wir so sehr hängen, von denen wir meinen, sie sicherten unser Sein. Diese zu verlieren schmerzt. Das habe ich verstanden.«

»Du musst mit dem leben, was deine Taten sind«, unterbricht Hermes Bernhard mit schnellen Worten. »Auf der Erde geht alles vorbei. Das Schönste und das Schlimmste. Doch dann mit dem zu leben, darin beweist du dich. Nur wenn du ehrlich auf dich schaust, kannst du über dich hinauswachsen!«

»Hermes, großer Götterbote, erlaube mir noch eine weitere Frage. Die Kraft des Hades wirkt auf uns, auch vor unserem Tod?«

»Hades, mein Onkel der Dunkelheit, ist ein großer Verwirklichender des Schöpfungsauftrags. Ich verstehe nicht alles, was ihn betrifft. Er setzt voller Willenskraft um, was uns alle hin zum Schöpfungsziel führt. Immer steht ihr Menschen unter seiner Macht. Vollkommen gilt dies für den Tod. Allerdings müsst ihr euch dem Wandel, den er fordert ebenfalls als Erdenwesen stellen.«

Hermes ergreift die Hand von Bernhard. Für ihn ist besprochen, was es zu besprechen gab. Bernhard bleibt keine Wahl. Er muss mit dem Götterboten weiterreisen. Es wird ihm keine Zeit gegeben zu ordnen, was der Sohn des Zeus ihm mitgeteilt und gezeigt hat.

Sicher, die Reise mit Hermes schenkt mir Erkenntnis, Klarheit und Licht, sagt er sich. Und gewiss fordert der Götterbote nicht mehr, als ich zu verstehen vermag. Aber die Geschwindigkeit, mit der sich die Erfahrungen aneinanderreihen, grenzt an Überforderung!

Aphrodite und Hera – Ares und Zeus

Bernhard betrachtet die lichte Gestalt seines Begleiters und sie zieht ihn in den Bann. Anstrengung scheint Hermes nicht zu kennen – spielerisch leicht wirkt sein Tun. Doch wohin führt der Weg, den der Sohn des Zeus ihm weist? Bin ich gar gestorben?, fragt sich Bernhard. Augenblicklich erfasst der Götterbote die Gedanken seines Gegenübers.

»Bernhard«, spricht er. »Du hast den großen Gott Hades und dessen Reich der Toten kennengelernt. Und doch wirst du in das irdische Leben zurückkehren zu deinem Körper, denn nur Besucher in der Unterwelt zu sein, war dir bestimmt. Den Prozess der großen Wandlung solltest du nicht durchlaufen. Von diesem gibt es kein Zurück – nur ein Weiter und Vorwärts. All dies, was du erfahren hast, konnte nur genau in diesem Moment möglich sein! Denn dein Erdenkörper liegt künstlich beatmet und ernährt auf seinem Lager. Du durftest und musstest ihn verlassen. Nutze weiter den Augenblick und erfahre, was du nur jetzt erfahren kannst.«

Bernhard spürt die Wahrheit der Worte des Hermes. Gerne würde er mehr darüber wissen, was sein Körper durchstehen muss und warum dies geschehen ist. Zugleich, als er diese Neugier spürt, entschwindet der Gedanke aus seiner Wahrnehmung und mit einem Mal rückt Britta in den Fokus.

»Genau so ist es«, meldet sich Hermes ganz sachlich. »Dies möchte die Seele wissen und klären, denn es bedrückt sie am meisten! Die magische Kraft der Wandlung wirkt weiter. Über deinen Körper mach dir keine Sorgen. Vielmehr schau auf das große

Mysterium der Teilung des Menschen in Frau und Mann. Lass dich darauf ein, dies zu erleben!«

Bernhard verspürt, wie sich eine grundlegende Veränderung in ihm vollzieht. Ich bin eine Frau, nimmt er erstaunt und zugleich mit großer Selbstverständlichkeit wahr. Bilder dieser Frau werden für ihn sichtbar. In einem Tanzsaal findet sie sich wieder. Ein Mann führt sie über das Tanzparkett. Widerstand, ihm zu folgen, meldet sich in ihr. Will ich dorthin, wohin der Mann mich führt?, fragt sie sich. Aber dann: Ganz weich öffnet sich ihr Gefühl. Runder und schöner zeigt sich der Tanz – voller Harmonie und Rhythmus. So soll es sein, loslassen, geschehen lassen! Liebe verbindet die Tanzenden. Der Mann küsst seine Partnerin zärtlich und begehrend. Sie erwidert seinen Kuss.

Die Szene wechselt. Tänzer und Tänzerin ruhen auf einem breiten Lager. Dekorativ, weit und in schönen Farben präsentiert sich das Zimmer. Wie an einem heiligen Ort, der nur den beiden Liebenden versprochen ist und von dem allein sie wissen, findet ihr Zusammensein statt. Zärtlich berühren sich die Hände, treffen sich die Körper. Ein tiefes Verlangen nach Hingabe erfüllt die Frau. Alles ist richtig, wie es ist. Sie möchte den Mann aufnehmen …

Der Mann erwidert ihr Gefühl. Dies ist die Frau, zu der ich gehöre, spürt er in sich. Ihr möchte ich dienen. Von ganzem Herzen fühlt er sich angenommen. Tiefes Glück erfasst die Liebenden.

Wieder wechselt das Bild: In einem rauschenden Fest finden Himmel und Erde zueinander. Absolutes Glück breitet sich im Kosmos aus. Uranos und Gaia umschlingen sich. Wie lange haben sie einander vermisst! Nie wieder wollen sie voneinander lassen!

»Was du gesehen hast, schickt dir Aphrodite als Gruß«, vernimmt Bernhard Hermes, als die Bilder verblassen. Er ist zurückgekehrt in seine Identität als Mann. »Du sollst lernen zu verstehen, was das Weibliche ist. Aphrodite weiß von der Hingabe, dem Empfangen und dies bedeutet, die Vollkommenheit des Lebens anzunehmen.«

Erstaunlicherweise lässt der Sohn des Zeus nun einen kleinen Augenblick der Besinnung entstehen. Auch ihn hat Aphrodites Botschaft ergriffen. Bernhard möchte Fragen stellen, indes ihm fehlen die Worte. Von einem orangenfarbenen Lichtschleier umgeben sieht er die Liebesgöttin vor sich stehen.

Der behandelnde Arzt steht am Bett von Bernhard, der eine Sauerstoffmaske trägt. Kräftig strömt das Gas in die Maske. Der Brustkorb hebt und senkt sich im gleichmäßigen Rhythmus. Liebevoll ruht der Blick des Arztes auf seinem Patienten. Die Sedierung hat sich abgebaut. Der Patient kann wieder selbstständig atmen. Bernhards Gesicht zeigt einen zarten roten Schimmer.

»Ares möchte dir gleichfalls berichten«, fährt Hermes fort. »Durchsetzungskraft, Selbstbeherrschung und Wille zeichnen ihn aus.«

Wieder versinkt Bernhard in eine Bilderwelt. Er erkennt einen stolzen Bogenschützen. Seine kräftigen Muskeln zeichnen sich deutlich ab, als er einen Pfeil aus dem Köcher holt, ihn mit Bedacht auflegt und seinen Bogen spannt. Ruhig und gelassen richtet sich sein Blick auf das Ziel und dann entfaltet sich die Kraft, welche in der Anspannung gesammelt war: Der Pfeil schnellt hervor, schwirrt durch die Luft und trifft, wie es ihm bestimmt ist. Nichts konnte ihn aufhalten! Der Bogenschütze blickt zufrieden und seiner selbst sicher in die Ferne auf den noch leicht vibrierenden Pfeil.

In ruhiger Bewegung macht er sich auf, der Flugbahn des Pfeils zu folgen. Eine Frau gesellt sich zu ihm. Der Schütze ergreift ihre Hand und gemeinsam schreiten sie weiter. Kinder kommen hinzu. Ihre Eltern sind ihnen Vorbild und Lebensanker. Ein helles Licht zeigt sich nun dort, wohin ihr Weg führt. Schritt für Schritt nähern sie sich.

Bernhard spürt tiefste Zufriedenheit. Er möchte dieses Bild des gemeinsamen Weges zum Licht überhaupt nicht mehr loslassen. Doch Hermes weckt ihn aus der meditativen Stimmung: »Bernhard! Dies zu sehen, erlaubt dir Ares, damit du das Männliche besser verstehst!«

Welche unendlich schönen Bilder, denkt Bernhard. Wie gerne möchte ich dem dienen, was sie mir zeigen und die Frau mit meiner Kraft der Männlichkeit hin zum Ziel, der Vereinigung von Erde und Himmel, dem hellen Licht führen.

»Du hast verstanden, Bernhard«, spricht der Sohn des Zeus. »Der Mann dient der Frau. Er schenkt ihr seine Durchsetzungsfähigkeit, das Streben zum Ziel. Auf diese Weise gelingt es zu erreichen, was die Schöpfung den Menschen aufgetragen hat. Denn die Frau ist die vollendende Gabe der Götter an die Menschen. Sie trägt die Idee der Fruchtbarkeit in sich, aus der das Wachstum der

Menschen, des Bewusstseins und der Götter erfolgt. Das Weibliche soll sich dem Männlichen anvertrauen, sich hin zur Erfüllung führen lassen, ihm folgen. Dann gelingt die Verbindung, bildet sich das Gemeinsame, Mann und Frau leisten jeweils ihren Teil. So möchten es Aphrodite und Ares!«

Ares umgeben von einem roten Schimmer zeigt sich in der Ferne. Er betrachtet interessiert die beiden Reisenden. Es scheint ihm nicht notwendig, näher zu kommen.

»Und woher weiß die Frau, dass der Mann sie zum richtigen Ziel leitet?«, wirft Bernhard ein.

Immer noch ruht der Blick des Arztes auf Bernhard. Er meint zu erkennen, dass sich für einen kurzen Augenblick die Augenlider ein wenig öffnen. Mein Patient wacht auf, er wird gesunden, denkt er und Freude durchströmt sein Herz. Wie schön ist es, Menschen helfen zu können! Ich weiß, oft wächst mir die Arbeit über den Kopf, dann sitze ich an den Arztbriefen und möchte schon längst zu Hause sein. Doch solche Augenblicke der Heilung entschädigen mich. Sie erleben zu dürfen, schenkt mir großen Reichtum. Der Arzt empfindet eine große Dankbarkeit.

»Du, Mann, du suchst Lösungen. Denn nur das führt weiter und hin zum Ziel«, merkt Hermes mit einem leicht spöttischen Unterton in seiner Stimme an. »Die Frau besitzt eine große Macht: das Begehren des Mannes. Bereits Pandora wusste dies zu nutzen!«

Hermes lächelt, als er den Namen Pandora ausspricht. Er weiß, welche bedeutende Rolle ihm bei der Erschaffung der Frau zukam.

»Der Mann gehorcht ihr, wenn er sie begehrt. Sie kennt ihre Macht und Zeus hat sie ihr mitgegeben. Die Frau soll sie klug nutzen. Aphrodite hat mir dies erklärt! Was begehrt der Mann in seinem Innersten? Dass die Frau ihn annimmt! In der Zeit des Begehrens muss die Frau wählen. Keine leichte Aufgabe, den richtigen Mann zu finden, der ihr wahrhaft dient, damit sich erfüllt, was ihr für dieses Leben aufgegeben ist. Keine leichte Aufgabe, mit ihrer Wahl die Vereinigung von Himmel und Erde zu ermöglichen. Und doch: Diese Wahl hat sie zu treffen!«

Bernhard merkt, wie ihn ein leichtes Zittern packt.

»Und wenn sie sich irrt?«, wirft er ein wenig ängstlich ein.

» Die Schöpfung weiß, am Ende wird das Ziel erreicht werden, denn es liegt ihr inne, selbst wenn es in dieser irdischen Existenz nicht gelingen mag. Die Schöpfung kennt keine Eile und jede Erfahrung ist für sie von Bedeutung. Das Bewusstsein bedarf des Irrtums, soll es wachsen. Aber für die Frau und gleichfalls für den Mann birgt das Scheitern vielfachen Schmerz. Jedoch höre, Bernhard: Mein Vater, Zeus, hat für euch Menschen eine Welt erschaffen, damit ihr eurer selbst verantwortlich seid. Dafür könnt und dürft ihr ihm zürnen. Trotzdem bleibt es so. Ihr besitzt einen eigenen Willen! Ihr wachst an eurer Erfahrung, an euren Irrtümern, an euren Schmerzen, denn dies führt euch zur Erkenntnis. Du magst das Leiden ungerecht finden, gleichwohl ist es der Ausdruck allergrößten Respekts vor eurer Eigenständigkeit und tiefster Liebe zu euch, die den Menschen in dieser Art erschaffen hat. Ich, der Götterbote, verstehe wahrlich nicht die Weisheit des Lebens! Aber ich sehe euch Menschen wachsen. Immer schöner und eigenständiger werdet ihr. Immer vollkommener! Ihr werdet wie Herakles zu Göttern. Und wir, die wir Götter sind, entfalten unser Sein durch eure Entwicklung.«

Während Hermes spricht, tauchen Bilder vor Bernhard auf. Er erkennt seine Frau Britta. Er spürt ihre Zurückweisung und im selben Augenblick ebenso ihr Verlangen nach ihm. Wusste Britta, dass ich der Mann bin, der sie zum Licht führen kann?, fragt sich Bernhard. Und hatte sie recht? Warum weist sie mich schon so viele Jahre zurück?

Die Stimme von Hermes stockt sichtlich bewegt von der tiefen Erkenntnis der Bestimmung von Frau und Mann.

Bernhard, voller Wissensdurst, denn die Begegnung mit dem Bild von Britta brennt in ihm, nutzt den Augenblick für eine weitere Frage: »Also soll die Frau nicht nach ihren einfachen Wünschen wählen, sondern tief in sich schauen, welcher Mann der richtige für sie ist? Sie soll sich prüfen, inwieweit Liebe und Vertrauen in ihr durch den Mann geweckt werden? Ob ein wahrhaftes Gefühl der Bindung das Zusammensein tragen wird?«

Bernhard spricht diese gewählten Worte, andererseits verspürt er Ärger und Wut, wenn er an die Macht der Begehrten und hierbei insbesondere an Britta denkt. Er erinnert sich an Frauen, die ihre Macht über ihn genossen, sich in seinem Begehren sonnten und mit dem ungestümen Verlangen spielten. Verletzungen waren geblieben. Er denkt an Nicole, die immer nur »Alles wird gut!« zur Antwort gab, wenn er den Kontakt zu ihr suchte, und sich nach diesen zweideutigen Worten weiteren Gesprächen oder Berührungen entzog. Bernhard denkt an den Neid zwischen den Frauen, wenn es um ihre Fähigkeit geht, das Begehren der Männer zu wecken.

»Richtig, Bernhard«, antwortet Hermes auf dessen Frage. »Zudem bedenke, welch großen Schritt die Frau tun muss, sich dem Mann anzuvertrauen! Aphrodite hat es mir erklärt.«

»Ängste und Ablehnung mögen die Folge sein, wenn die Frau einem Mann begegnet, der sie zur Erfüllung ihres Lebensthemas führt«, wirft Bernhard ein, der nun wieder völlig mit den Gedankengängen des Götterboten beschäftigt ist. Wieder wird ihm Britta präsent. Hat sie sich von mir zurückgezogen, weil die Angst, die sie vor ihrer Aufgabe im Leben spürte, zu überwältigend war?, fragt er sich. Sie wollte mich als Mann. Das hat sie mir deutlich gezeigt! Dann fühlte sie sich der Situation ausgeliefert und dagegen wuchs ihr Widerstand? Oder war es nur ein Spiel von ihr, das sie mit mir getrieben hat?, melden sich sogleich Zweifel bei Bernhard.

»Nicht jedem Menschen ist in seinem Erdendasein Vertrauen eigen«, nimmt Hermes den Einwurf von Bernhard auf.

»Ich weiß«, stimmt Bernhard zu, der weiterhin mit aller Macht zu verstehen sucht.

»Die zahlreichen schmerzhaften Erfahrungen sprechen für das noch unreife Bewusstsein im Menschen gegen solches Vertrauen«, erklärt der Götterbote. »Der Verstand weigert sich, Vertrauen als vernünftig anzusehen. Zudem: Die Aufgabe, zu der das irdische Sein führen kann, mag schwer und fordernd sein. Wer stimmt dem aus freiem Herzen zu, wählt den Mann hierfür aus und gibt sich hin?«

Als er diese Worte vernimmt, meint Bernhard, dass Hermes von Britta zu spricht. Sie hat immer nach Anerkennung gesucht und ist vor den Forderungen des Lebens zurückgeschreckt, geht es ihm durch den Kopf. Sie hat mich als Mann abgelehnt, weil ich für ein Leben stand, das sie ängstigte. Aber was fordert das Leben von ihr?, fragt sich Bernhard. Und was fordert es von mir?

»Was sagt Aphrodite zur Frau und zum Weiblichen? Was schenkt sie dem Leben?«, unterbricht Hermes die Gedanken seines Gesprächspartners. »Hingabe! Dank dieser verbinden sich Himmel und Erde. Und beachte, Bernhard: Hingabe bedeutet, das Leben anzunehmen, nicht es zu erdulden!«

»Aphrodite ist nicht die einzige Göttin«, bemerkt Bernhard. »Sie fordert die Hingabe, aber noch weitere Gottheiten stehen für die Weiblichkeit.«

»Richtig! Indes vergiss nicht, Aphrodite erhielt von Paris den goldenen Apfel, als die Schönste unter den Göttinnen. Sie stammt direkt von Uranos, dem Urgrund des Kosmos, ab. Wenn die Götter des Olymp ihre Herrschaft verloren haben werden, wird Aphrodite immer noch sein. Trotzdem, du hast recht. Hera, die Herrscherin des Olymp, setzt andere Akzente. Mann und Frau sollen eine Familie gründen, sagt sie. Oft habe ich mit ihr darüber gesprochen. Ich bin stets neugierig zu erfahren, was die Götter meinen!«

»Hera will Ordnung und Schutz«, wirft Bernhard ein.

»Hera stellt ganz andere Gründe als Aphrodite in den Vordergrund, warum die Frau eine Verbindung mit dem Mann eingehen soll. In weiter Ferne – und nicht für den Augenblick gedacht – liegt für sie die Vereinigung von Gaia und Uranos, die für Aphrodite vollkommen gegenwärtig ist. Der Mann soll die Familie schützen, für Frau und Kinder sorgen. Hera schaut auf Kraft, Klugheit, Status und Gesundheit des Mannes. Denn dies dient der Familie. Die Wahl des richtigen Mannes durch die Frau ist für sie viel einfacher als für Aphrodite: Hera erwählte Zeus, weil er der Herrscher ist!«

»Und doch sehnt sich die Frau nach ihrem Seelenbegleiter«, kommt Bernhard wiederum auf Aphrodite zu sprechen. Hermes will aber seine Gedanken zu Hera fortführen.

»Unter dem Einfluss von Hera konzentriert sich die Frau auf ihre Position in Familie und Gesellschaft. Der Mann soll ihr diese geben. Hera begnügt sich mit der Familie! Dies ist ihr Ziel. Im Erreichen dieses Ziels ruht gleichfalls Glück! Andererseits, was ich von Aphrodite weiß, ist jenseits der Ordnung der Familie, weiter, tiefer, größer … Hera sagt, die Familie ist entscheidend, soll der Menschen sich entwickeln. Sie gibt einen sicheren Rahmen, schützt die Geburt, das Aufwachsen der Kinder, führt für ihr Gelingen das Weibliche und Männliche zusammen.«

»Wie erschafft Hera ihre Ordnung?« Bernhard denkt nach und stellt seine Frage noch einmal auf andere Weise. »Wie schafft die Frau den Zusammenhalt der Familie? Was verleiht ihr Hera, damit dies geschehen kann? Kannst du mir hierzu etwas sagen, du kluger Gott?«

Hinsichtlich unserer Familie haben Britta und ich uns immer gut verstanden, denkt Bernhard. Was die Kinder anbelangt, waren wir immer einer Meinung und eigentlich ebenso, dass wir zusammenbleiben möchten. Hier sind wir beide Hera gefolgt. Wir wollten ein sicheres und beschützendes Zuhause schaffen.

Hermes fühlt sich durch die Bezeichnung »klug« veranlasst, mit aller Sorgfalt die aufgeworfene Frage zu beantworten. »Dann höre!«, spricht der Götterbote. »Erinnerst du dich an die Welt der Gefühle in deiner Kindheit? Schau auf deine Mutter!«

In Bernhard melden sich Erinnerungen. Er sieht sich als kleinen Jungen von seiner Mutter in eine warme und sichere Gefühlsdecke eingehüllt.

Dann sieht er sich als fünfzehnjährigen Jungen. Seine Cousine Elisa, die ein klein wenig jünger ist als er, weilt bei ihnen zu Besuch. Er kennt sie seit seiner Kindheit. Sie wohnt mit ihren Eltern in Norddeutschland, doch ein- bis zweimal im Jahr treffen sich die Familien. An jenem Tag, der ihm in diesem Moment gegenwärtig wird, lernt er seine Cousine mit anderen Augen zu sehen. Seine Mutter hatte des Öfteren über Elisa gesprochen – meist in einem eher geringschätzigen Tonfall. Sie sei ein wenig stur, schwer anzusprechen und desinteressiert, hatte ihm seine Mutter mitgeteilt. In dieser Weise nahm er seine Cousine wahr. Ein Anlass, an dieser Sichtweise zu zweifeln, existierte nicht. Vielmehr fühlte er sich in der Gemeinsamkeit mit seiner Mutter aufgehoben und bestätigt.

Aber an jenem Nachmittag meint er zu erkennen, wie fein die Wahrnehmung von Elisa ist, dass ihre Zurückhaltung eher auf Schüchternheit beruht und sie ihre Umwelt genau und mit tiefen Empfindungen betrachtet. Elisa zeigt ihm von ihr gemalte Bilder und erzählt, wie sie die Welt erfährt. Das erfasst ihn wahrhaftig und es entsteht eine schwärmerische Liebe zu seiner Cousine. Abends im Bett schaut Bernhard voller Verwunderung darauf, was seine Mutter gemeint hatte. Es entspricht nicht der Wahrheit, wird ihm in aller Deutlichkeit und mit zuerst ungläubigem Erstaunen klar. Er hatte das Bild seiner Mutter angenommen und zu seinem Empfinden und scheinbar eigenen Meinung gemacht.

In dieser Nacht fasste er den Entschluss, von nun an kritischer auf seine Mutter zu schauen und ein wenig schmerzte dieses Vorhaben, denn es warf ihn aus einer sicheren Umhüllung und stellte ihn alleine in die Welt. Auch wurde ihm deutlich, dass seine Mutter sich durch Elisas distanzierte Art verletzt fühlte. Sie suchte die Zuneigung ihrer Nichte. Da dies an deren Schüchternheit und Zurückhaltung scheiterte, schaute sie kritisch auf sie. Und er, Bernhard, war wie selbstverständlich dieser Haltung gefolgt. Denn er liebte seine Mutter und verlangte nach ihrer Liebe.

»Ja, so ist es. Das Weibliche vermag die Gefühle zu steuern. Das hast du richtig erkannt. Gefühle sind ein ungeheuer wirkungsvolles Herrschaftsinstrument. Die Familie stellt sich als Einheit der Außenwelt gegenüber, wenn die Mutter und Herrscherin über die Gefühlswelt der Familie dies bewirkt.«

Bernhard denkt nach. Die Idee der Manipulation kommt ihm in den Sinn. Nicole wollte ihn bestimmt mit der Bemerkung »Alles wird gut!« manipulieren und ihr Spiel mit ihm spielen, erinnert er sich verärgert. Doch er will sich nicht mit seinem Groll aufhalten. Vielmehr stellt er eine weitere Frage: »Die Sprache ist von großer Bedeutung, um die Gefühlswelt zu bestimmen? Ich erinnere mich, dass mir meine Mutter durch Worte vermittelt hat, wie ich andere Menschen zu empfinden habe. Ihre Gefühle hat sie in Worte gepackt und mir davon berichtet.« Bernhard zögert. »Sie wollte, dass ich die Welt gleich wie sie empfinde.«

Hermes betrachtet seinen Gesprächspartner. Dieser befindet sich weiterhin mitten in seiner Bilderwelt.

Bernhard kommt Isolde, Brittas Mutter, in den Sinn. Das Zusammensein mit ihr verläuft durch ihr großes Redebedürfnis immer recht einseitig. Isolde erzählt, stellt ihre Weltsicht dar, entdeckt ihr eigenes Erleben in ihren Sätzen und fordert auf diese Weise die Zustimmung ihrer Zuhörer. Andere Meinungen zu vernehmen liegt weder in der Fähigkeit noch im Interesse von Isolde Herzog. Sie gestaltet sprechend ihre Welt und alle Beteiligten werden in ihre Vorstellungen einbezogen.

Bernhard stört sich meist an der Sprachlosigkeit, zu der er sich durch seine Schwiegermutter verurteilt fühlt, zugleich erträgt er mit Geduld ihren Redeschwall. Allerdings er weiß gleichfalls, wie bedrückend Britta sich in solchen Augenblicken der Macht ihrer Mutter ausgesetzt sieht. Britta fühlt sich ohnmächtig. Sie zögert, ihrer Mutter ihre Eigenständigkeit entgegenzustellen. Denn stets vermisste sie ihre Zuwendung.

»Die Sprache ist ebenso mein Reich«, holt die Stimme von Hermes Bernhard aus seinen Gedanken. »Mit ihr lässt sich die Welt gestalten. Oft dient sie dazu, den anderen von der eigenen Sicht zu überzeugen. Zu selten dient sie dazu, die Wahrheit zu erlangen.«

»Und meine Mutter hatte kein Interesse, dass ich die Welt auf meine eigene Weise sehe?«, fragt Bernhard mit einem gewissen Erstaunen den Götterboten. Bernhard scheint es selbstverständlich, seine Kinder und Britta zu einer eigenen Sicht auf die Wirklichkeit zu ermutigen.

»Bedenke, Bernhard ...«, antwortet Hermes, »... solange Hera regiert, geht es um die Familie. Stabil bleibt diese, wenn alle gleich empfinden. Dafür setzt sie sich ein. Nicht für individuelle Wahrheiten und Eigenständigkeit, die den Zusammenhalt sprengen können.«

»Aber das behindert das Wachstum des Menschen, wenn der Einzelne sich nicht nach seiner Bestimmung entwickeln kann«, wirft Bernhard ein. »Wenn ich die Welt allzeit durch die Augen meiner Mutter oder später meiner Frau erlebe, dann bleibe ich stehen!«

»Langsam, Bernhard«, erwidert Hermes und mit diesen Worten verlangsamt sich gleichfalls sein Sprechen. »Die Menschheit entwickelt sich in Epochen. Der Mensch wächst erst zur Individualität. Schließe nicht dermaßen voreilig von dir auf die Menschheit. Solange Hera herrscht, ist der Mensch vollkommen in die Familie eingebunden. Er ist Familie! Er entwickelt sich über die Familie. Erst wenn Hera zurücktritt, ändert sich dies.«

Hermes zögert: »Wie soll ich dir das erklären? Es beginnt eine neue Epoche der Menschheit, in der der Einzelne im Mittelpunkt steht. Er ist nun reif, als Individuum der Welt zu begegnen. Hierdurch verändern sich in gleicher Weise Mann und Frau. Als Individuum muss jeder Mensch in der beginnenden Epoche mehr das Weibliche und das Männliche leben als in der zurückliegenden Zeit; er erhält größere Freiheit, selbst den Pol seines Seins zu wählen. Sowohl die Frau als auch der Mann sollen und können freier zwischen dem Weiblichen und Männlichen entscheiden. Dies liegt im neuen Zeitalter! Dazu wirst zu noch mehr erfahren.«

Bernhard nickt. Er denkt an das Leben seiner Großeltern, seiner Eltern und dann an das eigene. Offensichtlich ist wahr, was der Götterbote spricht. Doch über Hera sprachen sie zuvor. Auch hierzu gibt es noch Fragen.

»Also in solcher Art besteht die Herrschaft von Hera«, wirft er ein. »Und was ist mit dem Mann? Dem Vater? Dem Männlichen?«

»Zeus regiert auf andere Weise. Er wendet sich nach außen, an die Welt jenseits der Familie. In der Auseinandersetzung hiermit begründet er seine Macht. Dies schenkt der Familie angesichts einer feindlichen Umgebung Führung und Schutz. Auf diese Weise herrscht das Männliche.«

Hermes überlegt kurz und beginnt dann, mit einem freudigen Ausdruck fortzufahren, während sein Gesprächspartner noch dem soeben Besprochenen nachhängt. Ein Wechsel der Themen bereitet dem Götterboten Vergnügen. Er liebt die Veränderung.

»Bernhard, ich zögere, ob du zu verstehen in der Lage bist, was in Aphrodite noch ruht. Diese große Göttin erfuhr in eigenem Erleben die Abspaltung des Himmels von der Erde! Sie weiß vom alten Eros, der im Kosmos als grundlegende Urmacht der ungeteilten Liebe – wie Gaia direkt dem Chaos entstammend – regiert. Sie schaut in eine Zeit, als die Schöpfung noch nicht den neuen Eros kannte, den Gott der begehrlichen Liebe, der heute Aphrodite begleitet.

In der aus dem Meeresschaum Geborenen lebt die Sehnsucht nach der Aufhebung der Trennung, denn mit dem Auseinandergehen von Gaia und Uranos wurde sie geboren. Sie berichtete mir, dass in jedem Menschen die Abspaltung existiert, als wäre sie zwischen zwei Seelen erfolgt. Diese beiden Seelen suchen sich mit großer Macht, und wenn sie sich finden, dann spüren die Menschen eine unendliche Anziehung. Zugleich verletzen sie sich in jeder Begegnung, denn mächtig ist die Erwartung nach Erfüllung und klein der Mensch. Der andere, der einem so nahe steht, lässt schmerzhaft erkennen, was fehlt! Die Sehnsucht nach Erlösung packt den Menschen und sein Gegenüber soll sie ihm schenken. Indes dies ist nicht möglich. Der andere verweist auf das Thema, in dem das eigene Wachstum stattfinden soll und führt, wie als Verlockung und Beweis, die Idee der Vollständigkeit vor Augen. Berührt wird der Punkt, an dem sich beide hin zur Ganzheit zu entwickeln haben – in fester Bindung aneinander. Erst wenn das Bewusstsein seine volle Entfaltung erlangt hat, herrscht Frieden zwischen den getrennten Seelen. Bis dahin leiden sie, begehren sie, verlangen sie das Unerreichbare und sehen im Gegenüber die Ursache für ihren Schmerz. An den Wunden der Trennung wächst der Mensch, weil er zu ihrer Heilung strebt.«

»Ich weiß!«, antwortet Bernhard, und vielleicht erfolgt seine Zustimmung in diesem Augenblick ein wenig vorschnell ... denn er möchte das Gewicht dieser Worte des Götterboten nicht spüren. Die Frau besitzt die Macht, mir die Annahme zu schenken oder zu verweigern, geht es Bernhard durch den Kopf. Sie bestimmt über meine Freude und meinen Schmerz.

»Woher weiß der Mann, wenn er bereit ist, der Frau zu dienen, ob diese nicht mit ihm spielt?«, wendet sich Bernhard mit Traurigkeit in der Stimme an den Götterboten.

»Für den Mann ist dies schwer zu erkennen. Denn er neigt dazu, allein als wahr zu sehen, was er im Äußeren erkennt. Selten durchschaut er das Spiel mit den Gefühlen. Erst im Augenblick des Scheiterns erfährt er voller Enttäuschung, wenn er sich täuschen ließ. Das Männliche besitzt nicht den gleichen Zugang zur Welt der Gefühle wie das Weibliche. In dieser Weise befindet sich der Mann in Abhängigkeit von der Frau. Manchmal trachtet er, mit Kraft und Gewalt seine Ohnmacht zu zerschlagen. Er strebt nach äußerer Herrschaft und errichtet eine Ordnung nach seinen Gesetzen. Die Mittel hierzu sind ihm eigen. Andererseits wird es ihm nie gelingen, hierdurch der wahrhaft Angenommene zu werden. Denn dass ihn die Frau in ehrlicher Hingabe empfängt, lässt sich nicht erzwingen. Mit Gewalt über die Frau zu bestimmen raubt ihr den äußeren Ausdruck ihres Willens und erschafft Schmerz und Leid – niemals Freude und Erfüllung.«

Hermes schaut ein wenig nachdenklich, bevor er fortfährt. »Beim Aufeinandertreffen der Geschlechter eröffnet die beginnende Epoche Neues: Der Mann, besinnt er sich auf das Weibliche in ihm, dann schaut er auf sein inneres Erleben und seine Gefühle, gewinnt hierdurch an Möglichkeiten, die Wahrheit zu erkennen. Frau und Mann begegnen sich in neuer Weise – als Individuen, die in sich vollkommener wurden. Die Herrschaft von Hera und Zeus eröffnete den Menschen in alten Zeiten, selbst wenn sie es versuchten, kaum Freiraum hierfür.«

Bernhard sieht Britta vor sich. Er betrachtet wie durch einen Filter, wie sie ihr eigenes Leben führt und ihre Beziehungen nach außen gestaltet. Es ist gut, Britta, spricht er in Gedanken zu seiner Frau. Ich meine zu erkennen, dass uns trotzdem vieles verbindet und du mich suchst. Die letzten Worte zur Sehnsucht der Aphrodite, die er so schnell mit »Ich weiß!« kommentierte, kommen ihm wieder in den Sinn.

»Frauen warten auf diesen ganz besonderen Mann. Die Märchen erzählen vom Prinzen, mit dem sich ihre Seele vereinigt und Erlösung findet. Warum suchen die Männer nicht im gleichen Maße nach der Prinzessin?«, fragt er den Sohn des Zeus.

Hermes bemerkt den raschen Fortgang der Gedanken, den Bernhard wählt. Er findet zunehmend Interesse an der Unterhaltung.

»Die Frau muss wählen! Die Schöpfung hat sie hierfür mit einer eigenen Macht ausgestattet. Diese wird, wie ich dir berichtete und von Aphrodite weiß, aus dem Begehren des Mannes geboren. Die Frauen wissen das! Indessen nicht allein die Wahl gehört zur Frau, sondern ebenso die große Empfindsamkeit, die Seele des Gegenübers zu prüfen. Die Frau lässt zu, dass diese Seele des anderen in ihr Platz findet und spürt, was in dessen Wesen als Aufgabe liegt. Die Frau ist die Empfangende, Annehmende! Wenn sie wahrhaft schaut, dann fühlt sie, ob die Seele des Mannes sie richtig zu führen vermag. Wenn sie frei hierfür ist, verbindet sie sich mit dem Mann. Die Frau muss in ihre Innerlichkeit schauen. Was sie hier findet, nimmt sie für gültig, will sie entscheiden, welcher Führung sie ihr Leben anvertraut. Das innere Erleben gibt ihr Antwort auf die Fragen, nicht äußere Tatsachen, die der Mann betont.«

»Das ist die reine Wahrheit der Aphrodite!«, überlegt Bernhard laut. Er denkt an seine irdischen Erfahrungen und fährt fort. »Doch die Welt zeigt sich bunter und vielfältiger, voller Hindernisse, Wünsche und Irrtümer. Und ändern sich nicht auch Macht und Eigenart der Frau in der von dir beschriebenen neuen Epoche?«

»Ja. Aber alles bedarf seiner Zeit. Auf der Erde lebt ihr Menschen auf unterschiedlichste Weise, denn ihr seid auf euch gestellt – gerade heute – und bestimmt, selbst zu erkennen, um schließlich in vollem Bewusstsein euer Ziel, welches in euch liegt, zu erwählen. Die innere Welt muss sich am äußeren Geschehen messen. Ein langer Weg, den die Seele durch zahlreiche irdische Existenzen zu gehen hat ... Würdet ihr sogleich zu eurem Seelenpartner zurückfinden und euch vereinen, dann benötigte es nicht den Raum und die Zeit, die durch die Trennung von Gaia und Uranos geschaffen wurden. Die Trennung verfehlte ihre Absicht: euch wachsen zu lassen! Allein das Verlangen nach dem Seelenpartner, mit dem ihr stets in

Verbindung steht, bestimmt euch, findet Eingang in die Hoffnung und die Wünsche. Die Hoffnung lag ganz unten am Boden der Amphore der Pandora und bevor auch diese entweichen konnte, wurde das Behältnis geschlossen. Erst in späteren Tagen unter Umständen, von denen die Menschen nur ahnen, durch Schamanen, Priester, Weise, Seher und Propheten – weibliche und männliche –, gelang und gelingt desgleichen die Befreiung der Hoffnung. Sie verbindet den Menschen mit dem Ursprung seines Seins, der Ganzheit vor der Trennung. Aber Angst, Sorge, Verzweiflung, Resignation und tiefste Trauer begleiten die Hoffnung, solange sie sich nicht erfüllen kann. Und doch, sie ist unter uns, wie der Glaube, das Vertrauen und die Liebe.«

Hermes lächelt. »Weißt du, Bernhard, Sentimentalität gehört wahrlich nicht zu meinen Eigenschaften. Andererseits wenn ich von der Hoffnung höre, dann ahne ich dieses Gefühl von euch Menschen.«

Bernhard scheint es, als er Hermes betrachtet, als würde die Kleidung seines Begleiters den Ausdruck, im Wind zu wehen, verlieren. Er weilt für diesen Moment tatsächlich bei mir, empfindet Bernhard.

Bernhard atmet ruhig und tief in seinem Krankenbett. Eine rosige Farbe zeigt sich in seinem Gesicht. Die Sauerstoffsättigung ist hoch. Sein Arzt steht bei ihm. Werde ganz gesund, spricht er in Gedanken zu seinem Patienten. Ich wünsche mir so sehr, dass du, ohne Schaden genommen zu haben, aufwachst.

»Behalten Sie die Versorgung mit Sauerstoff bei«, wendet sich der Arzt an die Krankenschwester. »In zwei Stunden schaue ich wieder nach ihm.«

Ein wenig wundert sich die Krankenschwester. Noch nie hat sie erlebt, dass ein Patient so intensiv mit Sauerstoff versorgt wurde.

»Und achten Sie darauf, ob er die Augen öffnet. Dann rufen sie mich«, bemerkt der Arzt noch, während er das Zimmer verlässt.

»Ich danke dir, Hermes«, spricht Bernhard. »Was du mir berichtest von den Göttern, schafft Klarheit. Noch eine Frage: Mann und Frau dienen nicht allein sich selbst und gegenseitig, sondern ebenso dem großen Weltengang?«

»Dem ist so. Auch die Kriege berichten hiervon. Die Menschen dienen den Urkräften und Göttern. Willst du hierüber mehr erfahren, frage den Adler, den Vogel des Zeus ... Doch halte noch einmal inne: Es geht um die Freiheit, bedenke dies immer. Ein abgespaltener Mensch bleibt ein unfreier Mensch.«

»Du meinst, solange der Mensch sich unfrei fühlt, begrenzt er seine Liebe? Denn der unfreie Mensch fühlt sich in Abhängigkeit! Er bedarf noch unbedingt dessen, was ihm fehlt.«

»Liebe bedeutet eins zu werden und kennt kein Ausschließen. Deswegen kennt wahre Liebe niemals Eifersucht, niemals Besitzansprüche, niemals Bedingungen. Zu dieser Freiheit und Liebe wird der Mensch finden! Und mit ihm die Götter! Denn die Götter sind desgleichen Kinder der Trennung. Davon weißt du. Selbst Aphrodite ist eine Tochter der Absonderung.«

Bernhard spürt, wie ihn sein Freund, der alte Seher, ermuntert. Mit freundlichem Blick schaut der weise Mann in das dicke Lebensbuch und nickt ihm auffordernd zu.

Aufgeregt ruft die Krankenschwester den Arzt. Dieser eilt herbei.

»Der Patient hat die Augen geöffnet«, spricht sie, als der Arzt die Intensivstation betritt. »Er hat mich angeschaut.«

Beide betreten das Krankenzimmer. Friedlich dämmert Bernhard in seinem Bett. Die Augen sind wieder geschlossen. Bernhard ist zurück in die jenseitige Welt gekehrt. Sein Körper atmet tief. Sein Herz schlägt gleichmäßig. Der Arzt prüft die Geräte.

»Ist gut«, meint er. »Der Patient ist auf dem Weg der Besserung. Wir können hoffen, dass er morgen erwacht.« Dann verlässt er die Station.

Der Adler des Zeus

Während dieser Unterhaltung hielten sich Hermes und Bernhard in einem lichten Hain am Rande des Meeres auf. Nun führt ihre Reise in schnellem Flug hoch in der Luft nach Osten über Wiesen, Wälder, Flüsse und das Meer. Schließlich erkennt Bernhard in der Ferne ein hohes Gebirge, dem sie sich mit großer Geschwindigkeit nähern. Es muss sich um das Kaukasusgebirge handeln, denkt Bernhard. Auf einer Hochebene, die einen weiten Blick zu den steil aufragenden schneebedeckten Gipfeln erlaubt, findet ihre Reise ein Ende.

Leicht verwirrt betrachtet Bernhard die grandiose Landschaft. Tief atmet er durch. Sein Körper verlangt nach Sauerstoff, er saugt das Lebenselixier in sich auf und muss sich auf das weiche Gras setzen, dermaßen erschöpft ist sein Körper. Auch hat ihn ein leichter Schwindel gepackt. Wie aus weiter Ferne hört er Stimmen zu sich sprechen. All dies überfordert Bernhard. Ich brauche Ruhe, Ruhe, Ruhe, spricht er in Gedanken. Nichts als Ruhe!

Hermes bleibt, während Bernhard tief atmet, neben seinem Reisegefährten stehen. Dem Götterboten erscheint es Zeitverschwendung, es sich bequem zu machen. Stets bereit für den Aufbruch, für neue Taten und Erkenntnisse möchte er sein. Der Blick, mit dem er zu seinem Begleiter hinabschaut, ist fordernd. Das Geschehen soll so schnell wie möglich mit einem neuen Thema fortgesetzt werden. Dass Bernhard sich stattdessen ausruht, missfällt dem Sohn des Zeus. Indes, angesichts des erbärmlichen Zustands seines Begleiters bleibt ihm keine andere Wahl, als sich ein wenig zu gedulden. Nervös bewegt er sich einige Schritte hin und her. Sein Blick sucht den Himmel ab und verweilt bei einem Adler, der dort kreist. Hermes stößt einen gellen Pfiff aus und ruft den Vogel herbei. Dieser nähert sich den beiden Reisenden mit erhaben ausgebreiteten Schwingen. Er findet neben ihnen erhöht auf einem kleinen Felsen Platz. Ein stolzes Tier; seine Augen mustern die beiden Gefährten aufmerksam. Hermes ist ihm vertraut, doch Bernhard betrachtet er zum ersten Mal.

Der Arzt steht am Krankenbett. Er beobachtet, wie sich der Brustkorb seines Patienten hebt und senkt. Mit lauter Stimme spricht er ihn an: »Mister, how are you? Do you feel better? Do you want to open your eyes?«

Bernhard reagiert mit ganz leichter Veränderung seiner Mimik auf die Worte. Dann öffnen sich die Lider. Sein Blick wirkt verwirrt. Er scheint nicht in der Lage, die Umgebung zu erkennen. Die Augen schließen sich wieder.

»Mister, wake up! It is time to wake up!«

Aber Bernhard hält die Augen verschlossen. Fast unmerklich bewegen sich die Mundwinkel. Der Arzt erkennt diese Geste.

»Wake up, sir! What is your name? Do you hear me?«

Bernhard ist wieder in die Bewusstlosigkeit gefallen. Er reagiert nicht mehr.

Ich denke, er könnte aufwachen, überlegt der Arzt. Die Narkosemittel sollten bereits zu einem guten Teil abgebaut sein. Vielleicht ist er noch zu erschöpft und bedarf der Ruhe. Noch einmal überprüft er die Werte der angeschlossenen Geräte. Alle Daten befinden sich im normalen Bereich. Ich denke, es geht aufwärts, spricht er zu sich. Trotzdem, er wartet ungeduldig auf mehr Lebenszeichen. Schließlich verlässt er den Raum; wechselt noch einige Worte mit der Krankenschwester und macht sich dann auf den Weg zu neuen Aufgaben.

Bernhards Schwindel und Verwirrung lassen nach. Sein Blick geht zu Hermes. Dieser betrachtet ihn mit kritischen Augen.

»Geht es wieder besser?«, fragt der Götterbote. Für Bernhard erklingt die Stimme wie aus der Ferne. Fast fremdländisch scheinen ihm die Worte, obwohl er sie gut versteht.

»Ich benötige einen Moment der Ruhe«, wendet er sich an Hermes. »Derart viel gab es zu schauen. Mir fehlen Verständnis und Klarheit.«

»Die sollst du als nächstes gewinnen. Siehst du den Adler, den Vogel meines Vaters Zeus, dort auf dem Felsen sitzen? Er kennt die Klarheit. Frage ihn!«

Bernhard hebt den Kopf und blickt in die Richtung, die ihm der Götterbote gewiesen hat. Dort erkennt er den großen Vogel, der selbstbewusst zu ihm hinabschaut. Welch schönes Tier, denkt Bernhard. Welch königliches Wesen! Ja, ihn will ich fragen und seinen Worten lauschen. Neue Lebensgeister sind in Bernhard geweckt. Er fühlt sich bereit, Unbekanntes zu entdecken.

»Verbinde dich mit der Kraft des Adlers, dem Vogel des Zeus«, ermuntert ihn der Götterbote.

»Sprich zu mir, Adler«, fordert Bernhard das erhabene Tier auf. Seine Stimme klingt fest und bestimmt.

»Ihr Menschen seht: Ich bin der Herrscher der Lüfte! Lasst dies in euer Bewusstsein kommen.«

Bernhard betrachtet den Vogel voller Aufmerksamkeit, während dieser fortfährt zu sprechen.

»Ich diene dem Tierreich und setze für dieses Regeln. Ich verwirkliche göttliche Gesetze der Schöpfung, damit sich die Natur entwickelt. Ich kann euch Klarheit schenken. Ihr habt eine Aufgabe zu erfüllen: jeder einzelne Mensch und die Menschheit insgesamt.«

Der Adler wendet den Blick zur Seite. Er möchte den gesamten Raum um sich überschauen. Was er nun zu sagen hat, besitzt Bedeutung. Er wünscht, in dieser Mission nicht gestört zu werden.

»Ich bin ein Vogel, der im direkten Kontakt zu den Göttern steht, da ich ihren Willen umsetze. Ich bin der Vogel des Zeus! Ihr Menschen seid gleichfalls Wesen direkt bei den Göttern, jedoch ihr seid aufgefordert, eure Aufgabe selbst zu finden.

Herrsche im Tierreich, in der Luft, haben mir die Götter aufgegeben. Ich herrsche!

Herrsche in der Schöpfung, sagen die Götter dem Menschen. Indes, die Gestaltung dieses Auftrags ist seine eigene Aufgabe.«

Bernhard ruht weiterhin auf dem Gras, während er die Worte des Adlers vernimmt. Hermes steht ruhig an der Seite und betrachtet das Geschehen. Zustimmend nickt er mit dem Kopf, als der Vogel das Thema Herrschaft anspricht, als wollte er den Adler und Bernhard ermuntern, sich noch eingehender damit zu beschäftigen.

»Es gehört zur Bestimmung des Menschen, Herrscher seiner selbst zu sein«, fährt der Adler fort. »Habt keine Angst, selbst die Verantwortung für euch zu übernehmen und auf eigenen Füßen zu stehen!«

Der Adler, ein mächtiges Tier, gleitet vom Felsen zu Bernhard hin neben ihn ins Gras. Stolz, sich seiner Kraft und Erhabenheit bewusst, blickt er um sich. Unendliche Schönheit geht von dem majestätischen Vogel aus. Bernhard fühlt sich klein und unbedeutend neben ihm, als habe er sein Leben lang in Ohnmacht verharrt. Eine tiefe Sehnsucht nach Freiheit, Unabhängigkeit und Eigenständigkeit meldet sich. Er weiß in diesem Moment, er muss lernen, wahrhaft sich selbst zu vertrauen und seiner Bestimmung zu dienen. Um dies zu können, besteht der erste Schritt in unbedingter Ehrlichkeit sich selbst gegenüber, um die Wirklichkeit in aller Klarheit zu erkennen. Diese Einsicht fliegt ihm wie ein Geschenk des königlichen Vogels zu.

Der Adler erhebt sich in die Luft und fliegt zurück auf die Spitze des kleinen Felsen. Von dort kann er aus erhöhter Position schauen.

»Die Welt zu erkennen, das kann ich lehren. Bei euch Menschen bedeutet dies insbesondere Selbsterkenntnis«, spricht er. »Warum besitzt ihr Menschen eine solche Angst vor euch selbst und eurer Größe?«

»Wir haben uns eingerichtet, abhängig zu sein. Scheinbar machen wir dann nichts falsch«, antwortet Bernhard mit leiser Stimme. Wieder spürt er eine große Erschöpfung.

»Welche Illusion. Mehr könnt ihr nicht falsch machen!«, spricht der Adler laut und mit strengen Worten.

»Aber niemand kann uns dafür verantwortlich machen, dass wir falsch fühlen, denken und handeln, wenn wir uns anderen unterordnen und ihnen gehorchen. Wir sind für unsere Abhängigkeit nicht verantwortlich, meinen wir.«

Auf der Intensivstation liegt Bernhard alleine im Krankenzimmer. Auf seiner Stirn haben sich kleine Schweißperlen gebildet. Seine Augenlider zittern leicht. Immer wieder öffnen sie sich für Sekunden und lassen das fahle Licht des Raums in seine Iris fallen. Für den äußeren Betrachter ergibt sich ein Bild, als getraute sich Bernhard nicht, seine Augen vollständig zu öffnen. Er scheint zu zögern und vor dem Licht zurückzuschrecken. Nach einer Weile beruhigt sich das Geschehen. Bernhard schläft friedlich.

»Diese Illusion, ihr könntet die Verantwortung für euch selbst an andere abgeben, will ich dich lehren zu verlieren«, antwortet der Adler.

»Ich habe Angst vor dem Leid und Unglück, das mich trifft und das ich anrichte. Angst vor der Schuld! Deshalb ordnen wir Menschen uns in die Hierarchie der fremden Herrschaft ein. Wir nennen Strafe, was uns leiden lässt, und übergeben anderen die Verantwortung. Wir bauen unsere Welt so, dass andere Menschen, das System, der Teufel oder Gott die Schuld und die Verantwortung für Unglück und Leid tragen. Wir können nur in Abhängigkeit leben – meinen wir.«

»Gewinne mehr Klarheit!«, meldet sich der Adler. Noch ist er nicht zufrieden mit dem, was Bernhard erkennt. »Du versteckst dich hinter dem Gesagten als scheinbare Notwendigkeit. Streife diese Haltung ab. Aus dir heraus. Ich kann es nicht für dich tun. Ich kann dich nur in den richtigen Schritten stärken. Du musst es vollbringen!«

Der Adler hebt stolz seinen Kopf.

»Verzichte auf Begrenzungen deiner selbst«, spricht er. »Du hast Angst, einer Illusion anzuhängen, wenn du dich als groß und stark siehst. Deine Angst schwindet mit jedem Schritt, den du dahin gehst.«

Bernhard betrachtet den Adler. Er ist streng. Er folgt seiner Aufgabe, die die Schöpfung ihm zur Erfüllung gegeben hat. Es ist niemals Mitleid, das ihn leitet, denn dies ließe sich nicht mit seiner Klarheit und Eindeutigkeit verbinden. Aber er nimmt Anteil. Er urteilt nicht.

»Lass uns fliegen«, fordert der Vogel Bernhard auf.

Hoch fliegen sie in den Himmel hinauf und blicken hinab auf das irdische Sein.

Mit entspanntem Ausdruck liegt Bernhard in seinem Bett. Kein nervöses Zittern oder Schwitzen stört seine Ruhe. Alle Maschinen registrieren Werte im Normalbereich. Die Krankenschwester schaut kurz aus dem Nebenraum durch das Glasfenster in das Zimmer. Keine Auffälligkeiten, stellt sie fest und widmet sich ihren anderen Aufgaben.

»Schau, der Mensch sucht das Leben in der Höhle, auch wenn er in einem Haus wohnt. Selbst in den oberen Stockwerken seiner Gebäude sucht er die Höhle. Die Erde hat ihn geboren und er ist ihr verpflichtet. Deshalb will er nicht fliegen«, spricht der Adler. »Zu erfüllen, was ihm die Erde aufgetragen hat, gehört zu seiner Pflicht. Jetzt hat eine Zeit für die Menschheit begonnen, mehr zum Himmel zu streben!

Die Erde hat euch unterworfen – Herrschaft und Hierarchie in euer Dasein gebracht. Diese Ordnung gilt es nun zu verlassen. Noch gibt die Erde euch Sicherheit, Wärme, Nahrung. Auch das müsst ihr verlassen. Die große Gaia gebiert euch in die Freiheit!«

Bernhard und der Adler ziehen weiter ihre Kreise in Richtung Sonne – immer höher. Bernhard spürt Freiheit. Der Adler schaut zufrieden.

»Höre!«, spricht der Adler zu seinem Reisegefährten. »Verfalle nicht in die Illusion von Freiheit. Deine Aufgabe in der Schöpfung musst du leisten. Die Schwere der Erde magst zu verlieren, mehr Klarheit und Erkenntnis gewinnen, aber deine Freiheit besteht allein darin, aus dir heraus zu handeln und nicht, weil Herrschaft und Hierarchie es fordern. Trotzdem existiert für dich ein Muss! Diese Zeit verlangt die Größe von dir, deine Aufgabe anzunehmen, sie freiwillig zu übernehmen! So gestaltest du im Sinne der Gesetze der Schöpfung. Dies fordert große Hingabe.«

Bernhard möchte dem Adler zustimmen. »Ja, mit Klarheit will ich erkennen, was das Leben von mir verlangt und diesen Weg aus mir heraus wählen, weil er der für mich richtige ist. Hierin begründet sich meine Größe und Freiheit!«

Der Adler hört neugierig Bernhards Gedanken. Er ist hellwach. Ein kräftiges Tier. Der Vogel scheint vollkommen auf den Augenblick bezogen.

»Konzentriere dich«, spricht der Greif zu seinem Begleiter. »Konzentriere dich auf das Wesentliche. Du bist! Das beinhaltet alles. Sei!«

Bernhard erkennt, welche Kraft diese Aussage besitzt. Nichts und niemand verlangen etwas von ihm, machen ihn zu dem, der er ist, sind für ihn verantwortlich, bestimmen über ihn. Er ist! Weiterhin gleiten der Vogel und sein Gefährte durch die Luft. Keine Erklärung, kein Sinn, kein Ziel, keine Wertung, keine Worte, kein Zweifel. Sie segeln am Himmel. Sie sind!

»Erfahre die Wirklichkeit«, spricht der Adler, während sie am Himmel kreisen. »Ich spreche zu dir – trotzdem sei. Bleibe dabei zu sein, auch wenn du fühlst, denkst und handelst.«

Es ist nicht das Gefühl der Bedeutung, das mich erfüllt, stellt Bernhard überrascht fest. Jedenfalls nicht so, wie ich es bisher verstanden habe, sondern meine Wahrnehmung fühlt sich wie absolutes Sein an.

»Fühle, denke, handle und sei!«, ermuntert der Adler seinen Gefährten.

Ich bin, erkennt Bernhard. Das sind nicht Sicherheit und Gelassenheit, wie es mir bisher vertraut war. Es ist! Ich strebe nirgendwo hin. Ich bin da, bei und in mir.

Kurz öffnet Bernhard die Augen und fixiert das Deckenlicht. Ganz fest schaut sein Blick hin zur Helligkeit, als wäre allein diese von Belang. Einige Minuten vergehen, dann schließen sich die Lider wieder. Ganz leicht bewegt sich die linke Hand.

»Nun denke«, fordert der Vogel Bernhard auf. »Denke und sei!«

Die Gedanken existieren ganz ruhig in mir, stellt Bernhard fest. Sie berühren mich nicht wahrhaft. Ich bin – mit ihnen oder ohne sie!

Der Adler wirkt zufrieden. Er achtet auf seinen Gefährten. Zugleich ist er jeden Augenblick bereit zu handeln. Alles geschieht bei ihm aus einer großen inneren Gewissheit heraus.

»Du hast es bereits erkannt«, wendet er sich an Bernhard. »Lass es mich wiederholen: Zu sein erschafft Größe.«

Der Adler blickt konzentriert auf die weit unter ihnen liegende Erde, als ließen sich hier die Gedanken des Augenblicks finden.

»Das meint es, geistig zu sein«, spricht der Vogel mit sanfter Stimme. »Bewusstsein heißt, in sich zu erleben. Verstehe! Wenn ich zu dir sage: Sei! Dann bedeutet dies, bewusst zu sein; in deinem Inneren zu erleben, dass du bist! Nur, was ist, kann erleben! Bemerke, dass du es bist, der erlebt. Hiermit wächst dein Bewusstsein hin zu Selbstbewusstsein. Ich bin der, der ich bin! Dahin strebst du.«

In Bernhard entsteht eine leichte Unruhe verbunden mit Neugierde. Er möchte verstehen und fragt.

»Du meinst nicht, was unserer menschlichen Vorstellung entspricht, dass etwas sein kann, ohne dass Bewusstsein darüber existiert. Vielmehr: Es ist, weil es bewusst ist. Das bedeutet zu sein.«

Bernhard erfreut dieser Gedanke. Nur das, was erlebt, das ist, wiederholt er in Gedanken die Worte des Adlers. Ich bin, weil ich erlebe und ich kann dabei sogar mich selbst erfahren.

»Ja. Je mehr ihr bewusst werdet, desto mehr seid ihr – desto kräftiger, größer und vollendeter.«

»Ich verstehe dich. Nur das Bewusstsein ist«, antwortet Bernhard.

Weiterhin gleiten die beiden getragen von der Luft schwerelos am Himmel.

»Adler, Freund, Gefährte ...« – Bernhard betrachtet den Vogel – »... du bist, ich bin ... Bewusstsein.«

Der Adler nickt bestätigend. »Die Schöpfung ist Bewusstsein. Bewusstsein ist geistig. Bewusstsein schafft Größe und Kraft, da das Wesen mit jedem Bewusstseinsschritt geistig wächst«, spricht der Vogel.

Liebe und Glück durchfluten Bernhard. Im schnellen Flug geht es hinab zum Felsen – dem Ausgangspunkt ihrer Reise.

»Was kannst du mir noch mitteilen, Freund?«, fragt Bernhard.

Der Adler schaut bedächtig.

»Warte«, spricht er. »Es geht darum, geistig zu wachsen, die Größe in euch zum Ausdruck zu bringen, da ihr sie wahrhaft besitzt. Ihr seid geistige Wesen, die am Tisch der Götter saßen. Auch wenn ihr auf die Erde gefallen seid. So führt eure Sehnsucht zu euch selbst. Besinnt euch auf euch selbst. Erlebt euch. Erlangt hierüber Selbstbewusstsein. Das verändert euch. Doch missachtet nicht das Irdische. Betrachtet die Erde voller Hochachtung. Es ist den Menschen bestimmt, sich als geistige Wesen zu erkennen. Glaubt es nicht deshalb, weil andere es euch lehren, sondern erinnert euch. Solange ihr nur Glaubenssätzen folgt, führt dies allein zur Selbsterhöhung, aber nicht zu Selbstbewusstsein.«

Der Adler blickt nachdenklich in die schöne Landschaft und hin zu den hohen Gebirgsspitzen. Er spricht in wohl bedachten Worten. »Ihr Menschen schlaft und träumt. Im Traum drängt das Bewusstsein in die Wahrnehmung – will selbstbewusst werden. Die Menschheit schläft. Es ist die Erde, die euch aufweckt, und zugleich verlasst ihr mit dem Aufwachen ihren Einfluss. Die Erde ist eure Erweckende und Gebärerin. Weckt einander ebenso gegenseitig. Erkennt euch. Dies ist der Lohn eurer Zersplitterung. Freiheit bedeutet, sich seiner selbst zu erinnern, Bewusstsein zu entwickeln und geistige Größe, sodass ihr von euch selbst wisst.«

Bernhard schläft friedlich in seinem Bett. Die Maschinen um ihn herum erfüllen die Luft mit leichtem Summen und Brummen. Lichter blinken regelmäßig. Nun bewegen sich die Füße von Bernhard ein wenig. Niemand bemerkt dies. Er ist alleine in seinem Zimmer.

Der Adler breitet seine Schwingen aus. Er möchte sich zum Flug erheben.

»Gleite mit mir sanft in der Luft. Lass dich tragen. Sei! Denke und fühle in Verbindung mit dir.«

Der Adler und Bernhard segeln am Himmel. Der kräftige Vogel schaut selbstbewusst auf das Geschehen. »Lass uns in das Land der Seele reisen«, spricht er mit eindringlicher Stimme.

Sie fliegen los. Unter ihnen liegt eine Kristalllandschaft. Kristalle verschiedenster Form und Größe bedecken den Boden – manche hell und strahlend, andere grau oder gar schwarz. Es herrscht Dunkelheit.

»Hier befindet sich das Land der Seele. Hier wartet die Seele wie erstarrt auf das kommende Geschehen. Eine kalte Wirklichkeit«, erklärt der Adler.

Das Gesehene beeindruckt Bernhard tief. Er möchte Fragen stellen, doch der Vogel schneidet ihm das Wort ab: »Flieg weiter!«.

Die Kristalle unter ihnen werden kleiner und flüssiger. Dann erkennen sie eine düstere Landschaft. Dunkle Erde, Erdhöhlen und auch kleine Feuer bedecken die Oberfläche. Gruppen von Menschenseelen leben in den Höhlen und wärmen sich an den Feuern.

»Was geschieht hier?«, fragt Bernhard ängstlich.

»Menschenseelen. Sie existieren in der Düsternis. Sie fürchten das große Licht«, erhält er als Antwort.

Die Landschaft geht in eine bräunliche Steppe über. Gruppen von Menschenseelen schreiten über die Steppe. Die Landschaft wird grüner. In der Ferne erkennt Bernhard das große Licht, welches den gesamten Horizont bedeckt. Unendliche Freude bereitet es ihm, das Licht zu sehen. Es ist rein, hell und klar, nicht blendend, nicht heiß.

»Langsam«, spricht der Adler zu ihm. »Langsam. Beachte die Landschaft unter dir.«

Menschenseelen sind zu erkennen. Die meisten lagern friedlich auf der Wiese. Bernhard bemerkt große, schöne Bäume, Seen, Flüsse, ein Meer.

»Wie auf der Erde«, wendet sich Bernhard an seinen Begleiter.

»Ja. Aber das gilt gleichfalls für die vorherigen Landschaften. Schau, wie glücklich die Seelen sind. Sie sind im Licht!«

Bernhard bemerkt, dass das Licht keine Schatten wirft. Manchmal machen sich Gruppen auf – gehen direkt auf das Licht zu oder bewegen sich quer in kleinen und großen Bögen zu einem anderen Ort. Menschenseelen wechseln die Gruppen. Neue Zugehörigkeiten bilden sich.

»Diese Seelen sind bereit, auf die Erde zu kommen«, erklärt der Adler. »Sie befinden sich nun bei den Wesen, mit denen sie ihr Erdendasein verbringen werden. Gemeinsam schreiten sie in Richtung Licht, soweit es einem jeden möglich ist. Dann erfolgt die Reise zur Erde, die irdische Geburt.«

Wie schön, denkt Bernhard.

»Bleibe in diesem Gefühl«, spricht der Adler.

»Muss jeder Mensch den gesamten Weg, den wir eben betrachtet haben, gehen?«, fragt Bernhard.

Der Adler schweigt. »Ich habe dir etwas gezeigt«, spricht er dann. »Jede Menschenseele geht diesen Weg. Aber sie verweilt unterschiedlich lange an den einzelnen Stationen.«

Wieder schweigt der Adler.

»Dies ist der Weg der Menschheit – getragen hin zum Licht. Der Menschenseele wird ihr Weg gezeigt, sodass sie sich erinnern kann. Es bleibt ihre Aufgabe, sich ihrer selbst bewusst zu werden.«

Während der Adler und Bernhard immer weiter in Richtung Licht reisen, sind immer weniger Menschenseelen unter ihnen zu erkennen. Dann, mit plötzlicher Macht, erfasst die beiden Reisenden ein starker Wirbel. Mit großer Kraft geht es spiralförmig hinab. Es wird dunkler. Schließlich erreichen sie den Ausgangspunkt ihrer Reise auf dem Felsen. Der Adler pflegt sein zerzaustes Gefieder.

»Weiter konnte ich mit dir nicht reisen«, erklärt er. »Das eigene Bewusstsein setzt die Grenzen im Licht und im irdischen Sein.«

Eine Pause tritt ein.

»Du kannst diese Reise immer wieder unternehmen. Das Licht behalte in Erinnerung!«

Hermes steht auf der Wiese beim kleinen Felsen und betrachtet die beiden Gefährten.

»Ich danke dir, Vogel des Zeus. Mein Vater weiß, warum er dich ehrt. Du bist ein Herrscher, ein weises Tier. Und auch dir sei Dank, Bernhard. Du zeigst dich willig und wissbegierig. Hast du alles verstanden, was dieser stolze Vogel dich gelehrt hat? Die Wirklichkeit ist geistig. Erleben ist ihr Gehalt. Du bist, weil du erlebst, und inneres Erleben bedeutet Bewusstsein zu besitzen. Dies soll wachsen, und darüber gewinnst du an Größe.«

Bernhard nickt. Ein wenig fühlt er sich in die Rolle eines Schülers versetzt.

Hermes betrachtet seinen Begleiter. Dann wandert sein Blick zum Adler. Dieser stößt einen hellen Schrei aus und startet mit ausgebreiteten Schwingen in die Luft. Bernhard schaut ihm nach.

»Danke, Adler«, ruft er laut. »Ich werde im Gedächtnis behalten und ehren, was du mich gelehrt hast. Danke!«

Von Gefühlen überwältigt sinkt Bernhard ins Gras.

Die Krankenschwester meint, einen Laut aus Bernhards Zimmer vernommen zu haben. Sie öffnet die Tür und sieht, dass er seinen Mund unter der Sauerstoffmaske bewegt. Doch ist nun nichts mehr zu hören. Sie betrachtet aufmerksam die angezeigten Werte der Maschinen. Alles befindet sich in normalen Bereichen. Sie notiert die Uhrzeit und ihre Beobachtung. Dann entfernt die Krankenschwester die Maske und träufelt einige Tropfen Traubenzuckerlösung auf den Mund. Der Patient schluckt. Sie wiederholt den Vorgang. Wie schön, denkt sie, es geht aufwärts. Sobald der Arzt vorbeischaut, wird sie ihm berichten. Es besteht jetzt kein Anlass, ihn herbeizurufen.

Bernhard liegt im Gras. Hermes wartet neben ihm. Jetzt ist keine Ungeduld bei ihm zu erkennen. Er würdigt, was sein Begleiter erlebt hat!
Zeit vergeht.
Bernhard setzt sich noch ein wenig benommen auf. Hermes reicht ihm einen lieblich duftenden Trank. Dieser stärkt ihn augenblicklich. Mit wachen Augen schaut er auf den Götterboten und erhebt sich vom Gras. Frisch, wie neugeboren, fühlt sich Bernhard plötzlich.

Voller Vertrauen wendet er sich an den Götterboten: »Sag mal, Hermes, ... frei bin ich erst, wenn ich Vertrauen in mich selbst habe? Ist es das, was der Adler sagt?«

Der Sohn des Zeus schaut mit Sympathie auf seinen Reisebegleiter. Er antwortet in wohl gewählten Worten: »Ja. In deinem Vertrauen in dich selbst zeigst du, dass du von deiner Größe weißt. Du siehst dich im Einklang mit der Schöpfung. Dein eigener Wille wird zu einem freien Willen, denn du hast erkannt, welches deine Aufgabe ist.«

Bernhard durchströmt Wärme. Er spürt sich, er ahnt sein Aufgehobensein in der Schöpfung. Für mich ist gesorgt, weiß er. Ich soll sein, leben und lieben. Es dauert eine Weile, bis das überwältigende Gefühl nachlässt. Wieder schaut er zu Hermes.

»Ich möchte dich noch etwas fragen«, wendet sich Bernhard ein weiteres Mal an seinen Begleiter. »Wenn ich darüber nachdenke, was mir der Adler gezeigt hat, dann entsteht in mir eine große Achtung vor allem Leben. Wie soll ich dir das erklären? Das Leben ist großartig. Jedes Lebewesen ist einzigartig. Das empfinde ich. Aber ich bemerke, dass ich oft die Menschen gleichgültig oder durch die Brille meiner Wünsche, Interessen, Abneigung oder Ängste gesehen habe. Jetzt, in diesem Augenblick, nehme ich sie bewusster wahr. Es ist schwer, in Worte zu fassen ... Ich weiß: Menschen verletzen, sind ungerecht, manchmal grausam ... Trotzdem, in mir existiert das Streben, sie zu achten.«

Bernhard muss innehalten. Zu viele Gefühle und Gedanken strömen zugleich auf ihn ein.

»Hermes«, spricht er weiter. »Ist es nicht das, was uns oft fehlt: die Achtung vor dem anderen? Würde diese nicht Grausamkeit und Unrecht verhindern?«

Bernhard schweigt und blickt hin zum Götterboten. Er sucht Antworten. Ich sollte Groll und Verletzung überwinden, um frei und zufrieden zu sein, erkennt er und ahnt, welche Erlösung in seinem Verlangen liegt. Der Adler hat mir gezeigt, dass ich Herr meiner selbst werden kann, indem ich mir meines inneren Erlebens bewusst werde.

»Wenn du bewusst wahrnimmst, dann achtest du«, antwortet Hermes. »Auch wir Götter sollen das lernen. Bernhard, immer werde ich der Götterbote bleiben, nie etwas anderes. Ich verändere mich nicht in der Art wie ihr Menschen. Und trotzdem lerne ich. Reife ich! Es soll der Tag kommen, an dem ich meine Aufgabe vollkommen erfülle, weil ich mir der Schöpfung ganz bewusst bin.«

Hermes muss nachdenken. Seine Worte kommen nicht mehr mit der gewohnten Schnelligkeit.

»Ich kenne nicht die Vielfalt deiner Gefühlswelt«, fährt er fort. »Ich betrachte das Geschehen von außen und mache mir hieraus mein Bild. Moral, Gerechtigkeit oder Mitleid gehören nicht zu meiner Art. Ich wünsche mir Austausch und Erkunden. Aber ich gebe dir Recht: Wer das Leben achtet, der kann nicht grausam und ungerecht sein.«

»Hermes, die Welt ist doch so, wie wir sie uns vorstellen. Die Götter sind, wie ich sie mir vorstelle. Was ist denn wahr?«

Der Sohn des Zeus mustert Bernhard lange.

»Du stellst große Fragen, Bernhard. Du möchtest verstehen, was die Schöpfung ist. Du bist bestimmt, dies selbst zu erfahren. Vielleicht steht am Ende eine Antwort. Wer weiß.«

Nun lächelt der Götterbote ein wenig spöttisch. Dann wird sein Gesichtsausdruck ernster.

»Wir Götter sind in jedem Augenblick eure Vorstellung. Da hast du Recht. Trotzdem wirken wir und sind von allergrößter Bedeutung für den Gang des Lebens. Du stellst dir die Götter so vor, wie es dir möglich ist. Wie könnte es anders sein? Zugleich spürst du unser

Wirken. Du fühlst die Liebe der Aphrodite, die Willensstärke des Ares oder die Kraft der Gaia. Ich, Hermes, ermuntere und fordere dich auf zu erkunden, was dir begegnet. In dieser Weise existiere ich bei und in dir!«

Der Sohn des Zeus lässt seinen Blick in die Ferne schweifen. Dann spricht er weiter. »Mein Freund, die Schöpfung interessiert sich nicht dafür, ob du nach den Gesetzen, Regeln oder der Moral der Menschen richtig oder falsch handelst. Allein dein Bewusstsein ist ihr von Bedeutung! Lerne dies vom Adler. Du sollst erleben, auf dein Erleben schauen und dich hieran entwickeln! Hierfür bedarf es deiner Taten.«

Bernhard betrachtet den Götterboten. »Weiter?«, fragt er neugierig.

»Ja, Bernhard, weiter. Uns verbleibt nur noch dieser Augenblick. Lass uns mit Gaia, der Muttererde, und Uranos, dem Sternenhimmel, sprechen.«

Bernhard nickt und Freude erfüllt ihn. Aus den Augenwinkeln erkennt er seinen weisen Freund, den Seher, wie er vom Buch, welches von allem Geschehen des irdischen Lebens berichtet, aufschaut und ihn mit Fürsorge betrachtet. Tiefe Dankbarkeit durchströmt Bernhard.

Gaia, die Mutter Erde – Uranos, der Sternenhimmel

»Wir kehren zu den Wurzeln zurück«, spricht Hermes. »Muttererde wollen wir besuchen. Für mich stellt die Reise zu Gaia gleichermaßen etwas Besonderes dar! Ich gehöre zu den Gottheiten des Olymp. Gaia gebar unsere Vorfahren: das Weibliche und das Männliche. Sie schuf sich selbst in ihrem heutigen Sein – die große Urmutter unserer Welt. Distanz muss ich zu ihr halten, soll sie mich nicht verschlingen. Die feste Ordnung der irdischen Materie raubt mir die grenzenlos freie Beweglichkeit.«

Die Gestalt des Götterboten wird immer schemenhafter. Nur noch verschwommen sind seine äußeren Konturen für Bernhard erkennbar. Das hellgelbe Licht, das den Sohn des Zeus zuvor noch kräftig umgab, ist einem unscheinbaren Flackern gewichen.

Die hohen Berge sind aus dem Blickfeld verschwunden. Bernhard spürt eine große Kraft, die ihn zu einer spiralförmigen Bewegung zwingt, dessen Richtung er nicht ausmachen kann. Er kämpft gegen ein Gefühl der Betäubung an. Es scheint ihm verführerisch, sich der vertrauten Bewusstlosigkeit des Schlafs zu überlassen.

Dann zunehmend anschwellend wird eine eindringliche Stimme vernehmbar, die sich wie aus einem alles umfassenden Hintergrund auf die Gefährten zuzubewegen scheint. Der Hall der Worte erreicht die beiden Besucher und hüllt sie ein.

»Ich, die Erde, die Gebärerin, erscheine euch Menschen dunkel. Trotzdem bin ich voller Klarheit. Ich halte das Leben in einer festen, eindeutigen Struktur. Ich bin hart und für das Leben eine unsägliche Herausforderung. In mir erkennt ihr das Gebärende und Tötende. Durch mich werden die großen Entwicklungszyklen des Lebens erschaffen. Ich will ergründet sein und dem Licht begegnen. Hierfür habe ich mir den Himmel erschaffen.«

Bernhard erwartet voller Respekt und Demut, was da kommen mag. Hermes scheint ebenfalls seine Leichtigkeit verloren zu haben.

»Durch mich, Gaia, kann das Leben und damit auch der Mensch erfahren, was ihm innewohnt. Getrennt von der Herkunft eurer Seele, dem großen Licht, müsst ihr auf euch schauen und selbst dem Leben Helligkeit schenken. Ihr entsteht durch mich wie ein anderes Wesen. Ihr werdet zu Erde und seid nicht mehr Licht! Deshalb bin ich die Gebärende und Verschlingende. Euch Menschen erschaffe ich eine besondere Wirklichkeit. Eine Welt, die als Gleichnis zu mir den Himmel kennt, in dem das Leuchten der Sterne angesiedelt ist.

Ich ziehe das Leben in den Abgrund, raube euch alle Gewissheit, stürze den Menschen in eine ihn umklammernde Verdammnis und gebäre dann erneut Willen und Lebensmut. Ich verankere eure Gefühle und Empfindungen in der Tiefe und mache sie zur unausweichlichen Realität. Ich erscheine euch grausam, dunkel und verschlingend. Zugleich erhaltet ihr von mir, was ihr für das irdische Dasein benötigt: euren Körper, eure Gestalt, die Erfahrungsmöglichkeiten der Materie.«

Bernhard erstarrt ob des Gehörten. Über die Maßen gewaltig und bestimmend scheint ihm die Erde!

»Tiefste traumatische Erfahrungen erlebt ihr durch mich, sowohl durch das Geborenwerden als auch das Zerstörtwerden. Das Gebären, die Schaffung der festen Verbindung mit meinem Körper, legt euch größte Begrenzungen, Düsternis und Verlorenheit auf. Die Zerstörung bricht euren Willen und – wie ihr es empfindet – euch selbst. Doch habe ich euch geboren, dann eröffnet sich eine Wirklichkeit für Erkenntnis und Entwicklung. Die Finsternis lässt euch zum Licht streben. Angst ist euer ständiger Begleiter. Ja, ihr werdet zu Gefangenen.«

Bernhard spürt in sich tiefste Abhängigkeit und Bedürftigkeit. Angst und Einsamkeit nehmen ihn ein. Die Sehnsucht nach dem Licht, dem er vor wenigen Augenblicken noch außerordentlich nahe weilte, ergreift ihn. Er möchte fliehen und weiß zugleich, dies ist nicht möglich. Er ahnt: Nur mit Liebe lässt sich der Weg beschreiten.

»Findet euch in mir und durch mich. Ich befreie euch von allen Täuschungen und Illusionen«, hört Bernhard die durch den Raum hallenden Worte der großen Gaia.

Traurig, verloren, düster und schutzbedürftig fühlt sich Bernhard. Seine Sehnsucht nach Geborgenheit und Zugehörigkeit schmerzt unendlich. Zugleich nimmt er sich, trotz oder gerade wegen seiner Ohnmacht, als Individuum mit einem eigenen Willen wahr. Erstarrung und Schreck packen ihn. Ich bin einer fremden Macht ausgeliefert, mein Dasein ist gefährdet, ich habe Angst. Mein Wille hat sich einem höheren zu fügen, spricht er zu sich.

Auf der Intensivstation läuten mehrere Geräte Alarm. Die Krankenschwester eilt herbei. Kreislaufstillstand! Sie erkennt sofort: Beim Patienten findet keine koordinierte Herzarbeit mehr statt! Wird der Patient jetzt sterben, nachdem er sich zuvor so gut erholt hat? Ein überaus kritischer Augenblick! Bernhard ist gänzlich der ärztlichen Kunst seiner Helfer ausgeliefert.

Die Krankenschwester muss nicht überlegen, was zu tun ist. In diesem Augenblick sind alle ihre Gefühle beiseitegeschoben. Ein erster Schreck – sicher, aber sie nimmt ihn nicht wahr. Sie weiß, was von ihr erwartet wird. Hierfür wurde sie geschult und besitzt sie Erfahrung und Routine in den nun folgenden Abläufen. Während sie nach dem Arzt ruft, ergreift sie erste Maßnahmen.

»Ich, die Erde, konfrontiere euch mit der Frage der Macht – mit eurem Streben sie auszuüben und sich ihr zu unterwerfen. Denn ihr glaubt, durch die Macht eure Bedürftigkeit zu besiegen.«

Bernhard meint, dass sich die Stimme von Gaia entferne. Er muss sich anstrengen, ihre Worte zu verstehen. Auch kann er seinen Begleiter Hermes nicht mehr erkennen. Dann schwillt der Hall der Stimme Gaias wieder an. Es gelingt Bernhard nicht, ihre Herkunft zu verorten. Der gesamte Raum schwingt mit dem Hall ihrer Worte.

»Ihr, die ihr euch anderen Menschen unterwerft: Die Schöpfung hat euch einen eigenen Willen gegeben. Ihr könnt ihn nutzen, um euer Dasein zu gestalten. Ihr verzichtet darauf, euch selbst zu zeigen, wenn ihr euch der Macht anderer beugt. Es fehlt euch an Mut und an dem Bewusstsein, eigenständige Wesen von Wert zu sein. Zu oft habt ihr Demütigung und Erniedrigung akzeptiert. Ich, die Erde, zeige euch einen Weg zur Erlösung dieser Gefühle. Ich gebe euch irdische Stärke.«

Bei allem Leid, ich möchte dennoch Mensch sein, spricht Bernhard zu sich. Es gelingt ihm wieder, dem Klang der Worte Gaias zu folgen. Er konzentriert sich bedingungslos auf das, was er vernimmt.

»Ihr, die ihr die Machtausübung über Menschen sucht: Ebenso wie die sich Unterwerfenden fühlt ihr euch wertlos, klein, erniedrigt und versucht mit Hilfe der Macht dieses Empfinden zu übertönen. Macht zu besitzen, wird eure Gefühle nicht heilen. Ich, Gaia, zeige euch euren Wert als irdische Wesen und schenke euch die Kraft zu bestehen.«

Erinnerungen aus zurückliegenden Jahren tauchen in Bernhard auf. Vor ihm erscheint das Bild eines Kollegen, mit dem er viele konfliktreiche Stunden durchlebt hat. Bernhard kennt ihn aus der Zeit, als sie gemeinsam nach frisch bestandenem Referendariat ihre erste Stellung angetreten hatten. Zuerst meinte er, in ihm einem offenen, aufgeschlossenen Menschen zu begegnen, doch je näher er ihn kennenlernte, desto mehr schaute er hinter eine fast perfekt gebaute Fassade. Dieser Mann strebte nach Einfluss und Status, bedurfte der Macht, denn diese schien ihm die einzige Möglichkeit, Anerkennung zu erhalten. Er wurde von Angst getrieben, er empfand sich als unbedeutend. Er litt unter diesem Gefühl und sehnte sich über die Maßen, von seinen Mitmenschen Beachtung zu finden und als wichtig angesehen zu werden. Bewundernd und zugleich neidvoll blickte er auf die, von denen er meinte, ihnen käme Status und Wertschätzung zu. Voller versteckter Missgunst kritisierte er sie, wenn er annahm, unter Verbündeten zu sein, und diente sich zugleich in anderen Augenblicken den Mächtigen an. Nie bildete die

Motivation seines Tuns, dass sein Handeln für andere hilfreich sein sollte. Mit fein gesponnenen Intrigen erklomm er die Karriereleiter.

Bernhard hatte sich zunehmend von diesem Bekannten abgewandt. Nun erscheint ihm sein Bild und er erkennt, was Gaia unter Macht versteht.

Weiter durchblättert Bernhard die Sammlung seiner Erinnerung. Was hat Hermes von Aphrodite und Ares zuvor berichtet?, überlegt er. Der Mann soll der Frau dienen! Die Frau soll sich getragen vom Männlichen hin zu ihrem Lebensziel bewegen! Konnte Macht bei der Erfüllung dieser Bestimmung helfen? Bernhard schaut auf seine Lebenserfahrungen und Sarah, die ältere Schwester von Britta, kommt ihm in den Sinn. Wie groß ist stets ihr Bemühen gewesen, ihren Mann Edelbert in ihre Abhängigkeit zu bringen. Um dies zu erreichen, erfüllte sie ihm seine Wünsche, die sie mit Empfindsamkeit erkannte, und schenkte ihm Anerkennung, indem sie seiner Weltsicht und seinen Ideen folgte. Edelbert fühlte sich von seiner Frau angenommen und bestätigt und suchte ihr weiter zu gefallen, denn er benötigte ihre Zuwendung. Doch hatte diese Hörigkeit Edelberts Sarah je ihrem Lebensziel näher gebracht?

Und Edelbert? Mit Geld und Luxus trachtete er Sarah in Abhängigkeit zu unterwerfen. Konnte ihm das wahrhaftig Erfüllung sein? Und die Trennung von Sarah gelang ihm erst in dem Augenblick, als er sich von einer neuen Freundin noch hingebungsvoller und in seinen Augen wahrhaftiger bestätigt sah als durch Sarah. Die Machtfrage war ihm der entscheidende Auslöser für die Trennung von Sarah.

Bernhard scheint es, als stimmte Gaia seinen Gedankengängen zu und zugleich wollte sie noch tiefere Erkenntnis. Weiter konzentriert er sich auf ihre Worte.

»Durch mich wird die Aufgabe jedes Menschen berührt. Ich bringe euch damit in Kontakt. Eure Erstarrung kann sich lösen und ihr folgt dem Pfad der Bestimmung.«

Bernhard verharrt weiterhin in Bewegungslosigkeit und Lähmung, die ihn bei der ersten Begegnung mit Gaia gepackt haben. Voller Widersprüche scheinen ihm die Worte von Gaia – erschreckend und verlockend zugleich. Wie soll ich mich verhalten?, fragt er sich. Die Welt scheint gefährlich und Angst einflößend. Ich möchte nicht falsch handeln, denkt Bernhard und Schreck durchflutet ihn.

Die Gefahren sind groß! Die Konsequenzen unbarmherzig. Sein Herz erstarrt.

»Euer menschlicher Körper besitzt ein Herz«, lässt sich Gaia vernehmen. Wieder klingt ihre Stimme von weit entfernt, allerdings wirkt der Klang nun versöhnlicher. »Hört auf das Herz. Lasst es nicht hart werden. Doch ist es erstarrt, helfe ich euch. Eine ungeheure Angst liegt in eurem Herzen gefangen. Ihr meint, jede Aufhebung der Erstarrung und Rückgewinnung der Lebendigkeit würde euer Herz in tausend Splitter zerbersten lassen, die sich als scharfe Spitzen schmerzhaft in den Körper bohren und euch verwunden. Ich, die Erde, gebe euch Vertrauen, dass ein hartes Herz wieder weich und empfindsam werden kann. Ich helfe euch, zu Freude und Liebe zu gelangen. Dann benötigt ihr menschliche Macht nicht mehr und braucht euch ihr auch nicht zu unterwerfen. Ihr könnt auf euch selbst hören, auf euer Herz, das lebendig schlägt«

Bernhard sieht sich nicht in der Lage, einen klaren Gedanken zu fassen. Seine Gefühle laufen Amok.

Der Arzt hat die Station erreicht. Mit Routine, Präzision und in hoher Geschwindigkeit laufen die koordinierten Maßnahmen ab. Herzdruckmassage, Defibrillation, Intubation, Beatmung, Medikamentenversorgung. Die ungeordnete elektrische Aktivität des Herzmuskels wird durchbrochen und ein Neustart mit regulärem Rhythmus setzt ein. Der Herzrhythmus ist erfolgreich wiederhergestellt, zeigt die EKG-Ableitung an. Die akute Gefahr scheint gebannt. Keine drei Minuten sind seit dem Alarm vergangen. Weder Arzt noch Krankenschwester nehmen sich Zeit für ihre Gefühle. Wie gebannt schauen sie auf ihren Patienten und die Anzeige der Geräte.

Erste Gedanken rühren sich wieder in Bernhard und werden ihm bewusst: Gefangenschaft! Für die Seele bedeutet der irdische Körper Gefangenschaft, erkennt Bernhard. Sie sehnt sich nach Frieden, Freiheit, Licht, wenn sie an diesen Körper gebunden ist. All das fehlt ihr auf Erden. Überall trifft sie auf Widerstand, Härte, Trennung, Erstarrung, Dunkelheit. Tief in die Materie wird sie gezogen. Warum? Was will ich hier?, fragt sich die Seele. Vernichtung, Verletzung, Schmerz, unstillbar ist die Sehnsucht! Resignation und Enttäuschung regieren die Gefühle. Auseinandersetzung, Streit und Widerspruch bestimmen das Dasein auf der Erde. Es gilt, sich zu behaupten, zu kämpfen, zu gewinnen und zu verlieren –

gegeneinander, miteinander, zerstörend. Gegen die Naturgewalten, die Mitmenschen, die Hitze der Sonne, die Kälte des Winters, die Nässe des Regens. Dazwischen Augenblicke des Friedens und der Erholung. Unverständnis und Ratlosigkeit. Tiefste Verlorenheit.

Der Mensch hängt an seiner irdischen Existenz. Die Kraft hierfür schenkt ihm die Erde. Er muss in der Auseinandersetzung bestehen und untergehen.

Bernhard blickt auf die Seele. Sie strebt zum Licht – unbedingt. Sie sieht ihre Erlösung im Licht. Doch der Mensch erlebt anderes. Die Wirklichkeit bleibt dem Menschen ein Paradox: Jede Trennung stellt zugleich eine Vereinigung dar und jede Vereinigung eine Trennung. Die Seele ist nicht der Mensch und der Mensch nicht die Seele. Die Begegnung von Mann und Frau meint zugleich Vereinigung und Behauptung. Die Welt, wie sie von Gaia erschaffen wurde, soll überwunden werden und zugleich das Bestehende Bestand haben. Immer wieder stellt sich die Frage der Macht. Der Mensch sieht sich ihr ausgeliefert und stets existieren zwei Seiten.

Bernhard wird von Gefühlen und Gedanken überflutet. Er kann nicht erfassen, was ihm geschieht. Er erkennt nur, dass ihm eine Wirklichkeit voller Widersprüche begegnet. Dieser scheint er ausgeliefert. Nur ganz langsam entsteht ein wenig Ordnung und wie nach einem Rettungsanker fasst er danach: Wir Menschen müssen auf Erden das Leben in all seinen Facetten spüren. Stete Trennung, stete Vereinigung, Kampf und Verzeihung, Erschaffung und Zerstörung, Leid und Freude, Verletzung und Erlösung. Frieden und Freiheit bleiben unerreichbar. Die Erde schenkt uns Lebensmut, Stärke und Willen. Keine Flucht hilft, das Licht bleibt fern. Die Erde ist hart und zugleich umsorgend zu uns. Immer wieder gebiert sie unseren materiellen Körper und die Seele folgt. Unsere menschliche Wahrnehmung bleibt begrenzt. Erkenntnis erfolgt in Bruchstücken. Mühsam suchen wir nach Sinn und Bedeutung.

Das EKG zeigt einen regelmäßigen Herzrhythmus. Der Arzt atmet auf. Es ist gutgegangen, sagt er sich. Die Krise scheint überstanden, aber wir müssen wachsam bleiben. Der Patient hat vielversprechende Ansätze der Genesung gezeigt. Warum dieser Rückfall? Der Arzt fühlt Enttäuschung. Ich werde ganz besonders aufmerksam sein müssen, überlegt er. Dann schaut er zur Krankenschwester. Mit einem Nicken bestätigen sie sich gegenseitig ihren Eindruck.

»Die Erde schenkt euch die Verankerung der Gefühle«, spricht Gaia und ihre Stimme klingt weich, versöhnlich, nah und fürsorgend. »Es gibt für euch keine Möglichkeit, ihnen zu entkommen. Ihr müsst euch euren Gefühlen stellen, so entschieden ihr euch auch weigert.«

Bernhard meint, die Stimme wäre näher zu ihm herangerückt. Fast in sich nimmt er die Worte wahr.

»Dies ist das Besondere des Erdendaseins. Ihr müsst euch eurer Entwicklung stellen. Ihr könnt sie nicht verweigern. Ihr könnt sie verzögern, erschweren, an ihr leiden, aber am Ende müsst ihr sie vollziehen. Hierfür steht die Unausweichlichkeit meiner Materie. Ihr spürt Zwang, fühlt euch ausgeliefert, kämpft, widersteht oder gebt euch hin. In dieser Spannung findet das irdische Leben voller Leiden und Schmerz statt. Die Erde führt euch durch große Entwicklungsschritte. Fortwährend wird zerstört, wer ihr meint zu sein. Unbarmherzig.

Ihr flieht, dennoch holt euch die Unausweichlichkeit ein. So gestaltet sich der Erdenweg. Traurigkeit, Verlorenheit, Schmerz und Leid sind eure Begleiter. Kurz spürt ihr Erfüllung und Glück, wenn ihr einen Entwicklungsschritt vollbracht habt. Die Erde macht euch selbstbezogen.«

Bernhard fühlt sich in seinem Erleben fremd. Er erfährt das verlockend Schöne der Erde und zugleich das dunkle Bedrohliche. Die Erde erschafft das Menschsein und gibt diesem die Qualität des getrennten Ich. Ein Ich-Bewusstsein kann entstehen.

Wie im Traum schweift Bernhards Wahrnehmung in andere Sphären. Der Priester der Erde und Unterwelt spricht: »Ich diene der Gaia – der Erschaffung und Zerstörung. Ich opfere, damit Gaia erhält, was sie hervorgebracht hat. Ich opfere das Rind, ich opfere den Menschen. Denn dies steht der Erde zu. Ich tränke den Boden mit Blut.«

Der Priester hebt den Dolch. Er spürt die unendliche Kraft der Erde. Er durchtrennt die Kehle des Rinds. Blut fließt in großen Strömen und färbt den Boden rot.

Der Priester hebt den Dolch aus Obsidian und öffnet die Brust des Menschen. Noch schlägt das Herz. Mit wenigen Schnitten trennt er es vom Körper, während das Herz noch zuckt, und legt es in eine Schale.

Der Priester fühlt sich mächtig als Vertreter des Gebärens und Zerstörens. Durch ihn erhält die Erde, was ihr zusteht. Nur wenn sie zerstört, kann sie auch gebären.

Noch eine Weile hält sich die Krankenschwester neben Bernhards Bett auf. Es freut sie, dass alle von den Messinstrumenten angezeigten Werte im Normalbereich liegen. Der Patient hat keinen Schaden erfahren, sagt sie sich und diese Erkenntnis beruhigt sie. Nun spürt sie ein wenig Erschöpfung. Es wird Zeit, dass meine Schicht endet und ich nach Hause gehen kann, denkt sie. Es war ein anstrengender Tag.

»Ich strebe zum Licht«, spricht Gaia. »Eine unendliche Sehnsucht nach dem Licht erfüllt mich. Ich erschaffe euch Erdenwesen, gebe euch den materiellen Körper, damit der Mensch sich mit mir und dem Licht verbindet. Mein Werden schenkte euch drei Reiche, durch die ihr Menschen die Verbindung zum Licht und zur Herkunft eurer Seele haltet:

Das erste Reich – der Himmel: In ihm findet ihr all meine Sehnsucht nach Frieden, Freiheit und Erlösung. In Kontakt mit mir, der Erde, verbindet sich der Mensch im Himmel mit der Seele.

Das zweite Reich – die Unterwelt: In ihr befindet sich das Menschenwesen getrennt vom irdischen Körper nach seinem Tod. Hier schaut die Seele auf ihre irdischen Erfahrungen. Ein Reich, in dem sich aufzuhalten schmerzhaft und leidvoll ist.

Das dritte Reich – die fließende Traumwelt des unendlichen Ozeans: Der Mensch kann im steten Wechsel mit der Welt des irdischen Geschehens dieses Reich der Träume betreten. Alles scheint hier möglich. Das Menschenwesen fühlt sich frei. Das Sein wird in einen großen Seelenzusammenhang gestellt.«

Die Stimme verstummt, um dann mächtig anzuschwellen. Bernhard erkennt nun auch wieder Hermes neben sich.

»Dank eures Menschseins könnt ihr auf euch schauen. Das Leben erlangt im irdischen Sein Bewusstsein und ihr als Menschen Selbstbewusstsein. Dadurch, dass ihr als ›Ich‹ existiert, gibt es euch und die anderen und ihr könnt über euer Sein wissen. Aus der Perspektive des Ich existieren eure Seele, Gott und das Leben. Ihr begegnet euch im Inneren und im Äußeren. Ihr seht euch als Individuum und Mitglied einer Gruppe, der Menschheit oder des Lebens. Ihr könnt euch selbst schauen. Das schenkt euch die Erde.«

Vor seinem geistigen Auge erkennt Bernhard all die irdischen Splitter: Der Mensch, das Ich, die scheinbar getrennte Seele, der irdische Himmel, die Unterwelt, der unendliche Ozean der Traumwelt. Bunte Vielfalt und steter Wandel. Er fühlt sich zutiefst erschöpft und verliert sich in einem Meer aus Farben und Tönen. Erst nach langer Zeit rufen ihn die Worte des Hermes aus diesem Zustand.

»Ich bin bei dir, Bernhard!«, spricht er mit hoher Stimme. »Berichte mir, was du erlebt hast. Schau auf dich.«

Bernhard gehorcht den Worten des Götterboten, ohne darauf zu achten, was um ihn geschieht: »Ich begegnete Gaia, der Mutter Erde, und sie zeigte mir ihre Wirklichkeit. Leid und Schmerz, Glück und Erkenntnis – wie schwer, wie unausweichlich. Sie sagte mir, dass ich bin und darüber weiß!«

»Lass uns der Erde danken!«, spricht der Götterbote und gemeinsam beginnen die beiden Reisenden, wie aus einem Mund zu sprechen:

»Mutter Erde! Dir danken wir.
Du große Gebärerin, du große Verschlingende.
Durch dich erreichen wir Erkenntnis, dass wir sind!
Mehr können wir nicht erlangen.«

Hermes legt seinen Arm leicht um Bernhard. Eine ungewöhnliche Geste des Götterboten, der ansonsten nicht die Nähe sucht.

»Noch eine Weile der Stille sollten wir uns nehmen«, spricht Hermes.

Der Sohn des Zeus und Bernhard verharren im Schweigen und große Hochachtung erfüllt sie. Schließlich schaut Hermes fragend auf seinen Begleiter.

»Weiter?«

Bernhard nickt. Noch während er zustimmt, fühlt er sich von einer starken Kraft getragen. Mächtiger Fahrtwind bläst ihm ins Gesicht. Trotz dieses Geschehens vernimmt er die Stimme des Götterboten in aller Klarheit.

»Gaia spaltete Uranos von sich ab. Sie suchte ein Gegenüber. Aus der Ganzheit wurden zwei. Dann vertrieb die Erde den Sternenhimmel in die Ferne des Alls. Dies stellte für Gaia einen großen Verlust dar und zugleich begründet sich in diesem Schritt ihre Einzigartigkeit. Als Gaia Uranos noch in sich trug, repräsentierte sie das

Universum. Seitdem Gaia Uranos gebar und ihn dann in die Ferne schickte, verkörpert sie ein getrenntes Wesen. Mit dieser Erde, die voller Sehnsucht zum Sternenhimmel schaut, hast du gesprochen. Nun wollen wir ihrem Abbild, der großen Gottheit Uranos, begegnen.«

Hermes betrachtet seinen Begleiter, während beide mit hoher Geschwindigkeit in Richtung Sternenhimmel unterwegs sind. Bernhard spürt den Blick seines Gefährten und bemerkt voller Verwunderung, dass ihn urplötzlich Unzufriedenheit und Unruhe gepackt haben: Es soll sich etwas ergeben!, denkt er fast verzweifelt. Es soll etwas vorbei sein! So wie es ist, kann es nicht bleiben! Woher entspringt dieser Zwang zur Veränderung?, fragt er sich. Ich will es verstehen. Ich möchte wissen, was die Zukunft bringt. Und doch, gesteht er sich mit leichter Resignation ein: Es wird anders kommen, als ich vermute.

Seine Gefühle wirbeln durcheinander und lassen alle Vorstellungen von der Wirklichkeit unzulänglich erscheinen. Ein unruhiges Warten, dass etwas geschieht und die Entwicklung weiterträgt, hat ihn erfasst. Der Welt sollte klar, entschlossen und direkt begegnet werden, spricht er zu sich selbst. Hier bin ich! Ich bin mir meiner bewusst! Ich kann mich sehen!

Mit Urgewalt erfasst ihn seine Bilderwelt und hüllt ihn in ihr Geschehen ein: Ich stehe im Meer und eine große Welle rollt auf mich zu, erlebt Bernhard. In Kürze wird sie mich erfassen, von den Beinen reißen und über den sandigen Boden schleifen. Alle meine Anstrengungen, damit dies nicht geschieht, sind vergeblich. Die Meereswoge ist stärker als ich. Ich kann nicht ausweichen! Ich habe keine Kontrolle darüber, was mir geschieht. Das Meer wirft mich umher. Ich muss mich dieser Urgewalt hingeben. Das tosende Wasser trägt mich zum Strand.

Schließlich lässt mich das Meer am Strand liegen. Ich ringe um Luft, atme tief durch, fühle mich benommen und wacklig auf den Beinen. Was geschah, lag nicht in meiner Hand. Es tritt Ruhe ein! Weitere Wellen erreichen mich mit ihren Ausläufern und umspielen kräftig meine Beine. Doch darüber verliere ich nicht den Halt.

Ich sehe, wie sich draußen im Meer wieder eine dieser gewaltigen Wellen überschlägt und erinnere mich, wie ich von den Wassermassen mitgerissen wurde. Das ist nun vorbei! Die Sonne scheint. Eine leichte, erfrischende Brise weht zum Land hin. Ich höre das Rauschen des Ozeans, unterbrochen vom Donnern der gewaltigen Wogen, wenn sie sich brechen.

Die helle Stimme des Hermes unterbricht das Bildergeschehen.

»Bernhard, wir sind unterwegs zur Gottheit Uranos. Sieh dies mit Klarheit!«

Bernhard betrachtet die Umgebung. Er sieht die Schwärze des Alls und das Leuchten der sich hell abzeichnenden Sterne.

Hermes fährt fort zu sprechen: »Der Mensch wird unausweichlich mit der großen Veränderung konfrontiert. So ergeht es auch dir.«

Der Götterbote schaut mit fürsorglichem Blick auf seinen Begleiter und spricht in langsamen, fast traurig klingenden Worten weiter. »Bernhard, den weiteren Weg zum Sternenhimmel musst du alleine reisen. Mir, dem Sohn des Zeus, ist es nicht vergönnt, der großen Gottheit Uranos direkt zu begegnen.«

Bernhard bemerkt, wie das gelbliche Licht, welches Hermes umgibt, leicht flackert und ab und an sich rote Töne hineinmischen.

»Sieh, Bernhard, ich verliere mich, wenn ich weiterreise. Uranos ist mir unerreichbares Ziel und soll dies bleiben. Ich erwarte dich hier bei deiner Wiederkehr.«

Mit diesen Worten verlangsamt sich die Bewegung des Hermes und er bleibt hinter seinem Reisebegleiter zurück. Der Blick von Bernhard richtet sich weiterhin auf den Sternenhimmel mit seinem vielfachen hellen Leuchten. Dies ist meine Heimat, denkt er, während er hin zu Uranos strebt.

»Wie geht es dem Patienten?«, erkundigt sich der Arzt, als er die Tür zur Intensivstation öffnet. Im Gesicht der Krankenschwester kann er ablesen, dass es gut steht.

»Er hat sich erholt. Ich denke, der Kreislaufstillstand war nicht schwerwiegend. Vielleicht hätte er ihn auch ohne Unterstützung überwunden.«

Der Arzt nickt. Dann betritt er das Krankenzimmer, betrachtet den Kranken und die von den angeschlossenen Maschinen angezeigten Werte. Alles scheint sich im normalen Bereich zu bewegen. Eine Weile steht der Arzt vor dem Krankenbett, dann spricht er zu Bernhard: »Ich beende nun meine Schicht. Ein Kollege übernimmt deine Versorgung. Alles ist gut.»

Fast väterlich klingen seine Worte, wenn er auch kaum mehr Lebensjahre als Bernhard zählt.

Die Reise setzt sich fort und wird wieder von Bildern begleitet. Mit einem Gefühl tiefer Verbundenheit erkennt Bernhard seinen Vater als alten Mann vor sich. Ganz langsam wandelt sich die Erscheinung und wird jünger, bis die Lebensphase eintritt, als Bernhard mit seinem Studium begann. Damals stellte ich dich in Frage, Vater, spricht Bernhard in Gedanken. Deine Regeln und deine Ordnung sollten nicht mehr für mich gelten. Ich suchte die Freiheit! Wir haben nie offen miteinander gestritten, aber ich weiß, du hast meine Abwendung gespürt und darunter gelitten. Doch dies war für mich notwendig! Ich rebellierte, damit ich meinen Weg gehen konnte. Es tut mir leid, dich verletzt zu haben – sehr leid! Und zugleich, es war unbedingte Notwendigkeit. Stets, Vater sah ich in dir das Vorbild, auch wenn ich einen anderen Lebensweg wählte. Deine Sicherheit, deine Verankerung und Begeisterung wollte ich leben. Danke, Vater!

Die Bilder verblassen. Bernhard spürt weiterhin eine heftige Abneigung gegen jede Begrenzung. Die Gefühle, sich gegen Einschränkungen wehren zu müssen, erschöpfen ihn.

Doch dann richtet sich sein Blick wieder nach außen und er widmet sich der Schönheit des Sternenhimmels, die er mit jeder Pore seiner Empfindungsfähigkeit einsaugt. Ein Klang wie von einer überdimensionalen Tonschale erfüllt das All, und deutlich sind in diesem vergehenden Schall Worte zu vernehmen.

»Ich bringe dich einen weiteren Schritt nach Hause«, hört Bernhard.

»Was bedeutet das?«, fragt er mit ein wenig Furcht.

»Du verlierst Begrenzungen, die dich gehalten haben. Aber schaue nicht auf das Verlieren, sondern auf die Freiheit.«

Bernhard fragt sich, ob dieser Prozess der Freiheit gelingen kann. Seine Gedanken durchstreifen ruhelos den Raum.

»Schau auf die Seele. Das schenkt dir Boden und Sicherheit. Verborgen ruht das Geheimnis der Seele und tritt in kleinen Schritten vor das Bewusstsein. Wo die Seele ist, herrschen Licht und Liebe.«

Bernhard lauscht.

»Ich erscheine dir als eine von außen wirkende Kraft, die dich zwingt und dir fremd ist«, ertönt die Stimme am Sternenhimmel. »Gleichwohl, du sollst mich als aus dir und in dir wirkend erkennen.

Ich bin ein Wandel, der aus dir selbst erwächst voller Kraft und der unbedingt in dein Bewusstsein kommen soll.«

Die Worte klingen aus. Stille umgibt Bernhard. Ich bin auf der Reise zu mir. Der Sternenhimmel ist Teil von mir! Dann von der weiten Ferne tönt eine helle Stimme, deren Klang bei jeder Silbe wie angehalten in einer Unendlichkeit widerhallt. Gereimte Worte dringen an Bernhards Ohr und er kann nicht zuordnen, ob diese nun von Uranos oder von Hermes stammen.

>Durch Uranos lernt zu verstehen,
wobei Jahrtausende vergehen,
was in euch ruht seit Ewigkeit,
seitdem ihr auf der Erde seid.

Und jedes Mal, wenn ich euch rufe,
verwundert schaut, wer euch hier sieht;
als ob ihr nicht wärt auf dieser Stufe,
auch wenn das Schicksal euch geschieht.

Warum solltest du mich meinen,
wenn ich von außen werd' umfasst.
Ich bin und bleibe doch im Reinen,
verstehe mich als Erdengast.

In welch Missverständnis du dich verfängst,
dich zu verstehen auf diese Weise.
Du bist viel größer als du denkst,
wenn ich dein Dasein wild umkreise.

Bernhard vernimmt andächtig die Verse, welche die Stille durchdringen und sich dann im All verlieren. Er horcht und schweigt. Dann mit einem Mal tauchen neue Fragen in ihm auf. Er muss sie sich stellen! Wozu dient das Leben? Was ist im Leben meine Aufgabe und welches mein Anteil? Wie soll ich verstehen, was mir begegnet? Kann ich glücklich sein? Werde ich Schmerz und Trauer erleben? Was ist der Himmel? In Bernhard glüht die Ungewissheit seiner Gedanken.

»Erschaffe dir einen kraftvollen Himmel, der erfüllt ist mit Gedanken und Gefühlen!«, vernimmt er die mächtige Stimme des Uranos als Antwort. »In verschiedenartigen Blautönen scheinen Gedanken und Gefühle voller Lebendigkeit. Im Himmel findest du die Erfahrungen der Menschen in überwältigender Vielfalt. Ein Raum großer Lebendigkeit, in dem zu entdecken ist, was den Menschen eigen ist und war. Auch die Gedanken und Gefühle anderer Wesen, von Pflanzen und Tieren, bevölkern den Himmel.«

Die Worte tragen wie eine Schleppe einen dunklen Ton nach sich.

»Nun kehre zurück. Erkenntnis fällt allein dann auf fruchtbaren Boden, wenn sie im Wesen Heimat finden kann.«

Der Klang verliert sich und schwingt aus, als entfernte er sich mit großer Geschwindigkeit.

»Danke, große Gottheit!«, ruft Bernhard so laut er kann. »Danke!«

Dann packt ihn eine mächtige Strömung und zwingt seine Bewegung in einer langen Schleife zurück zu dem Ort, an dem der Sohn des Zeus wartet.

»Es freut mich, dass du wieder zurückgekehrt bist«, begrüßt Hermes Bernhard. Das Firmament erfüllt mit Sternen strahlt über ihnen. »Ich selbst könnte von deiner Reise nicht wiederkommen, sondern würde eingehen in den Sternenhimmel. Doch hierfür ist es noch nicht Zeit!«

Der Götterbote schaut auffordernd zu seinem Begleiter: »Nun berichte und stelle deine Fragen!«

Bernhard muss sich erst besinnen. Noch steht er vollständig unter dem Eindruck der Gottheit Uranos. Allerdings: Eine Frage bildete sich bereits, als er dessen Worte vernahm.

»Was mir der Sternenhimmel mitgegeben hat, lieber Hermes, es scheint mir von großer Bedeutung und gleichwohl in seinem Ausmaß nicht fassbar. Lass es mich zitieren, denn diese Sätze haben sich bei mir eingebrannt: ›Ich erscheine dir als eine von außen wirkende Kraft, die dich zwingt und dir fremd ist. Gleichwohl, du sollst mich als aus dir und in dir wirkend erkennen. Ich bin ein Wandel, der aus dir selbst erwächst voller Kraft und der ganz unbedingt in dein Bewusstsein kommen soll.‹ Was will Uranos mir sagen?«

Die Augen des Götterboten blitzen auf, als er die Worte der großen Gottheit vernimmt. Er ist es gewohnt, als Überbringer der Botschaften der hohen Götter tätig zu sein. Auch jetzt möchte er diese Rolle einnehmen. Mit ausholender Geste hebt er an zu erklären.

»Du, Bernhard Johannes Krüger, entstammst der Moderne. Ein eigentümliches Zeitalter, meinte bei unserem letzten Zusammentreffen mein Vater Zeus. Denn die Menschen dieser Epoche sehen allein die äußere Erscheinung, das Materielle, und nehmen nur dieses als wahr an!«

Hermes schaut bedeutsam. Zugleich amüsiert ihn, dass Bernhard seinem Gedanken offensichtlich nicht folgen kann und etwas ratlos schaut. Schließlich besinnt er sich darauf, ausführlich und verständlich die Worte des Uranos zu erläutern.

»Höre mir gut zu! Was ich dir mitzuteilen habe, ist grundsätzlicher Natur. Die Menschen der Zeit, als wir Götter des Olymp höchste Verehrung erfuhren, sahen die Welt in anderer Weise. Wir Götter gehörten, auch wenn sie uns außerhalb von sich verorteten, zu ihrem inneren Erleben und stellten ihre Wirklichkeit und Wahrheit dar. Sie sahen uns wirken und ihr Sein bestimmen. Kannst du das verstehen?«

Bernhard schaut zweifelnd auf Hermes. Ihm will es nicht gelingen, solch andere Perspektive einzunehmen.

»Schau, Bernhard. Der Himmel zeigt sich in deiner Epoche den Menschen sinnentleert. In der Zeit, als wir Verehrung erfuhren, da lenkten wir im Erleben der Menschen die Gestirne. Jeden Augenblick konnte der Mensch zum Himmel schauen und unser Wirken erblicken und er sah, wie der Moment gemeint war. Die Gestirne standen günstig oder abweisend. Blickte er zum Meer, dann erkannte er den Ausdruck meines Onkels Poseidon und wusste um seinen Einfluss. So gehörten wir Götter zum Erleben der Menschen, walteten dort lebendig und schenkten allem Geschehen seinen Sinn. Wir trugen die Verantwortung für alles, was in der Natur geschieht!«

Bernhard nickt zustimmend. Nun versteht er besser, was Hermes meint.

»Eure Zeit, Bernhard, kennt nur noch das Äußere, welches ihr einnehmen und gestalten wollt, nur noch das Haben und nicht das Sein. Ihr habt es euch in einer halben Wirklichkeit bequem gemacht!«

Auf der Intensivstation findet der Personalwechsel statt. Ein junger Arzt steht neben dem älteren, dessen Arbeitsschicht nun zu Ende geht. Sorgfältig sind sie alle angezeigten Messwerte durchgegangen. Den jungen Arzt beruhigt, dass sich die Daten im gewünschten Bereich bewegen. Den Patienten beachtet er kaum. Seine Wahrnehmung ist auf die Maschinen fixiert. Viel verlässlicher als der

Kranke selbst erscheint ihm, was die Geräte anzeigen. Ihre Messungen sind objektiv. Sein älterer Kollege hat ihn zwar mehrfach auf das gute Aussehen des Patienten hingewiesen, aber diese Worte fanden nicht die Beachtung des Jüngeren. Er wird das Geschehen mit großer Sorgfalt – dank der Messwerte – überwachen und auf diese Weise der Genesung dienen.

»Der Patient steht noch unter der Wirkung der Sedierung«, meint der ältere Kollege. »Ich denke, Sie können das auslaufen lassen, soweit keine weiteren Komplikationen eintreten.«

Der jüngere Arzt nickt zustimmend. Draußen dämmert es und die Nachtschicht beginnt. Im Krankenhaus tritt Ruhe ein.

»Die Moderne nimmt die Technik als Modell der Wahrheit«, fährt Hermes fort. »Doch niemals ruht der Technik Sinn inne, deshalb kennt ihr diesen nicht mehr. Was jedoch das Wesentliche ist: Ihr kennt euch nicht. Ihr seht euch nicht in eine Ordnung eingebettet.«

Bernhard folgt fasziniert den Worten des Götterboten. Blitzartig ist ihm klar geworden, wie recht sein Reisebegleiter hat. Er erinnert sich an besondere Momente in seinem Leben. Er denkt daran, wie Christoph gestorben ist. Da hatte es Momente gegeben, in denen er sich als Teil einer höheren Ordnung fühlte. Auf einmal ergab alles, was geschah, Sinn, gehörte unbedingt dazu, folgte einer Bestimmung. Dies waren Augenblicke des Glücks gewesen, die er sich damals kaum anzunehmen getraute, da sein Bruder ja im Sterben lag. Auch Britta kommt ihm in den Sinn – als sie damals bei ihrem Radausflug im Gras gelegen hatten. Da wusste er, es ist so gedacht, dass wir zusammenleben und Kinder haben.

Niemals kann unsere technische Welt solche Augenblicke verstehen. Schamhaft werden sie in ein Reich der Illusion geschoben. Dabei berühren gerade sie die Wahrheit. Eine Wahrheit, die in uns ruht, überlegt Bernhard.

»In solchen Augenblicken«, nimmt Hermes die Gedanken von Bernhard auf, »da sind wir Götter für euch anwesend. Eure Welt wird ganz. Der Weltenraum schließt das Äußere und Innere ein.«

»Dies meint Uranos?«, fragt Bernhard. »Er fordert unser durch uns selbst getragenes Erkennen, damit wir uns den Göttern öffnen, sie zu uns gehören und wir zu ihnen. Das Bewusstsein wächst! Wir können den Göttermächten im Inneren begegnen!«

»Sinnentleert ist die Welt für euch Menschen der Moderne. Doch die Kraft der Erkenntnis bringt die Götter zurück in euer Erleben. Bewusst müsst ihr sie suchen. Ihr möchtet die volle Wirklichkeit erkennen: Das Äußere bedarf der Ergänzung durch das Innere. Sonst erringt ihr kein Glück. Du weißt hierüber. Vernunft, Verstand und Klugheit treten in ein Bündnis mit eurem Erleben. Wie sprach der Adler: Bewusstsein ist inneres Erleben!«

»Ich weiß, wir haben unsere innere Welt verloren. Ich merke das ganz deutlich!«, spricht Bernhard. »Die Menschen der Moderne spüren, dass ihnen etwas fehlt. Je stärker der Verlust ihnen bewusst wird, desto mehr versuchen sie, diesen auszugleichen. Materielles soll die Leere übertönen! Doch vergeblich ist das Mühen, mehr haben zu wollen. Darüber gewinnen das Sein und der Mensch nicht an Gewicht.«

Bernhard denkt an Britta. All die Affären – hatten sie ihr Glück gebracht? Bestimmt nicht, denkt er bei sich.

»Wie erhält mein Leben Gewicht?«, wendet er sich an Hermes.

»In dir existiert ein tiefes Wissen über die Wahrheit. Wenn du dies spürst, dann besitzt du Klarheit. Du musst dir die Frage nach deiner Bestimmung stellen. Habe ich Gewicht, so wie ich lebe? Frage dich das. Und sei gewiss: In dir existiert das Maß, welches dir Antwort gibt! Auf dieses beziehe dich.«

»Das meinte Uranos damit, dass wir ihn in uns finden sollen?«

»Ja. Es geht um die Kraft der Erkenntnis als einen Abgleich an den Weltgesetzen!«

»Und wenn ich dies nicht suche?«

»Mein Großvater Kronos wird dich hierzu bringen. Verstehe: Dein Herz verhärtet sich. Trübe, dumpf und träge wird dein Herz. Es erlahmt.«

Bernhard kommt in den Sinn, welchen Groll sein Herz noch trägt. Mein Herz soll darüber nicht verhärten, sondern durch die Kraft der Erkenntnis sowie der Begegnung mit dem Weltenschicksal an Klarheit und Strahlkraft gewinnen.

»Danke, Hermes, für deine Erklärung.«

Der Götterbote lächelt zufrieden und ein wenig jovial, was er seinem Vater abgeschaut hat. Er erstrahlt in einem hellen Gelb.

Bernhard erkennt in aller Deutlichkeit: Ich besitze im Leben eine Bestimmung und dieser habe ich zu folgen. Das soll mir Leitsatz in der Zukunft sein!

Der weise Seher taucht vor seinem Auge auf. Er hat das dicke Buch zur Seite gelegt und lächelt. »So ist es«, spricht er. »Was dem Menschen aufgetragen ist, steht im Lebensbuch geschrieben! Und doch muss er seine Aufgabe selbst entdecken und wie er sie löst verantworten. Denn es gilt, sich zu erkennen.«

Eine ruhige Nacht bricht auf der Intensivstation an. Allein der Rhythmus der Maschinen durchbricht die Stille.

Während der Unterhaltung der beiden Reisenden entfernte sich der Sternenhimmel zunehmend. Bernhard hat hierbei kein Absinken bemerkt, doch als er nun nach unten schaut, erkennt er den sich weit ausdehnenden Ozean. Friedlich liegt die Meeresoberfläche unter ihm. Verführerisch schillert das Wasser in seinen blauen und grünen Farben.

Poseidon oder der unendlich fließende Ozean

Ein farbenprächtiger Regenbogen reicht vom Meer zum Himmel. Deutlich zeichnen sich seine sieben Farben vor dem hellblauen Hintergrund des Himmels ab. Hermes blickt freundlich und respektvoll zur Himmelserscheinung.

»Schau, Bernhard, da ist Iris, die Götterbotin. Sie möchte uns besuchen. Mit dem Regenbogen kündigt die Unsterbliche ihr Kommen an. Sie speist die Luft mit Wasser, in dem sich das Licht der Sonne bricht. Auf dieser farbigen Leiter steigt sie zur Erde hinab. Als Enkelin der Gaia und Dienerin der Hera erfüllt sie wie ich ihre Pflicht, die Botschaften der Götter zu euch Menschen zu bringen.«

Mit Staunen und Freude betrachtet Bernhard die Farben des Regenbogens, der sich zwischen Himmel und Meer majestätisch wölbt. Dann erkennt er eine lichte Gestalt, die sich ihnen in überaus hoher Geschwindigkeit, getragen von rotgold schimmernden Flügeln, nähert. Eine kräftige Windböe eilt ihr voraus und erfasst Hermes und Bernhard heftig. Kraftvoll müssen sie sich dagegenstellen, soll der kleine Sturm sie nicht davontragen.

»Iris wird dich an meiner statt zu den Tiefen des Meeres und zur Gottheit Poseidon begleiten. Ich erwarte dich bei deiner Rückkehr wieder hier«, verkündet der Sohn des Zeus seinem Begleiter. Er spricht diese Worte mit betont ruhiger und selbstsicher klingender

Stimme. Er möchte vermeiden, dass Bernhard meint, die hübsche Götterbotin verfüge über größere Fähigkeiten als er.

Iris hat sich währenddessen neben den beiden Reisenden eingefunden. Wie Hermes trägt die Göttin Flügelschuhe und Heroldsstab. Mit einem hinreißenden Lächeln begrüßt sie die beiden Gefährten. Ihre Haltung strahlt Würde aus. Sie ist in ein vielfarbiges langes Gewand gekleidet, das in weichen Falten an ihrem Körper herabfällt. Iris wendet sich sogleich Bernhard zu: »Dann komm mit mir«, spricht sie mit freundlicher Stimme.

Bernhard schaut erstaunt. Diese Götterbotin scheint keinen Zweifel zu kennen, welche Aufgabe nun ansteht. Sie sieht offensichtlich keine Notwendigkeit, mir ihr Vorhaben zu erläutern, überlegt Bernhard. Seine Vermutung bestätigt sich augenblicklich: Iris nimmt ihn bei der Hand und in Windeseile geht es in Richtung der blaugrün schimmernden Meeresoberfläche. Bernhard bleibt keine andere Wahl, als sich anzuschließen.

Bernhard ruht friedlich in seinem Bett auf der Intensivstation. Noch wird er künstlich beatmet. Der ältere Arzt hat seinen Kollegen angewiesen, die Beatmung abzustellen, sobald der Genesungsverlauf dies zulässt. Die Sedierung ist nur für eine kurze Dauer angelegt. Der Patient macht auf den Betrachter, wie er mit entspanntem Gesichtsausdruck in seinem Bett ruht, einen zufriedenen Eindruck.

Stille tritt ein, während sich Iris und Bernhard getragen vom Wind dem Meer nähern. Kein Meeresrauschen ist zu vernehmen, kein Meeresschaum zeigt sich, als sie in das Wasser eintauchen. Bernhard schwebt im blaugrünen Ozean. Er erkennt zarte Lichtstrahlen, die sich ihren Weg durch das Meereswasser bahnen. Reglos, fast wie betäubt, folgt er einer leichten Abwärtsbewegung, die ihn weiter nach unten trägt. Der Mond kommt ihm in den Sinn und er wünscht sich sein silbriges Glänzen als Begleitung. Nichts durchbricht die Ruhe des Augenblicks. Im Geiste formen sich Worte: Am siebten Tage sollst du ruhen! Mit dem siebten Tag ist das Geschehen abgeschlossen! Nichts leisten, ausruhen, zu Kräften kommen. Vollkommene Entspannung, Gleichmut, ohne Sorgen!

Tiefe Müdigkeit übermannt Bernhard während des sanften Sinkens. Seine Wahrnehmung verlangsamt sich. Kehre zurück zu deinem Ursprung, erzählen ihm seine Gedanken. Iris weilt neben ihm und spricht in zärtlich weichen Worten.

»Unendlich wertvoll eröffnet sich die träumerische Realität. Aus Meerwasser bist du entstanden. Lass deine Gefühle friedlich im Wasser schweben. Die Gefühle bereiten keinen Schmerz und keine Freude, sondern lösen sich im Allumfassenden. Sie sind nicht voneinander getrennt. Sie fließen frei – eins seiend. Es existiert keine Realität, an der sie sich stoßen können.«

Bernhard hat den Eindruck, als rännen Tränen seine Wangen hinab und käme in Fluss, was zuvor stockte. Die Zeit scheint sich in einem Auf und Ab zu bewegen und nicht zu vergehen. Dies wahrzunehmen schenkt ihm unendliche Freude. Wieder vernimmt er die schöne Stimme seiner Begleiterin.

»Lass sich lösen, was verfestigt war. Schwebe! Gegensätze heben sich auf. Die Sieben ist die entscheidende Zahl. Sie schließt ab, und wenn der Abschluss in Frieden mit dem Geschehen erfolgt, dann ist ein Werk vollbracht!«

Bernhard denkt an Britta. Er spürt, wie seine Gefühle sanft werden.

»Die Menschheit ist einst dem Meer entstiegen«, meldet sich Iris. »Wie Aphrodite, die aus dem Meeresschaum Geborene, es euch zeigt, sollt ihr Menschen einander umfließen!«

In der Ferne scheint es Bernhard, als werde ein kristalliner Palast sichtbar. Und kaum wird seine Gestalt klarer erkennbar, da stürmt ein Streitwagen durch das große Tor des Kristallschlosses auf die Reisenden zu. Wesen mit Pferderumpf und Fischflosse sind vor den Wagen gespannt, »Hippokampen«, wie Bernhard feststellt. Er erblickt Poseidon, der das Gefährt direkt vor ihnen zum Halten bringt. Der Gott von mächtiger Gestalt umklammert mit starker Faust einen Dreizack. Delfine umschwärmen neugierig die Ankömmlinge. Poseidon hebt die Hand zum Gruß. Um seine Hüfte ist locker ein Tuch geschwungen. Dies stellt seine einzige Bekleidung dar. Kräftige Muskeln zeichnen sich auf seinem nackten Oberkörper ab. Mit lauter Stimme ergreift der Gott das Wort.

»Euch Menschen erscheine ich schillernd und schwer zu fassen. Ich entziehe mich, wenn ihr nach mir greift, bin weder durch das Luftige in klaren Gedanken noch durch das Erdige in klarer Struktur zu verstehen. Ja, ich fließe in einem fort! Dies kann ich euch lehren. Denn eure Sehnsucht blickt jeden Augenblick zu mir.«

Bernhard verharrt in unendlicher Weite alles umfassend und seiend. In Rhythmen, die sanft den Menschen umspielend durch das

All gleiten, findet das Menschsein statt, spürt er. Unmöglich, nach dem »Warum« zu fragen. Mit den mächtigen Urkräften gilt es zu leben und sich zu versöhnen. Dem Rhythmus und Sein zugehörig – der Liebe, der All-Liebe. »Ich fühle mich dem Strom des unendlichen Ozeans zugehörig!«, flüstert er sich zu.

»Gib dich ganz den Gefühlen hin und warte, dass sie sich klären«, spricht die große Gottheit des Meeres mit erstaunlich sanfter Stimme.

Sehnsucht, unendliche Sehnsucht erfüllt Bernhard. Ein Verlangen nach der Ganzheit. Benommen hiervon kann er nicht anders als fühlen.

»Lass den Gefühlen Zeit. Lass der Benommenheit Zeit. Sie sollen sein und dies bedeutet, nicht zu verstehen und keinesfalls zu erklären. Spüre die Willenlosigkeit. Erfahre das, denn es gehört zum Menschsein!«

Die Wellen und Strömungen des Ozeans bewegen und tragen die Menschheit. Auch wenn die Menschen dem Meer entsteigen, verbleiben sie zugleich im Meer. Die Menschheit ist dem mächtigen Allumfassenden zugehörig.

»Lass es geschehen!«

Poseidon bindet den Menschen an den Urozean, in dem er ohne Willen und ohne Handlung existiert. Ist dies erkannt, dann schließt das Bewusstsein seinen Urgrund ein. Voller Erstaunen betrachtet Bernhard diese Einsicht.

Der junge Arzt hat alle Werte, die ihm die Maschinen liefern, gewissenhaft ausgewertet. Er entschließt sich, die künstliche Beatmung zu beenden. Noch einmal liest er die schriftlichen Aufzeichnungen seines Kollegen durch, notiert alle erfassten Daten und führt danach mit großer Sorgfalt die notwendigen Schritte durch. Das verabreichte Betäubungsmittel sollte nun bereits zur Hälfte abgebaut sein, rechnet er nach. Er beobachtet, dass aus den Augen seines Patienten ganz sanft Tränen fließen und spürt, wie ihn dies berührt. Zugleich ruft er sich innerlich zur Ordnung. Er möchte seine Entscheidungen allein auf sachlicher und wissenschaftlich fundierter Basis treffen. Der Tränenfluss wird eine körperliche Reaktion auf die Sauerstoffzufuhr sein, die möglicherweise als Luftzug die Augen gereizt hat, sagt er sich.

Der junge Arzt erledigt die ihm aufgetragenen Aufgaben mit großer Genauigkeit. Die Gesundheit der Patienten liegt ihm am Herzen. Er möchte sich nicht durch Gefühle leiten lassen.

Seine ganze Hoffnung für ein erfolgreiches berufliches Handeln richtet sich auf die Erkenntnisse einer evidenzbasierten Medizin. Alle seine Entscheidungen sollen auf Basis der empirisch nachgewiesenen Wirksamkeit erfolgen. Gerne würde er dem Begriff »evidenzbasiert« das Prädikat »magisch« verleihen. Allerdings könnte er das Wort »magisch« niemals als Beschreibung seiner Einstellung akzeptieren. Allein, was ihn derart und in fast religiöser Anhängerschaft fasziniert ist, dass er stets richtig handelt, wenn er evidenzbasiert praktiziert. Andererseits: Ein wenig erschrickt er ab und an, wenn sich durch neue Einsicht und Methoden sicher scheinende Erkenntnisse in neuem Lichte als falsch erweisen. Dies verwirrt ihn.

»Beaufsichtigen Sie den Patienten gut«, wendet er sich an die Krankenschwester. »Notieren Sie bitte jede körperliche Reaktion.«

Dann verlässt der Arzt die Station.

Wie Wellen durchströmen Bernhard Eingebungen: Der Anfang und das Ende tragen einander in sich. Der Kreis will sich schließen. Dem Urgrund, dem wir entstammen, sind wir immer zugehörig. Das Ich soll sich auflösen. Unendlicher Augenblick.

Dann richtet sich sein Blick auf Poseidon, der weiterhin als mächtige Erscheinung vor ihm in seinem Streitwagen steht. Auf der flachen linken Hand des Meeresgottes, die er Bernhard entgegenstreckt, liegen kleine, in allen Farben schillernde Kristalle. Bernhard betrachtet diese fasziniert und wendet sich dann mit einem leicht fragenden Gesichtsausdruck Iris zu. Ein strahlendes Lächeln erkennt er in ihrem Gesicht. Ihr Umhang und die Kristalle leuchten im gleichen Farbenspiel.

»Erklärungen interessieren mich nicht«, ertönt die kräftige Stimme von Poseidon.

Bernhard taucht wieder in seine ganz auf sich bezogene Welt ein. Gedanken lassen sich im Augenblick nicht fassen. Entscheidungen können nicht getroffen werden. Schließlich erfasst seine Wahrnehmung ein Pulsieren und er erkennt bunte Farben, die sein Äußeres umgeben. Bernhard scheint es, als erlebe er ein rituelles Bad, eine Taufe, schwimme im Urmeer, schöpfe hierin Kraft und erfahre erneuernde Reinigung. Seine Zerrissenheit, hervorgerufen durch die verletzenden Erfahrungen in Zeit und Raum, heile nun, meint er zu spüren.

»Zurück zur Bestimmung«, spricht Iris sanft zu ihm. »Trage die Verletzungen zum Urmeer und lass sie gesunden. Begegne deiner Seele! Die Seele ist Fließen.«

Das äußere Geschehen tritt in den Hintergrund. Es ist unwichtig, empfindet Bernhard. All die Aufregung, das Streben und Wollen. Es gibt nichts zu erreichen.

Große Freude hat Bernhard eingenommen. Überfließendes Glück. Erleichterung. Mit dem Strom. Mit der großen, hohen Bestimmung. Nicht dagegen. Allumfassende Liebe.

»Du musst den eigenen Willen nicht aufgeben, sondern übergeben«, vernimmt Bernhard die Stimme von Poseidon und ist darüber erstaunt, dass der große Gott weiterhin vor ihm steht. »Dann können sich die Freude und Liebe als zarte Blume entfalten. Dies ist der Weg der Seele auf Erden! Schließt sich dein eigener Wille aus Einsicht der höheren Bestimmung an, dann ist er frei.«

Kein Streben, spürt Bernhard. Er möchte nichts erreichen. Hingabe. Heilung.

»Lassen sich die beiden Reiche Erde und Wasser verbinden oder stehen sie stets nebeneinander?«, wendet sich Bernhard nach einer Weile fragend an Iris. Seine Gedanken sind verwirrt.

»Die Menschheit ist dem Meer entstiegen«, antwortet die Göttin des Regenbogens mit feiner Stimme. »Am Ende eines langen Entwicklungsweges gehören die beiden Reiche im Menschen zusammen. Auch heute ist dein scheinbar so fester Körper im Wesentlichen flüssig.«

Iris schweigt für einen Moment, um ihre Worte wirken zu lassen.

»Es geht um deine Gefühle. Trauer, Freude, Angst, Liebe, Wut, Gelassenheit oder Verbundenheit entstammen dem Meer. Sie schillern und pulsieren. Sie machen dich, Bernhard, aus. Sie gehören zum Ozean! Dein Bewusstsein kann dies jeden Augenblick erkennen und zugleich fällt es schwer.«

Bernhard schaut ein wenig ratlos auf seine Begleiterin. In dieser grünschillernden Atmosphäre des Ozeans will ihm das Denken nicht so recht gelingen. Iris bemerkt seinen verständnislosen Ausdruck und erklärt in gewählten Worten: »Schau, Bernhard. Ihr Menschen seid Gefühlswesen. Gefühle lenken euch. Als die Lebewesen einen festen Körper ausbildeten und schließlich dem Urmeer entstiegen, da mussten sie das Flüssige in festen Formen umhüllen. Das Wässrige fließt nun in euch, getrennt von der umgebenden Welt. Im Urmeer existierte diese Trennung nicht. Der Mensch trägt nun seine Gefühle in sich.«

Bernhard nickt.

»Und nun höre mir genau zu! Was ich dir schildere, bezieht sich auf die äußere Gestalt des Menschen und die Entwicklung der äußeren Form der Lebewesen. Das Wesentliche jedoch geschieht im inneren Erleben! Dies musst du spüren und erfassen! Gefühle werden erlebt! Was ihr Menschen im Äußeren erkennt, dem liegt ein inneres Geschehen zugrunde. Du bist, du spürst, du denkst, weil du ein inneres Erleben besitzt – ein Bewusstsein! Hierüber spreche ich zu dir.«

Bernhard betrachtet Iris, die sehr langsam gesprochen hat. Er versteht ihre Worte, auch wenn seine Wahrnehmung weiterhin verlangsamt auf das Geschehen schaut. Iris wird ihm in diesem Augenblick in ihrer ganzen Schönheit und Bedeutung offenbar. Sie ist eine wahre Götterbotin, denn sie kann das Sein im Reiche Poseidons, welches sich dem Erkennen der Menschen meist verschließt, in gar wunderbarer Weise übermitteln. Ja, sie kann Wasser und Luft mischen, die Erde mit dem Himmel verbinden, wie der Regenbogen. Seine Gedanken werden klarer.

»Gefühle erschaffen die Wirklichkeit«, spricht er zu Iris. »Gleichwohl besitzen sie nur eingeschlossen in die feste Form Gestalt und werden zu dem, wie wir Menschen sie kennen: zu Angst, Freude, Trauer, Lust ...«

»Gefühle werden durch Abspaltung zu Gegensätzen und Polen«, bestätigt die Göttin des Regenbogens. »Doch fließen die Gefühle, dann besitzen sie keine Gestalt mehr. In dieser Weise verhält es sich im Urmeer.«

Bernhard spürt ein Pulsieren und Schwingen – vollständig frei. All-Liebe erfasst ihn. Er gehört zu diesem Meer und pulsiert in und mit dem großen Ozean. Er versöhnt sich. Kurz leuchtet die Gestalt von Britta auf. Es ist gut, wie es ist, spürt Bernhard. Dann kommt erneut Poseidon in seinen Blick. Ein schweigsamer Gott, denkt Bernhard. Worte sind nicht seine Welt. Man muss ihn fühlen. Delfine schwimmen um ihn herum. Ihre Vorfahren sind zurück ins Wasser gegangen, denkt Bernhard, während er ihr Spiel betrachtet.

Warum? Sie lieben den Ausgleich. Ihre Gefühle fließen frei. Sie wollten nicht in der Schwere und Starre der Erde leben.

Es ist Nacht und auf der Intensivstation brennen nur schwache Lichter. Bernhard atmet gleichmäßig. Er öffnet leicht die Augen. Ganz verschwommen erscheint ihm, was er sieht. Bunte Lichter blinken und pulsieren in der Ferne. Er spürt seinen Körper deutlich umfassender als die Körpergrenzen ihn bemessen und unendlich schwer. Er möchte nicht nachdenken, sondern in seiner Traumwelt verbleiben. Eine Weile liegt er so mit geöffneten Augen. Dann übermannt ihn die Müdigkeit.

»Arbeite an der Vollendung der Zyklen«, vernimmt Bernhard die nun leicht verschwommen wirkende Stimme Poseidons.

Ein großer Drang, das Begonnene abzuschließen, meldet sich in Bernhard. Wie eine Überschwemmung erfassen ihn Bilder und Gefühle: Schwäche, Erschöpfung, Lähmung. Ich benötige Ruhe und Zeit und doch, es soll zu Ende gebracht werden. Große Sehnsucht nach Berührung nimmt ihn ein.

»Hab Vertrauen, mein Freund«, wendet sich Iris helfend an ihren Gefährten. »Schwimme mit der Strömung immer obenauf. Sei wie die Delfine!«

Bernhard spürt, wie sich die schönen Tiere immer mehr nähern und ihre Körper seinen zärtlich streifen. Die Trennung soll aufgehoben werden. Der Austausch mit den empfindsamen Begleitern erweckt eine große Freude in ihm. Die Sehnsucht wird gestillt. Die Vollendung sucht die Verbindung – ganz unbedingt, fühlt er.

»Lass die Gefühle fließen, berühre den anderen. Die Liebe soll sein, denn sie ist das Fließen im Ganzen«, erklingt die Stimme von Iris. »Die Seele sehnt sich dermaßen nach der Berührung. So nimmt sie auch die Verletzung auf sich. Sie sehnt sich danach, dass der Mensch die Berührung zulässt. Die Seele möchte frei fließen. Sie entstammt dem Wasser.«

Die Delfine umgeben Bernhard. Er fühlt Ruhe und Gelassenheit.

»Aphrodite, die aus dem Meeresschaum Geborene, sie vertritt auf Erden das Verlangen der Seele«, spricht die Göttin des Regenbogens. »Sie wurde geboren, als der Samen des Himmelsgottes Uranos frei floss und sich in das Urmeer ergoss – ausgelöst durch eine heftige Berührung, eine tiefe Verletzung, als Kronos seinen Vater Uranos mit einer metallischen Sichel entmannte. Als der

Samen des Uranos, des Sternenhimmels, der Geist ist, in den ewig strömenden Ozean fiel, erschuf dies die Seele. Der Geist weckte das Urgefühl zum Leben, das sich später, als Aphrodite dem Meer entstieg, an den irdischen Menschen band, um zu erfahren, was nur in dieser Form erfahrbar ist und dem Geist Bewusstsein schenkt.«

Bernhard folgt den Worten seiner Begleiterin aufmerksam. So schließt sich der Kreis, denkt er. Wieder begegne ich dem Sternenhimmel im großen Ozean. Aus Geist und dem Urgefühl entsteht die Seele und sie lebt! Aphrodite trägt das allumfassend Verbindende zum Menschen. Die Berührung kann und darf sein!

»In der Sinneslust erkennst du ein Grundprinzip«, fährt Iris fort zu sprechen. »Sie erzwingt Vereinigung. Sie möchte dies mit dem Körper, seinen Empfindungen, dem Gefühl und dem Geist. In der sinnlichen Liebe erfolgt ein Schritt der Vollendung und Erneuerung. Darum wendet sich Poseidon an die Menschheit. Mann und Frau sollen sich angenommen und begehrt fühlen. Nun vollende und genieße dein Sein!«

Bernhard ist sich gewiss: Er soll Vertrauen haben. Denn dieses erlaubt die Berührung und das Fließen, die Hingabe und das Eintauchen in den Ozean; die Begegnung mit dem ewigen Ursprung aus dem Samen des Uranos, der im Meer die Seele erschafft und dem Geist die Wirklichkeit der Erfahrung – des inneren Erlebens – schenkt. Nur auf diese Weise kann sich Bewusstsein bilden. Somit ist die Seele des Menschen allzeit eine des Urmeeres und zugleich getrennt, weil mit dem irdischen Menschen verbunden. Welche unsägliche Schönheit und Freude! Die All-Liebe wohnt in jedem Menschen durch die Seele, die zum nicht trennbaren Einem gehört. Zugleich bin ich Mensch und muss durch die Trennung zurück zur Liebe schreiten, versteht er.

Iris ergreift Bernhards Hand. Sie schweben in Richtung Meeresoberfläche. Im Urmeer des Poseidon liegt, was werden kann und soll. Unendliches Versprechen! Die Seele wurde hier geboren mit ihrer außergewöhnlichen Gabe, zugleich Erde und Geist an sich binden zu können. In ihr findet die heilige Hochzeit statt. Überwältigt von seinen Gefühlen und beschäftigt in Gedanken bemerkt Bernhard kaum, wie er zusammen mit seiner Begleiterin das Meer verlässt und nun im lichten Element beschleunigt hin zu dem Ort eilt, an dem Hermes sie erwartet. Erst als sie vor dem Götterboten innehalten, nimmt Bernhard das Geschehen wieder in Klarheit wahr.

Sein Blick geht zurück in Richtung des unendlichen Ozeans und jetzt erkennt er auch den prachtvollen Regenbogen, der sich von ihnen aus hin zur blaugrün schimmernden Meeresoberfläche erstreckt.

Hermes erwartet währenddessen ungeduldig die Ankunft seiner Gefährten. Sobald ihn Bernhard vernehmen kann, spricht er: »Es wird Zeit. Wir müssen eilen. Unsere gemeinsame Reise geht dem Ende zu.«

Der Abschied scheint ihn zu beunruhigen und er weiß nicht so recht, was bis dahin noch zu unternehmen ist. Iris ignoriert seine eiligen Worte. Weiterhin hält sie Bernhards Hand.

»Noch ein Letztes, bevor wir scheiden«, spricht sie. »Ihr Menschen seid uns Göttern ein großes Anliegen. Wir verwirklichen uns in euch. Drum höre.«

Bernhard ringt um Orientierung. Er schaut Iris leicht verwirrt mit großen Augen an.

»Ihr Menschen seid eingebunden in das Äußere und das Innere. Nicht allein Empfindungen, Gefühle, Gedanken und Bewusstsein bilden eure Wirklichkeit, sondern auch die Welt der Tatsachen, der Energien und Materie. Einerseits fließt das Sein in der Wirklichkeit des Traums, andererseits steht es starr und fest im irdischen Bewusstsein.«

Bernhard nickt. Er ahnt wieder die Realität als Erdenmensch. Noch liegt sie ihm fern, aber sein Gedächtnis erzählt hiervon. Es existiert eine Wirklichkeit der irdischen Körper. Soll ich mich dieser wieder nähern, fragt er sich zögernd – oder lieber im inneren Erleben verbleiben?

»Bernhard!«, vernimmt er die Stimme der Göttin des Regenbogens. »Bernhard! Verstehe, dass für euch Menschen diese beiden Welten existieren. Sie folgen jeweils einer anderen Logik. Die Erde lehrt euch die Kausalität! Die Erde lehrt euch die Gesetze! Hier gilt es zu gestalten.«

»Noch einen Augenblick«, wirft Hermes ein. »Iris hat dir von den zwei Welten, der inneren und der äußeren, berichtet. Lass uns noch einmal in den Himmel schauen zu Uranos mit seinen Sternen. Eure Körper formte Sternenstaub. Er schenkte euch euer Gewand. Versteh dies im Äußeren und in deinem Erleben! Den Sternen dient ihr und ihrer Bewusstwerdung. Sie verströmen sich ins All und befruchten den Kosmos. Zu den Sternen führt euer Weg. Der vollendete Mensch findet seinen Platz am Sternenhimmel im Geist des Uranos.

Dies geschieht in dir und in der Welt. Strahle am Himmel, wenn es vollbracht ist. Auch Aphrodite kehrt mit reichen Gaben heim zu ihrem Erzeuger!«

»Wie kann ich die Welt verstehen?«, meldet sich Bernhard mit Zweifel in der Stimme. »Wie kann ich zu meiner Größe finden? Beengt und unfrei ist mein Leben auf Erden und ihr schickt mich wieder dorthin. Das ist doch eure Absicht?« Bernhard zögert. »Wie kann ich je Herr meines Lebens sein – meiner Gefühle und Gedanken? Ist diese Herausforderung nicht zu übermächtig für uns Menschen?« Wieder stockt Bernhard. »Sicher, ich erkenne die Schönheit, welche uns Menschen durch Kulturen, Zeiten und Epochen geleitet. Wir machen uns Bilder und verwerfen sie wieder.« Die Stimme wird nachdenklich. »Die Welt ist für uns allzeit dergestalt, wie wir sie verstehen. Ihr Götter seid für uns immer so, wie wir euch sehen. Den einen Gott erschaffen wir nach unserem Abbild!«

Bernhard sieht sich von seiner schönen Begleiterin weggezogen. Sein Blick fällt noch einmal auf Hermes. Ein wenig einsam steht er im freien Raum. Iris und der Regenbogen verschwimmen zu einer Gestalt.

»Danke, schöne Iris! Danke, kluger Hermes!«, ruft Bernhard ihnen zu, bevor er sie aus den Blick verliert.

Bernhard liegt mit geöffneten Augen in seinem Bett. Die Krankenschwester hält seine Hand. Etwas im Hintergrund steht der alte Arzt, der vor wenigen Minuten seine Tagesschicht angetreten hat. Die Krankenschwester redet sanft mit Bernhard. Er versteht ihre Worte nicht, aber er spürt, dass sie es gut meint. Im Hintergrund flackert das Leuchten der bunten Lichter der Maschinen.

Das Wiedersehen

Britta befindet sich im Flugzeug nach Thessaloniki. In ungefähr einer Stunde soll es dort landen. Helena und Gabriel haben neben ihr Platz genommen. Die Reise verläuft schweigsam, denn alle drei hängen ihren Gedanken nach. Gabriel ist dieses Jahr achtzehn Jahre alt geworden. Er erinnert sich an das große Fest anlässlich seiner Volljährigkeit und des Erwerbs der Fahrerlaubnis. Den Führerschein spendierte ihm sein Vater. Gabriel empfand an diesem Tag Stolz darüber, nun erwachsen zu sein. Der Schritt in das Leben als Volljähriger erschien ihm verlockend und öffnete eine neue Welt.

Nun blickt er mit anderen Augen auf sich und das Geschehen. Die Nachricht von dem Unfall seines Vaters hat ihn erschreckt. Mit einem Schlag wurde ihm bewusst, dass seine Eltern verletzlich und sterblich sind. Zuvor war es ihm weit von jeder Realität entfernt erschienen, dass sein Vater oder seine Mutter einen Unfall erleiden, ernsthaft erkranken oder gar sterben könnten, obwohl er den Tod seines Onkels Christoph schmerzvoll miterlebt hatte. Diese Gewissheit wurde nun zutiefst erschüttert. Einige Tage hatte sein Vater auf der Intensivstation gelegen, berichteten die Ärzte. Erst vor drei Tagen durfte er sie verlassen.

Gabriel scheint unwirklich, was sich in den letzten Tagen ereignete. Bereits als er kurz nach seiner Geburtstagsfeier über die Eheprobleme seiner Eltern erfahren hatte, rief dies ungläubiges Erstaunen bei ihm hervor. Seine Eltern, die er immer als ideales Paar angesehen hatte, überlegten sich den Schritt einer Trennung ... Er konnte sich nicht vorstellen, dass dies einträte! Sein Vater hatte mit ihm über die Familie, seine Rolle als Sohn und die Unstimmigkeiten zwischen ihm und Britta gesprochen. Doch die Beziehungsprobleme seiner Eltern klangen für Gabriel eher wie eine vorübergehende Meinungsverschiedenheit. Vielleicht wollte er das auch auf diese Weise sehen. Allerdings bemerkte er bei dem Gespräch gleichfalls, dass nun mehr Verantwortung auf ihm lastete. Er wusste nicht so recht, was dies bedeutete. Und nun ereignete sich ein Unfall, der seinem Vater das Leben hätte kosten können. Die Welt schien verrückt zu spielen!

Gabriel blickt zu seiner Mutter, die sich mit geschlossenen Augen im Sitz zurücklehnt. Ich bin nun erwachsen und muss eine Stütze für Helena und meine Eltern sein, denkt er. Durch die Telefonate der letzten Tage mit den Mitarbeitern des Deutschen Konsulats hat Gabriel erfahren, dass die Ärzte keine Prognose zu möglichen gesundheitlichen Beeinträchtigungen seines Vaters durch den Unfall machen wollen. Gabriel hofft inständig, dass sein Papa bald wieder ganz der Alte sein wird. Andererseits, was er nachgelesen hat, lässt es ebenso als denkbar erscheinen, dass sein Vater sich nie wieder vollständig erholt und ein lebenslanger Pflegefall bleibt. Ein kurzes Telefonat, das sie mit dem Vater führen konnten, beruhigte zwar etwas seine diesbezüglichen Ängste, obwohl die Stimme am anderen Ende der Leitung müde und weit weg klang.

Gabriel denkt an seine Freundin Eva mit der er nun seit acht Monaten zusammen ist. Er ist froh, mit ihr all die Fragen, die ihn bewegen, besprechen zu können. Evas Eltern haben sich vor fünf Jahren getrennt. Wenn sie davon berichtet, spürt er ihren großen Schmerz hierüber. Zugleich lassen die Gespräche mit ihr die Möglichkeit einer Trennung seiner Eltern realistischer erscheinen. Doch es ist der Unfall seines Vaters, der viel grundsätzlicher alles infrage stellt. Gabriel möchte in diesem Augenblick stark sein und zugleich plagen ihn Zweifel.

Helena blickt sich immer wieder beunruhigt im Flugzeug um. Sie versucht, dies möglichst unauffällig zu machen. Sie meint, etwas Unheimliches in ihrer Nähe zu spüren. Sie getraut sich nicht, ihre Mutter auf ihre Sorgen anzusprechen. Sie möchte auch selbst nicht ihre Furcht fühlen. Deshalb schweigt sie. Die Mama hat gesagt, dass es dem Papa schon wieder gut geht, denkt Helena. Jedoch sie nahm die Angst in der Stimme ihrer Mutter wahr, als sie mit ihr über den Unfall und den Krankenhausaufenthalt sprach. So schnell wie möglich möchte sie ihren Papa sehen. Helena liebt ihren Vater! Von den Problemen zwischen ihren Eltern weiß sie nichts. Allerdings, sie hat in den vergangenen Monaten eine Veränderung der Atmosphäre zu Hause mitbekommen. Sie vermisste Wärme und Lebensfreude.

Helena ist nun zwölf Jahre alt und ihre gesamte Welt scheint sich zu verändern. Die Schule, ihre Freundinnen, die Familie erlebt sie völlig neu. Ihre Eltern sollen sie unterstützen und zugleich möchte sie für sich allein die Welt entdecken. Sie hat sich in Ralf, einen Jungen aus der Parallelklasse, verliebt. Das brauchen ihr Bruder und ihre Eltern nicht zu wissen. Wenn sie Ralf im Schulhof begegnet, schlägt ihr Herz heftig. Dann fühlt sie sich schön und besonders. Sie reiht sich selbstbewusst in ihre Schülergruppe ein, die sich immer während der Pausen zusammenfindet. Sie sprechen häufig über Musik und sie bewundert Ralf, der E-Gitarre spielt und zu Musik immer was zu sagen weiß. Sie hat ebenfalls bemerkt, dass Ralf gerne mit ihr zusammen ist und sie beide, wenn die Glocke zur neuen Schulstunde ruft, ein wenig zögern, um dann als Letzte gemeinsam zu ihren Klassenzimmern zu gehen.

Jetzt im Flugzeug sind die Gedanken an Ralf weit weg. Sie möchte endlich ankommen und ihren Papa sehen. Er soll gesund sein! Er soll sie in den Arm nehmen! Wie sehr ersehnt sie sich das! Sie möchte, dass ihre Mutter keine Angst mehr hat und alles gut wird!

Britta hält die Augen geschlossen. In ihren Ohren vernimmt sie heftiges Sausen. Das unangenehme Geräusch hält schon mehrere Stunden an und lässt ihre Kopfschmerzen zunehmend schlimmer werden. Sie versucht, all das zu ignorieren und denkt an ihre Kinder. Wie jung sie noch sind! Sie benötigen ihren Vater, geht es ihr durch den Kopf. Ein tiefes Gefühl der Überforderung erfasst Britta! Ein schlechtes Gewissen meldet sich! Was ist nicht alles in den letzten Monaten geschehen? Zu viel! Ihre Gefühle und Gedanken gehen durcheinander und zeigen sich voller Widersprüche. Tief hat sie der Unfall ihres Mannes erschüttert und ihr zugleich verdeutlicht, wie wichtig Bernhard für sie ist.

Noch gestern fühlte sich Britta stark und sicher. Trotz der Ungewissheit, wie es um Bernhards Gesundheit bestellt ist, meinte sie, es würde sich schon alles finden. Natürlich war der Schreck groß gewesen, nachdem sich der Mitarbeiter der Deutschen Botschaft telefonisch bei ihr gemeldet hatte. Sorge bestand ja bereits, als Gabriel einige Tage vor diesem Telefonat meinte, er könne seinen Vater nicht wie mit ihm verabredet auf dem Handy erreichen. Britta und Gabriel beruhigten sich zunächst mit der Vorstellung, Bernhard befände sich weiterhin an Orten ohne Netzverbindung im Olympgebirge. Die Nachricht über das Unglück und den Gesundheitszustand von Bernhard versetzten Britta dann in Aufruhr, der sich erst durch das Telefonat mit ihrem Mann wieder ein wenig legte.

Nach diesem Gespräch spürte Britta eine Zuversicht, dass Bernhard sich erholen würde, welche sie selbst erstaunte. Allein diese Sicherheit besteht jetzt nicht mehr, als Britta im Flugzeug sitzt. Sie denkt an die vergangenen Monate und wie sehr sie in dieser Zeit um ihren inneren Frieden kämpfen musste. Manchmal spürte sie die ganze Welt über sich zusammenbrechen.

Seit einem Monat nimmt Britta an einer Gesprächstherapie teil. Sie muss Lösungen für ihr Leben finden. So wie es ist, kann es nicht bleiben.

Damals, als sie Bernhard kennenlernte, schien alles klar und einfach. Sie wollte ihn als Mann! Für Britta existierte kein Zweifel, dass sie es schaffen würde, ihre Wünsche Erfüllung finden zu lassen. Sie ging davon aus, dass Bernhard sich ihr hingebungsvoll zuwendet und ihre Träume erfüllt. Er schien ihr der richtige Mann, dem sie vertrauen konnte. Mit ihrer Therapeutin hat sie das vor einigen Wochen ausführlich besprochen. Während dieser Unterhaltung überraschte es sie festzustellen, wie wenig ihr bewusst war, mit welchen Erwartungen sie die Beziehung zu Bernhard eingegangen ist. Jetzt ahnt sie hiervon und nimmt gleichfalls wahr, was ihr damals fehlte. Bernhard ist immer jemand gewesen, der seinen Weg gerade geht, erkennt Britta nun. Auf sie wirkte dieses Verhalten ihres Mannes in der Zeit, in der sie sich von ihm abwandte, so, als wären ihm ihre Wünsche gleichgültig und als würde er kein wirkliches Interesse an ihr haben. Er bemerkt einfach nicht, was ich von ihm benötigte, dachte sie. Sie wünschte sich, dass er ausglich, was ihr fehlte. Er sollte ihr inneren Frieden schenken. Sie wollte sich beachtet fühlen. Bernhard sollte ihren Wert erkennen. Stattdessen lebte er sein Leben und schien ihren Schrei nach Liebe und Anerkennung nicht zu hören.

Britta verbrachte viele Stunden damit zu versuchen, aus der Perspektive ihres Mannes auf ihre Beziehung zu schauen. Solch verschiedene Sichtweisen einzunehmen verwirrten ihre Gefühle. Sie sehnte sich nach einer eindeutigen Haltung. Früher war sie sich sicher gewesen, dass die Welt genau so wäre, wie sie diese empfand. Nun gesellte sich eine andere und oft widersprechende Sicht hinzu.

Jetzt sitzt Britta mit Ohrensausen und Kopfschmerzen im Flugzeug. Was ist mit Bernhard?, fragt sie sich. Wie werden wir uns begegnen? Ich hoffe, es wird wieder gut zwischen uns.

Vielleicht zweifele ich auch, weil ich mich der Zuwendung von Bernhard nicht Wert fühle, verfällt Britta in düstere Gedanken. Vielleicht habe ich mich nie richtig wertvoll gefühlt? Ich muss mein Herz schützen. Britta fühlt sich schlecht! Um wieder mehr Halt zu finden, ruft sie sich Worte ihrer Therapeutin, die einen tiefen Eindruck bei ihr hinterlassen haben, ins Gedächtnis. Ich bin stärker als Bernhard, hat sie gesagt, erinnert sich Britta. Kann das sein? Ich habe Bernhard immer als unangreifbar und mich als verletzbar gesehen. Sollte dies falsch sein? Muss ich tatsächlich lernen, ihn anders zu sehen? Und was empfinde ich dann für Bernhard?

Die Begegnung im Krankenhaus verläuft weitaus selbstverständlicher, als die Beteiligten es erwarteten. Bernhard ist fast genesen. Britta, Helena und Gabriel sind über die Maßen erleichtert, ihn derart lebenskräftig anzutreffen. Sicher, er hat an Gewicht verloren, sein Gesicht sieht mager und blass aus, aber er kann sich ohne Probleme bewegen und seine Worte sind, wenn auch ein wenig langsam gesprochen, deutlich und klar.

Bernhards Augen leuchten, als die Familie das Zimmer betritt. Helena springt ihm in die Arme. An ihren Wangen laufen Tränen hinab und sie will ihren Vater überhaupt nicht mehr loslassen. Gabriel drückt Bernhard an sich. Seine Augen werden feucht und die Stimme belegt. In diesem Augenblick wird ihm bewusst, welche Angst er hatte.

Britta hält sich zunächst im Hintergrund, aber dann lässt sie ihren Gefühlen freien Lauf und umarmt ihren Mann lange. Vor lauter Aufregung und Freude stellt Helena unzählige Fragen und auf diese Weise gewinnt die Situation schnell den Charakter eines Familientreffens. Sie gehen zusammen in den kleinen Garten des Krankenhauses und setzen sich in die Sonne.

Bernhard hat in den letzten Tagen bereits viele Stunden in diesem Garten verbracht. Die Ärzte sind mit dem Genesungsverlauf überaus zufrieden. Ein fast freundschaftliches Verhältnis hat sich zwischen ihm und dem älteren Arzt entwickelt. Nachdem Bernhard aus dem Koma aufwachte, war er verwirrt. Doch er konnte die äußere Situation erfassen. Er erkannte das Krankenzimmer, die Menschen um sich herum und all die Geräte. Zwar wusste er nicht, weshalb er sich im Krankenhaus befand, aber er war bereit für Erklärungen. In langen Gesprächen ließ er sich berichten, was sich zugetragen hatte. Die Zeit auf dem Olymp kam wieder in sein Gedächtnis, nur an den Aufenthalt an der Küste konnte er sich nicht mehr erinnern.

Aufgrund seiner nun festgestellten Identität wurde das Hotel ausfindig gemacht, in welchem er die letzten Tage untergekommen war. Zwar hatte die Hotelverwaltung bereits zuvor die Polizei benachrichtigt, dass ihr Gast vermisst wurde. Jedoch war die weitere Bearbeitung dieser Meldung in den Mühlen der Bürokratie untergegangen. Jetzt wurde das deutsche Konsulat eingeschaltet und hierüber Bernhards Familie benachrichtigt.

Das Telefonat mit der Familie hatte Bernhard zutiefst bewegt. Er fühlte sich in diesem Augenblick von seinen Gefühlen vollkommen überwältigt, dass er nur wenige Worte mit Frau und Kindern wechseln konnte und seine Stimme brüchig klang. Es schien ihm, während er sprach und nach Worten und Stimme rang, als meldeten sich mit großer Heftigkeit unbekannte Emotionen, für die in ihm noch kein Platz existierte. Er benötigte einige Stunden, bis er nach dem Telefonat wieder Ruhe fand.

Wenn er mit seinem Arzt und den Mitarbeitern des Konsulats über die zurückliegende Zeit vor und direkt nach dem Unfall spricht, meint er Bilder von großer Absolutheit und Farbigkeit in sich zu bemerken. Er erinnert sich an einen alten, weisen Mann, der für sein Wohl sorgt. Allerdings ist er nicht in der Lage einordnen, wann er ihm begegnet sein kann. Er fragt sich, ob er möglicherweise trotz seiner Bewusstlosigkeit den Arzt erkannt hat. Was bleibt, sind Gefühle tiefer Dankbarkeit, des Vertrauens und Eingebundenseins, welche ihm Zuversicht und Gelassenheit schenken.

Als nun seine Familie bei ihm weilt, entlocken ihm die besorgten Gesichter und Fragen sogar ein kleines Lachen. Ihm geht es gut!

Einige Tage später können sie bereits die Rückreise nach Deutschland antreten. Alle medizinischen Werte befinden sich im Normalbereich.

Am Tag vor dem Flug bittet Bernhard darum, eine kleine Tour zum Ort des Hotels zu unternehmen, in dem er vor dem Unfall wohnte. Es handelt sich um eine Fahrt von einer halben Stunde, und Gabriel steuert den Mietwagen.

Die Ortschaft und das Hotel bleiben Bernhard fremd. Der kleine Tsunami hat nur unbedeutende Schäden hinterlassen, die kaum auffallen. Allein das Meer übt eine ungeheure Anziehung auf ihn aus. Lange sitzt er in einem Liegestuhl am Strand und schaut zum Horizont. Vertrautheit, Dankbarkeit und Liebe erfüllen sein Herz. Er bittet seine Familie, ihn hier einige Zeit alleine sitzen zu lassen. Das Wasser liegt ruhig vor ihm. Er weiß das Olympgebirge in seinem Rücken. Dies schenkt ihm Sicherheit.

Bernhard spürt Sehnsucht nach der Weite des Himmels, den Halt der festen Erde unter sich, das ewig fließende Meer in seiner unendlichen Ausdehnung und die leichte Brise, die von dort zu ihm weht. Unglaublich schön scheint ihm das Leben und große Freude ruht in seinem Herzen. Er meint zu verstehen, dass die Natur von ihm weiß und zu ihm sprechen möchte. Lange sitzt er reglos in seinem Stuhl am Strand.

 Als er sich schließlich aufrichtet und seinen Blick hin zum Gipfel des Olymp wendet, da erkennt er, dass Gabriel nicht allzu weit entfernt in einem Café Platz genommen hat. Bernhard winkt ihm zu. Sein Sohn soll an den Strand kommen. Bernhard muss darüber lächeln, dass seine Familie wohl über die gesamte Zeit, während er seinen Gedanken und Gefühlen nachhing, einen Aufpasser in diesem Café platziert hat. Es gibt Schutz und Halt im Leben, spricht er zu sich selbst. Und wieder erinnert er sich an den alten, weisen Mann. Sieht sein Gesicht vor sich und möchte wissen, wer das ist.

Bernhard befindet sich im Flugzeug. Er schaut aus dem Fenster. Unter ihnen zeigt sich gut erkennbar die Küste. Er schaut mit Freude auf das blaue Wasser. Es kommt ihm dermaßen vertraut vor – wie ein Freund in schwieriger Zeit! Er macht sich keine Gedanken, woher diese tiefen Gefühle stammen, sondern wundert sich nur ein wenig, dass die Erfahrung des Ertrinkens ihn nicht anderes, nämlich Angst und Unsicherheit, gelehrt hat.

 Was mag alles in diesem Land, welches hier unter mir liegt, geschehen sein?, überlegt Bernhard. Wie Erinnerungen begegnen ihm lebendige Gefühle und Gedanken.

Er sieht sich als kräftigen, hochgewachsenen Mann von gut fünfundvierzig Jahren. Ein schwarzer Bart ziert sein Gesicht und ein weißer Umhang hüllt seinen leicht bekleideten Körper ein. An seinem Gürtel trägt er ein Kurzschwert mit reich verziertem Griff. Er hat auf dem Boden im Schatten eines halbhohen Strauchs Platz genommen, in einem Garten, der zum weitläufigen Anwesen seines Gastgebers, eines reichen Adeligen auf dem Peloponnes gehört. Eine Mauer umgibt den Garten. Wasser durchläuft mit leichtem Plätschern das Gelände und prächtige grüne Pflanzen gedeihen. Der bärtige Mann sitzt bereits einige Stunden dort. Inzwischen steht die Sonne tief und er lauscht bewegungslos dem Singen der Vögel. Sein Herz erfüllt Schwermut.

 Der Krieger gehört zu einem Trupp Reiter, der hier als Gast des Adeligen Aufnahme gefunden hat. Es sind unruhige Zeiten und ihr Gastgeber ist dankbar für die Anwesenheit solch kampferprobter Männer. Er sieht hierin eine Versicherung, dass seine Feinde keinen Angriff wagen werden und hofft insgeheim auf die Unterstützung seiner Gäste bei einem eigenen Waffengang. All dies beschäftigt den Krieger in diesem Augenblick nicht. Seine Seele sucht die Heimat, welche in weiter Ferne im Norden liegt. Er wünscht sich, zu Hause bei seiner Frau und Familie zu sein; große Sehnsucht nach Zärtlichkeit durchströmt seinen Körper.

Andererseits: Wie dunkle Gespenster umgeben ihn all die durch seine Hand Getöteten, Verletzten und Geschändeten. Er sieht kein Unrecht in seinem kriegerischen Leben und zugleich findet er auch keinen Frieden mit den blutigen Taten. Die Frauen, denen er Leid und Gewalt zugefügt hatte, kommen vor sein Gesicht. Er sucht die Bilder beiseite zu schieben, dennoch bleiben sie in seiner Stimmung haften.

Schon viel zu lange ruht er im Garten. Seinen Gastgeber hat er gebeten, hier eine kurze Rast einlegen zu dürfen. Er liebt das Grün des Gartens und das Plätschern des Wassers. Schon längst hätte er den Weg zu seiner Unterkunft antreten sollen. Allein Traurigkeit hält ihn an diesem schönen Ort gefangen.

Da mitten in seinen Tagträumen vernimmt er leise Schritte. Sie kommen vom kleinen Pfad, dessen Verlauf sich hinter den Sträuchern vor seinem Blick versteckt. Sein Körper spannt sich an und er schaut hin zu der Stelle, an der die Person, die dort ihres Weges geht, nun in Kürze auftauchen muss. Und dann übermannt ihn, trotz seiner vorausschauenden Erwartung, vollkommene Überraschung, als eine hübsche junge Frau sich zeigt. Welch schönes Gesicht, welch ansprechende Figur, denkt er, als sie ganz versunken in Gedanken auf ihn zuschreitet. Ihre Augen begegnen sich, sie bleibt stehen, schaut ein wenig ungläubig und zieht dann das leichte rote Tuch, welches vom Kopf über ihre Schultern fällt, vor ihr Gesicht, sodass allein das Blitzen ihrer schwarzen Augen zu erkennen ist.

Sie schauen einander an. Natürlich ist ihnen bewusst, dass diese Begegnung nicht stattfinden darf. Der Krieger hätte sofort den Garten verlassen, die junge Frau sich auf der Stelle umdrehen müssen. Jedoch sie verharren in ihrer Position. Es scheint ihnen, als ließe sich, solange sie nicht agieren, der Augenblick beliebig ausdehnen, damit er nie vergehe. Sie steht auf dem kleinen Weg, hält das Tuch vor ihr Gesicht, und er sitzt regungslos auf dem Boden. Sie blicken aufeinander. Noch haben wir uns nicht bewegt, also ist recht, was geschieht, glauben sie meinen zu dürfen.

Schließlich nach langem Verharren spricht er einen Gruß, dies scheint ihm erlaubt, erhebt sich, denn auch das muss sein, und geht die wenigen Schritte zum Pfad, um den Garten zu verlassen. Allerdings dabei nähert er sich ihr gleichfalls und nun packt ihn mit ungeheurer Macht Begehren. Die junge Frau denkt, da dies der Garten ihres Vaters ist, zu Recht hier zu verweilen und dass es durchaus dem Anstand entspräche, wenn sie auf dem Weg verharrend den sofortigen Rückzug des Kriegers abwartete. Zugleich hofft sie, er würde nicht davoneilen.

Als der Krieger den Pfad betritt, verbeugt er sich tief vor der schönen Frau. Er meint, dies ließe die Schicklichkeit zu. Allein als er sich dann von der Tochter seines Gastgebers abwenden will, vollführen seine Beine einen Schritt nach vorne, dem weitere folgen, bis er direkt vor ihr steht. Sie lässt es geschehen. Ihr Herz klopft heftig. Noch nie hat es derart für einen Mann geschlagen. Nun trennt sie nur noch die Länge eines Fußes. Zeit vergeht und es bleibt, wie es ist. Noch immer kann ein höflicher Rückzug angetreten werden, versucht der Krieger die Situation misszuverstehen. Noch lässt sie ihr Erstaunen und Verharren in Anstand begründen; so trachtet die schöne Frau nach einer falschen Entschuldigung ihres Verweilens.

Ihre Hand lässt das Tuch sinken. Dort steht sie nun mit für den Besucher offenem Antlitz. Ihre Lippen suchen seinen Blick und er beugt sich leicht herab, berührt sanft ihren Mund, spürt ihre zarte Haut wie Samt. Ein kurzer Augenblick, der ein Erwachen auslöst. Ihre Hand zieht das Tuch vor das Gesicht, er greift sich ans Herz, dreht sich um und folgt dem Pfad zum Ausgang des Gartens.

Der Krieger begegnet der Tochter des Gastgebers ein weiteres Mal in dessen Räumlichkeiten, als sie gemeinsam ein Mahl einnehmen, bevor am kommenden Tag der Aufbruch zum Waffengang gegen die Feinde des reichen Adelsmanns erfolgen soll. Der Gastgeber hat den Anführer des Reitertrupps umgestimmt, diesen Kriegszug zu wagen. Schöne Pferde, Waffen und Schmuckstücke versprach er ihnen als Beute.

Der stolze Kämpfer bemerkt die schöne Frau, der er im Garten begegnet war, wie sie mit flinker Bewegung eine Platte mit Essen hereinbringt und sie sieht ihn gleichfalls mit einem scheuen Blick an. Und da sind sie wieder: die überwältigende Anziehung und das große Begehren.

Er widmet der adeligen Tochter den kommenden Waffengang. Mit aller Kraft wirft der tapfere Reiter sich in das Gefecht und trägt das Bild der schönen Frau in seinem Herzen. Für sie will er kämpfen und scheut keine Gefahr. Gegen die Feinde ihres Vaters führt er Speer und Schwert. Niemals sollen sie ihr gefährlich werden können. Schnell ist der zahlenmäßig unterlegene Gegner niedergerungen und sind die feindlichen Kämpfer getötet oder in die Flucht geschlagen. Schutzlos liegen ihre Anwesen vor den Angreifern. Der bärtige Krieger dringt in ein Haus ein, so wie er dies nach einem Sieg gewohnt ist zu tun – trunken vom Kampf und auf der Suche nach Beute.

Hinten im Raum des kleinen Gebäudes kauert eine ältere Frau mit ihrer volljährigen Tochter. Die Augen der beiden schauen flehentlich zu ihm hin mit Bitte um Verschonung. Der Krieger erwidert die Blicke und sie dringen bis zu seinem Herzen. Der Rausch der Schlacht verfliegt schlagartig. Er hört hinter sich Kampfgefährten das Haus betreten, dreht sich um und drängt die Streiter hinaus. Dann bleibt er an der Tür stehen. Die Knie weich, das Herz aufgewühlt. Er bewacht das Haus mit den unschuldigen Frauen. Keine Beute sucht er zusammenzuraffen. Nein, er wartet, bis das Signal zum Rückzug gegeben wird, und mit traurigem Herzen reitet er in Richtung seines Lagers.

Wenige Tage später verlässt der Reitertrupp die Ländereien. Sie haben Pferde und Waffen erbeutet, sind ausgeruht und gestärkt. Ihr Weg führt sie in Richtung Heimat und der Krieger trägt das Bild der schönen Tochter mit sich. Wie gerne wäre er ihr ein weiteres Mal begegnet! Doch im Garten Platz zu nehmen, dort auf sie zu warten, wagt er nicht. In langen Nächten und eintönigen Tagen sehnt er sich nach ihr, während er in Richtung Heimat zieht. Noch einige Gefechte sind durchzustehen. Sein Trupp bleibt siegreich, aber nie wieder erfährt eine Frau Leid durch ihn. Er ist der Gewalt und des Kämpfens müde.

Während eines langen Ritts durch einsame Landschaften spürt er seine geliebte Schönheit neben sich. Sie spricht zu ihm: »Ich danke dir, stolzer Krieger, dass du die Frauen ehrst, in welcher Lage auch immer du ihnen begegnest. Bedenke, ich könnte deine Tochter sein. Was wünschst du dir für diese Tochter? Männer die sie achten und ihren Willen respektieren!«

Der Reiter erschrickt vor diesen Worten. Er sieht sich in lebhaften Bildern, wie er seine Tochter einem Mann zur Frau gibt und er möchte sicher sein, dass ihr Gemahl seine Ehefrau in Ehren hält. Also antwortet er der Schönen: »Du Liebreizendste aller Frauen, du Edelste deines Geschlechts, was hast du mich gelehrt: Allem Weiblichen soll meine Achtung gebühren. Es schmerzt mich, dass du einem anderen und nicht mir gehören wirst. Doch er, der das Leben mit dir teilt, soll dich ehren. Kein Leid darf dir geschehen.«

Wieder vernimmt er die Stimme der Geliebten.

»Mein Geliebter, auch wenn wir nicht unser Dasein miteinander verbringen, so lass uns doch gemeinsam lernen. Ich möchte dir sagen: Sollte eine Frau dich zutiefst verletzen, dich demütigen und dir Leid zufügen, ehre sie trotzdem. Willst du mir dies im Namen unserer Liebe versprechen?«

Der Krieger nickt zustimmend, während er ein wenig abseits der Truppe seinen Weg nimmt. »Ich schwöre es dir!«, spricht er laut in die einsame Landschaft. »Ich schwöre es dir!«

Die Reitertruppe zieht weiter. Im nächsten Gefecht wird der Kämpfer sterben. Er ist des Krieges müde. Er möchte nicht mehr töten!

Die Stimme von Britta ruft Bernhard aus seinem Tagtraum.

»Was ist?«, fragt sie. »Warum seufzt du so? Hast du Schmerzen?«

Sorgenvoll blickt Britta auf ihren Mann. Bernhard ist erstaunt, sich hier im Flugzeug sitzen zu sehen. Nach einem kurzen Augenblick der Verwirrung kann er das Geschehen wieder einordnen.

»Es ist alles gut«, antwortet er. »Ich habe nur an die schwere vergangene Zeit gedacht.«

Dann schweigt er wieder. Du hast recht, wendet er sich in Gedanken an die schöne Tochter. Was auch immer geschieht, ich will die Frauen achten. Ich danke für diese Lehre. Schmerzen, Gewalt, Demütigung oder Missachtung sollen nicht weitergetragen werden. Sie sind erdrückende Last. In diesem Leben möchte ich überwinden, was mich in solchen Gefühlen gefangen hält.

Bernhard schaut wie gebannt in einem Moment des Rückblicks, der ihn vollkommen umschließt, auf seine Wunden. Er sieht Britta vor seinem inneren Auge und wie in ihr Liebe für ihn lebt. In diesem

Augenblick weiß er, er möchte sich mit dem Schmerz, den er in aller Wahrheit spürt, versöhnen.

Ich erkenne, dass ich in mir und mit mir Frieden schließen muss, um der Welt Freundschaft und Versöhnung zu schenken. Die unendliche Abfolge gegenseitiger Verletzung kann nur im Menschen selbst beendet werden. Nicht Furcht und Trennung, sondern Mut und Vertrauen sollen mein Handeln leiten, damit ich mich selbst überwinde. Um zu lernen, weile ich auf Erden und erkenne mich.

Gefühle und Gedanken durchströmen Bernhard. Er lässt sie fließen, während er durch das Fenster auf das blaue Meer blickt. Alles, was wir im Dasein erfahren, muss reifen, geht es ihm durch den Kopf. Erst dann lässt es sich abschließen und der Mensch kann sich Neuem zuwenden. Bis dahin ist mir bestimmt, weiter die Bedeutung in vielfältigem Ausdruck zu erleben. Harmonie ebenso wie Disharmonie, Angst oder Vertrauen, Entwertung und Anerkennung.

Die Gedanken wandern weiter: Wenn ich von Herzen geben kann, dann sammle ich in mir einen großen Schatz: Liebe. Denn Liebe entsteht, wenn Trennung überwunden wird – in mir, zwischen den Menschen, in der Welt.

Das Leben will sich auf Erden zeigen. Es findet seinen Ausdruck in der Weise, wie es im Irdischen möglich ist. Der gesamte Kosmos ist Leben und wir Menschen dürfen es in einer einmaligen Form erfahren.

Als Britta ihren Mann solchermaßen von Herzen seufzen hört, durchströmt sie warme Zuneigung. Bernhard ist verwundet, fühlt sie. Die Männer tragen alte, einschneidende Verletzungen in sich. Sie kämpfen um ihren Platz auf Erden wie ich. Noch vor Kurzem dachte ich, Liebe bedeute, voller Aufregung und Unruhe durch das Leben zu gehen. Jetzt weiß ich, es geht um dieses allumfassende Gefühl der Zusammengehörigkeit. Der Unfall hat es mir vor Augen geführt: Bernhard bedeutet mir überaus viel! Es ist schwierig, den anderen Menschen zu sehen, ihn wirklich wahrzunehmen und anzuerkennen, wie er ist. Unglaublich schwierig! Verlangen, Wünsche und Suche wohnen in mir, Sehnsucht, die für ihre Erfüllung des anderen bedarf.

Britta schließt die Augen. Wie zwei Nebelgestalten erkennt sie Bernhard und sich vor ihrem geistigen Auge. Die Konturen erscheinen vollständig verschwommen und die Nebel wie aus Empfinden, Gefühl sowie Geist geformt. Diese hellen Hüllen verschmelzen miteinander, gewinnen hierdurch an Ausdruck als eine einzige runde Erscheinung. Solch eine Vereinigung suche ich, erkennt Britta.

Zuhause in Köln lebt sich Bernhard wieder schnell ein. Tief bewegend ist das erste Treffen mit seinen Eltern. Britta hatte ihnen nicht mitgeteilt, wie kritisch es um Bernhards Gesundheit – ja Leben – stand. Trotzdem war ihre Sorge groß. Im Hintergrund stand stets die Erfahrung von Christophs Tod. Innig schließen sie ihren Sohn in die Arme. Große Dankbarkeit, dass er gesund vor ihnen steht, erfüllt ihr Herz. Bernhard spürt diese Liebe. Sie sprechen wenig über den Unfall, sondern eher schweigsam verläuft das Zusammensein.

Auch mit Stefan sucht Bernhard sofort nach seiner Rückkehr den Kontakt. Direkt nachdem Britta von Bernhards Unfall erfahren hatte, hat sie sich an ihn gewandt. Ruhig und voller Anteilnahme stand er ihr in dieser schwierigen Zeit bei. Nun sitzt Bernhard mit ihm zusammen und schildert alle Einzelheiten des Aufenthalts in Griechenland. Es freut ihn, in seinem Freund einen Gesprächspartner zu haben, der ihn versteht.

Mit Karin führt Bernhard ein langes Telefonat. Auch sie war von Britta informiert worden. Nachdem Bernhard ein wenig von den vergangenen Wochen berichtet hat, wendet sich das Gespräch der Gegenwart zu. Alexander will mit seinem Onkel reden. Er erzählt von seinen neuen Freundschaften in der Kita und den Spielen, die er nun kennengelernt hat.

So vertraut sein Alltag auch ist: In Bernhards Inneren haben sich tiefe Veränderungen vollzogen. Eine neue Energie trägt ihn im Leben. Es scheint, als blicke er mit größerer Klarheit auf das Geschehen und wäre sich sicherer, dass richtig ist, was sich ereignet. Es erfüllt ihn ein Vertrauen, nach dem er seit Langem eine Sehnsucht verspürte. Die Tage seines Unfalls bleiben für seine bewusste Erinnerung im Dunkeln, aber die Gedanken an diese Zeit vermitteln ihm zugleich die Stimmung eines Wandels.

Britta und Bernhard führen lange Gespräche. Es sind Diskussionen voller Zuneigung füreinander, in denen die Gefühle der Verletzung und Enttäuschung nicht ausgespart werden. Bernhard ist fast ein wenig verwundert, wie frei er über sein Empfinden sprechen kann. Er tritt angesichts des Schmerzes nicht den Rückzug an. Er kann die tiefgehende Infragestellung betrachten, die er erlebte. Diese Offenheit schenkt ihm Zufriedenheit.

Britta zeigt, was sie im Innersten bewegt. Der schwere Unfall ihres Mannes hat sie erschüttert und lässt sie neu auf sich und Bernhard schauen. In der Tiefe ihres Herzens spürt sie die Verbindung und Freude darüber, Bernhard gesund zu wissen. Angesichts dessen verlieren alle Vorbehalte und Ängste an Bedeutung. Das Empfinden, im Leben nicht zu erhalten, dessen sie bedarf, rückt in den Hintergrund und eine für sie neue milde Sicht auf sich und das Leben bricht sich Bahn. Ihr Blick auf Bernhard, ja allgemein die Männer, hat an Klarheit und Verständnis gewonnen. Zugleich spürt Britta, sie bedarf der Distanz, damit in ihr reifen kann, was im Leben sein möchte. Sie sucht Eigenständigkeit und will zeigen, dass sie dazu in der Lage ist.

Existiert noch eine gemeinsame Aufgabe von Britta und Bernhard im Leben? Eine Herausforderung, die es für sie zusammen zu bestehen gilt, ein Schicksal, das sie aneinander bindet? Trägt das Gemeinsame? Hat Britta erkannt, welcher Wert in ihr liegt? Kann Bernhard besser verstehen, was es bedeutet, sich in Harmonie zu befinden? Auf diese Fragen kann allein das Leben antworten.

Die Schicksalsgöttinnen spinnen am Lebensfaden. Werden sich die Bestimmungen von Britta und Bernhard weiterhin miteinander verknüpfen?

»Ihr Menschen sollt verstehen«, spricht die älteste Schicksalsgöttin. »Das Ziel des Lebens liegt nicht im Wohlbefinden, so erstrebenswert euch dieses auch scheinen mag. Die Antwort des Schicksals auf die Fragen des Lebens ist selten willkommen. Jedoch, es geht um Wachstum!«

»Unsere Frage an euch lautet in jedem Augenblick eures Seins: Habt ihr gelernt, was es zu lernen galt?«, bemerkt die Zweitälteste.

»Habt ihr beide, Britta und Bernhard, in euch Anerkennung und Akzeptanz, Harmonie und Verständigung gefunden?«, ergänzt die Jüngste die Worte der anderen. »Diese Themen sind euch für dieses Leben gegeben und ihr müsst sie von vielen Seiten erfahren.«

»Es bedurfte des Erlebens des Schwierigen«, spricht die alte Schicksalsgöttin. »Gewinnt nun Vertrauen darüber, dass die Bestimmung euch zum Ziel führt. Hadert nicht mit euch und den anderen! Denn es liegt im Menschen, was er erfährt. ›Erkenne dich selbst‹, steht am Eingang des Tempels von Delphi geschrieben! Und *im Inneren wurde für den Betrachter aufgezeichnet: ›Erkenne dich selbst, damit du das Göttliche in dir erkennst!‹*

Es erfüllt sich, was in der Bestimmung liegt. Das Schicksal bleibt Tragödie, da es nicht Wünsche oder Bemühen als Quelle anerkennt, sondern allein das Sosein, welches der Mensch seit Anbeginn dieser Welt in sich trägt, ganz unabhängig davon, ob er sich im Außen bestimmenden Göttern oder in seinem Inneren wirkenden Kräften ausgeliefert sieht.«

Gespräch mit dem alten, weisen Seher

Ich erkenne meinen Freund, den Seher, den alten, weisen Mann. Durch Lichtfäden ist er mit zwei hellen Sternen und der Erde verbunden. Er reicht mir die Hand. »Gut gemacht«, sagt er. »Was hast du für Fragen?«

»Viele und keine«, antworte ich. »So viele, dass ich nicht weiß, welche ich stellen soll. Keine, weil ich die Antwort selbst in eigener Erfahrung finden muss.«

Er setzt sich neben mich und schaut mich freundlich an. »Komm zu mir und knie nieder. Schau!«, sagt er und drückt mich an seine Brust. »Es ist schön, die Liebe zu dir zu spüren. Du hast Recht, ich war streng. Jetzt bin ich glücklich und voller Liebe. Was wünscht du dir?«

»Was soll ich mir wünschen? Glück und Liebe? Natürlich! Aber ich weiß, dass der Weg dorthin unglaublich viel fordert. Das macht mir Angst.

Ich wünsche mir Vertrauen, Zutrauen, Halt und Sicherheit. Und weiß, das kann auch Erstarrung bedeuten und den Wandel verhindern.

Daher, was soll ich mir wünschen? Erkenntnis? Damit ich verstehe und spüre, dass es richtig ist, wie es ist? Ich weiß, dass diese Selbstzufriedenheit, die mich hindert, wirklich Glück zu finden, sein kann.

Was soll ich mir wünschen? Meinen Weg zu gehen? In Harmonie. Ich weiß, dass das Leben auf Erden wahr sein soll. Wahr ist es durch Schmerz, Leid und Trauer. Nur dann existieren Glück und Liebe.

Was soll ich mir wünschen? Ich kann mir nicht wünschen wegzulaufen! Ich kann mir nicht wünschen, nicht wahrzunehmen und nicht zu erkennen! Ich kann mir nicht wünschen, Illusionen zu haben! Selbst wenn sich all dies gut anfühlte.

Was soll ich mir wünschen? Erkenntnis? Mir meiner selbst bewusst zu sein?

Was kann ich mir wünschen? Mich zu spüren? Lebendig und mit der Erde sowie dem Himmel verbunden zu sein?

Was kann ich mir wünschen? Zugehörigkeit? Bei dir zu sein? Von dir zu wissen? Von der Rettung zu wissen? Ja, das wünsche ich mir! Dich immer bei mir zu haben, das wünsche ich mir unermesslich!«

»Schöne Wünsche. Sie sollen sich erfüllen. Du sollst von mir wissen. Du sollst dich spüren, dir deiner bewusst sein, in dir leben. Sei achtsam und lass dich vom Licht berühren. Es strahlt, damit du von der Berührung weißt. Strahle du gleichfalls, hebe auf, was trennt! Das Licht findet den anderen allezeit, lebte er auch in tiefster Dunkelheit. Das bedeutet zu lieben!«

Wie Schneekristalle, jedes einzigartig,
von unbedingter Schönheit
und geformt vom Geist
fallt ihr Menschen hinab auf die Erde.

Weitere Informationen zum Roman

Die Welle des Olymp
Die Liebe, die Freiheit und die Götter

von

Michael Wolfgang Geisler

www.welledesolymp.de

Kontakt mit dem Autor

einschamanenweg@gmail.com

Michael Wolfgang Geisler
In anderer Zeit

Die Suche nach den Gründen des Menschseins

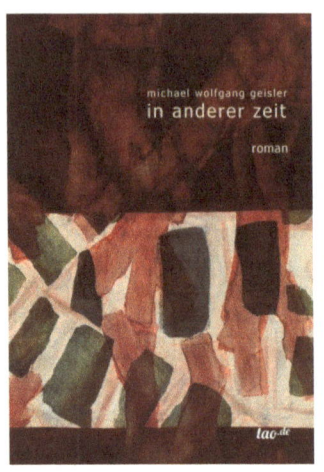

Überraschende Perspektiven eröffnen sich in diesem Buch. Lebensgeschichten von Menschen aus anderen Zeiten nehmen Gestalt an. Spannend und ergreifend fügen sie sich zu einem Gesamtbild und wir staunen: Unsere Existenz ist nicht auf die Zeit zwischen Geburt und Tod begrenzt. Hiervon erzählt uns dieser ebenso poetisch wie realistisch geschriebene Roman – unterhaltsam und mit großer Kraft.

Er entführt uns in frühere Kulturen. Schicksal, Bestimmung, Liebe und Leid – aus der Vielfalt irdischer Existenz reiht sich ein Erdenleben an das andere. Spannende Unterhaltung, die sich nicht scheut, große Fragen zu stellen. Ein Leseerlebnis, das die Sicht auf die Welt ändert.

Menschenleben sind Augenblicke – eine kurze und intensive Begegnung mit der Welt

»Du hast uns erfahren lassen, dass wir unseren Standpunkt ändern müssen, um Neues zu erkennen. Wir sind mit dir zu diesen Klippen gewandert, wir haben auf das Meer geschaut und zu den Bergen, wir sind hinabgeklettert zum Rand des Meeres und immer wieder haben sich uns neue Sichtweisen auf die Welt eröffnet.«
Aus: In anderer Zeit

Roman 516 Seiten Information: www.inandererzeit.de
Paperback ISBN: 978-3-95529-355-0 24,99 €
Hardcover ISBN: 978-3-95802-018-4 29,99 €
e-Book   ISBN: 978-3-95802-019-1   9,99 €

Michael Wolfgang Geisler
Die Reise dauert länger als sieben Tage
ein Schamanenweg

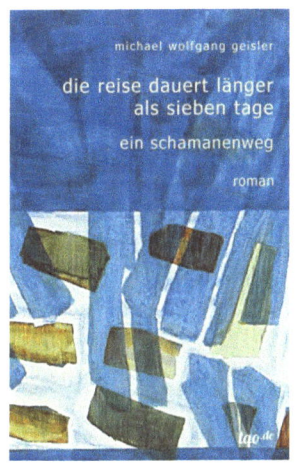

Das Buch nimmt den Hörer mit auf eine große Reise. Die alte Weisheit des Schamanenwegs wird in der Moderne lebendig und lädt ein, diesen Weg mitzugehen und das Erdendasein neu und anders zu erfahren.

Richard heißt der Held, von dessen Leben der Roman berichtet. Ende 20 ist er, als er desillusioniert ein Theologiestudium abbricht und sich zu einer Reise entschließt, die ihn bis nach Kirgistan in die Steppe, zu einem Schamanen führt. Die Erfahrungen, die ihn dort erwarten, sprengen in ihm auf sanfte Weise das alte Verständnis der Wirklichkeit und bringen das Neue, das als Sehnsucht schon immer in ihm schlummerte, zum Vorschein.

»Das Trommeln wurde lauter. Sein Körper bewegte sich im Takt dazu. Tanz und Gesang verzauberten den Augenblick. Der Schamane drehte sich schneller. Die Besucher wurden vom Rhythmus erfasst und folgten ihm auf seiner Reise. Der Rauch des Feuers verhüllte immer wieder ihre Gestalten. Der Geruch der Nadelhölzer betörte ihre Sinne.
Die Sonne neigte sich zum Horizont. Ihr Licht wurde warm und rot. Die Menschen tanzten sich in Trance und in die Dunkelheit der Nacht. Das Feuer flackerte. Ab und an ließen neue Holzscheite es wieder entfachen. Frische Eiben- und Walcholderzweige verströmten ihren Duft. Weit waren die Menschen dem Erdendasein entrückt. Die Geister des Schamanen hatten sie in Besitz genommen.«
Aus: Die Reise dauert länger als sieben Tage

Roman 316 Seiten Information: www.einschamanenweg.de
Paperback ISBN: 978-3-95802-844-9 15,99 €
Hardcover ISBN: 978-3-95802-845-6 21,99 €
e-Book ISBN: 978-3-95802-846-3 8,99 €

Lebenszeiten

Lebenszeiten, große Weiten,
Menschheitsthemen uns bereiten.

Aus den unbewussten Tiefen,
in der die Kräfte scheinbar schliefen
und doch machtvoll uns berührten,
Erfahrungen ins Dasein führten,
sehen wir sie nun entsteigen
als ein steter, lebend'ger Reigen.

Was weiß die Menschheit von diesen Sphären?
Was kann ihr Zutritt hier gewähren,
die Welt aufs Neue zu betrachten,
so lang Verborgenes zu beachten?

Wenn wir nun lernen zu verstehen,
wohin des Menschen Wege gehen,
und sehen ihn im Gang der Zeiten,
die eigenen Schritte geistig leiten.